Kohlhammer

Thomas Prescher/Christian Bauer/Rolf Dubb/
Thomas Hofmann/Sebastian Koch (Hrsg.)

Rettungswissenschaft

Grundlagen, Theorien und Perspektiven

Verlag W. Kohlhammer

Dieses Werk einschließlich aller seiner Teile ist urheberrechtlich geschützt. Jede Verwendung außerhalb der engen Grenzen des Urheberrechts ist ohne Zustimmung des Verlags unzulässig und strafbar. Das gilt insbesondere für Vervielfältigungen, Übersetzungen, Mikroverfilmungen und für die Einspeicherung und Verarbeitung in elektronischen Systemen.

Die Wiedergabe von Warenbezeichnungen, Handelsnamen und sonstigen Kennzeichen in diesem Buch berechtigt nicht zu der Annahme, dass diese von jedermann frei benutzt werden dürfen. Vielmehr kann es sich auch dann um eingetragene Warenzeichen oder sonstige geschützte Kennzeichen handeln, wenn sie nicht eigens als solche gekennzeichnet sind.

Es konnten nicht alle Rechtsinhaber von Abbildungen ermittelt werden. Sollte dem Verlag gegenüber der Nachweis der Rechtsinhaberschaft geführt werden, wird das branchenübliche Honorar nachträglich gezahlt.

Dieses Werk enthält Hinweise/Links zu externen Websites Dritter, auf deren Inhalt der Verlag keinen Einfluss hat und die der Haftung der jeweiligen Seitenanbieter oder -betreiber unterliegen. Zum Zeitpunkt der Verlinkung wurden die externen Websites auf mögliche Rechtsverstöße überprüft und dabei keine Rechtsverletzung festgestellt. Ohne konkrete Hinweise auf eine solche Rechtsverletzung ist eine permanente inhaltliche Kontrolle der verlinkten Seiten nicht zumutbar. Sollten jedoch Rechtsverletzungen bekannt werden, werden die betroffenen externen Links soweit möglich unverzüglich entfernt.

1. Auflage 2023

Alle Rechte vorbehalten
© W. Kohlhammer GmbH, Stuttgart
Gesamtherstellung: W. Kohlhammer GmbH, Stuttgart

Print:
ISBN 978-3-17-040840-1

E-Book-Formate:
pdf: ISBN 978-3-17-040841-8
epub: ISBN 978-3-17-040842-5

Vorwort

Der vorliegende Sammelband »Rettungswissenschaft« präsentiert eine Zusammenstellung von Beiträgen rettungswissenschaftlichen Denkens und Forschens für eine professionelle Rettung und Notfallversorgung. Hierzu geben die Autorinnen und Autoren in ihren Beiträgen grundlegende Einblicke in ihre rettungswissenschaftlichen Forschungsgegenstände mit dazugehörigen Thesen, Methoden und Diskussionen, um die Ausrichtung einer rettungswissenschaftlichen Forschung in unterschiedlichen Forschungsfeldern der Disziplin, aber vor allem mit der theoretischen und praktischen Arbeit im Kontext von Rettung und Notfallversorgung zu verbinden.

Ziel des vorliegenden Sammelbandes ist es, die Ansätze der Rettungswissenschaft und deren Bedeutung für eine professionelle Rettung und Notfallversorgung darzustellen und in einem Modell der Rettungswissenschaft mit Forschungsfeldern und exemplarischen Forschungsgegenständen zu bündeln. Auf dieser Grundlage lassen sich zukünftige systematische Diskussionen und Erkenntnisse für eine Professionalisierung und die Rettungswissenschaft führen.

Zum aktuellen Zeitpunkt stellen wir fest, dass eine eigenständige rettungswissenschaftliche Forschung und deren Implikation von systematischen Erkenntnissen in die berufliche Praxis lediglich rudimentär vorhanden ist. Rettungswissenschaft findet aufgrund der gegenwärtigen Hochschullandschaft überwiegend in unterschiedlichen Bezugsdisziplinen wie der Pflege, Medizin, Betriebswirtschaft oder Pädagogik und durch freie Forschungstätigkeit durch engagierte Kolleginnen und Kollegen außerhalb universitärer Strukturen statt. Daraus folgt eine fehlende Sichtbarkeit der Ergebnisse und der disziplinsystematischen Strukturen. Durch die Fragmentierung der Forschungsbemühungen mit unzähligen Klein- und Kleinstprojekten fehlt der Blick auf den Gesamtzusammenhang der Disziplin. Der Sammelband verfolgt daher erstmalig das Ziel, ein Modell der Rettungswissenschaft mit Hilfe der Beiträge zu entwickeln und zu begründen. Über die sich daraus ergebende Struktur können Forschungsvorhaben zugeordnet und beispielsweise in einer Forschungsdatenbank wie dem GRiPS (German Repository in Paramedic Science) der Deutschen Gesellschaft für Rettungswissenschaften e. V. (DGRe) sichtbar und damit anwendbar gemacht werden.

Im Vordergrund steht hierbei die Etablierung der Forschungsfelder und -gegenstände innerhalb der Rettungswissenschaft, die sowohl in der beruflichen und hochschulischen Aus- und Weiterbildung verwendet sowie in der beruflichen Praxis angewendet werden können. Damit soll auch eine wissenschafts- und berufspolitische Diskussion angestoßen werden, wie beispielsweise zu Strukturen und Stellen in den Rettungsdiensten und an den Hochschulen und Universitäten.

Des Weiteren ist dieser Sammelband für alle interessierten Personen gedacht, welche sich mit den Forschungsfeldern Wissenschaftstheorie, Professionalisierung, System und Organisation, Versorgung, Management und Führung sowie Bildung im Kontext von Rettung und Notfallversorgung auseinandersetzen möchten.

Wir hoffen mit dem vorliegenden Sammelband »Rettungswissenschaft« ein grundlegendes Verständnis für die Rettungswissenschaft geben zu können und gleichzeitig die Anwendung rettungswissenschaftlicher Instrumente, Methoden sowie Theorien und Modelle in der Forschungs- und Anwendungspraxis erleichtern zu können. Diese bieten einen ersten Einblick in die Strukturierung und Systematisierung der Gegenstände und sollen zum Diskurs und zur Weiterentwicklung einladen.

Thomas Prescher, Münster
Christian Bauer, Nürnberg
Rolf Dubb, Reutlingen
Thomas Hofmann, Aachen
Sebastian Koch, Gera

Inhalt

Vorwort 5

1 **Modell einer entstehenden Disziplin: Forschungsfelder und Gegenstandstheorien der Rettungswissenschaft** 13
Thomas Prescher, Christian Bauer, Thomas Hofmann und Sebastian Koch

    1.1 Rettungswissenschaft als Handlungs- und Reflexionswissenschaft 13
    1.2 Rettungswissenschaft als Wissenschaft bestimmen 17
    1.3 Rettungswissenschaft als interdisziplinärer Ansatz 21
    1.4 Modell zur Strukturierung einer entstehenden Disziplin 23
    1.5 Aufbau des Sammelbandes 28

I Wissenschaftstheorie

2 **Rettungswissenschaft, ihr erkenntnistheoretisches Potential und ein kritischer Blick: eine phänomenologische und eklektizistische Annäherung zur Konstitution und Konstruktion einer Disziplin** 35
Thomas Prescher

    2.1 Einleitung 35
    2.2 Der Sammelband »Rettungswissenschaft« als erste Systematisierung von Strukturen subjektiver Konstitutionsleistungen 36
    2.3 Rettungswissenschaft als phänomenologische Annäherung an das Wesen eines Berufsfeldes 37
    2.4 Rettungswissenschaft als bewusstseinstheoretische Konstitution und Exploration rettungsdienstlicher Phänomene und ihre soziale Wirklichkeit 39
    2.5 Rettungswissenschaft – bloßer Synkretismus eklektischer Willkür oder epistemologische Vielfalt 40
    2.6 Eklektizismus für theoretischen Pluralismus und als fruchtbare Option der Disziplinentwicklung 41
    2.7 Beitrag der Rettungswissenschaft zur Analyse der Konstitution und Konstruktion sozialer Wirklichkeit 42

3 **Begrifflichkeiten im Rettungsdienst: Wortbedeutungen in einem sich wandelnden Berufsfeld** 45
Thomas Hofmann und Sascha Bechmann

    3.1 Einführung 45

		3.2	Begriffe	46
		3.3	Fazit	54

4	Von der empirischen Rettungswissenschaft zur evidenzbasierten Notfallmedizin – Anwendung systematischer Forschung in der notfallmedizinischen Praxis	57

Sebastian Koch

	4.1	Zum Anspruch einer evidenzbasierten Notfallmedizin (EBNM) für eine professionelle PatientInnenversorgung	57
	4.2	Bedeutung notfallmedizinischer Forschung für die Rettungswissenschaft	57
	4.3	Empirische Forschungsansätze: Anschauungen der Wirklichkeit in der Rettungswissenschaft	60
	4.4	Ziele der quantitativen und qualitativen Forschung im Rettungsdienst	61
	4.5	Gütekriterien systematischer Forschung in der notfallmedizinischen Praxis	66
	4.6	Ethik in der systematischen Forschung	69
	4.7	Forschungsanwendung in der notfallmedizinischen Praxis: evidenzbasierte Notfallmedizin (EBNM)	70

5	Vom Einfluss der Rettungswissenschaft auf die Rechtswissenschaft – welche Bedeutung hätte eine neue Disziplin innerhalb der rechtlichen Sphäre?	74

Benjamin Liedy

	5.1	Einführung	74
	5.2	Funktionen des Rechts und die Beteiligung der Rettungswissenschaft	76
	5.3	Fallbeispiele aus dem Rettungswesen zur Darstellung der Funktionen des Rechts	78
	5.4	Einfluss der Wissenschaft im Prozess der Rechtsetzung sowie bei der Effektivitätskontrolle von Recht	84
	5.5	Fazit	87

6	Einflussbereiche auf die Rettungswissenschaft: Akteure, Aufgaben und Funktionen	88

Robert Konrad

	6.1	Einleitung: Einflussbereiche auf die Rettungswissenschaft	88
	6.2	Politisches System und Daseinsvorsorge	88
	6.3	Gesundheitswesen (Medizin, Pflege, Prävention, Digitalisierung)	91
	6.4	Beteiligte BOS und weitere Akteure	93
	6.5	Gesellschaft	95
	6.6	Katastrophen- und Bevölkerungsschutz	96

II Professionalisierung

7 Die Etablierung der Rettungswissenschaft als Lösung aktueller Probleme in der Professionalisierung von NotfallsanitäterInnen 103
Thomas Hofmann

- 7.1 Einführung 103
- 7.2 NotfallsanitäterInnen zwischen Profession und Professionalisierung 103
- 7.3 Emanzipation als interner Treiber für die Professionalisierung 108
- 7.4 Externe Anforderungen als Treiber der Professionalisierung 110
- 7.5 Rettungswissenschaft als Lösung aktueller Probleme im Rettungsdienst 113
- 7.6 Fazit 115

8 Akteure im Rettungsdienst: Status Quo der Institutionalisierung und Qualifizierung 119
Dominik Warnstorff und Philipp Dahlmann

- 8.1 Grundsätzliches zum Rettungsdienst und seinen Akteuren 119
- 8.2 Eigenständigkeit: NotfallsanitäterIn als Hauptakteur im Rettungsdienst 122
- 8.3 Unterstützungskraft: RettungssanitäterIn 138
- 8.4 Überblick der Qualifikationsmöglichkeiten und Akteure 141

9 Die Rettungswissenschaft als Chance zur Institutionalisierung ethischer Fragen der Rettung 145
Friedrich Gabel

- 9.1 Hinführung 145
- 9.2 Ethik als Perspektive auf Rettungshandeln 145
- 9.3 Umgang mit moralischen Herausforderungen der Rettungsdienstpraxis 146
- 9.4 Diskussion über handlungsleitende Prinzipien und ein Berufsethos des Rettungsdienstes 148
- 9.5 Auseinandersetzung mit der gesellschaftlichen Rolle des Rettungsdienstes 149
- 9.6 Fazit 150

III System und Organisation

10 Das System Rettungsdienst: medizin-, sozial- und rechtshistorische Perspektive auf die Genese des deutschen Rettungsdienstes 155
Bettina Braunschmidt

- 10.1 Warum ist Rettungsdienstgeschichte wichtig? 155
- 10.2 Fazit 164

11	Quo vadis Rettungsdienst? Bestandsaufnahme, Herausforderungen und innovative Entwicklungsmöglichkeiten	167
	Stefanie Popp und Michael Garkisch	
	11.1 Grundlagen des Rettungswesens	167
	11.2 Aktuelle Herausforderungen des Rettungsdienstes	172
	11.3 Lösungsansätze	178
	11.4 Fazit	189
12	Grenzüberschreitender Rettungsdienst: trotz offener Grenzen ein Arbeitsumfeld mit Barrieren	198
	Robert Konrad	
	12.1 Einleitung	198
	12.2 Deutschland und seine Außengrenzen	198
	12.3 Rahmenabkommen und Kooperationsvereinbarungen an den deutschen Außengrenzen	200
	12.4 Rechtliche Probleme bei grenzüberschreitenden Einsätzen	203
	12.5 Grenzüberschreitende medizinische Versorgung im Grenzgebiet	205
	12.6 Grenzüberschreitende Einsatzplanung und -koordination durch die beteiligten Leitstellen	207
	12.7 Grenzüberschreitender MANV und Katastropheneinsatz	209
	12.8 Der Blick in die Zukunft – welchen Herausforderungen müssen wir uns stellen?	211

IV Versorgung

13	Versorgungsforschung im Rettungsdienst – eine thematische Einführung und Skizzierung aktueller Chancen und Möglichkeiten für die rettungswissenschaftliche Forschung	217
	Patrick Ristau	
	13.1 Warum Versorgungsforschung?	217
	13.2 Versorgungswissenschaftliche Grundlagen	218
	13.3 Fazit für die rettungswissenschaftliche Praxis	227
14	PatientInnensicherheit im Rettungsdienst: Entwurf für eine gelebte Praxis	230
	Philipp Dahlmann	
	14.1 Einleitung	230
	14.2 PatientInnensicherheit und pädagogische Konsequenzen	231
	14.3 Zusammenfassung	237
15	Nahtstelle Präklinik – Klinik: Rolle der Notaufnahmen	240
	Sebastian Grau, Berthold Petri, Tobias Schilling und Alexander Krohn	
	15.1 Schnittstelle Präklinik – Klinik: Anspruch und Wirklichkeit	240
	15.2 Arbeitsfeld Notaufnahme	240

	15.3	Arbeitsfeld Rettungsdienst	243
	15.4	Zusammenfassung	249

V Management und Führung

16 Führung und Management: Entwicklungsschwerpunkte für das Rettungsdienstpersonal 255
Michael Göschel

	16.1	Hinführung: Ziele und Struktur des Beitrages	255
	16.2	Begriffsklärung: Führung oder Management zwischen rettungsdienstlichem Alltag und besonderen Lagen	256
	16.3	Fragmentierung im Rettungswesen: Stakeholder und divergierende Anspruchshaltungen	259
	16.4	Management von Rettungsdienstunternehmen	264
	16.5	Einsatzleitung in besonderen Lagen	270
	16.6	Fazit: Management und Einsatzleitung – EIN Aufgabenbereich?	274

17 Rettungsdienstlogistik: Planung für und mit dem Rettungsdienst 277
Melanie Reuter-Oppermann

	17.1	Zusammenfassung	277
	17.2	Einleitung	277
	17.3	Übersicht Rettungsdienstlogistik	279
	17.4	Zielfunktionen für Notfallrettung und Krankentransportplanung	284
	17.5	Forschungsagenda	286
	17.6	Fazit	289

VI Bildung

18 Von der theoretischen Aus- und Weiterbildung in die rettungsdienstliche Praxis – evidenzbasierte Notfallmedizin im Rettungsdienst 295
Sebastian Koch und Phillip Junkersdorf

	18.1	Hinführung zur evidenzbasierten Notfallmedizin (EBNM)	295
	18.2	Zur PatientInnenversorgung auf Grundlage aktueller Erkenntnisse aus der Rettungswissenschaft	295
	18.3	Bedeutung der Aus- und Weiterbildung für die Rettungswissenschaft	297
	18.4	Zum Flickenteppich in der aktuellen Versorgung von NotfallpatientInnen	297
	18.5	Die Rettungswissenschaft als Lösungskonzept	302
	18.6	Fazit und Schlussfolgerung	306

19 Pädagogik als Bezugswissenschaft im Rettungsdienst: Wie das Neue ins System kommt am Beispiel der NotSanAusb 308
Thomas Prescher, Heiko König und Christian Wiesner

| | 19.1 | Einleitung | 308 |

	19.2	Die Idee: Das Paradigma kompetenzorientiertes Lehren und Lernen in der NotSanAusb	309
	19.3	Das Problem: Anforderungskonflikte der Lernorte als Lernbarriere eines kompetenzorientierten Unterrichts in Berufsfachschulen	311
	19.4	Eine Lösung: Wie kommt ein neues Paradigma ins System?	313
	19.5	Nur noch umsetzen: Schulen als Organisationen und Räume des Lernens	315
	19.6	Fazit: Schulleitungen als Treiber eines transformativen Lernens	320

20 Digital gestützte Simulationstrainings in der rettungsdienstlichen und notfallmedizinischen Aus-, Fort- und Weiterbildung ... 323
Christian Bauer und Tim Loose

	20.1	Simulationstrainings als Forschungsgegenstand und Forschungsmethode der Rettungswissenschaft	323
	20.2	Historische Entwicklung digital gestützter Simulationstrainings	325
	20.3	Formen digital gestützter Simulationstrainings	326
	20.4	Methodisch-didaktische Implementierung digital gestützter Simulationstrainings	332
	20.5	Zukünftige Forschungsbedarfe	338

21 Großübungen – Vorbereitung, Durchführung und Nachbereitung in Zeiten digitaler Lehr- und Lernformate ... 342
Peter Bradl

	21.1	Einleitung	342
	21.2	Grundlagen	343
	21.3	Übungsformen im gesundheitlichen Bevölkerungsschutz	351
	21.4	Zusammenfassung und Ausblick	361

VII Verzeichnisse

Die Herausgeber ... 365

Die Autorinnen, die Autoren ... 366

Stichwortverzeichnis ... 369

1 Modell einer entstehenden Disziplin: Forschungsfelder und Gegenstandstheorien der Rettungswissenschaft

Thomas Prescher, Christian Bauer, Thomas Hofmann und Sebastian Koch

1.1 Rettungswissenschaft als Handlungs- und Reflexionswissenschaft

Rettungswissenschaft ist eine angewandte Handlungs-, Reflexions- und Berufswissenschaft, deren Analysefokus die Phänomene »Retten und Notfallversorgung« sind. Die Rettungswissenschaft kann als eine an der Praxis orientierte Wissenschaftsdisziplin verstanden werden. Sie hat den Anspruch, Anleitungen für das Handeln der PraxisakteurInnen[1] zu liefern. Die Auseinandersetzung mit Begriffen im Kontext besonderer Lagen und unmittelbarer Einsätze an PatientInnen als erweiterte Maßnahmen (vgl. Müller et al., 2019, S. 8) müsse sich daher an den Konsequenzen für das Handeln orientieren, so König (1999, S. 33). Dieser Zusammenhang ist dahingehend von Bedeutung, als dass die Konsequenzen eines Begriffs wie der Rettungsdienst für ein Verständnis einer im Wesentlichen darauf bezogenen Rettungswissenschaft analysiert und diskutiert werden müssen. Rettungsdienst und Rettungswissenschaft können hier in einem wechselseitigen Verhältnis gesehen werden.

Als Wissenschaft leistet sie einen Beitrag dazu, Zusammenhänge in der Praxis zu konfrontieren. Mit ihr werden Widersprüche zwischen dem alltäglichen Handeln und gültigen Berufsfeldstandards und dem Wissen aus den entsprechenden Fach- und Bezugswissenschaften der Notfallversorgung sichtbar. Basiert das alltägliche Handeln oftmals auf subjektiven Theorien, so sollte ein professionelles Handeln der Akteure intersubjektiv nachvollziehbar und fachwissenschaftlich begründbar sein (vgl. Prescher & Thees, 2015, S. 148). Die Widersprüche bestehen aber nicht daher, dass die Theorie der Notfallversorgung zur Praxis fundamental verschieden ist, sondern daher, dass Theorie und Praxis ein unterschiedliches Begriffsinstrumentarium verwenden. Verschiedene Workshops zu diesem Thema mit NotfallsanitäterInnen (NotSan) zeigen hier den Bedarf einer behutsamen Sensibilisierung. Arnold (1996) bringt dies in seinem Beitrag zu den Lesarten und Missverständnissen zum Theorie-Praxis-Problem auf den Punkt:

- Zum einen ist zu beobachten, dass PraktikerInnen ihre Praxis und die daraus gewonnenen Einsichten verabsolutieren.
- Zum anderen wird eine gewisse Theoriescheu sichtbar, weil die Professionals vorrangig nach Praxislösungen und Rezepten fragen. Dass Theorie auch einen Beitrag leisten kann, die eigene Wahrnehmungsfähigkeit zu schärfen, und Möglichkeiten bietet, eine andere als die bisher erfahrene Wirklichkeit zu entdecken, bedarf der

---

1 In diesem Herausgeberband wird das »Binnen-I« oder die neutrale Form genutzt, um alle Geschlechter anzusprechen. Wenn bei bestimmten Begriffen, die sich auf Personengruppen beziehen, nur die männliche Form gewählt wurde, so ist dies nicht geschlechtsspezifisch gemeint, sondern geschah ausschließlich aus Gründen der besseren Lesbarkeit.

Hinführung zu einem informierten kritischen Blick und vieler Beispiele zur Verdeutlichung der Praxisrelevanz von Theorie.

Eine Einladung der NotfallsanitäterInnen und RettungsdienstlerInnen für ihren Kompetenzentwicklungsprozess ist das folgende verblüffende Gedankenexperiment. Verblüffend, weil das Ergebnis in allen Gruppen erwartungskonform ist. D. h. der Widerspruch zwischen Theorie – wie es wirklich funktioniert – und der Praxis – wie vermutet wird, dass es funktioniert – kann ganz einfach und überzeugend dargestellt werden. Als Rahmen für das Gedankenexperiment dient eine Hinführung zum Workshopthema mit der Rolle und Bedeutung rettungswissenschaftlicher Theorien und Modelle für das Handeln in der Notfallversorgung. An einem Flipchart wird dazu ein Fahrrad visualisiert (▸ Abb. 1.1a) und die TeilnehmerInnen werden aufgefordert, auf einer Moderationskarte am Ende der Erklärung des Experimentes ihre Vermutung aufzuschreiben.

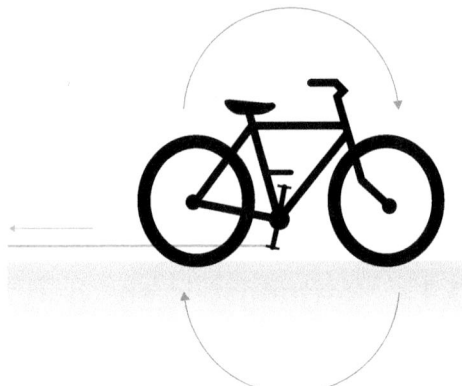

Abb. 1.1a: Gedankenexperiment zum Theorie-Praxis-Problem in der Notfallversorgung – Darstellung Fahrrad (eigene Darstellung)

> »Die Pedale stehen senkrecht zum Boden. Am unteren Pedal ist ein rotes Seil befestigt – siehe Zeichnung. Neben dem Rad steht jemand und stützt es mit einer Hand am Sattel, damit es nicht zur Seite umfällt. Eine zweite Person steht hinter dem Rad und beginnt, am roten Seil zu ziehen. Was passiert mit dem Rad, wenn wir annehmen, dass die Reibung zwischen Reifen und Straße so groß ist, dass die Räder weder durchdrehen können noch rutschen? Rollt das Rad ein Stück nach vorn? Bleibt es auf der Stelle stehen? Oder rollt es rückwärts?« (Dambeck, 2012, [3])

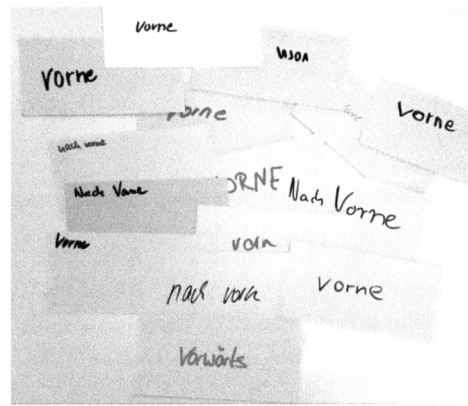

Abb. 1.1b: Gedankenexperiment zum Theorie-Praxis-Problem in der Notfallversorgung – Antworten (Foto: Thomas Prescher)

Und hier zeigt sich das verblüffende Moment im Gedankenexperiment: Die NotfallsanitäterInnen als VertreterInnen der Praxis sagen alle fast einhellig, das Fahrrad fährt aufgrund der Übersetzung mit der Fahrradkette nach vorn (▸ Abb. 1.1b). Das real in den Workshop mitgebrachte Fahrrad zeigt in der Ausführung des Experimentes aber, dass das Fahrrad nach hinten rollt. Es folgt dann ein wenig Theorie über die physikalische Begründung des Phänomens – etwas Theorie, die eine andere Wirklichkeit als die der Praxis beschreibt. Für das professionelle Handeln der NotfallsanitäterInnen ergibt sich daraus in der Reflexion des Experimentes und in der Übertragung auf ihre Einsatzpraxis folgende Konsequenz:

1. Es braucht eine Auseinandersetzung mit den rettungswissenschaftlichen Gegenstandstheorien und ihren Modellen, denn

in ihnen finden sich aufgrund von Forschung Anhaltspunkte dafür, wie die Einsatzwirklichkeit beschaffen ist. Durch die TeilnehmerInnen wird klar der Impuls formuliert, dass kaum ein Bewusstsein für die der eigenen Einsatzpraxis zugrunde liegenden mentalen Modelle im Kollegium vorliegt. Meist ergibt sich die Erkenntnis für den Bedarf daher, dass die zugrunde liegenden mentalen Modelle in der eigenen Praxis sichtbar gemacht werden wollen. In der Diskussion wird dann bereits deutlich, dass diese Modelle von der Zielformulierung eines definierten rettungsdienstlichen Verständnisses professioneller Notfallversorgung abweichen.

2. Es braucht dabei gleichzeitig auch eine Kenntnis der rettungswissenschaftlichen Modelle, da sie oftmals einen Entwurf über eine bessere Einsatzwirklichkeit beinhalten. Für den Anspruch und das Ziel eines kompetenzorientierten Handelns geben sie Impulse für die Ausgestaltung von Praxis. Die Reflexion bringt hier schnell auf den Punkt, dass bei den Beteiligten starke Verunsicherungen bestehen, was eine solche Praxis überhaupt bedeutet. Was sind ihre Kernaussagen, Paradigmen und vor allem, wie lässt sie sich verwirklichen? Rettungswissenschaft, so der Eindruck, erscheint hier als eine ferne Utopie.

Für eine Professionalisierung des Rettungsdienstes und eine Abgrenzung gegenüber der Abhängigkeit zur Medizin und Notfallmedizin erscheint es unabdingbar, aus der Utopie Realität werden zu lassen. Eine Rettungswissenschaft kann hier einen Beitrag leisten, um mit Hilfe von Gegenstandstheorien die Wirklichkeit im Rettungsdienst als Reflexionswissenschaft zu spiegeln und mit Hilfe wissenschaftlicher Methodologie und Methodik die Wirklichkeit zu rekonstruieren sowie im Sinne konkreter Handlungsempfehlungen eine »bessere« Praxis zu entwerfen. Sie dient damit einerseits der Praxis, die sich in der Welt der Phänomene als Wirklichkeit 1. Ordnung bewegt, und sie entwickelt die Praxis als eine Wirklichkeit 2. Ordnung weiter.

Dazu gilt es eine doppelte Perspektive einzunehmen. In der horizontalen Betrachtungsebene (▶ Abb. 1.2) können Grundlagen und Gegenstandstheorien der Rettungswissenschaft verortet werden. Diese sind im besten Sinne das WAS. In der vertikalen Linie sind die entsprechenden Methodologien und Methoden der Rettungswissenschaft verortet. Im Verständnis eines mehrschrittigen Forschungsprozesses empirischer und erkenntnistheoretischer Rettungswissenschaft markiert diese Perspektive das WIE. Dieses rettungswissenschaftliche Kreuz wird dabei durch das WARUM gerahmt. Das Warum steht für den unmittelbaren Bezug zum Notfalleinsatz, der ein professionelles Handeln in wechselnden Lagen erfordert und dessen Gegenstand das Wohlergehen der PatientInnen ist. Die Rettungswissenschaft dient damit der Qualitätssicherung, weil sie einen Beitrag leisten kann, das Endergebnis aufgrund fundierter Erkenntnisse und eines abgesicherten Wissens zu verbessern.

Zur Etablierung der Rettungswissenschaft als anstehende Aufgabe zur eigenen Disziplin im Professionalisierungsprozess der handelnden Akteure braucht es ein eigenes Grundwissen, das sich von anderen Theorien, wie z. B. der Pflegetheorien und Pflegewissenschaft, abgrenzt (vgl. Brandenburg & Dorschner, 2003; Meleis, 1999). Dieses Grundwissen muss in der Disziplin erst entwickelt werden. Dafür bieten zahlreiche methodologische und methodische Ansatzpunkte das Potential über empirische Forschung mit ganz unterschiedlichen Forschungsdesigns die dafür notwendigen Grundlagen zu schaffen. ForscherInnen innerhalb der Rettungswissenschaft stehen unzählige praxisnahe Publikationen zur Verfügung, um sich methodologisch-methodisch aus- und fortzubilden. Eine entsprechende Forcierung auf die wissenschaftliche Qualität der Ausbildung in rettungsdienstbezogenen Studiengängen wäre hier wünschenswert.

Um diesen Aspekt nicht nur zu doppeln und bereits Beschriebenes zu wiederholen, soll im vorliegenden Band der Fokus auf das Grundwissen innerhalb des Rettungsdienstes gelegt werden. Das Grundwissen wird gegenstandstheoretisch konstituiert. D. h. die Rettungswissenschaft hat spezifische eigenständige Untersuchungsgegenstände wie z. B. die Digitalisierung oder Einsatzdisposition, die unter Hinzuziehung bestehender theoretischer Annahmen und empirischer Ergebnisse sowohl inhaltlich-begrifflich als auch konzeptionell-theoretisch geschärft werden können. Darüber hinaus werden

> »[…] derartige Gegenstandstheorien (implizit oder explizit) mittels *grundlagentheoretischer* Begrifflichkeiten und Konzepte metatheoretisch abgesichert und gerahmt. Solche Grundlagentheorien verstehen wir in einem umfassenden und weitreichenden Sinne als disziplin-, fach- und damit domänenübergreifende Theorien des Sozialen bzw. zu sozialer Wirklichkeit. Es geht schlicht um die Frage, wie ›Soziales‹ theoretisch gedacht wird. Grundlagentheorien dienen dann nicht der Präzisierung oder der Modifizierung eines Gegenstandes, sondern stellen begriffliche Mittel zur Verfügung, mit deren Hilfe Gegenstandstheorien überhaupt erst konstituiert werden können.« (Dörner & Schäffer, 2012, S. 16).

So macht es einen Unterschied, ob eine Berufsfelddidaktik Rettungsdienst (Gegenstandstheorie) subjekttheoretisch, bildungstheoretisch, kompetenztheoretisch oder institutionstheoretisch (Grundlagentheorien) rückgebunden wird. Bestehen bei diesen grundlagentheoretischen Bezügen auch keine explizit rettungswissenschaftlichen Relationen, so haben sie aufgrund ihres Abstraktionsniveaus jedoch eine so große domänenübergreifende Reichweite, dass sie geeignet sind, rettungswissenschaftliche Phänomene in einen Erklärungszusammenhang einzubetten und abzusichern. Dies ist wichtig, weil die Rettungswissenschaft sich nicht allein an der Medizin orientieren kann. Als Schwerpunkt zur Absicherung des Erklärungszusammenhangs kann sich eine Rettungswissenschaft auf das Forschungsdreieck anwendungsorientierter Wissenschaft aus Theoriebildung, Theorieüberprüfung und Theorieanwendung nach Euler (1997, S. 238 ff.) beziehen. Dies bedeutet, dass aus der Berufspraxis, insbesondere der NotfallsanitäterIn, heraus Problem- und Fragestellungen entwickelt und mit Hilfe wissenschaftlicher Methoden der Erkenntnisgewinnung bearbeitet werden. Dies führt idealerweise in eine Theoriebildung und damit zu einer rettungsdienstlichen Professionalisierung. Aus der Theorie heraus werden Lösungs- und Handlungsimpulse für die Gestaltung der Praxis formuliert, sodass es zu einer Theorieanwendung kommen kann. Durch eine weiterführende Untersuchung dieser Anwendung im Rahmen einer rettungswissenschaftlichen Forschung kommt es zu neuen oder angepassten Problem- und Fragestellungen, die der Theorieüberprüfung und im Sinne eines Zirkelschlusses zu einer angepassten oder weiterführenden Theoriebildung führen.

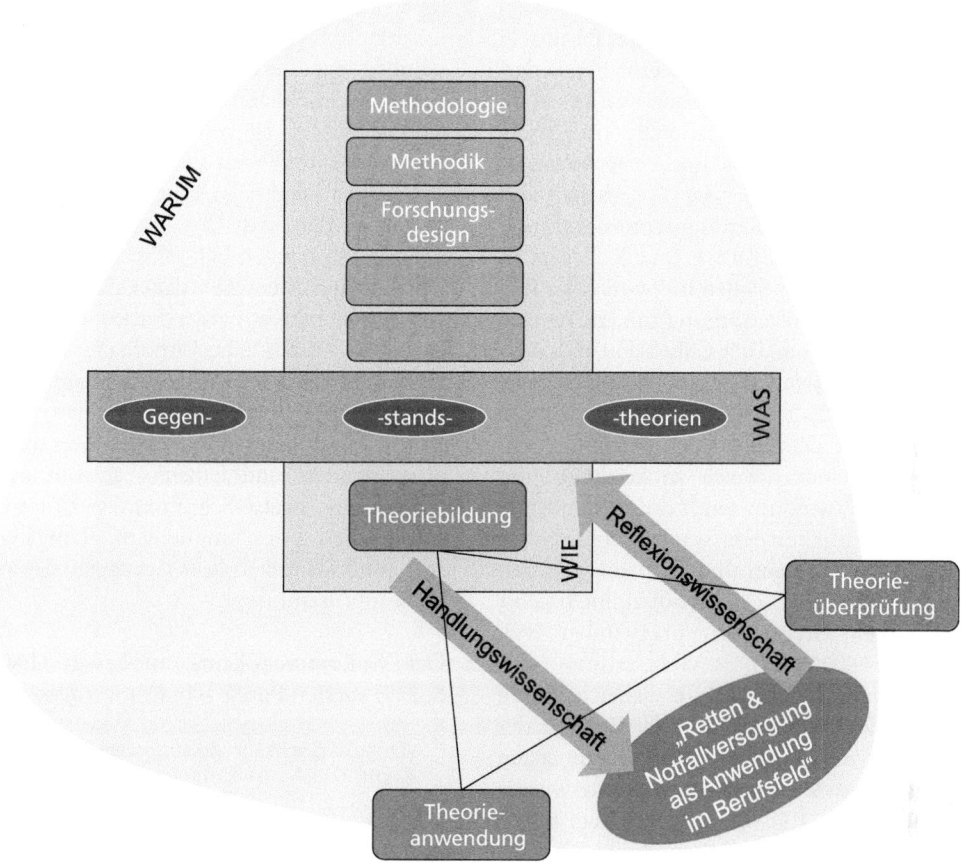

Abb. 1.2: Begründungszusammenhang Gegenstandstheorien der Rettungswissenschaft (eigene Darstellung)

1.2 Rettungswissenschaft als Wissenschaft bestimmen

Der Begriff *Rettung* kann im Berufsfeld als kontrovers diskutiert angenommen werden. So wie die Einschätzung, was ein Notfall subjektiv ist (▶ Kap. 3), so stark variiert auch das Einsatzspektrum. Der Rettungsdienst pendelt hier zwischen den Zuständen einer heißen Organisation, bei der NotfallsanitäterInnen mit maximal invasiven Maßnahmen als »VitalfunktionsmechanikerInnen« agieren, und einer kalten Organisation, bei der eher subakute Fälle die NotfallsanitäterInnen in die Rolle der SozialarbeiterIn bringen. Der Rettungsdienst wird aber auch nicht nur von Subjekten wie den NotfallsanitäterInnen oder der NotärztIn geprägt, sondern durch konkrete Strukturen und Prozesse als soziales System im Rahmen einer realen Einsatzorganisation mit Leitstelle, Rettungswachen und

Einsatzplänen mit konkreten Führungsstrukturen und -instrumenten. Für das Berufsfeld Rettungsdienst ergibt sich damit der Bedarf einer deskriptiven und normativen Integration individueller, organisationaler und gesellschaftlicher Verhältnisse und Perspektiven.

Dazu sind die Bilder der Wissenschaft und der Praxis über die Rettungswissenschaft und das, was die Kolleginnen und Kollegen an unterschiedlichen Stellen im System der Rettung und Notfallversorgung tun, zu re- und zu dekonstruieren. Dies schließt ein, dass man gängige Sichtweisen und deren Begrenztheit verdeutlicht. Es geht darum – wissenschaftlich geleitet mit dem Blick des Zweifels – das Alltagsverständnis weich zu zeichnen und weiter zu fassen, um somit die entstandenen inneren Bilder von dem, was beobachtet wird, neu zu hinterfragen und auch die von den verschiedenen Wissenschaftsdisziplinen selbst gezogenen Grenzen zu überwinden (vgl. Hüther, 2009, S. 17).

In diesem Beitrag geht es daher in Bezug auf die Zusammenstellung der Beiträge der AutorInnen im Band darum, einen ersten Entwurf eines Modells der Rettungswissenschaft (▶ Abb. 1.3) vorzulegen, indem unterschiedliche gegenstandstheoretische Annäherungen gesammelt werden. Sie markieren verschiedene Forschungsnotwendigkeiten. Im Sinne einer induktiven Annäherung werden über die dargestellten Forschungsgegenstände mit konkreten Forschungsfragen der Beiträge dazugehörige Forschungsfelder (vgl. Arnold et al., 2000) als Konzeption der Rettungswissenschaft entwickelt. In diesem Beitrag wird dementsprechend das Ziel verfolgt, Anschlusspunkte für eine begründbare Konzeption der Rettungswissenschaft anhand der identifizierten Forschungsfelder zu bieten, indem sich in ihnen »[…] Beschreibungen gesellschaftlicher Situationen und Problemlagen sowie aktueller Themen […]« (Ludwig & Baldauf-Bergmann, 2010, S. 71) bündeln.

Dies erscheint erforderlich, da sich in der akademischen Debatte ein Streben nach Entwicklung und einem Framing ausmachen lässt. Dabei muss behutsam herausgestellt werden, dass die Disziplin in ihren Kinderschuhen der Akademisierung steckt. Viele Akteure, einschließlich der AutorInnen des Sammelbandes, agieren in der Praxis und beobachten ihre Praxis aus dieser Beobachterperspektive heraus. So kann gewissermaßen gesagt werden, dass der Praxis der nötige reflexive Abstand zu sich selbst fehlt und die Systeme und Menschen daher dazu neigen, sich eher konservativ zu verhalten. Es scheint ein »Bewusstsein einer Anomalie« (Kuhn, 1979, S. 80) zu bestehen, und dennoch dominiert ein Verharren in alten Bildern. Die Beiträge sind daher nah an ihren Gegenständen orientiert und haben – gewollt oder ungewollt – diverse Schnittpunkte zu unterschiedlichen Forschungsfeldern. Umgangssprachlich formuliert ließe sich sagen, sie sind nicht lupenrein.

Der Widerspruch kann mit Lewin (1963, S. 229) auf den Punkt gebracht werden:

> »Die ›Wirklichkeit‹ dessen, worauf sich ein Begriff bezieht, ist dadurch gegeben, daß ›man etwas damit tut‹, und nicht dadurch, daß man es ›anschaut‹.«

Über Rettungswissenschaft, Professionalisierung, Disziplinentwicklung oder die Notwendigkeit einer Abgrenzung zu Entwicklungen in der Pflege und Medizin u. a. m. wird viel diskutiert, polemisiert, geschrieben und entwickelt. Im Ergebnis scheint der einzelne Mensch im System Rettung und Notfallversorgung oder einer Hochschule oder einer sozialen Gruppe von einer Art Weisheit jedoch weit entfernt zu sein, wenn es darum geht, Forschungsprojekte aufzusetzen, Daten zu sammeln, diese auszuwerten und zu interpretieren und diese dann für eine veränderte Rettungspraxis zu nutzen. Es bestehen praktische Erfahrungen und klare Einsichten, doch ein tatsächliches Lernen und eine daraus resultierende Veränderung stehen noch aus.

Der vorliegende Band kann dafür als ein Anfang und Anstoß zur Gestaltung und Sys-

1.2 Rettungswissenschaft als Wissenschaft bestimmen

tematisierung des Feldes angesehen werden. Denn: Alles hat einen Anfang, nur ist oftmals nicht entscheidbar, wo dieser zeitlich genau liegt, da es immer die Alternativen sind, die sich entwickeln, selektiv stabilisieren und im Nachhinein als überlebensfähig darstellen. Der Anfang einer Idee sowie der Anfang einer Bewegung, wie sie in der Deutschen Gesellschaft für Rettungswissenschaften e. V. (DGRe) oder in unterschiedlichen Zeitschriftengründungen im Feld sichtbar werden, sind in diesem Sinne

> »[…] überall und jederzeit und gleichzeitig zu ebenso vielen anderen Anfängen, wie es Unterscheidungen gibt, [möglich, Anm. d. Verf.]. Und jeder dieser Anfänge produziert Wissen und Nichtwissen.« (Baecker, 1999, S. 234 f.)

Diese Unterscheidung markiert der Autor als Theoriestartpunkt, der sich für das Thema rettungswissenschaftlicher Fragestellungen anbietet, da es im Feld der Rettungswissenschaft sehr stark um diese Differenz von Wissen und Nichtwissen geht. Der Autor geht sogar so weit zu formulieren, dass diese Differenz nicht auflösbar ist. Als Diagnose lässt sich mit dem Autor formulieren, dass die Rettungswissenschaft nichts anderes ans Tageslicht fördert, als dass sie die Folgen unseres Handelns sichtbar macht (Wissen) und gleichzeitig diesen Effekten der durchschauten Handlungen hilflos gegenübersteht (Nichtwissen). Die Rettungswissenschaft stellt sich damit als eine Paradoxie dar, und zwar einer Paradoxie der Unterscheidung.

Die Rettungswissenschaft stellt als etwas Bezeichnetes eine Unterscheidung dar. In der Systemtheorie versteht man darunter die Unterscheidungen von Bezeichneten und Nichtbezeichneten, wobei hier von einer Paradoxie gesprochen werden kann (vgl. Hennig, 2000, S. 185), weil die Form des Unterscheidens ein Re-Entry der Form in der Form voraussetzt. Das heißt, wenn etwas durch einen Beobachter unterschieden wird, muss die Unterscheidung selbst schon vorhanden sein. Problematisch daran ist, dass das Bezeichnete, im Unterschied zum unterschiedenen Nichtbezeichneten, jeweils als bevorzugte Seite fungiert. Eine Unterscheidung benötigt daher eine doppelte Unterscheidung, die sich als »zwei Brownsche distinctions« (Hennig, 2000, S. 185) beschreiben lässt. Ein RTW wird demnach erst zum RTW, wenn er im Unterschied zu anderen Kleinbussen bspw. sowohl farblich markiert wird als auch im Unterschied zum gleichaussehenden KTW mit Blaulicht gesehen wird. Eine gezogene Unterscheidung benötigt in diesem Verständnis eine kontrastierende weitere Unterscheidung, um das Bezeichnete in seiner Grenzziehung anzunehmen oder eben die Unterscheidung selbst zu verändern.

Die Anweisung »draw a distinction« führt zwar zu einer Unterscheidung, aber nach Bühl (2000, S. 231) nicht notwendigerweise in eine binäre Unterscheidung aus Bezeichnetem und Nichtbezeichnetem, sondern alles Nichtbezeichnete kann in beliebig viele Alternativen geteilt werden (non-A = B, C, D …). »Rettung« ist demnach nicht einfach nur die gegensätzliche Seite zu »Nichtrettung«, sondern nur eine Alternative im Verhältnis zu Recht, Medizin, Gesellschaft, Gesundheitsversorgung und vielem mehr.

Die Rettungswissenschaft markiert aber nicht nur eine Grenze zur Nichtrettung, sondern zieht innerhalb des eigenen Systems mit den Forschungsgegenständen und -feldern, wie die Beiträge der AutorInnen des Bandes zeigen, mit Aspekten der Delegation, Akteure und Interessen, Professionalisierung, Ethik, Einsatzplanung und -koordination u. a. weitere Grenzen. Die Unterscheidungen nehmen in der Verwendung des Begriffs im Hinblick auf unterschiedliche Bezugsphänomene an Komplexität zu. Somit kann man von einer Öffnung des Begriffs Rettungswissenschaft ausgehen, auch wenn die Zunft um eine Abgrenzung bemüht ist. Damit wird in die Reflexion etwas Neues in die Welt gesetzt, nämlich als »[…] Infragestellung und Veränderung des scheinbar Gegebenen« (Bühl,

2000, S. 232). Dieses Neue entsteht durch den Verweis auf etwas Drittes oder Vielfaches, nämlich auf das die Unterscheidung umgebende System, wodurch die Unterscheidung selbst einen Rückbezug erfährt. Gleichzeitig kann mit Blick auf die Theoriekonstruktion Luhmanns (1997) darauf verwiesen werden, dass eine Paradoxie prinzipiell unauflösbar sei. Sie kann zwar umgangen werden, bleibt jedoch bestehen.

Die Beschreibung eines paradoxen Sachverhalts führt nicht nur in eine Problematisierung des Gegenstandes, sondern eröffnet auch Perspektiven für die Professionalisierung und Handlungsmöglichkeiten.

> »Eine Paradoxie basiert auf einer Spannungsreihe zweier extremer Ausprägungen, die Anschlussmöglichkeiten für synthetische Kombinationen bietet.« (Wüthrich et al., 2009, S. 45)

Soll das Retten und die Notfallversorgung innerhalb der modernen Gesellschaft komplexitätstauglich sein, so kann man aus der Argumentation der AutorInnen schlussfolgern, dass nicht situativ und bedarfsorientiert zwischen rettungsdienstlichen und nichtrettungsdienstlichen Verhaltensweisen zu wechseln ist, um die eine Versorgungsleistung mit Notfallcharakter für ein betroffenes Individuum zu ermöglichen, sondern ein genereller Musterbruch im kollektiven und individuellen Verhalten erforderlich ist. Beispiele für solch einen Musterbruch stellen sicher aktuelle Ansätze wie die TelenotärztIn, die GemeindenotfallsanitäterIn, die Acute Community Nurse oder Ansätze der Field Supervision im Rettungsdienst dar.

Ein Musterbruch lässt sich als Revolution beschreiben. Es gab in der Geschichte viele Revolutionen, wobei die Industrielle Revolution infolge wissenschaftlicher Fortschritte eine tiefgreifende Veränderung war. Laut Senge und Kollegen (2011, S. 18) lässt die heutige Tendenz darauf schließen, dass weitere Revolutionen erwartet werden können.

Dabei folgen die Veränderungen nicht einem planvollen oder oppositiven Handeln, sondern einem innovativen Handeln, das einem Zeitgeist und einer geschärften Problemwahrnehmung und Lösungsdruck entspringt. Mit den Beispielen lässt sich verdeutlichen, dass die Etablierung einer eigenständigen Disziplin der Rettungswissenschaft aus Sicht der Professionalisierung nachvollziehbar ist, dass diese Disziplin als enges Konzept jedoch schon zum Zeitpunkt ihrer Rahmung gefährdet ist. Auch wenn es um Abgrenzung und Eigenständigkeit geht, das sicher historisch durch das dominante Verhältnis zur Medizin geprägt ist, so muss es bei der Entwicklung einer Rettungswissenschaft als Disziplin gleichzeitig auch darum gehen, konzeptionell und metafaktisch offen zu sein: Eine metafaktische Beobachtung erkennt, dass eine Verhaltensbeschreibung des anderen nicht auf der Basis einer behavioristischen Beschreibung und einer Sprache der Verhaltensbewertung erfolgen kann. Vielmehr muss zu diesem Beobachten ein Verstehen hinzukommen, welches die Begründungen von Selektionen und die deutenden Beobachtungen kontextbezogen einschließt (vgl. Weinberger, 2000, S. 322).

Schlussfolgernd geht es darum, die normative Überhöhung eines Sachverhalts – hier Rettungswissenschaft als eigene Disziplin – aufzulösen, weil dies in erkenntnistheoretische Inkonsistenzen führt. Die Inkonsistenzen entstehen, da die Rettungswissenschaft oftmals nicht verwirklicht, wogegen sie sich wendet, oder auch das voraussetzt, wogegen sie sich ausspricht. Eine Kritik gegenüber der Medizin, die häufig auch diskurstheoretisch in eine Machtkritik führt, basiert in einer weitergefassten Interpretation Arnolds (2010, S. 78 ff.) selbst auf Macht. Dies ist in der Auseinandersetzung des Autors mit dem Werk Foucaults nicht als kritisch zu betrachten, weil es die grundsätzliche Ambivalenz zwischen einer negativ bewerteten Macht und einer demgegenüber positiv bewerteten

Freiheit prozessual und professionell aufzulösen gilt, um sich wandelnde Lernkulturen zu ermöglichen. Rettung und Wissenschaft als Entwicklungs- und Professionalisierungsprojekt muss in diesem Sinne dazu (neu) bestimmt werden.

1.3 Rettungswissenschaft als interdisziplinärer Ansatz

Aus den Darstellungen wird die Schlussfolgerung gezogen, dass ein interdisziplinärer Ansatz zur Wesensbestimmung der Rettungswissenschaft einen Beitrag leisten kann, auf faktischer und kontrafaktischer Ebene differenzierte erkenntnistheoretische, normative und kulturelle Gewohnheiten und Stile zu ergründen und auch zu begründen. Der Rettungswissenschaft als eine Bezugswissenschaft im System der Gesundheitsversorgung kann man hierzu einen erkenntnistheoretischen Wert zusprechen. Brake und Büchner (2009, S. 59) schlagen diesbezüglich vor, »[…] den Wert einer Theorie daran zu ermessen, inwieweit sie in der Lage ist, neue Fragestellungen für die Analyse der sozialen Welt und ihrer Wirkmechanismen hervorzubringen, die ohne sie nicht zu erfassen wären oder gar nicht erst in den Blick gerieten.«

Die Begriffe Retten, Notfall oder Notfallversorgung (▶ Kap. 3) können dazu als Schlagwörter einer aktuellen Gesundheitspolitik, des Berufsfeldes und innerhalb des wissenschaftlichen Diskurses betrachtet werden. Doch die breite Verwendung dieser Begriffe erfolgt nicht deswegen, weil sie für etwas Gleiches oder Gemeinsames stehen, sondern weil sie sich in vielfältigen Zusammenhängen für heterogene Zwecke verwenden lassen. Retten erfolgt nicht nur innerhalb des Rettungsdienstes oder durch NotfallsanitäterInnen, sondern durch zahlreiche Akteure (z. B. die Feuerwehr oder das Technische Hilfswerk u. a.), die »Retten« für sich als zentrale Tätigkeit beanspruchen.

In Bezug auf die Heterogenität der Zwecke und die Vielfalt der Verwendungszusammenhänge kann man kritisch anmerken, dass ein interdisziplinärer Ansatz mit Umsicht zu verfolgen ist. Hierbei besteht die Gefahr, dass die disziplinübergreifenden oder scheinbar disziplinfremden Konzepte in ihrer nomadischen oder pendelnden Art zwischen verschiedenen Wissens- und Handlungsfeldern sowie Theorien auf ein Gesamtverständnis eher destabilisierend wirken könnten.

»The lack of clarity regarding the basic conceptional foundations […] actually impedes the construction of a strong theoretical framework and – to an even greater extent – communication in inter- and transdisciplinary discourse.« (Schwarz & Jax, 2011, S. 5)

Eine Rettungswissenschaft kann dementsprechend als »psychosoziale Relativitätstheorie« (Moeller, 1986, S. 167) gefasst werden, weil sich kein klarer Maßstab oder kein klares Bezugssystem für die unterschiedlichen Realitäten der verschiedenen Disziplinen und Akteure im System ausmachen lässt: Man kann eigentlich kein Urteil über rettungsdienstliche Sachverhalte treffen, da dieses Urteil selbst nur eine Aussage über die Realität des Urteilenden in seiner Beziehung zur Realität wiedergeben würde. Alle Beteiligten schauen auf das System Rettung, aber ein Jurist schaut durch eine andere Brille als ein Mediziner, ein Mitglied einer anderen BOS-Organisation (Behörden und Organisationen mit Sicherheitsaufgaben) usw. Die Entwicklung einer »Rettungstheorie« und Methodologie ließe sich mit Bergandi (2011, S. 31) daher notwendigerweise als erkenntnistheoretisches Patchwork bezeichnen, dem es an

Kohärenz fehlt. Historisch ist damit eng verknüpft, dass es der Entwicklung einer Rettungswissenschaft immer auch um die Suche nach einem identitätsstiftenden Profil geht. Entsprechend diesem kritischen Hinweis erscheint es aufgrund der gesamtgesellschaftlichen Notwendigkeit für eine Profilbildung bedeutsam, rettungsdienstliches Wissen und Konzepte in einem interdisziplinären – bzw. spezifischeren phänomenologischen und sozialwissenschaftlichen – Verständnis zu entwickeln.

Für einen zeitgenössischen inter-, wenn nicht sogar transdisziplinären Diskurs mit dem Ziel, einen gesellschaftstheoretischen Beitrag zu leisten, plädiert Jaeger (1996, S. 106 f.) dafür, dass zwei theoretische Trennungen überwunden werden müssen, da diese Trennungen einen ernsthaften Zugang zu rettungswissenschaftlichen Fragestellungen verhindern. Trennung führe zu einer Grenzziehung zwischen einer psychologischen und einer sozialen Realität, indem sich beobachten lässt, dass einerseits zwischen persönlichem und sozialem Sein sowie zwischen Notfall und Gesundheitsversorgung unterschieden wird. Diese Unterscheidung führt dazu, dass eine bestimmte soziale Realität von einer biophysischen Realität, z. B. der Hilfesuchenden, entkoppelt wird:

> »Es ist jedoch wichtig festzustellen, dass diese Verknüpfung notwendig eine indirekte ist: Steine folgen nicht sozialen Regeln, und soziale Regeln berühren Steine nicht. Die Verbindung ist durch Personen gegeben, welche sozialen Regeln folgen, wenn sie Steine berühren.« (Jaeger, 1996, S. 107)

Für dieses Anliegen ist es die Aufgabe, »[...] Konzepte des Wesens menschlichen sozialen Handelns und der menschlichen [und institutionellen, Anm. d. Verf.] Akteure zu erarbeiten, die für die empirische Forschung fruchtbar gemacht werden können« (Giddens, 1997, S. 31). Die Rettungswissenschaft müsste in diesem Sinne trotz der Vielfalt ihrer Bezüge und Grenzbereiche zu anderen Disziplinen dazu als Einheit gefasst werden und dürfe in Bezug auf Haila (2011, S. 378) nicht in Grundlagenforschung und angewandte Forschung unterschieden werden, sondern die angewandte Forschung müsse grundlagentheoretisch abgesichert werden. Für die Forschung im rettungsdienstlichen Handlungsfeld kann man dazu den Lebensweltbegriff als Behavior Settings als relationalen Bezugspunkt wählen. Der Lebensweltbegriff kann der Rettungswissenschaft eine dynamische Perspektive verleihen, bei der es stärker um Prozesse und weniger um Objekte geht. Dies erscheint notwendig, da bei der Thematisierung von Rettung nicht allein bestimmte Zustände von bestimmten sozialen Phänomenen zu einem Zeitpunkt untersucht werden, sondern immer auch Entwicklungen, die aus Problemen, gesetzlichen Veränderungen oder technologischen und sozialen Innovationen heraus resultieren.

> »Wenn wissenschaftliche Begriffe nicht bloß willkürliche und künstliche Wortschöpfungen sind, sondern zugleich noch lebendiger Bestandteil der Alltagssprache, dann sind Begriffsklärungen immer ein Stück hermeneutische Arbeit. Sie bringen historische Erfahrungen und Interpretationsmuster zur Sprache, die noch nicht ins helle Licht individuellen und gesellschaftlichen Selbstbewusstseins eingegangen sind. Nur selten geht der Inhalt wissenschaftlicher Begriffe voll in dem auf, was von der scientific community oder einzelnen Wissenschaftlern zu einem je historischen Zeitpunkt willentlich und bewusst als Bedeutung mit den sprachlichen Zeichen verknüpft wird. Nicht zuletzt deshalb, weil die Unterscheidung zwischen Wissenschaftler und lebensweltlich eingebundenem Individuum weniger empirisch als analytisch ist.« (Kade, 1983, S. 860)

Die Forschungsfelder der Rettungswissenschaft, so kann zusammenfassend formuliert werden, liegen im Berufsfeld Rettung. Das Berufsfeld manifestiert sich überwiegend gegenwärtig in der Institution des Rettungsdienstes und darüber hinaus aber auch in anderen Organisationen des Gesundheits- und Notfallwesens. Es geht darum, das Wesen des Berufsfeldes mit all seinen heterogenen Facetten zu erforschen und Grundannahmen über die Funktionsweise und Beziehungen der darin befindlichen Einheiten zu treffen bzw. abzuleiten. Rettungswissenschaft, so lassen sich die Entwicklungen pointieren, fungiert als Begriff vielleicht sogar eher als eine »Dachwissenschaft« (Stengel, 1999, S. 35), die weniger eine Wissenschaft im engeren Sinn zu sein scheint, sondern vielmehr als eine allgemeine Weltsicht im Kontext der Gesundheitsversorgung gesehen werden kann. Im Kern geht es darum, Erklärungsmöglichkeiten und Zielperspektiven zu erreichen, um Rettung als kontextbezogenen Prozess vom Gegebenen zu bestimmen.

Das hier im Beitrag entfaltete und exemplarisch dargelegte Modell einer Rettungswissenschaft bietet damit die Möglichkeit, in einem allerersten Zugriff auf das Thema, das Feld zu strukturieren, Fragestellungen zu identifizieren und mögliche Kooperationen und Forschungsförderer zu adressieren. Dabei fällt schon jetzt auf, dass die unterschiedlichen Beiträge und auch zukünftige Projekte oftmals mehreren Forschungsfeldern zugeordnet werden könn(t)en. Sie wirken mehrdeutig und unscharf. Dies gilt es, kritisch im Auge zu behalten und mit Blick auf die Entwicklungen im Feld die Heterogenität der Beiträge und möglicher Forschungsvorhaben zukünftig zu nutzen und als Chance für weiterführende Differenzierungsvorschläge zu sehen (vgl. Ludwig & Baldauf-Bergmann, 2010, S. 65). Damit das hier dargelegte Modell eine praktische Konsequenz hat, bietet sich die Entwicklung einer Forschungsdatenbank an, die sich entlang der dargestellten Systematik entwickelt und aufbaut. Dazu gehört insbesondere die Forschungsprojekte zu Forschungsschwerpunkten zu systematisieren und diese den Forschungsfeldern zuzuordnen. Die praktischen Voraussetzungen für eine Disziplin- und Profilbildung wären damit gegeben. Darüber hinaus könnten konsistente Forschungsschwerpunkte sichtbar werden, in die sich viele Studien mit einem explorativen Charakter und Kleinststudien einordnen ließen. Für den ersten Entwurf innerhalb des Sammelbandes wurden aus forschungspragmatischen Gründen zunächst die Forschungsgegenstände in Form der AutorInnenbeiträge zu Forschungsfeldern geclustert. Entsprechende Forschungsschwerpunkte, z. B. Digitalisierung, Simulation oder Akademisierung, müssten in der weiteren Disziplinentwicklung systematisch entwickelt und strukturiert werden.

1.4 Modell zur Strukturierung einer entstehenden Disziplin

Der vorliegende Band, der in die Rettungswissenschaft mit einem Modell der Rettungswissenschaft einleiten will und das Feld versucht zu strukturieren, probiert entlang der dargestellten Grundlinien als eigenständige Disziplin einen wissenschaftlichen Verständigungsprozess im rettungswissenschaftlichen Kontext anzuvisieren und zu intensivieren. Ziel ist es dabei, den Prozess des wissenschaftlichen Selbstverständnisses des sich konstituierenden Feldes und den Fachdiskurs zu fördern und weiterzuentwickeln. Das Modell stellt einen ersten Versuch dar, das Feld zu systematisieren und damit das Forschungsgebiet – auch und insbesondere im Rahmen der DGRe – weiter zu institutionalisieren. Neben einer rein thematischen und programmatischen Rahmung innerhalb der Forschungsgemeinschaft geht es dabei insbesondere auch um hochschulpolitische und berufspolitische Interessen. Ein Feld, dass sich auch per Gesetz zunehmend akademisiert, braucht Forschung und ausgewiesene Lehre. Beides braucht neben dem Auf- und Ausbau entsprechender Studiengänge vor allem Stellen für wissenschaftliche MitarbeiterInnen und entsprechend denominierte Professuren.

Rettungswissenschaft ist dazu als eigenständige Disziplin zu verstehen. Der Ausgangspunkt ist der rettungswissenschaftliche Diskurs und der Diskurs über »Retten und Notfallversorgung«. Sie teilt das wissenschaftliche Interesse an einer professionellen und evidenzbasierten rettungsdienstlichen Notfallversorgung von Individuen und in besonderen Lagen und fokussiert dabei auf die drei Ebenen:

- die Ebene des Subjekts mit dem Rettungsdienstpersonal, den PatientInnen und den Angehörigen als einzelne und unabhängige Individuen im Handlungsfeld,
- die Ebene der Interaktion als das Zusammenspiel verschiedener Subjekte innerhalb eines Notfallgeschehens und der PatientInnenversorgung sowie
- der Ebene der Organisation und dem organisationalen Feld als versorgungssektorinterne und versorgungssektorübergreifende Kooperation unterschiedlicher institutioneller Akteure im Berufsfeld.

Das Forschungsinteresse, so markieren die Beiträge im Band, reicht dabei von einem analytisch-funktionalen Interesse der Erkundung und Systematisierung des Feldes bis zur Reflexion normativer Ziele sowie einer evidenzbasierten und effektiven, am Maßstab der PatientInnensicherheit orientierten Notfallversorgung. In diesem Sinne kann die Rettungswissenschaft als angewandte Reflexions-, Handlungs- und Berufswissenschaft konzipiert werden, da sie widersprüchliche bis paradoxe Phänomene innerhalb der Versorgungskette reflektiert und entsprechende Gestaltungsvorschläge für eine bessere Gesundheitsversorgung formuliert. Dazu werden Strukturen, Prozesse und Kulturen innerhalb des Rettungswesens im Sinne des Mehrebenenmodells offengelegt.

Rettungswissenschaftlich werden dabei Prozesse des »Rettens und der Notfallversorgung« als auch damit zusammenhängende Akteure und Gestaltungseinheiten untersucht. Damit können Grenzen und Grenzbereiche formuliert werden, was zum System »Rettung« gehört und was nicht und an welchen Stellen relevante Schnittstellen in das Untersuchungsfeld rücken, wie der Beitrag von Grau et al. (▶ Kap. 15) am Beispiel der Nahtstelle Präklinik – Klinik verdeutlicht. Auch entstehende oder projektförmige Entitäten wie der Ansatz des Gemeindenotfallsanitäters, des Telenotarztes oder Notfallvorsorge zur Prävention rücken in den Untersuchungsfokus. Dominiert im vorliegenden Band auch die theoretische Annäherung an das Feld, so verweisen die Beiträge doch auch auf den Bedarf der Klärung von Methodologie und Methodik sowie der Empirie in der Auseinandersetzung mit der Konstitution und Konstruktion der Praxis. Der rettungswissenschaftliche Diskurs zielt hiermit auf die Entwicklung von Wissen und Wissensstrukturen, um daraus Wissensbestände für die praktische Anwendung hervorkommen zu lassen. Für die rettungswissenschaftliche Theoriebildung sind dabei weitere forschungsmethodische Zugänge und Verfahren notwendig, um die referenztheoretischen Perspektiven zu den zahlreichen Bezugsdisziplinen eigenständig zu untermauern und abzusichern.

Für die Rettungswissenschaft ergibt sich unter Betrachtung der Beiträge und weiterführender Literatur folgender Vorschlag für ein »Modell der Rettungswissenschaft« (▶ Abb. 1.3). Dieses Modell besteht aus sechs Forschungsfeldern, denen die Beiträge des Bandes als Forschungsgegenstände zugeordnet werden können. Diese sind:

1.4 Modell zur Strukturierung einer entstehenden Disziplin

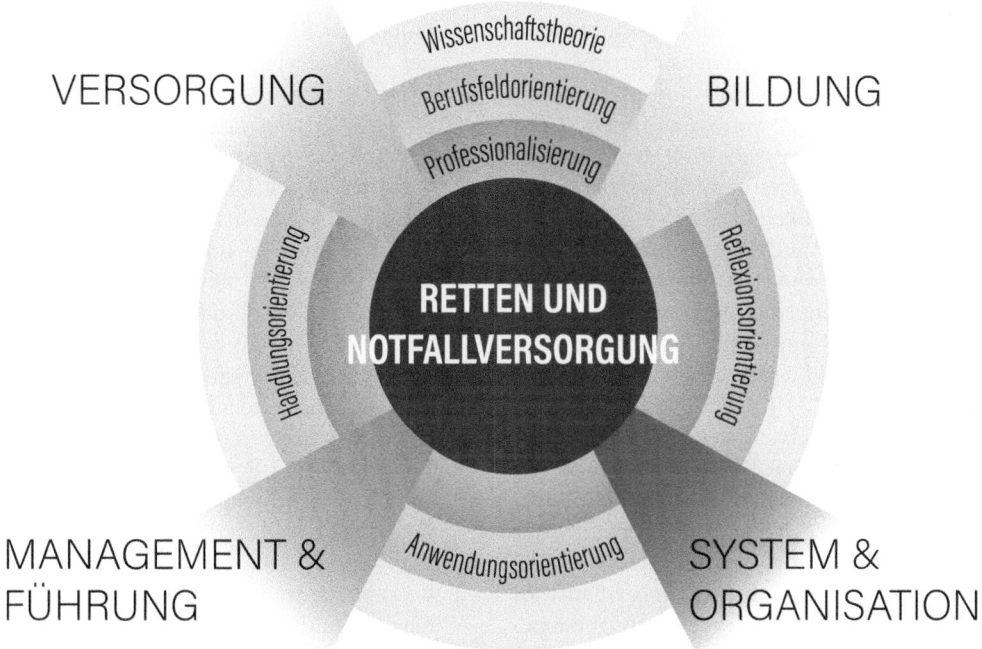

Abb. 1.3: Modell der Rettungswissenschaft mit zentralen Forschungsfeldern (eigene Darstellung)

1. *Wissenschaftstheorie:* Die Rettungswissenschaft schließt als Moment der Erkenntnisproduktion eine Selbstbezüglichkeit und Selbstreflexivität für den Umgang mit theoretischen Problemen im rettungswissenschaftlichen Denken und im Sprachgebrauch ein. Dabei dient die Wissenschaftstheorie als Forschungsfeld in Anlehnung an Treml (2010, S. 7) der Reflexion von Theorie und Theoriebildung, d. h. »[…] Theorie als Zurückdenken auf die im Denken in Anspruch genommenen allgemeinen Voraussetzungen […]« zu verstehen. Es geht darum, mit gängigen Kategorien des philosophischen Denkens spürend herauszuarbeiten, wie gegenwärtig Erkenntnisse in der Rettungswissenschaft entstehen. In der Wissenschaftstheorie werden dafür die drei Konzepte *Ontologie, Epistemologie und Methodologie* unterschieden. Die Ontologie fragt nach der Charakteristik einer Wirklichkeit. Es geht um die Struktur und Eigenschaften der Gegenstände. Die Epistemologie fragt danach, wo das Wissen über diese Wirklichkeit herkommt und wie es gewonnen wird. Die Produktion von Wissen ist an Bedingungen geknüpft. Die Methodologie fragt dementsprechend nach den dafür notwendigen Mitteln (Pühretmayser & Puller, 2011).

Der wissenschaftstheoretische Blick dient dazu, vom Gegenstand der Untersuchung Abstand zu nehmen, weil allzu häufig Gegenstände nicht theoretisch, sondern im Sinne der Anwendungsorientierung eher praktisch betrachtet werden. Bei einer zu starken Nähe auf Praxis kann das Verhältnis zwischen BeobachterIn und Beobachteten aber als zu eng unterstellt werden, weil das Handeln und Erfahren eine eigentliche Annäherung an den Gegenstand verhindern. Es gilt daher, die Bedingungen des Erkennens reflexiv mitzuführen, um das scheinbar und vordergründig Wahrnehmbare überschreiten zu können und das Nichtwahrnehmbare durch eine Erkenntnis abstrakter Beziehungen sichtbar werden zu lassen. Reflexive Abstandname dient der Transzendierung präfaktischer und scheinbar faktischer Wirklichkeit.

2. Das Forschungsfeld *Professionalisierung* umfasst Forschungsschwerpunkte und -gegenstände rund um die Weiterentwicklung der Berufe im Kontext von Rettung und Notfallversorgung sowie professionelle Handlungen und Haltungen. Professionalisierung kann sich dabei auf einzelne Handelnde, auf ganze Berufsgruppen oder gelegentlich auch auf Systeme beziehen. Untersuchungen zur Professionalisierung in den Rettungswissenschaften haben dabei eine theoretische, inhaltliche und methodische Nähe zur Professionssoziologie. Mögliche Forschungsgegenstände und Schwerpunkte sind dabei beispielsweise die Akademisierung, die professionelle Selbstwahrnehmung und das Selbstverständnis oder auch Kompetenz-, Abgrenzungs-, Qualitäts- und Weiterentwicklungsaspekte in der beruflichen Handlung.

3. Das Forschungsfeld *System und Organisation* umfasst die Untersuchung des Systems Rettungswesen als Teil des Gesundheitssystems und der Daseinsvorsorge. Wissenschaftstheoretisch und methodisch kann insbesondere Bezug auf den allgemeinen systemtheoretischen Ansatz der Kybernetik sowie auf speziellere, angepasste und z. T. weiterentwickelte Ansätze, etwa aus der soziologischen oder der politischen Systemtheorie, genommen werden. Im Mittelpunkt des Forschungsfelds stehen die Analyse und Modellierung, ggf. auch die Simulation der Systemstrukturen. Es gilt die Elemente des Systems Rettungswesen zu identifizieren und hinsichtlich ihrer Beziehungen, Dynamiken und Funktionen zu beschreiben. Fragestellungen der Institutionalisierung gehören ebenso dazu wie Fragestellungen der Legitimation und Organisation. Der Bereich der Organisation eröffnet dabei explizit auch den Zugang zu Fragestellungen, wie sie klassisch in den Organisationstheorien, etwa der Betriebswirtschaftslehre, zu finden sind, beispielsweise im Hinblick auf die Untersuchung organisatorischer Zielsetzungen, Koordinationsmechanismen und Ressourcenallokationen. Vor allem aufgrund der Notwendigkeit zur Komplexitätsreduktion erfolgt die Untersuchung und Modellierung von Systemen und Organisationen typischerweise auf verschiedenen Ebenen (z. B. Makro, Meso, Mikro) und aus verschiedenen Perspektiven (z. B. medizinisch, ethisch, rechtlich, ökonomisch, technisch usw.). Gleichwohl sollte es stets das Bestreben sein, anschlussfähige (Teil-)Modelle zu entwickeln, die im Idealfall eine interdisziplinäre Gesamtbetrachtung ermöglichen.

4. Das Forschungsfeld der *Versorgungsforschung* definiert Pfaff (2003, S. 13) als »ein fachübergreifendes Forschungsgebiet, das die Kranken- und Gesundheitsversorgung und ihre Rahmenbedingungen beschreibt und kausal erklärt, zur Entwicklung wissenschaftlich fundierter Versorgungskonzepte beiträgt, die Umsetzung neuer Versorgungskonzepte begleitend erforscht und die Wirksamkeit von Versorgungsstrukturen und -prozessen unter Alltagsbedingungen evaluiert.« Die Versorgungsforschung stellt damit als elementares Forschungsfeld die bedarfsgerechte Versorgung der Bevölkerung mit Gesundheitsleistungen sicher. Demzufolge muss sich eine bedarfsgerechte Versorgung am Schweregrad einer Krankheit oder Behinderung und nicht bspw. am Wohnort, dem Geschlecht oder Einkommen des Patienten orientieren. Entsprechend stellt die generelle Erreichbarkeit von Gesundheitsleistungen ein maßgebliches Element der Bedarfsgerechtigkeit dar. Mit Fokus auf Struktur- und Prozess-, vor allem aber Ergebnisqualität und über die künstlich

geschaffenen Sektorengrenzen hinweg ist die Versorgungsforschung auf Grundlage systemtheoretischer Modelle in den verschiedenen Einrichtungen der Rettung und Notfallversorgung als Forschungsfeld zu implementieren und fortlaufend weiterzuentwickeln. Ziel ist, hieraus einen Beitrag zur Optimierung der Rettung und Notfallversorgung abzuleiten. Die Versorgungsforschung setzt sich aus einer Vielzahl von AkteurInnen und Institutionen zusammen, sodass sich der Fokus je nach konkretem Forschungsgegenstand unterscheidet. Der Versorgungsforschung stehen dabei – sowohl aufgrund ihrer Interdisziplinarität als auch aus Gründen der Gegenstandsangemessenheit – verschiedenste methodische Zugänge und Datenquellen zur Verfügung.

5. *Management und Führung* sind zwei Begrifflichkeiten, die weder allgemein noch speziell im Rettungswesen einheitlich definiert und klar gegeneinander abgegrenzt sind. Im Sprachgebrauch werden die Begriffe wechselweise und teilweise synonym verwendet. Für die Bezeichnung dieses Forschungsfelds wurden jedoch bewusst beide Begriffe gewählt, um deutlich zu machen, dass Forschung in diesem Feld mindestens zwei wichtige Perspektiven umfasst. Der Begriff *Management* wurde für die institutionelle bzw. funktional-instrumentelle Perspektive gewählt, die eher auf Strukturgestaltung und Ressourcendisposition ausgerichtet ist (z. B. im Rahmen des Managements von Rettungsdienstorganisationen), während *Führung* vor allem die Perspektive einer auf Menschen bezogenen Handlung mit all ihren sozialen, psychologischen und kommunikativen Aspekten in den Mittelpunkt rückt (z. B. Führung von Einsatzkräften in besonderen Einsatzlagen). Beide Perspektiven erscheinen gleichermaßen wichtig, um das Forschungsfeld im Kontext der Rettungswissenschaft angemessen zu begründen.

6. *Bildung:* Das Forschungsfeld der lebenslangen, dynamischen und ganzheitlichen Bildung im Kontext einer Rettung und Notfallversorgung steht für den lebensbegleitenden Entwicklungsprozess der NotfallsanitäterIn sowie aller weiteren Akteure in der Disziplin der Rettungswissenschaft. Grundsätzlich ist Bildung als ein sprachlich, kulturell und historisch bedingter Begriff mit sehr komplexer Bedeutung zu verstehen. Eine präzise oder besser noch einheitliche Definition des Bildungsbegriffs zu finden, erweist sich daher als äußerst schwierig. Für die Ausrichtung des Modells der Rettungswissenschaft haben sich die Herausgeber bewusst gegen den materiellen und hin zu einem formellen Forschungsfeld der Bildung im Sinne Immanuel Kants entschieden: »Die Pädagogik oder Erziehungslehre ist entweder physisch oder praktisch. […] Die praktische oder moralische ist diejenige, durch die der Mensch soll gebildet werden, damit er wie ein frei handelndes Wesen leben könne. […] Sie ist Erziehung zur Persönlichkeit, Erziehung eines frei handelnden Wesens, das sich selbst erhalten, und in der Gesellschaft ein Glied ausmachen, für sich selbst aber einen innern Wert haben kann.« (Immanuel Kant: AA IX, S. 455)

Aus rettungswissenschaftlicher Perspektive schließt das die Forderung nach individuellen LernerInnen ebenso ein wie die Forderung nach dynamischen LernbegleiterInnen, welche gemeinsam eine kompetenzorientierte Bildung in der Rettung und Notfallversorgung ermöglichen. Diese geforderte Flexibilität der Lernenden und LernbegleiterInnen fügt sich in die Grundannahme ein, dass die Entwicklung einer beruflichen (professionellen) Bildung die zentrale Rolle spielt, welche die Disziplin Rettungswissenschaft zu einer eigenständigen, anwendungsorientierten und im Sinne der PatientInnensicherheit verantwortungsvollen Wissenschaftsdisziplin befähigen soll.

Als grundlegende Paradigmen und forschungsleitende Merkmale leiten die Aspekte

Handlungs-, Anwendungs-, Reflexions- und Berufsfeldorientierung das Erkenntnisinteresse innerhalb der Forschungsfelder. *Handlungsorientierung* meint Phänomene, Zusammenhänge menschlichen Verhaltens und soziale Praktiken innerhalb der Rettung und Notfallversorgung zum Gegenstand der Untersuchung zu machen, diese zu beschreiben und zu erklären. Unter *Reflexionsorientierung* ist zu verstehen, dass rettungswissenschaftliche Ergebnisse, genauer Theorien, Modelle und Konzepte, die aus der Handlungsorientierung heraus resultieren, zur Reflexion der in der praktischen Anwendung involvierten Akteure beitragen sollen (vgl. Reichenbach, 2016, S. 415 ff.). Das Paradigma der *Anwendungsorientierung* innerhalb der Rettungswissenschaft stellt einen klaren Fokus auf die zentralen Phänomene Retten und Notfallversorgung in ihrer praktischen Ausgestaltung dar. Alle forschenden und anwendenden Handlungen sollen als grundsätzliche Denkweise diese zwei zentralen Phänomene mitberücksichtigen, im besten Falle verbessern bzw. Verbesserungsmöglichkeiten aufzeigen. Das *berufsfeldorientierende Paradigma* grenzt rettungswissenschaftliche Tätigkeiten dahingehend ein, dass ein klarer Bezug zur beruflichen Tätigkeit oder einer Tätigkeit innerhalb des Berufsfeldes Rettung und Notfallversorgung vorliegen sollte. Diese Einschränkung ist letztlich die konsequente Weiterführung der Anwendungsorientierung und erkennt an, dass beispielsweise reine naturwissenschaftliche Grundlagenforschung eher nicht Kern einer rettungswissenschaftlichen Forschungsaktivität ist.

1.5 Aufbau des Sammelbandes

1.5.1 Wissenschaftstheorie

Prescher stellt in seinem Beitrag »Rettungswissenschaft, ihr erkenntnistheoretisches Potential und ein kritischer Blick« die Konstitution und Konstruktion der Rettungswissenschaft als Disziplin in das Spannungsfeld von eklektischer Willkür und epistemologischer Vielfalt und zeigt auf, wie der vorliegende Sammelband durch eine erste phänomenologische Systematisierung der darin enthaltenen Aufsätze mit ihren Begriffen, Konzepten und Zugriffen einen Beitrag zur Bildung der Disziplin Rettungswissenschaft leisten kann (▸ Kap. 2). Hofmann und Bechmann beleuchten in ihrem Beitrag »Begrifflichkeiten im Rettungsdienst« zentrale Begriffe und Konzepte und zeigen anhand ausgewählter Beispiele, wie wichtig die kritische Reflexion der Begriffsbildung und Weiterentwicklung sowohl für die Rettungswissenschaft als auch das Berufsbild an sich ist (▸ Kap. 3). Koch betont die grundlegende Bedeutung systematischer Forschung für die Rettungswissenschaft und zeigt in seiner Darstellung »Von der empirischen Rettungswissenschaft zur evidenzbasierten Notfallmedizin« auf, wie gewonnene wissenschaftliche Erkenntnisse im Sinne einer evidenzbasierten Notfallmedizin in die rettungsdienstliche bzw. notfallmedizinische Praxis überführt werden können (▸ Kap. 4). Da es aber nicht nur um Evidenz, sondern auch um Regulierung im Feld geht, beschreibt Liedy auf sehr anschauliche Weise, den »Einfluss der Rettungswissenschaft auf die Rechtswissenschaft«, indem er die Interaktion zwischen Rechtswissenschaft und Fachdisziplinen skizziert, deren Sachverhalte typischerweise sowohl Grundlage als auch Gegenstand der rechtlichen Betrachtung sind (▸ Kap. 5). Verhalten wird aber nicht nur über Evidenz und Regulierung gesteuert, sondern auch über unterschiedliche systemgestaltende Faktoren. Konrad listet in seinem Beitrag

»Einflussbereiche auf die Rettungswissenschaft« dazu wichtige Themenbereiche mit Einfluss auf die Rettungswissenschaft auf und stellt dar, wie die dort verorteten Akteure mit ihren Interessen, Aufgaben und Funktionen in Bezug zur Rettungswissenschaft mit ihren Forschungsfeldern und -gegenständen gebracht werden können (▶ Kap. 6).

1.5.2 Professionalisierung

Hofmann analysiert Status Quo und Treiber der Professionalisierung im Rettungsdienst und zeigt auf, warum die Etablierung einer Rettungswissenschaft der nächste logische Schritt im Rahmen dieser Entwicklung ist (▶ Kap. 7). Professionalisierung ist dabei kein individuelles und subjektbezogenes Merkmal, sondern ein systemisches. Warnstorff und Dahlmann geben daher einen Überblick der im Rettungsdienst vorhandenen Akteure und beschreiben anschließend sowohl den Status Quo ihrer Institutionalisierung als auch wesentliche Elemente der Qualifizierung (▶ Kap. 8). Gabel zeigt auf, welche Bedeutung Ethik im Kontext des Rettungshandelns spielt und wie die Etablierung einer Rettungswissenschaft dabei helfen kann, die Auseinandersetzung mit ethischen Fragestellungen in Ausbildung und Berufsausübung zu institutionalisieren (▶ Kap. 9). Diese Institutionalisierung kann als ein Moment der Professionalisierung gewertet werden, in dem ein reflexiver Zugriff auf die eigenen Bedingungen des Handelns und Nichthandelns in der Notfallversorgung erfolgt.

1.5.3 System und Organisation

Braunschmidt betrachtet das »System Rettungsdienst« in einer medizin-, sozial- und rechtshistorischen Perspektive auf die historische Genese (▶ Kap. 10). Sie gibt einen chronologisch strukturierten Einblick in die Entstehungsgeschichte des deutschen Rettungsdienstes und verweist auf das multiperspektivische Forschungspotenzial einer systematischen geschichtswissenschaftlichen Auseinandersetzung. Jede Genese ist jedoch auch mit typischen und symptomatischen Herausforderungen konfrontiert, deren Lösungen zu finden und zu diskutieren sind. Popp und Garkisch fragen daher nach dem »Quo vadis Rettungsdienst?« (▶ Kap. 11). Konrad widmet sich in seinem Beitrag daher einer spezifischen Problematik des grenzüberschreitenden Rettungsdienstes und beschreibt ausgehend vom Status Quo, welche Herausforderungen und Forschungsfragestellungen sich daraus für die Rettungswissenschaft ergeben (▶ Kap. 12).

1.5.4 Versorgung

Notfallversorgung ist nicht nur das, was im individuellen Fall auf der interaktiven unmittelbaren Ebene geschieht. Notfallversorgung ist auch das, was mittelbar diese Versorgungsleistung ermöglicht. Ristau gibt in seinem Beitrag einen groben Überblick wesentlicher Ansätze und Methoden der Versorgungsforschung und argumentiert für die Nutzung dieser im Kontext der Rettungswissenschaft und für eine bedarfsgerechte Notfallversorgung (▶ Kap. 13). Verschiedene Aspekte von PatientInnensicherheit als Ausdruck professioneller Notfallversorgung beleuchtet Dahlmann in seinem Artikel und entwickelt daraus eine eigene Arbeitsdefinition für die Versorgungspraxis im Rettungsdienst (▶ Kap. 14). Die Schnittstellen unterschiedlicher Versorgungssektoren und Einrichtungen stellen neuralgische Punkte in der Notfallversorgung und PatientInnensicherheit dar. Grau, Petri, Schilling und Krohn thematisieren in ihrem Beitrag die Rolle der Notaufnahmen als besonders bedeutsame Verbindung zwischen rettungsdienstlicher und klinischer Versorgung (▶ Kap. 15). Die Autoren sprechen dabei bewusst von Nahtstelle und nicht von Schnittstelle, um die verbindenden Elemente und erforderlichen gemeinsamen Weiterentwicklungsanstrengungen zu betonen.

1.5.5 Management und Führung

Die Basis gelingender Notfallversorgung ist ein gutes Organisieren und damit ein Thema der Führung und des Managements. Göschel setzt sich mit Führungs- und Managementaufgaben als mögliche Entwicklungsschwerpunkte für die Weiterqualifikation von Rettungsdienstpersonal auseinander und hebt beide Bereiche als wichtige Forschungsfelder einer zukünftigen Rettungswissenschaft und Notfallversorgung hervor (► Kap. 16). Führung und Management umfassen Planungsaufgaben auf unterschiedlichen Ebenen und mit diversen Reichweiten. Reuter-Oppermann beschreibt exemplarisch Planungsaufgaben im Kontext der Rettungsdienstlogistik aus dem Blickwinkel des Operations Research und entwickelt eine Agenda von Forschungsfragen, die zwar durch das Operations Research motiviert sind, für deren zufriedenstellende Bearbeitung es jedoch einen interdisziplinären Ansatz unter dem Dach der Rettungswissenschaft benötigt (► Kap. 17).

1.5.6 Bildung

Die Professionalisierung eines Berufsfeldes erfolgt auf Ebene des organisationalen Feldes, den Organisationen mit ihren Strukturen und Prozessen, sowie auf der Ebene der Subjekte als Tätige in der Notfallversorgung. Die Aus- und Weiterbildung stellt dazu ein wesentliches Instrument für eine gelingende und patientInnenorientierte Notfallversorgung dar. Koch und Junkersdorf greifen dafür erneut das Konzept der evidenzbasierten Notfallmedizin auf und beschreiben auf unterschiedlichen Betrachtungsebenen, wie die Rettungswissenschaft dazu beitragen kann, diese über die Aus- und Weiterbildung in das praktische Handeln der Notfallversorgung zu integrieren (► Kap. 18). Das damit zusammenhängende Stichwort ist Kompetenzentwicklung und die Entwicklung beruflicher Handlungskompetenz. Dies benötigt ein kompetenzorientiertes didaktisches Verständnis und entsprechende methodische Herangehensweisen. Prescher, König und Wiesner werfen dafür den Blick auf die Ausbildung von NotfallsanitäterInnen (► Kap. 19). Sie zeigen auf, welche Herausforderungen mit der Implementierung kompetenzorientierten Lernens im Rettungswesen verbunden sind und welche Lösungsansätze es gibt, insbesondere die Berufsfachschulen zu kompetenzorientierten Organisationen und Räumen des Lernens zu transformieren. Dies spezifizierend geben Bauer und Loose einen Überblick zum Stand der Forschung zu verschiedenen Formen digital gestützter Simulationstrainings sowie deren methodisch-didaktischer Implementierung in der rettungsdienstlichen und notfallmedizinischen Aus-, Fort- und Weiterbildung (► Kap. 20). Bradl setzt sich in seinem Beitrag mit unterschiedlichen Formen von Großübungen im gesundheitlichen Bevölkerungsschutz auseinander und zeigt Vor- und Nachteile digitaler bzw. hybrider Formate im Vergleich zu Realübungen als Möglichkeiten der Kompetenzentwicklung auf (► Kap. 21).

Literatur

Arnold, R. (1996). *Vom »Abbild« zur »Aufklärung«. Lesarten und Mißverständnisse zum Theorie-Praxis-Problem*. GdWZ, (3), 153–155.

Arnold, R. (2010). *Die Erwachsenenbildung als »Regierung des Selbst«. Anmerkungen zur Foucault-Euphorie in der Erwachsenenpädagogik*. In: Klingovsky, U., Kossak, P., Wrana, D. (Hrsg.) *Die Sorge um das Lernen. Festschrift für Hermann J. Forneck* (S. 72–84). Bern: hep.

Arnold, R., Faulstich, P., Mader, W., Nuissl, E., Schlutz, E. (2000). *Forschungsmemorandum für die Erwachsenen- und Weiterbildung*. Zugriff am 12.01.2022 unter: https://www.die-bonn.de/esprid/dokumente/doc-2000/arnold00_01.pdf

Baecker, D. (1999). *Die Form des Unternehmens*. Frankfurt am Main: Suhrkamp.

Bergandi, D. (2011). *Multifaceted Ecology Between Organism, Emergentism and Reductionism*. In:

Schwarz, A. & Jax, K. (Hrsg.) *Ecology revisited: reflecting on concepts, advancing science* (S. 31–43). Dordrecht: Springer.

Brake, A. & Büchner, P. (2009). *Dem familialen Habitus auf der Spur. Bildungsstrategien in Mehrgenerationenfamilien.* In: Friebertshäuser, B., Rieger-Ladich, M., Wigger, L. (Hrsg.) *Reflexive Erziehungswissenschaft. Forschungsperspektiven im Anschluss an Pierre Bourdieu* (S. 59–80). 2. Aufl. Wiesbaden: VS Verlag für Sozialwissenschaften.

Brandenburg, H. & Dorschner, S. (Hrsg.) (2003). *Pflegewissenschaft 1. Lehr- und Arbeitsbuch zur Einführung in die Pflegewissenschaft.* Bern: Hans Huber.

Bühl, W.L. (2000). *Luhmanns Flucht in die Paradoxie.* In: Merz-Benz, P.-U. & Wagner, G. (Hrsg.) *Die Logik der Systeme. Zur Kritik der systemtheoretischen Soziologie Niklas Luhmanns* (S. 225–257). Konstanz: UVK.

Dambeck, H. (2012). *Raffiniert: Ein Mathematik- und Fahrrad-Rätsel.* Zugriff am 28.06.2018 unter: http://hdambeck.de/2012/12/02/raffiniert-ein-mathematik-und-fahrrad-ratsel/

Dörner, O. & Schäffer, B. (2012). *Zum Verhältnis von Gegenstands- und Grundlagentheorien zu Methodologien und Methoden in der Erwachsenen- und Weiterbildungsforschung.* In: Schäffer, B. & Dörner, O. (Hrsg.) *Handbuch Qualitative Erwachsenen- und Weiterbildungsforschung* (S. 11–22). Opladen: Barbara Budrich.

Euler, D. (1997). *Didaktik einer sozio-informationstechnischen Bildung.* 2. Aufl. Köln: Botermann & Botermann.

Giddens, A. (1997). *Die Konstitution der Gesellschaft: Grundzüge einer Theorie der Strukturierung* (Studienausg., 3. Aufl.). Frankfurt/Main [u. a.]: Campus-Verl.

Haila, Y. (2011). *Border Zones of Ecology and the Applied Sciences.* In: Schwarz, A. & Jax, K. (Hrsg.) *Ecology revisited: reflecting on concepts, advancing science* (S. 369–383). Dordrecht: Springer.

Hennig, B. (2000). *Luhmann und die formale Mathematik.* In: Merz-Benz, P.-U. & Wagner, G. (Hrsg.) *Die Logik der Systeme. Zur Kritik der systemtheoretischen Soziologie Niklas Luhmanns* (S. 157–198). Konstanz: UVK.

Hüther, G. (2009). *Die Macht der inneren Bilder. Wie Visionen das Gehirn, den Menschen und die Welt verändern.* 5., unveränd. Aufl. Göttingen: Vandenhoeck & Ruprecht.

Jaeger, C. (1996). *Die Zähmung des Drachens: führt der globale Schock zu einer ökologischen Wende?* Opladen: Westdt. Verl.

Kade, J. (1983). *Bildung oder Qualifikation.* Zeitschrift für Pädagogik, 29(6), 859–876.

Kant, I. (1923). *Kants Werke. Band IX: Logik, Physische Geographie, Pädagogik. Unveränderter photomechanischer Abdruck des Textes der von der Preußischen Akademie der Wissenschaften 1902 begonnenen Ausgabe von Kants gesammelten Schriften.* Berlin: Walter de Gruyter & Co., 1968. AA IX, S. 455.

König, E. (1999). *Gibt es einheimische Begriffe in der Erziehungswissenschaft?* Pädagogische Rundschau, 53(1), 29–42.

Kuhn, T.S. (1979). *Die Struktur wissenschaftlicher Revolution.* Frankfurt am Main: Suhrkamp.

Lewin, K. (1963). *Feldtheorie in den Sozialwissenschaften: ausgewählte theoretische Schriften.* Bern: Huber.

Ludwig, J. & Baldauf-Bergmann, K. (2010). *Profilbildungsprobleme in der Erwachsenenbildungsforschung.* Bonn: Deutsches Institut für Erwachsenenbildung. Zugriff am 12.01.2022 unter: https://www.die-bonn.de/doks/ludwig1001.pdf

Luhmann, N. (1997). *Die Gesellschaft der Gesellschaft.* Frankfurt am Main: Suhrkamp.

Meleis, A.I. (1999). *Pflegetheorie. Gegenstand, Entwicklung und Perspektive des theoretischen Denkens in der Pflege.* Bern: Hans Huber.

Moeller, M.L. (1986). *Die Liebe ist das Kind der Freiheit.* Reinbek bei Hamburg: Rowohlt.

Prescher, T. & Thees, M. (2015). *Memes als moderne Bildungsmedien: Humor als Medium pädagogischer Interaktion zur Wissenskonstruktion im Physikunterricht.* Bildungsforschung, Themenheft »Visuelle Bildungsmedien«, 12(1), 147–178, Zugriff am 12.01.2017 unter: https://bildungsforschung.org/ojs/index.php/bildungsforschung/article/view/184/pdff

Pühretmayer, H. & Puller, A. (2011). *Grundlagen sozialwissenschaftlicher Denkweisen.* Zugriff am 23.05.2022 unter: https://www.univie.ac.at/sowi-online/esowi/cp/denkenpowi/denkenpowi-7.html

Reichenbach, R. (2016). *Zwei Einsamkeiten. Bemerkungen zur »Metaphysik« von Erziehungswissenschaft und Bildungsforschung und zu ihrem Verhältnis.* Zeitschrift Bildung und Erziehung, 69 (4), 415–430.

Schwarz, A. & Jax, K. (2011). *Why write a Handbook of Ecological Concepts?* In: Schwarz, A. & Jax, K. (Hrsg.) *Ecology revisited: reflecting on concepts, advancing science* (S. 3–9). Dordrecht: Springer.

Senge, P.M., Smith, B., Kruschwitz, N., Laur, J., Schley, S. (2011). *Die notwendige Revolution: wie Individuen und Organisationen zusammenarbeiten, um eine nachhaltige Welt zu schaffen.* Heidelberg: Carl-Auer-Verlag.

Stengel, M. (1999). *Ökologische Psychologie.* München: Oldenbourg.

Treml, A.K. (2010). *Philosophische Pädagogik*. Stuttgart: Kohlhammer.

Weinberger, O. (2000). *Neoinstitutionalismus versus Systemtheorie. Ein Streit um die philosophischen Grundlagen der Rechtstheorie und Rechtssoziologie*. In: Merz-Benz, P.-U. & Wagner, G. (Hrsg.) *Die Logik der Systeme. Zur Kritik der systemtheoretischen Soziologie Niklas Luhmanns* (S. 305–326). Konstanz: UVK.

Wüthrich, H.A., Osmetz, D., Kaduk, S. (2009). *Musterbrecher: Führung neu leben*. 3., überarbeitete und erweiterte Aufl. Wiesbaden: Gabler.

I Wissenschaftstheorie

2 Rettungswissenschaft, ihr erkenntnistheoretisches Potential und ein kritischer Blick: eine phänomenologische und eklektizistische Annäherung zur Konstitution und Konstruktion einer Disziplin

Thomas Prescher

2.1 Einleitung

Treibsand ist ein Phänomen. Treibsand ist auch ein Stück weit Mythos dramatischer Szenen in filmischen Inszenierungen (Drösser, 2004). Er ist ein Sinnbild, dass etwas zerrinnt und entrinnt. Jemand oder etwas findet keinen Halt, ist einfach nicht haltbar. Notfallversorgung im Rahmen des präklinischen Berufsfeldes ist auch ein Phänomen und kann ein Stück weit als Mythos der Inszenierung der Akteure im Feld des Rettungswesens und der sogenannten Realpolitik gesehen werden, bei dem RettungsdienstlerInnen bspw. als »VitalfunktionsmechanikerInnen« heroisch mit Blaulicht in Szene gesetzt werden. Aus rettungswissenschaftlicher Perspektive ist dabei die übergeordnete Fragestellung von Interesse, wie der Gegenstand der Notfallversorgung in der Lebenswelt des Rettungswesens in seiner Struktur beschaffen ist? Was dominiert das Handeln in der Versorgungskette, den Schnittstellen und dem Zusammenspiel der Akteure? Das heißt, wie kann die gegenwärtige Konstitution des Rettungswesens beschrieben werden und welche Schlussfolgerungen lassen sich für eine veränderte Konstruktion des sozialen Handelns der beteiligten AkteurInnen mit ihrer sozialen Praxis ermöglichen? Vor diesem Hintergrund geht es in diesem Beitrag um die Frage, wie die Aufsätze des vorliegenden Bands als Puzzleteile einer Rettungswissenschaft fungieren können und welchen Beitrag eine Rettungswissenschaft in Relation zur Notfallversorgung leisten kann.

Die Fragen orientieren sich an der Unterscheidung der Begriffsfiguren der Konstitution und Konstruktion einer Lebenswelt und eines Berufsfeldes in Anlehnung an den Sozialkonstruktivismus nach Berger und Luckmann (1987). Sie werden im Rahmen einer entsprechend der phänomenologisch-eklektizistischen Verortung des Themas mit den existierenden Wahrnehmungen, Einschätzungen und Wirklichkeitskonstruktionen der Beiträge ins Verhältnis gesetzt. Aus der metaanalytischen Verhältnisbestimmung über die Klärung der Konzepte Phänomenologie, Eklektizismus und Rettungswissenschaft wird das Potential der Disziplinbildung nach innen und im Außenverhältnis anvisiert. Dieses Potential ist in Anlehnung an Giddens (1988, S. 77) durch das wechselseitige Verhältnis aus Diskurs, Struktur und Handlung geprägt, da die Rahmung einer Disziplin immer in Relation zur Kultur einer Forschungspraxis betrachtet werden muss, die sich als empirische Versorgungsforschung oder evidenzbasierte PatientInnenversorgung beschreiben lässt. Die Rahmung der Disziplin, wie sie hier im Band erfolgt, braucht einen kritischen Blick auf das faktische und kontrafaktische und somit letztlich auf ihr erkenntnistheoretisches Potential.

2.2 Der Sammelband »Rettungswissenschaft« als erste Systematisierung von Strukturen subjektiver Konstitutionsleistungen

»Lebenswelt« wird als phänomenologischer Begriff gehandelt. Bei diesem geht es darum, gegenüber einem wissenschaftlichen Objektivismus der Subjektivität und einer dieser innewohnenden Deutungshoheit mehr Raum zu geben. Es geht darum, »[…] invariante Strukturen subjektiver Konstitutionsleistungen aufdecken« (Hitzler, 2008, S. 131) zu können. Die Phänomenologie steht dabei für die subjektive Perspektive in einer gemeinschaftlichen Entwicklung bzw. einer Vergemeinschaftung.

> »Die phänomenologisch-hermeneutische Beschreibung […] erfasst Phänomene als eingebettet in einen lebendigen Zusammenhang verständlicher Erfahrungen und Beziehungen.« (Fuchs, 2005, S. 8)

Die Phänomenologie als Teil der Hermeneutik folgt in diesem Sinne einer natürlichen Logik, die sich aus der »Horizontstruktur des Wissens« (Henningsen, 1980, S. 30) ergibt. Das heißt, dass jeder Gegenstand, jedes Objekt oder jede beobachtete und beschriebene Wirklichkeit immer einen Kontext mitführt, der als Relation zum betrachteten Thema existiert. Die Phänomenologie lässt sich dabei sowohl als objektivistisch als auch als subjektivistisch beschreiben. Objektivistisch ist sie, wenn es darum geht, ein einzelnes Objekt, wie z. B. eine einzelne Rettungswache oder einen einzelnen Träger, zu beschreiben. Subjektivistisch ist sie, wenn es darum geht, eine Generalisierung über alle Einrichtungen zu formulieren, die an der Notfallversorgung von PatientInnen beteiligt sind, da dieser weite Horizont über die Einzelerfahrungen hinausgeht und im Bereich der Konstruktion liegt: »Was wir Wirklichkeit nennen, ist letztlich unser Sprachgebrauch« (Henningsen, 1980, S. 30).

Der Begriff *Horizontstruktur* bedeutet dabei, dass bei der Verwendung eines Begriffes immer Bezugsgrößen als Interpretationsrahmen aktiviert werden, d. h., dass bei der Verwendung z. B. des Begriffs *Unternehmen* sofort Relationen beispielsweise zu Globalisierung, Konkurrenz, Preiskampf, Karriereoption, Konkurs oder Branchenimage gezogen werden. Ähnliche Horizontstrukturen lassen sich auch im Kontext der Rettungswissenschaft, z. B. mit den Begriffen RTW, NEF oder Luftrettung, ausmachen, weil sofort Relationen zu Qualität, Wirkung, Einsatzdisposition oder Notfallbild wie ischämischer Schlaganfall gezogen werden können. Die Phänomenologie versucht, so der Anspruch, in systematischer Weise zu klären, was unter einem Begriff verstanden werden kann, indem man untersucht, wie der Begriff in Drucksachen verwendet wird und wie gezielt die Unterschiede und vor allem die Gemeinsamkeiten im Sprachgebrauch als phänomenologische Reduktion extrahiert werden. Der vorliegende Band kann in diesem Sinne im Wesentlichen ohne empirische Zugriffe auf das Feld auskommen als ein erster phänomenologischer Systematisierungsversuch des Feldes gedeutet werden.

2.3 Rettungswissenschaft als phänomenologische Annäherung an das Wesen eines Berufsfeldes

Die Begriffe Erfahrung und Wirklichkeit sowie Subjektivität und Objektivität sind in dieser Betrachtung zwei Seiten einer Medaille, zwischen denen eine phänomenologische Annäherung zu vermitteln versucht bzw. diese Unterscheidung aufheben will. Diese Aufhebung bedient sich der Bemühung, das Wesen eines Sachverhaltes innerhalb einer sozialen Wirklichkeit zu erschließen, da das Wesen als Kondensat zur Verallgemeinerung eines einzelnen Objektes auf viele Objekte verstanden werden kann:

»Ich brauche eine Methode, die verhindert, daß ich meine üblichen Denkgewohnheiten bloß wiederhole. Bei historischen Vergleichen ([…] [Rettungswesen, Anm. d. Verf.] gestern – heute – vorgestern) komme ich nur schwierig heraus aus dem, was ich schon weiß. Der Phänomenologe benutzt die ›freie Variation‹ und stellt damit im Hinblick auf das Gemeinte Fragen, die er sich fast zufallsbedingt vorgeben lässt.« (Henningsen, 1980, S. 33)

Mit Bezug auf die Verhältnisbestimmung der Rettungswissenschaft und Notfallversorgung sowie einer darauf bezogenen professionsstiftenden Entwicklung besteht die Annahme, dass es unterschiedliche Selbstverständlichkeiten aufgrund divergierender sozialer Wirklichkeiten gibt: »Soziale Wirklichkeit gibt es nicht von sich aus, sondern nur durch das wechselseitig aneinander orientierte und interpretierte Handeln von Individuen« (Treibel, 2006, S. 83). Nach den Begründern Edmund Husserl und Alfred Schütz, so der Autor, kann man davon ausgehen, dass ein Individuum nur im Zusammenhang mit seiner Gemeinschaftserfahrung verstehbar ist und dass gleichzeitig mit dem Prinzip der Intersubjektivität die Konstruktion des Sozialen erschlossen werden kann.

Tab. 2.1: Konflikt sozialer Wirklichkeiten in der rettungswissenschaftlichen Debatte (in Anlehnung an Treibel, 2006, S. 83)

Konzept der Notfallversorgung mit vorwärtsgewandten Veränderungsbemühungen
Soziale Wirklichkeit A
Soziale Wirklichkeit B
Individuum mit seiner eigenen Konstitutionslogik und Bewahrung des gegenwärtigen sozialen Status quo

Mit Blick auf das vorliegende Thema der Rettungswissenschaft und der Bemühungen um eine zweckmäßige, effiziente und effektive Notfallversorgung erscheint dieses Verständnis als fruchtbar. Im Thema selbst kann das Subjekt mit seinem Selbst den Einsatzbedingungen und Professionalisierungsbemühungen gegenübergestellt werden. Auch wenn es dem Konzept der leitlinienorientierten PatientInnenversorgung um eine Stabilität geht, so wohnt den Ansätzen der rettungswissenschaftlichen Versorgungsforschung (▶ Kap. 13) doch der Habitus von vorwärtsgewandten Veränderungsbemühungen, die eine veränderte Rettungsdienstgestaltung als System erfordern, inne (Soziale Wirklichkeit A, ▶ Tab. 2.1).

Demgegenüber kann das Individuum mit seiner eigenen Konstitutionslogik gesehen werden, das eher auf Bewahrung des gegenwärtigen sozialen Status quo ausgerichtet zu sein scheint (Soziale Wirklichkeit B, ▶ Kap. 19). Im Rahmen dieses Beitrags wird somit die Hypothese formuliert, dass sich zwei unterschiedliche soziale Wirklichkeiten gegenüberstehen, die im Rahmen der Forschung bisher zu wenig berücksichtigt und bezüglich der rettungstheoretischen Implikationen zu wenig hinterfragt wurden. Dementsprechend wirken Kompetenz- bzw. Handlungsmodelle, wie sie z. B. im Rahmen eines Trauma-Algorithmus formuliert werden, einseitig und dem Gegenstand gegenüber unangemessen.

Die Diskussion über Rettungswissenschaft und Notfallversorgung als Formen bedarfsgerechter Einsatzdisposition führen zu der Frage, wer versorgt und was in kategorialer Hinsicht versorgungswert ist. Dabei lässt sich der Versorgungsbegriff normativ und kritisch-analytisch verwenden. Normativ erscheint er, wenn berufspolitische bzw. amtsärztliche Vorgaben vorschreiben, worin der Versorgungsgegenstand und der Versorgungsbedarf bestünden. Kritisch-analytisch ist der Versorgungsbegriff, wenn aus den Bestimmungsversuchen das Verständnis der Akteure (▶ Kap. 8) expliziert und eine Versorgung darauf ausgerichtet wird. Eine Kritik an der Versorgungspolitik ist beispielsweise, dass diese aus rettungswissenschaftlicher Sicht zu normativ sei.

Die phänomenologische Wesensschau als erste und überwiegend deskriptive Annäherung an das Feld kann hier einen Beitrag leisten, eine neue Perspektive nachhaltiger und wirksamer Notfallversorgung zu eröffnen und verschiedene Denkwege zusammenzuführen, indem sie Gegensätze aufeinander aufmerksam macht.

»Eine phänomenologisch fundierte […] Kompetenzanalyse erfolgt (stark vereinfacht formuliert) also ausgehend von der (Selbst-)Beobachtung von […] [hier: präklinischem, Anm. d. Verf.] Handeln und hin zum Begriff […] [hier: von Versorgung und einer diese betreffende Kompetenz, Anm. d. Verf.].« (Pfadenhauer, 2008, S. 346)

Das Entscheidende ist der Zusammenhang aus Beobachtung, Handeln und Begriff, welcher aus einer theoriegeleiteten und deskriptiven Wesensschau hervortreten kann. Das Merkmal der phänomenologischen Annäherung ist eine schrittweise Verständigung über den Gegenstand, der über ein reines, durch Erfahrung begründetes Vorgehen hinausgeht (vgl. Gerl, 1991, S. 265 f.). Hier entsteht eine Brücke zur Rettungswissenschaft als positivistische Sozialwissenschaft. Würde man hier behaupten, dass sie keine Wissenschaft und eigenständige Disziplin sei, würde diese Behauptung weite Aspekte dessen, was diese im Entstehen befindliche Disziplin ausmacht, vernachlässigen. Dies gilt insbesondere für Ansätze wie die Ökosophie, die sich in einem konzeptionellen Übertrag dem Thema einer Wissenschaft von der Frage nach dem Wesen des Seins her nähert. Die phänomenologische Annäherung ist dabei ein Ansatz, der zunächst erfahrungsabhängig die Strukturen eines Phänomens zu erschließen hilft, um diese daraufhin »erfahrungsunabhängig« (Gerl, 1991, S. 275) weiter zu untersuchen.

2.4 Rettungswissenschaft als bewusstseinstheoretische Konstitution und Exploration rettungsdienstlicher Phänomene und ihre soziale Wirklichkeit

Die philosophische und damit phänomenologische Methode basiert in diesem Sinne zunächst nicht auf empirischen Erkenntnissen, wie die zahlreichen um Klärung von Begriffen, Konzepten und Verständnissen vorliegenden Beiträge des Bandes sichtbar werden lassen: Zur Verdeutlichung kann mit Stein (1991, S. 31) dieser Zugang dargestellt werden. Als Bezugspunkt wählt die Autorin die Naturwissenschaft, deren zentrales Axiom besagt, dass alles einer Ursache und Wirkung unterliegt. Problematisch ist nur, dass für beobachtbare Naturphänomene nicht jede Ursache wirklich bekannt ist und daher auch eine Wissenschaft nicht allein auf Erfahrung basieren dürfe. Wichtiger ist es, zwischen einem beobachtbaren Phänomen und einem Objekt, was die Autorin als »Ding an sich« (Stein, 1991, S. 118) beschreibt, zu unterscheiden. Als Beispiel beschreibt sie die Wahrnehmung eines Vogels am Himmel, der als Phänomen ein »fliegender Vogel«, aber aufgrund einer Täuschung nur ein Objekt, nämlich ein »fliegendes Blatt«, ist. In vielen sozialwissenschaftlichen Sachverhalten ist genau das die wissenschaftliche Herausforderung. Oftmals werden Phänomene beschrieben und untersucht, ohne dass man wirklich Gewissheit darüber hat, was das dahinterliegende »Ding an sich« ist:

> »Aber wohlgemerkt: Wenn ich in der Einstellung auf das Erlebnis – der phänomenologischen Einstellung – den fliegenden Vogel beschreibe, so beschreibe ich kein Naturding, gebe keiner natürlichen Erfahrung Ausdruck, sondern gebe nur getreu wieder, was im Wahrnehmungserlebnis beschlossen liegt. Die Wahrnehmung ist Wahrnehmung eines so und so erscheinenden Gegenstandes, und das bleibt wahr, auch wenn die Wahrnehmung sich als Täuschung herausstellt und der wahrgenommene Gegenstand nicht existiert oder doch etwas anderes ist, als man meinte, solange das Wahrnehmungserlebnis dauerte.« (Stein, 1991, S. 33)

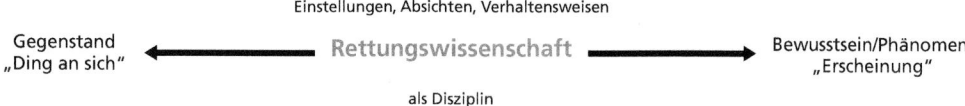

Abb. 2.1: Phänomenologische Einstellung (in Anlehnung an Stein, 1991, S. 36 ff.)

Entsprechend dieser Voraussetzung zieht Stein (1991, S. 36) die Schlussfolgerung, dass es die Aufgabe der Phänomenologie als deskriptiver Wissenschaft ist, zwischen untersuchten »Gegenständen« und »Bewusstsein« zu unterscheiden. Als Hilfsmittel zur Verdeutlichung des Anliegens lässt sich als Unterscheidung die empirische Versorgungsforschung als Wissenschaft zur Phänomenologie anführen. In Bezug auf das Thema Rettungswissenschaft als Disziplin lässt sich hier formulieren, dass die empirische Versorgungsforschung bspw. patientInnenorientierte Einstellungen, Absichten und Verhaltensweisen untersucht, aber auch die Versorgungsketten und Übergänge im System der Gesundheitsversorgungen analysiert. Die empirische Versorgungsforschung setzt dabei faktisch voraus, was patientInnenorientierte Einstellungen, Absichten und Verhaltensweisen sind. Die Phänomenologie versucht dagegen zunächst zu klären, was diese Begriffe sind und welches Bewusstsein ihnen innewohnt – wohl wissend, dass die Phänomenologie als Wesenswissenschaft die tatsächlichen realen Umstände und Bedingungen in einer konkreten Situation ausblendet. Damit verfolgen beide Forschungstraditionen unterschiedliche Forschungsparadigmen, wobei sie sich gegenseitig ergänzen und stützen können.

Mit dem Fokus auf die Themen Rettungswissenschaft und Notfallversorgung wird damit die Analyse auf die bewusstseinstheoretische Konstitution des Phänomens gelenkt, weil dadurch die innewohnende Subjektivität erfassbar und beschreibbar wird – so kann diese auf der Ebene der sozialen Wirklichkeit expliziert werden. Die Präzisierung des Gegenstands Rettungswissenschaft und ihrer Untersuchungsgegenstände erfolgt dadurch, dass man sich auf die innere Verortung im Leben des Menschen bezieht. Die Verortung im Dasein des Menschen verweist auf einen existenziellen Status als natürlichen Ankerpunkt für eine phänomenologische Wesensschau (vgl. Dreher, 2008, S. 297 ff.).

Mit dieser Perspektive wird in der Untersuchung der Blick auf die Möglichkeiten und Chancen einer auf PatientInnenversorgung ausgerichteten Rettungswissenschaft möglich. Die Rettungswissenschaft wird dazu als Reflexions- und Handlungswissenschaft, als einer an der Praxis orientierten Wissenschaftsdisziplin, verstanden. Sie hat den Anspruch, Anleitungen für das Handeln der PraxisakteurInnen zu liefern. Die Auseinandersetzung mit Begriffen muss sich daher an den Konsequenzen für das Handeln orientieren, so König (1999, S. 33). Dieser Zusammenhang ist dahingehend von Bedeutung, dass die Konsequenzen eines Begriffs wie der Notfallversorgung und damit zusammenhängender Phänomene für das Verständnis eines darauf bezogenen Rettungswesens analysiert und diskutiert werden müssen. Die zentrale Fragestellung dieses Bandes lautete daher, welches Verständnis von Rettungswissenschaft denkbar und erforderlich ist, um einen Beitrag zur nachhaltigen Gesundheitsversorgung zu leisten.

2.5 Rettungswissenschaft – bloßer Synkretismus eklektischer Willkür oder epistemologische Vielfalt

Den anvisierten bzw. dargelegten Begriffsklärungen im Sammelband wohnt damit ein kritisches Moment inne: Die Beiträge in ihrem phänomenologischen Bemühen als methodischer Versuch der Erkenntnisgewinnung sind dem Vorwurf ausgesetzt, dass die Ansätze willkürlich und eklektisch kombiniert werden (vgl. Dippelhofer-Stiem, 1995, S. 69). Ihnen fehlt die Empirie, die vielfach geforderte Evidenz, ja einfach ein greifbarer Beleg, dass die beschriebene Wirklichkeit im Rettungswesen so ist, wie sie sich darzustellen scheint. Die Beiträge wirken ihrem Wesen nach eklektizistisch. Dem Begriff des Eklektizismus wird häufig unterstellt, es handele sich hierbei um Beliebigkeit. Jedoch ist der Eklektizismus eine philosophische Denkfigur aus dem 17. Jahrhundert. Er steht nach Schneider (1992, S. 201 ff.) für eine wissenschaftliche Ausrichtung des Denkens, welche frei die Wahrheit problematisiert.

Eklektizismus wird mit Formen der hermeneutischen Erörterung im Zusammenhang betrachtet, wobei es sich hier um eine Methode der experimentellen und kombinatorischen Denkweise zur Vergegenwärtigung und Vergewisserung eines Gegenstands handelt. Daher nimmt der Eklektizismus eine wichtige Position in der Philosophie ein, denn verschiedene Schulen sprechen für sich den Anspruch der Vernunft aus und geraten gleichzeitig, so Schneider (1992, S. 210), dadurch in einen fortwährenden Widerspruch. Der Eklektizismus versucht, diese Positionen zusammenzuführen. Ein Vorwurf, der jedoch immer wieder formuliert wird, ist das Fehlen allgemeiner Regeln für die Auswahl und die Auslegung sowie die Schwierigkeit, forschungspraktisch das methodische Klein-Klein in konkrete Schritte zu übertragen (vgl. Radtke, 1985, S. 321), weshalb der Begriff des Eklektizismus immer auch synonym mit der Kritik des Synkretismus konfrontiert ist.

Gleichzeitig kann man mit Goschel (1832, S. 38) ein Gegenargument dazu formulieren, dass reine Theorieschulen einseitig abgeschlossen sind und dadurch wichtige Zusammenhänge verloren gehen. Eine Begründung für die Kritik des Eklektizismus kann in der Positionierung der Philosophie als Wissenschaft selbst gesehen werden:

»Gleichwohl wird sie [die Philosophie, Anm. d. Verf.] stolzer Abgeschlossenheit geziehen, weil sie gegenwärtig an ihr selbst sich vollendet und den Begriff in all seinen Momenten oder wenigstens in seinem eigentlichen und unabänderlichen, aus ihm selbst entwickelten Wege erfasst zu haben sich rühmt, woraus folgt, daß sie nunmehr keiner weiteren Erweiterung nach außen, wohl aber desto gediegenerer Ausbildung nach innen fähig ist. Insofern ist sie daher um des Friedens willen zur Polemik genötigt: Sie muss alle anderen philosophischen Systeme zu deren eigener Aufklärung in die ihnen zukommende Stellung verweisen […].« (Goschel, 1832, S. 38)

Aus der Therapieforschung zeigt sich, dass ein Eklektizismus sehr fruchtbar sein kann. In aufwändigen Effektivitätsstudien zeigten große Theorieschulen der Therapie kaum Unterschiede in ihrer Wirkung. Es geht dabei aber nicht ausschließlich um die Wirkung, sondern darum, dass einzelne theoretische Modelle allein zu wenig Erklärungskraft besitzen und nur einen kleinen Teil der Wirklichkeit abbilden. Plaum (1991, S. 76 f.) sieht in diesem Zusammenhang die Tendenz, dass man unabhängig von den Therapieschulen, d. h. eklektizistisch, an eine Fragestellung herangeht.

2.6 Eklektizismus für theoretischen Pluralismus und als fruchtbare Option der Disziplinentwicklung

Hier lässt sich ein theoretischer Pluralismus identifizieren, der insbesondere in der Praxis als zweckmäßig betrachtet wird, an den Universitäten jedoch kritisiert wird. Es wird insbesondere von der Forschung einerseits die Frage aufgeworfen, wie im Rahmen eines eklektischen Vorgehens eine Theorieauswahl als Bezugsrahmen stattfindet, und andererseits, was einen gewählten integrativen Ansatz von einer reinen Theorieorientierung unterscheidet. Dazu gibt es den Vorschlag, die Theorieauswahl hypothesengeleitet und iterativ bzw. kaskadisch zu vollziehen (vgl. Plaum, 1991, S. 83). Damit kann man den Einwänden zwar nicht beggenen, jedoch wenigstens ein nachvollziehbares Vorgehen auf dem Weg zu neuen Erkenntnissen begründen.

Dem Anspruch von Wissenschaftsdisziplinen, mit ihren Erkenntnistheorien Wahrheit zu erfassen, ist sowieso kritisch zu begegnen: In der Entwicklung der Erkenntnistheorien lassen sich nach Arnold (2011, S. 223) drei Schritte bzw. Generationen identifizieren: die Korrespondenztheorie (beobachtbare Wirklichkeit), die Kohärenztheorie (logisch ableitbare Wirklichkeit) und die konstruktivistische Theorie (beobachterabhängige konstruierte Wirklichkeit). Mithilfe unterschiedlicher Gütekriterien stellen diese Ansätze die Frage nach der Wahrheit und danach, wie diese

Wahrheit erfasst werden kann. Jedoch erscheinen diese Theorieansätze sprachlich als sehr anspruchsvoll, weil in der Sprache aufgrund ihrer eigenen Logik bestimmte Fehler immer wieder in den Argumentationen auftreten:

> »Wir denken kohärenztheoretisch, argumentieren aber korrespondenztheoretisch (Theoriefehler 1) oder denken konstruktivistisch, argumentieren aber kohärenztheoretisch (Theoriefehler 2).« (Arnold, 2011, S. 223)

Insgesamt kann man davon ausgehen, dass in erkenntnistheoretischen Ansätzen mit dem Anspruch einer Theoriebildung häufig ein Theoriebildungsfehler eingeschlossen ist. Die Beobachtungen der BeobachterInnen und ihre sprachlichen Ausdrucksformen sind damit fehleranfällig – insbesondere, weil die Beobachtungen ihren eigenen Ausdrucksformen gegenüber blind zu sein scheinen, d. h. Beschränkungen in der theoretischen Analyse und Darstellung inhärent sind. Dementsprechend formuliert Arnold (2011, S. 224), dass »[…] eine Prise Eklektizismus durchaus befreiend wirken könnte, eröffnet sie doch Irritations- und Perturbationsmöglichkeiten ungeahnten Ausmaßes […].«

Sowohl der inhaltliche als auch der methodische Eklektizismus beinhaltet in diesem Verständnis fruchtbare Optionen, um verschiedene Ansätze überlegt neu zu kombinieren und damit innovative Fragestellungen und neue Erkenntnisse auch in bereits bestehenden Materialien und Forschungsgegenständen zu finden (vgl. Weisker, 2005, S. 204). Und für eine sich selbst findende Disziplin erscheint diese Art des Zugriffs auf die Wirklichkeit allemal ein passables Vorgehen zu sein.

2.7 Beitrag der Rettungswissenschaft zur Analyse der Konstitution und Konstruktion sozialer Wirklichkeit

Der beschriebene Zugriff auf die Wirklichkeit »Rettungswesen« ermöglicht die Annäherung an eine Beschreibung der Konstitution und Konstruktion einer bestimmten sozialen Wirklichkeit. Konstitution und Konstruktion sind zwei zentrale Begriffsfiguren soziologischer und sozialwissenschaftlicher Diskurse. Sie gehen auf den Sozialkonstruktivismus von Berger und Luckmann (1987) zurück. Die zentrale Frage zur sozialen Konstruktion der Wirklichkeit ist, wie Wirklichkeit als angenommene Objektivität entsteht und sich verfestigt. Die Unterscheidung der Begriffe *Konstitution* und *Konstruktion* bezieht sich darauf, wie ein soziales System in seiner Struktur beschaffen ist (Konstitution) und wie es geschaffen wird (Konstruktion) (vgl. Luckmann, 2008, S. 34 ff.).

Die Konstitution einer Lebenswelt – wie die Beiträge im Band als solche gedeutet werden können – beschreibt dabei die gesellschaftlich verfestigte Weltsicht und die kollektiv geteilte Auslegung der Wirklichkeit. Sie ist praxeologisch geprägt. Diese Auslegung beinhaltet Deutungen als universale Projektionen und überlagert alternative Wirklichkeitsentwürfe:

> »Sobald eine Weltsicht gesellschaftlich verfestigt wird, stellt sie für den Einzelnen ein zwingendes System von Auslegungen dar. So erlangt die Weltsicht die Unausweichlichkeit einer subjektiven Wissenskategorie und die Objektivität einer kulturellen Norm, die von jedem normalen Wesen geteilt wird. Deutungen bestimmter wahrnehmbarer Eigenschaften, die sich der ›universalen‹ Projektion konkret entgegenstellen könnten, verlieren auch in Weltsichten, die sich dem Grundtyp einer uneingeschränkt beseelten Welt nähern, an Glaubwürdigkeit. Sie werden weg erklärt oder erst gar nicht beachtet.« (Luckmann, 2008 S. 37)

Die Konstitution eines sozialen Phänomens beschreibt demnach einen jeweils erreichten Stand eines Prozesses und entzieht sich einem gestaltenden Einwirken. Sie emergiert aus der sozialen Praxis (vgl. Slunecko, 2008, S. 100). Die Konstitution der Wirklichkeit folgt dabei noch nicht unbedingt einer systematischen und methodengeleiteten Analyse, sondern fasst vielmehr sich wiederholende und damit sich selbstbestätigende Beobachtungen zusammen. Für eine Rettungswissenschaft als echte Wissenschaft wäre es nun vonnöten, die Analyse der Konstitution methodologisch und methodisch geleitet zu vollziehen, um die vermuteten Strukturen einer konkreten kulturellen und sozialen Welt intersubjektiv nachvollziehbar freizulegen. Forschungsmethodologisch ginge es um eine Abstandnahme von einem vordergründig bestehenden Wissen über einen Forschungsgegenstand (Raab et al., 2008, S. 12 ff.) und von der eigenen Berufspraxis, um im Sinne einer »Bedingungs-Analyse« einen differenzierten Zugang zur Konstitution der Versorgung von PatientInnen und von den Strukturen des Rettungswesens, wie sie in den Beiträgen sichtbar werden, zu gewinnen.

Der Begriff der Konstruktion beschreibt demgegenüber den Prozess, wie bestimmte Weltsichten und Wirklichkeiten durch Diskurse und Handlungen entstehen. Handlungen dienen als verbindendes Element zwischen der Konstruktion und Konstitution einer Lebenswelt, da sie Ausdruck der kollektiv geteilten Annahmen über die Wirklichkeit sind. Der Begriff der Konstruktion verweist daher auch auf ein Gestalten von Wirklichkeit (wie es im Beitrag von Popp und Garkisch mit den beschriebenen Problemlösungen zum Ausdruck kommt, ▶ Kap. 11), das intentional erfolgen kann. Der Begriff des Konstruierens ist so gesehen ein bewusstseinsnahes Phänomen (vgl. Slunecko, 2008, S. 81).

Die Analyse der Konstruktion der Notfallversorgung bezieht sich dementsprechend auf die historisch-spezifischen Legitimationsprobleme im Zusammenspiel der AkteurInnen in einem sozialen System. Die AkteurInnen müssen im Prozess des Veränderns einer gemeinsamen Wirklichkeit lebensweltliche Erfahrungen im Alltag dekonstruieren und ko-konstruieren (vgl. Raab et al., 2008, S. 12 ff.). Im Sinne einer methodisch geleiteten »Prämissen-Analyse« würde die Betrachtung der Konstruktion sozialer Wirklichkeit für die Ermöglichungsbedingungen der Umstrukturierung der sozialen Praxis eine bedeutsame Rolle spielen, wie es in der Umsetzung des novellierten NotSanG mit dem § 2a geschieht. Es ginge um die Eigenlogik organisationaler und institutioneller Versorgungsprozesse und darum, in die versorgungsbezogene Praxis von Organisationen hineinzuschauen. Erst dieser Blick ermöglicht es abschätzen zu können, inwiefern Professionalisierungsstrategien zur nachhaltigen Notfallversorgung realisierbar sind oder was sie scheitern lässt. Dazu ließen sich Methoden anwenden, mit denen über die Rekonstruktion der organisationalen Einzelfälle allgemeine Regelstrukturen als »Versorgungs-Kulturmuster« sichtbar gemacht werden könnten. Die Regelstrukturen würden sich darauf beziehen, wie eine Notfallversorgung in und durch Organisationen gestaltet sein kann (vgl. Wenzel, 1999, S. 34), damit sie eine veränderte Konstruktion der sozialen Wirklichkeit der beteiligten Akteure mit ihrer sozialen Praxis ermöglicht.

Literatur

Arnold, R. (2011). *Von der Evidenz der Konstruktion zur Konstruktion der Evidenz*. In: Arnold, R. (Hrsg.) *Entgrenzung des Lernens* (S. 216–231). Bielefeld: Bertelsmann Verlag.

Berger, P.L. & Luckmann, T. (1987). *The Social Construction of Reality*. New York: Free Press.

Dippelhofer-Stiem, B. (1995). *Sozialisation in ökologischer Perspektive. Eine Standortbestimmung am Beispiel der frühen Kindheit*. Opladen: Westdeutscher Verlag.

Dreher, J. (2007). *Einleitung*. In: Dreher, J. (Hrsg.) *Luckmann, Lebenswelt, Identität und Gesellschaft* (S. 7–23). Konstanz: UKV.

Drösser, C. (2004). *Im Treibsand*. In: Die Zeit, Nr. 27, 24.04.2004. Zugriff am 12.01.2016 unter: http://www.zeit.de/2004/27/Stimmts_Treibsand

Fuchs, T. (2005). *Ökologie des Gehirns. Eine systemische Sichtweise für Psychiatrie und Psychotherapie*. Der Nervenarzt, 76(1), 1–10.

Gerl, B. (1991). *Offenes Auge*. In: Stein, E. (1991). *Einführung in die Philosophie* (S. 265–278). Freiburg: Herder.

Giddens, A. (1988). *Die Konstitution der Gesellschaft: Grundzüge einer Theorie der Strukturierung*. Frankfurt am Main: Campus.

Goschel, K.F. (1832). *Hegel und seine Zeit: mit Rücksicht auf Göthe*. Berlin: Duncker und Humblot.

Henningsen, J. (1980). *Sprachen und Signale der Erziehungswissenschaft*. Stuttgart: Klett-Cotta.

König, E. (1999). *Gibt es einheimische Begriffe in der Erziehungswissenschaft?* Pädagogische Rundschau, 53(1), 29–42.

Luckmann, T. (2008). *Konstitution, Konstruktion: Phänomenologie, Sozialwissenschaft*. In: Raab, J., Pfadenhauer, M., Stegmaier, P., Dreher, J., Schnettler, B. (Hrsg.) *Phänomenologie und Soziologie* (S. 33–40). Wiesbaden: VS Verlag für Sozialwissenschaften.

Plaum, E.F. (1991). *Voraussetzungen eines therapiebezogenen Eklektizismus*. Psychologische Rundschau, 42, 76–86.

Raab, J., Pfadenhauer, M., Stegmaier, P., Dreher, J., Schnettler, B. (2008). *Phänomenologie und Soziologie. Grenzbestimmung eines Verhältnisses*. In: Raab, J., Pfadenhauer, M., Stegmaier, P., Dreher, J., Schnettler, B. (Hrsg.) *Phänomenologie und Soziologie* (S. 11–29). Wiesbaden: VS Verlag für Sozialwissenschaften.

Radtke, F.-O. (1985). *Hermeneutik und soziologische Forschung*. In: Bonß, W. & Hartmann, H. (Hrsg.) *Entzauberte Wissenschaft* (S. 321–350). Sonderband 3, Soziale Welt. Göttingen: Otto Schwartz & Co.

Schneider, U.J. (1992). *Über den philosophischen Eklektizismus*. In: Steffens, A. (Hrsg.) *Nach der Postmoderne* (S. 219–223). Düsseldorf: Bollmann.

Slunecko, T. (2008). *Von der Konstruktion zur dynamischen Konstitution: Beobachtungen auf der eigenen Spur*. 2. Aufl. Wien: facultas wuv.

Stein, E. (1991). *Einführung in die Philosophie*. Freiburg: Herder.

Treibel, A. (2006). *Einführung in soziologische Theorien der Gegenwart*. 7., aktualisierte Aufl. Wiesbaden: VS Verlag für Sozialwissenschaften.

Weisker, A. (2005). *Powered by Emotion? Affektive Aspekte in der westdeutschen Kernenergiegeschichte zwischen Technikvertrauen und Apokalypseangst*. In: Brüggemeier, F.-J. & Engels, J.I. (Hrsg.) *Natur- und Umweltschutz nach 1945: Konzepte, Konflikte, Kompetenzen* (S. 203–221). Frankfurt am Main: Campus.

Wenzel, M. (1999). *Soziales Kapital in Organisationen: eine tauschtheoretische Studie*. München: Rainer Hampp.

3 Begrifflichkeiten im Rettungsdienst: Wortbedeutungen in einem sich wandelnden Berufsfeld

Thomas Hofmann und Sascha Bechmann

3.1 Einführung

Die Sprache verändert sich in allen Lebensbereichen, also auch innerhalb der sogenannten Fach- und Berufssprachen. In der Medizin, die lange die wichtigste Bezugswissenschaft für die rettungsdienstliche Tätigkeit war, zeigt sich der Wandel in einer zunehmenden Erweiterung des Wortschatzes – vorwiegend aus dem Englischen. Der wissenschaftliche Fortschritt ist zugleich ein Motor für lexikalische Innovationen, also für Wortneubildungen (Neologismen) oder Wortumdeutungen. Das gilt auch und insbesondere für den Rettungsdienst, der auf dem Weg der Akademisierung auch um sprachliches Wissen erweitert wird. Längst sind Begriffe wie *Team Resource Management* oder *Standard Operating Procedures* im Rettungsdienst etabliert. Hinter beiden Begriffen liegen Konzepte, die auf den ersten Blick erkennbar werden lassen, dass der moderne Rettungsdienst äußerst vielschichtig und komplex ist. Diese Komplexität ist Ausdruck zunehmender Weiterentwicklung innerhalb eines Berufsfeldes, das derzeit so stark im Wandel ist, wie kaum ein anderer etablierter Gesundheitsberuf. Ein neues Berufsbild *NotfallsanitäterIn*, die Akademisierung der Lehre und des Managements, die Professionalisierung, die gesellschaftlichen und politischen Erwartungen, all dies und noch viele weitere Kräfte führen dazu, dass der Rettungsdienst sich verändern muss.

Bei solchen Veränderungen gilt es, althergebrachte Denk- und Verhaltensmuster zu überprüfen und bei Bedarf an die neuen Gegebenheiten anzupassen. Wenn man solchen Veränderungsprozessen gerecht werden will, kommt man nicht umhin, etablierte Begrifflichkeiten auf den Prüfstand zu stellen, um deren offensichtliche und tiefere Bedeutung hinsichtlich der aktuellen Veränderungen einzuschätzen und ggf. die Begriffe durch passendere zu ersetzen. So verstanden möchte dieser Beitrag dazu anregen, über eine »neue« rettungsdienstliche Terminologie nachzudenken. Zumindest aber soll gezeigt werden, dass »alte« Begriffe die neue Komplexität (und Eigenständigkeit) im Rettungsdienst in sich aufnehmen können und sollten. Auf diese Weise lässt sich der hochkomplexe, vielfältig vernetzte und sowohl strukturell als auch funktional selbstständige Rettungsdienst der Gegenwart auch in der Sprache sichtbar machen.

Wörter sind häufig ein Spiegel der Gesellschaft, in der sie verwendet werden. Die Gesellschaft wandelt sich und mit deren Veränderung werden Begriffe mit anderen Bedeutungen verknüpft. In der aktuellen gesellschaftlichen Diskussion geht es hauptsächlich um Wörter, welche mit rassistischen oder sexistischen Inhalten assoziiert werden. Der Wandel der Wortbedeutungen im Zeitverlauf ist in der deutschen Sprache normal. So kommt es immer wieder dazu, dass neue Wörter in den Duden aufgenommen und veraltete gestrichen werden (Jedicke, 2020). Doch dieser Wandel geschieht nicht zwangsläufig und auch nicht von allein. Wortbedeutungen verändern sich dadurch, dass Menschen Wörter neu oder anders verwenden

(Bechmann, 2016, S. 105 ff.). Die Gründe für eine semantische Neunutzung sind vielfältig: Neue Sachverhalte erfordern neue Wörter (in der Rettungswissenschaft wie in der Medizin häufig aus dem Englischen) und alte Wörter erhalten neue Bedeutungen, wenn sich die hinter den Wörtern liegenden Konzepte verändern. Der wissenschaftliche Fortschritt führt zu neuen Denkweisen – und auf diese Weise auch zu veränderten Wortbedeutungen. Zugleich bestimmen Wörter unser Denken und Handeln, wie anhand der Gender-Diskussion aktuell deutlich wird. Dieses Phänomen, das man linguistischen Determinismus nennt und das das komplexe Zusammenspiel von Sprechen und Denken beschreibt, hat Auswirkungen auf unser Zusammenleben in der Gesellschaft. In dem Maße, in dem sich unsere Vorstellung von der Gesellschaft verändert, verändern wir als SprecherIn auch unsere Sprache, um sie an die dynamische Realität anzupassen. Der Wandel in der Welt bedingt den Wandel in der Sprache. Dasselbe gilt aber auch umgekehrt: Wörter beeinflussen nachhaltig und maßgeblich unsere Vorstellung davon, wie die Welt beschaffen ist oder beschaffen sein sollte. Diese Tatsache betrifft alle gesellschaftlichen Bereiche, auch die Arbeitswelt und die Wissenschaft. Aus diesem Grund ist es sinnvoll, sich Wörter unter dem Aspekt des Wandels näher anzusehen und in manchen Fällen so etwas wie eine semantische Neubestimmung vorzunehmen. Dabei geht es nicht darum, neue Wortbedeutungen zu erschaffen. Das ist in aller Regel nicht möglich. Hinter den folgenden Ausführungen steckt vielmehr die Bemühung, einzelne Begriffe daraufhin zu untersuchen, ob sie (aufgrund der geltenden Bedeutungskonventionen) noch der außersprachlichen Wirklichkeit entsprechen.

Mit der Entstehung der Rettungswissenschaft gilt – wie bei jeder anderen Wissenschaftsdisziplin auch –, dass es eine eigene Fachsprache und Fachbegriffe geben wird. Dieser Beitrag soll nun dazu dienen, Begriffe aus der rettungsdienstlichen Alltagssprache durch eine wissenschaftliche Betrachtung in den rettungswissenschaftlichen Diskurs zu überführen.

3.2 Begriffe

In diesem Artikel sollen zentrale Begriffe aus der rettungsdienstlichen Sprachwelt betrachtet und hinsichtlich ihrer Eignung eingeschätzt werden. Hierbei geht es um nicht weniger, als Begriffe und ihre zugrundeliegende Bedeutung zu überprüfen und anhand der beruflichen Wirklichkeit neu auszurichten.

3.2.1 Notfall

In der Alltagssprache beschreibt der Begriff *Notfall* eine Situation, in der dringend Hilfe benötigt wird, oder eine Lage bzw. Situation, in der etwas Bestimmtes nötig ist, gebraucht oder notwendig wird (Duden online, 2021a). Der Begriff Notfall ist also keineswegs ausschließlich im medizinischen Kontext genutzt oder gar als medizinischer Begriff definiert. Vielmehr erscheint es so, als ob das subjektive Benötigen von etwas bereits den Notfall definiert. Hier muss also anerkannt werden, dass es kein objektives Kriterium zum Eintritt eines Notfalls gibt.[1] Im rettungsdienstlichen Alltag wird das offensichtlich, wenn darüber gesprochen wird, dass bestimmte Einsatzsituationen eigentlich keine Notfälle seien.

Ellebrecht (2021) fügt diesem subjektiven Hilfeleistungsbedarf noch eine wesentliche Komponente, den sozialen Kontext, hinzu. Am Beispiel des Atemstillstands zeigt er auf, wie ein und derselbe medizinische Vorgang durch den sozialen Kontext zum Notfall wird (oder besser: als Notfall erlebt wird) oder eben nicht. Der gestürzte Fußballspieler, der einen Atemstillstand erleidet, dürfte schnell (von Laien und Fachpersonal) als Notfall erkannt werden. Die greise, schwerkranke Dame, die im Kreise ihrer Angehörigen zu Hause den letzten Atemzug macht, dürfte für die wenigsten als Notfall definiert sein. Wohingegen der Betrunkene, der in einer dunklen Ecke mit einem Atemstillstand zusammensinkt, nur dann zu einem Notfall wird, wenn dieser von jemandem bemerkt und entsprechend interveniert wird. In der Folge hält der Autor fest: »Wenn Notfälle nicht objektiv gegeben sind, sondern als soziale Situationen begriffen werden müssen, dann sind sie, salopp gesprochen, Verhandlungssache« (Ellebrecht, 2021, S. 27).

Wenn nun also ein Notfall objektiv nicht definiert werden kann, entscheidet die betroffene Person und ihr Umfeld über das Vorliegen eines solchen. Konsequenterweise muss auch die Rettungswissenschaft den Begriff Notfall neu belegen, da die Definition von Notfall nur eine Variante von vielen ist. Die Diskussion, ob etwas nun ein Notfall ist oder nicht, erscheint mühselig und nicht zielführend. Vielmehr sollte der Rettungsdienst akzeptieren, dass die um Hilfe ersuchende(n) Person(en) entscheiden, wann ein Notfall vorliegt.

Das hat praktische Auswirkungen auf das rettungsdienstliche Handeln, denn die Deutungshoheit über den Begriff »Notfall« kann und darf nicht zwischen den Akteuren ausgehandelt werden. Vielmehr gilt es zu akzeptieren, dass die rettungsdienstliche Definition und die laienweltliche Ausdeutung in vielen Fällen nicht deckungsgleich sind. Hier würde man von einer begrifflichen Unschärfe sprechen, die zu unterschiedlichen Auslegungen (Interpretationen) ein und desselben Begriffs führen kann, wenn die Welt der Laien auf die Welt des Rettungsdienstes trifft.

Das »Missverständnis« lässt sich kognitionslinguistisch leicht erklären: Wörter rufen komplexe Vorstellungswelten in unseren Köpfen hervor. Und Vorstellungen sind nicht intersubjektiv, also niemals gleich. Das Wort »Urlaub« löst in einem Kopf Vorstellungen von Sonne und Strand und in einem anderen Kopf Ideen von Bergen und Schnee aus. Unsere Ideen von mentalen Konzepten, die hinter Wörtern liegen, hängen sehr stark von unserem Weltwissen ab. Wer noch nie einen medizinischen Notfall (z. B. eine Halbseitenlähmung) erlebt hat, verbindet diesen Sachverhalt unter Umständen auch sehr viel weniger stark mit dem Begriff »Notfall«. Zugleich sind Situationen, die keinen relevanten medizinischen Bezug aufweisen, oftmals in den Vorstellungswelten der Laien sehr wohl Notfälle. Die Summe der Konzepte, die mit dem Begriff »Notfall« verbunden ist (sog. Begriffsextension oder Begriffsumfang), ist bei den PatientInnen und Angehörigen größer und zudem inhaltlich anders ausgestaltet als bei Rettungskräften. Konzepte als komplexe Vorstellungen sind – wenn es um Begriffsdefinitionen geht – geprägt durch distinktive semantische Merkmale. Das bedeutet, dass ein Begriff dadurch definiert wird, inwiefern bestimmte Merkmale auf ihn zutreffen. Sehr präzise bestimmte Begriffe (z. B. in der medi-

---

1 Dennoch gibt es eine gesellschaftliche Übereinkunft darüber, welche Bedarfe und Situationen dazu geeignet sind, Hilfeleistungsangebote zu konstruieren, zu legitimieren und zu definieren. Der medizinische Notfall stellt sich dabei vordergründig als Hauptkriterium dar, jedoch ist eine trennscharfe Abgrenzung von nichtmedizinischen Ereignissen mit Hilfeleistungsbedarf in der Praxis nicht möglich.

zinischen Fachsprache) sind geprägt von vielen, eindeutigen Merkmalen. Je eindeutiger ein Begriff über solche Merkmale bestimmt werden kann, desto weniger Konzepte ergeben sich daraus. Für den Begriff »Notfall« trifft das nicht zu – insbesondere nicht, wenn er von medizinischen Laien verwendet wird. Hier fehlen in gewisser Weise bestimmte Merkmale im Wissen der Laien, sodass sich keine klare Vorstellung, sondern ein sehr heterogenes Bild ergibt. In der Folge definieren diese Menschen Ereignisse als Notfälle, die einer medizinischen Sichtweise nicht entsprechen müssen (Mills et al., 2022).

Diese Begriffsdivergenzen treten in der Medizin häufig auf, weil Laien Fachbegriffe unpräzise verwenden. Zum Beispiel sind die wenigsten PatientInnen, die über eine »Grippe« klagen, tatsächlich von einer Influenza-Infektion betroffen. Den Unterschied zwischen einem KV-Arzt und einem Notarzt können viele PatientInnen nicht machen, weil sie ihn schlicht nicht kennen. Für sie ist jedes unbekannte Krankheitsereignis, insbesondere dann, wenn es plötzlich kommt und die Fähigkeiten zur Selbsthilfe nicht mehr ausreichen, ein Notfall. Die breite Verwendung des Begriffes, wie beispielsweise in »Notfallsprechstunde« oder »Notfallpraxis«, deutet schon eine deutlich breitere Begriffsverwendung an, als es im rettungsdienstlichen Sprachgebrauch üblich ist.

Bisher wird die Definition von »Notfall« u. a. durch die Berufsgesetze und die landesrechtlichen Bestimmungen (zumindest teilweise) vorgenommen. So beschreiben die Landesrettungsdienstgesetze *NotfallpatientInnen* i. d. R. als »Personen, die sich infolge Erkrankung, Verletzung oder aus sonstigen Gründen in unmittelbarer Lebensgefahr befinden oder bei denen schwere gesundheitliche Schäden zu befürchten sind« (§ 2 HmbRDG). Auch wenn man diese Definition als präzise zur Beschreibung eines Notfalls heranziehen würde (ein Notfall wäre demgemäß eine Situation, in der sich ein Mensch wiederfindet), bleibt ein Stück weit Offenheit und Unschärfe: Die Kopplung an eine lebensgefährliche Erkrankung oder Verletzung ergibt sich nämlich nur durch die Komposition aus den Wörtern *Notfall* und *PatientIn*. Besser geeignet wäre hier die Annäherung einer Definition mit Bezug auf den Rettungsdienst über die DIN 13050 (Deutsches Institut für Normung e. V., 2021, Kap. 3): »Ereignis, das unverzügliche Maßnahmen der Notfallrettung erfordert«. Diese Definition gilt aber spezifisch für das Rettungswesen und sie lässt die weiter oben besprochene soziale Dimension außen vor. Die Wahrnehmung und somit Definition eines solchen Ereignisses hängen immer von der Sichtweise als Betroffene, Angehörige oder HelferIn ab.

Eng verwoben mit dieser Tatsache ist auch die Frage, ob die begriffliche Zuordnung von Hilfebedürftigen als »PatientIn« eigentlich korrekt ist. Auch hier schwingt semantisch eine (problematische) medizinische Konnotation mit: Menschen gelten dann als PatientIn, wenn sie sich in einem medizinischen Setting wiederfinden, in dem sie dem medizinischen Fachpersonal in einer (meist passiven) Rolle gegenübergestellt sind. Selbst Menschen ohne medizinische Probleme gelten in dieser Dichotomie (*Medizinisches Personal* vs. *Medizinische Laien*) als »PatientInnen«. Es findet also allein durch den Kontext und das Setting eine Vorwegnahme der Rolle statt, die sich streng genommen erst durch die Diagnose einer Erkrankung oder einer Verletzung ergeben kann. Diese Vorwegnahme widerspricht der rettungsdienstlichen Realität: Zahlreiche Menschen, die den Rettungsdienst in Anspruch nehmen, sind weder PatientInnen noch NotfallpatientInnen. Aus der begrifflichen Rollenzuweisung entsteht möglicherweise eine problematische Fehlannahme, die man als eine Reihe einfacher Wenn-dann-Schlüsse formulieren kann:

- Wenn Menschen den Rettungsdienst benötigen, dann werden sie zu PatientInnen.
- Wenn jemand eine PatientIn ist, dann hat sie ein medizinisches Problem.

- Wenn jemand ein medizinisches Problem hat, das den Rettungsdienst erfordert, dann erlebt die PatientIn einen Notfall.
- Wenn eine PatientIn einen Notfall erlebt, dann ist sie eine NotfallpatientIn.

Diese Problematik offenbart sich auch mit Blick auf berufsrechtliche und berufspolitische Formulierungen. Das Berufsbild »NotfallsanitäterIn« ist u. a. bestimmt durch »Kompetenzen zur eigenverantwortlichen Durchführung und teamorientierten Mitwirkung insbesondere bei der notfallmedizinischen Versorgung und dem Transport von Patientinnen und Patienten« (§ 4 NotSanG). Hier wird der Notfallbegriff eng an die medizinische Versorgung gekoppelt. Zugleich ist aber auch die Rede von der Fähigkeit zum »angemessene[n] Umgehen mit Menschen in Notfall- und Krisensituationen« (§ 4 NotSanG). Eine Spezifizierung dieser Situationen findet nicht statt und es kann davon ausgegangen werden, dass dies absichtsvoll nicht geschieht: Das subjektive Empfinden einer Situation als bedrohlich oder gefährlich lässt sich nicht objektivieren. So sollte es auch die Aufgabe des Rettungsdienstes sein, der individuellen Wahrnehmung Raum zu geben und angemessen zu handeln. Auch wenn viele Einsätze keine medizinische Intervention erfordern, ist die Bewertung als Notfall aus Sicht der Betroffenen richtig. Einsätze, in denen Rettungskräfte im Wesentlichen psychische, soziale oder organisatorische Herausforderungen zu lösen haben, lassen sich nicht unter ein medizinisches Handeln subsummieren. Zugleich sind begleitende medizinische Erstversorgungen kaum als notfallmedizinische Behandlungen einzustufen. Ein zu starres Denken in medizinischen Kategorien kann zudem die Versorgung gefährden. Nicht selten entwickeln sich Einsatzsituationen so dynamisch, dass der medizinische Notfall erst im Verlauf eintritt: Der Mitmensch, der »nur« betrunken ist, kann schnell von einem Auto überfahren werden. Bei diesem Beispiel ist auch die Gefahrenabwehr eine Form des Antizipierens

von (potenziellen) Notfällen – und damit Aufgabe des Rettungsdienstes.

Was nun alles mit dem Begriff »Notfall« assoziiert ist, eröffnet ein weites Feld an Interpretationsmöglichkeiten. Eine hinreichende Festlegung über die Grenzen der Professionen und in der Überwindung von Laienvorstellungen ist nicht möglich, weil sich das Konzept »Notfall« nicht intersubjektiv bestimmen lässt. Dennoch ist es notwendig, aus einer rettungswissenschaftlichen Sicht diesen Terminus zu verorten. Der Kasten 3.1 bietet daher eine Definition an, die den Begriff eng genug fasst, um den zuvor skizzierten Besonderheiten der rettungsdienstlichen Praxis zu genügen und die zugleich weit genug ist, um auch jenseits der beruflichen Grenzen gültig zu sein. Wesentlich für eine rettungswissenschaftliche Begriffsbestimmung scheint uns die Integration subjektiver und objektiver Faktoren in einen gesundheitsbezogenen Kontext zu sein. Dabei fasst unser Vorschlag diesen Gesundheitskontext weit: Er umfasst jegliche (subjektiven und objektiven) Beeinträchtigungen der physischen, psychischen und sozialen Situation eines Menschen, auch unabhängig davon, ob diese Beeinträchtigung akut auftritt oder sich bereits länger manifestiert hat.

Kasten 3.1: Rettungswissenschaftliche Definition von »Notfall«

> Ein rettungsdienstlicher Notfall liegt dann vor, wenn eine Person sich in einer vorher nicht absehbaren subjektiven oder objektiven Zwangslage mit medizinischen (gesundheitsbezogenen) Komponenten befindet, aus welcher sie sich nicht ohne außerplanmäßige Hilfe befreien kann oder glaubt, sich nicht ohne diese befreien zu können.

Im Wesentlichen kennzeichnet eine solche Definition eine Zwangslage, in der sich Betroffene Hilfe durch den Rettungsdienst erhoffen –

auch unabhängig davon, ob diese Hoffnung durch das Handeln des Rettungsdienstes erfüllt werden kann. Dies zielt darauf ab, dass der Rettungsdienst in sehr vielen Fällen eine mittelbare Funktion ausübt und weder personell noch organisatorisch dazu geeignet ist, den Menschen direkt aus seiner Zwangslage zu befreien. Wir plädieren also dafür, die Definition eines rettungsdienstlichen Notfalls aus der Sicht der Betroffenen heraus vorzunehmen, was dem Rettungsdienst eine stärkere patienten- oder klientenorientierte Stellung zuschreibt. Wir halten dies in Anbetracht der vielfältigen und komplexen Situationen für gerechtfertigt, in denen Handelnde im Rettungsdienst Lösungen für nichtmedizinische Herausforderungen finden müssen, für die keine Standards definiert sind. Insbesondere dem interprofessionellen Handeln fällt hier eine besondere Bedeutung zu. Es zeigt sich sogleich, dass auch der Begriff *Rettung* eine (an den Praxisanforderungen in Notfallsituationen orientierte) Neubestimmung benötigt.

3.2.2 Rettung

Der Rettungsdienst umfasst sowohl die »Notfallrettung« als auch den »Krankentransport« (RettG NRW). Während die Notfallrettung auch hier die rettungsdienstliche Tätigkeit eng mit lebensrettenden Maßnahmen bei NotfallpatientInnen verknüpft, steht die Beförderung von erkrankten Menschen nach dieser gesetzlichen Regelung im Vordergrund bei der Definition des Krankentransportes. Auch andere Landesrettungsdienstgesetze differenzieren in dieser Weise. Unter *Rettung* ist das »Abwenden eines lebensbedrohlichen Zustandes durch lebensrettende Maßnahmen und/oder durch Befreien aus einer lebensbedrohlichen Zwangslage« in der DIN 13050 definiert (Deutsches Institut für Normung e. V., 2021, Kap. 3). Hier zeigt sich, dass die Bezeichnung *Notfallrettung* allein dieser Definition genügt, der Rettungsdienst als Ganzes jedoch semantisch nicht gemeint sein kann.

Anders als es die Definition nach DIN 13050 bestimmt, erschöpfen sich die Aufgaben des *Rettungs*dienstes nicht in der Lösung lebensbedrohlicher Situationen. Stattdessen handelt es sich um ein deutlich komplexeres Konstrukt mit vielfältigen Aufgaben in einem verzweigten System. Eine Gleichsetzung von Notfallrettung (oder Lebensrettung) als spezifischer Aufgabe des Rettungsdienstes mit dem Rettungsdienst (umgangssprachlich *die Rettung*) als einer Institution mit ihren Akteuren ist falsch und problematisch, auch für das Professionsverständnis. Sie ist auch dem Wortsinne nach in der historischen Bedeutung von *Retten* nicht (allein) angelegt, sodass eine Rückbesinnung auf die ursprüngliche Wortbedeutung sinnvoll wäre.

Historisch bedeutet *Retten* so viel wie (etwas) *Lösen, locker machen* (Kluge, 2002, S. 760). Die Rettung ist so verstanden eine *Lösung*. Auch wenn ursprünglich *Lösen* als *Erlösen* verstanden werden musste, taugt dieses Bild des Lösens auch heute noch sehr gut. Unter einer Lösung verstehen wir gegenwärtig in erster Linie die Lösung eines Problems. Eng verwoben sind historische Bedeutungsbeschreibungen, die von *befreien* (frei machen) oder *helfen* ausgehen (DWDS, 2021).

Rettung ist eine außerplanmäßige und komplexe Intervention oder mehrere Interventionen, um eine Person aus subjektiver oder objektiver Notlage mit i. d. R. medizinischen Aspekten zu befreien. Die Rettung kommt dabei zur Person, nicht die Person zur Rettung. Rettung umfasst das finale (zielgerichtete) Handeln mit der Absicht der Befreiung von Menschen aus einer Notlage ohne einen definierten Endpunkt.

Diese Definition ist bereits rettungsdienstlich orientiert, denn sie involviert Personen (es gibt ja auch eine Tierrettung), eine gesundheitsbezogene (i. d. R. medizinische) Komponente und das Kriterium der Zielorientierung. Wesentlich ist, dass Retten zwar auf ein Ziel hin ausgerichtet ist, jedoch nicht der Anspruch an das Erreichen eines Ziels gestellt werden darf. Bei Interventionen zur Wiederherstellung von vitalen Funktionen im Rahmen einer Reanimation etwa sind dem Ergebnis u. U. biologische Grenzen gesetzt. Zugleich ist der Prozess der Rettung (i. S. einer Befreiung aus einer Notlage) vielfach erst weit nach Tätigwerden des Rettungsdienstes erreicht (Endpunkte) – z. B. im Falle einer weiteren medizinischen Intervention in einer Klinik. Zugleich fehlt der Bezug zum Rettungsdienst, denn eine Rettung gemäß der vorgeschlagenen Begriffsbestimmung kann auch durch Laien erfolgen. Um diese Definition also rettungswissenschaftlich weiter zu schärfen, müssen Aspekte des rettungsdienstlichen Handelns integriert werden. Unsere *rettungswissenschaftliche* Definition, die auf die weiter oben vorgenommene Bestimmung des Begriffs *Notfall* aufbaut, schlagen wir in Kasten 3.2 vor.

Kasten 3.2: Rettungswissenschaftliche Definition von »Rettung«

> Rettung kennzeichnet eine professionalisierte und institutionalisierte Tätigkeit mit dem Ziel, in der Anwendung medizinischen und organisatorischen Wissens und Könnens Personen in Notfällen (aus objektiv feststellbaren oder subjektiv empfundenen Notlagen) allein oder in Zusammenarbeit mit anderen Berufsgruppen und Professionen zu befreien. Rettung als berufliche Tätigkeit erfordert medizinische, organisatorische, psycho-soziale und interpersonale Kompetenzen und ist auf die Lösung komplexer Situationen ausgerichtet.

Die rettungsdienstliche Tätigkeit wird stetig anspruchsvoller, komplexer und sie entwächst mehr und mehr der Medizin als (bislang) nahezu einziger Bezugswissenschaft. Dass *Retten* dem Wortsinne nach *Lösen* bedeutet, kann diese Profession (ebenso wie die neu entstehende *Rettungswissenschaft*) für sich nutzen. Eine problem*lösungs*orientierte Handlungsweise und Haltung sollte für den Rettungsdienst kennzeichnend sein. Handlungskompetenz ist in erster Linie Problemlösungskompetenz. Zu einer umfassenden Handlungskompetenz gehören neben dem Fachwissen auch soziale Fähigkeiten wie Empathie und Wertschätzung. Damit der Rettungsdienst die Probleme der Menschen lösen kann, müssen evidenzbasiert Konzepte entwickelt werden, anhand derer der Rettungsdienst Entscheidungen treffen kann. Dies ist die Rechtfertigung für die Rettungswissenschaft als *Lösungs*wissenschaft, die sich gleichberechtigt neben die Medizin stellen darf.

3.2.3 Notfallmedizin

Häufig wird der Begriff der notfallmedizinischen Versorgung von PatientInnen synonym für die rettungsdienstliche Versorgung genutzt. Schaut man die Begriffsdefinition im Detail an, muss diese synonyme Begriffsbenutzung kritisch hinterfragt werden. Die Notfallmedizin als Teilgebiet der Medizin bedeutet die Fürsorge für PatientInnen in akut lebensbedrohlichen Zuständen, wie Unfallfolgen oder akut aufgetretenen inneren Erkrankungen (Wegner, 2007). Diese Definition sieht die akute Lebensgefahr als elementaren Charakterzug der Notfallmedizin.

Demgegenüber steht eine Masse an wissenschaftlichen Untersuchungen, die, bei unterschiedlicher Methodik und Fokus, alle zum Schluss kommen, dass die lebensgefährlich Erkrankten oder Verletzten eine Minderheit der PatientInnen im Rettungsdienst darstellen. Sefrin et al. (2015) kommen zur Erkenntnis, dass 80,6 % der RettungsdienstpatientInnen nicht in Lebensgefahr schweben (NACA I-III), bei 15,4 % konnte eine Lebensgefahr nicht ausgeschlossen werden (NACA IV). Nur bei 4,4 % der ausgewerteten Einsätze war eine klare Lebensgefahr erkennbar (NACA V-VI). Weitere 1,3 % waren bereits beim Eintreffen verstorben (NACA VII). Andere Studien kommen zu vergleichbaren Ergebnissen (Kill & Andrä-Welker, 2004). Die Zunahme an rettungsdienstlichen Einsätzen findet überwiegend im Bereich der Einsätze ohne notärztliche Beteiligung statt, sodass unterstellt werden kann, dass der Anteil der lebensgefährlich Erkrankten oder Verletzten am gesamten PatientInnenklientel weiter abnehmend ist (Institut für Notfallmedizin und Medizinmanagement, 2020; Sieber et al., 2020). In Anbetracht dieser Entwicklung wird deutlich, dass der Begriff »Notfallmedizin« tatsächlich nicht synonym für die rettungsdienstliche Versorgung stehen kann, sondern nur ein kleines Spektrum der Tätigkeit im Rettungsdienst darstellt.

Die Kritik am Begriff bezieht sich nur auf die synonyme Anwendung zur rettungsdienstlichen PatientInnenversorgung. Unter rettungsdienstlicher PatientInnenversorgung verstehen wir eine Vielzahl von medizinisch-fachlichen, organisatorischen, technischen und psychosozialen Handlungen, die über eine notfallmedizinische Versorgung hinausgehen und/oder zur Lösung rettungsdienstlicher Aufgaben ohne notfallmedizinischen Bezug erforderlich sind (▶ Kasten 3.3). Das Fachgebiet der Notfallmedizin umfasst einen deutlich größeren Bereich und findet nicht nur im Rettungsdienst statt.

3.2.4 Präklinik, prähospital oder rettungsdienstliche PatientInnenversorgung

Diese Begriffe sind selbst schon im Sprachgebrauch synonym, wobei *Präklinik* verschiedene Bedeutungen haben kann und somit nicht eindeutig in der Bedeutung ist. Als Präklinik wird beispielsweise der Studienabschnitt im Medizinstudium vor dem Physikum bezeichnet, aber auch Medikamentenstudien, bevor diese am Menschen getestet werden, sind in der präklinischen Phase oder ebenso eine Infektion, bevor diese zum Ausbruch der Erkrankung führt. Um hier Verwirrungen zu vermeiden, sollte im Rettungsdienst eher von »prähospital« gesprochen werden. Aber auch die prähospitale PatientIn oder die prähospitale Versorgung sind nicht synonym mit den rettungsdienstlichen PatientInnen oder der rettungsdienstlichen Versorgung zu gebrauchen. Warum? Die Vorsilbe »prä« bedeutet vor, voran, voraus (Pfeifer, 1993). Die Nutzung der Begriffe prähospital oder präklinisch als Synonym für rettungsdienstliche Aufgaben suggeriert also, dass jede RettungsdienstpatientIn zwangsläufig in ein Krankenhaus transportiert wird. Dies spiegelt aber nicht mehr die Realität wider. Wenn auch in der Größenordnung und Bedeutung noch nicht genau erforscht, besteht mittlerweile Einigkeit darüber, dass auch die ambulante Versorgung Aufgabe des deutschen Rettungsdienstes ist. Hierunter fallen beispielsweise die endgültige Versorgung, aber auch der Verweis an einen Hausarztbesuch oder die Vermittlung an den hausärztlichen Bereitschaftsdienst (Günther et al., 2017; Mey & Mruck, 2011; Sieber et al., 2020). Tabelle 3.1 zeigt, dass beispielhaft in Darmstadt im Jahr 2019 nur noch knapp 86 % der durch ein Rettungswagen-Team versorgten PatientInnen durch dieses befördert wurde und damit im engeren Sinne prähospital waren (▶ Tab. 3.1).[2]

Tab. 3.1: Verteilung RTW-Einsätze nach endgültiger Versorgungsart in Darmstadt 2019 (eigene Zusammenstellung)

Einsatzart	Anzahl (n)	Anteil
Mit Transport	16.018	85,98 %
Verweigerung	689	3,70 %
Kein Transport	1.923	10,32 %
Gesamt	18.630	100,00 %

---

2 Diese Daten wurden durch die Stadt Darmstadt auf Anfrage zur Verfügung gestellt und sind bisher nicht veröffentlicht worden.

Damit ist deutlich gemacht, dass am Beispiel Darmstadts der Begriff »Prähospitale PatientInnenversorgung« rund ein Siebtel der RettungsdienstpatientInnen nicht mehr einschließt. Dessen sollte man sich bei der Verwendung der Begrifflichkeit im Klaren sein. Ein holistischer Begriff wäre beispielsweise die rettungsdienstliche PatientInnenversorgung (▶ Kasten 3.3). Das Verhältnis der Begriffe rettungsdienstliche, prähospitale und notfallmedizinische PatientInnenversorgung wird in Abbildung 3.1 nochmal grafisch dargestellt (▶ Abb. 3.1).

Kasten 3.3: Rettungswissenschaftliche Definition »Rettungsdienstliche PatientInnenversorgung«

> Die rettungsdienstliche PatientInnenversorgung bezieht sich auf jede Interaktion zwischen (potenzieller) PatientIn und Rettungsdienst. Sie umfasst somit auch Beratungs- und Versorgungsleistungen, die nicht in einer Beförderung ins Krankenhaus münden oder lebensrettende Interventionen beinhalten.

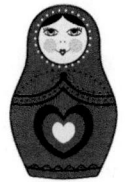 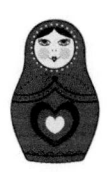 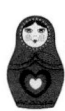

Rettungsdienstliche PatientInnenversorgung   Prähospitale PatientInnenversorgung   Notfallmedizinische PatientInnenversorgung

Abb. 3.1: Verhältnis der Begriffe rettungsdienstliche, prähospitale und notfallmedizinische PatientInnenversorgung (eigene Darstellung)

3.2.5 Compliance oder Adhärenz

Compliance bedeutet in der Medizin eine akzeptierende Haltung und kooperierendes Verhalten von PatientInnen gegenüber ihren BehandlerInnen (Meißel, 2006). Im rettungsdienstlichen Alltag wird dieser Begriff genutzt, um das »fügsame« Verhalten von PatientInnen zu beschreiben. Diese Form der parternalistischen PatientIn-BehandlerIn-Beziehung gilt gemeinhin als überholt (Schäfer, 2017, S. 14 f.). Ein moderneres, auf gleichberechtige Partnerschaft aufbauendes Konzept wird als Adhärenz bezeichnet. Bereits 2003 definierte die WHO:

> »[Adherence is] the extent to which a person's behavior – taking medication, following a diet, and/or executing lifestyle changes, corresponds with agreed recommendations from a health care provider.« (World Health Organization, 2003, S. 3)

Die damit einhergehende gemeinsame Entscheidungsfindung wird als partnerschaftliche oder partizipative Vorgehensweise bezeichnet. Als neueres Konzept bietet sich auch das Shared Decision Making an (Faller, 2012; Hofmann & Fredrich, 2021). Konsequenterweise sollte man also heutzutage den Begriff der Adhärenz dem der Compliance vorziehen.

3.2.6 Rettungswissenschaft

Die Verbindung der Begriffe *Rettung* und *Wissenschaft* zeigt, dass die zu lösenden Herausforderungen im Rettungsdienst eine evidenzbasierte und epistemologische Grundlage benötigen. Dabei gilt es, die Rettungswissenschaft als eigene Bezugsgröße zu entwickeln, die im Konzert mit anderen wissenschaftlichen Disziplinen dazu geeignet ist, die spezifischen Fragestellungen und Probleme der rettungsdienstlichen Welt sowohl inhaltlich als auch methodisch lösen zu können. Gegenstand einer wissenschaftlichen Beschäftigung mit rettungsdienstlichem Handeln sind rettungsdienstliche *Phänomene* aus Alltagsbeobachtungen. Methodisch lassen sich diese Phänomene beschreiben (deskriptive Wissenschaft) und es lässt sich insbesondere für medizinische, psychologische oder soziologische Phänomene externe Evidenz herstellen. Dies geschieht in der Triangulation von Methoden der quantitativen und qualitativen Sozialforschung mit Methoden der medizinisch-wissenschaftlichen Forschung. So vielfältig die zu untersuchenden Phänomene sind, so heterogen wird die Nutzung wissenschaftlicher Methoden aus den Bezugswissenschaften sein (Medizin, Soziologie, Psychologie, Ökonomie, Kommunikationswissenschaft, Versorgungsforschung etc.).

Auch die Entstehung rettungswissenschaftlicher Methoden ist denkbar. Eine enge Verzahnung von Theorien und Methoden aus anderen Wissenschaften ist in der Rettungswissenschaft die Grundlage für die wissenschaftliche Lösung bestimmter rettungsdienstlicher Phänomene. Mit dem Ziel, die rettungsdienstliche Versorgung zu verbessern, stehen insbesondere medizinische oder fachpraktische Herausforderungen im Fokus. Laut Duden ist es die Aufgabe der Wissenschaft, eine »(ein begründetes, geordnetes, für gesichert erachtetes) Wissen hervorbringende forschende Tätigkeit in einem bestimmten Bereich« (Duden online, 2021b) durchzuführen. Durch die weiter oben beschriebene definitorische Weitung des Retten-Begriffs (von der Lebensrettung zur Problemlösung) kann die Rettungswissenschaft sich auf Lösung spezifischer Probleme bei der Bewältigung rettungsdienstlicher Aufgaben konzentrieren – und sich damit von der Notfallmedizin als Wissenschaft abgrenzen. Da die Aufgaben der Notfallrettung auch (aber bei Weitem nicht nur) medizinische Maßnahmen enthalten, ist die Grenzziehung natürlich nur in der Theorie möglich. In der Praxis handelt es sich bei der Rettungswissenschaft um eine handlungsorientierte Berufswissenschaft (im Sinne von Becker & Spöttl, 2015, S. 19 ff.) und weniger um eine eigene Fachwissenschaft.

Kasten 3.4 enthält – unter Berücksichtigung der hier erfolgten Begriffsbestimmung für *Retten* – unseren Vorschlag für den Terminus Rettungswissenschaft.

Kasten 3.4: Definition »Rettungswissenschaft«

Rettungswissenschaft beschäftigt sich mit der Sammlung, Beschreibung und Ordnung von Phänomenen aus dem Bereich der paramedizinischen Berufsausübung in rettungsdienstlichen Handlungsfeldern oder in Handlungsfeldern mit rettungsdienstlichem Bezug. Sie liefert über eine Triangulation wissenschaftlicher Methoden aus anderen Fachwissenschaften wissenschaftliche Erkenntnisse, die in rettungsdienstliches Handeln überführt werden können und stellt damit eine *Handlungswissenschaft* dar. Sie hat als wesentliche Bezugswissenschaften die Medizin, die Soziologie und die Psychologie, aus denen sie Grundlagen und Methoden der Forschung übernimmt.

3.3   Fazit

Der Rettungsdienst ist wie das Gesundheitswesen, die gesamte Gesellschaft und die deutsche Sprache im stetigen Wandel. Diesem Wandel folgend verlieren Benennungen an Relevanz, entstehen neue Begriffe oder bekannte Formulierungen erhalten eine veränderte Bedeutung. Ausgewählte der sich verändernden Begriffe wurden hier vorgestellt. Insbesondere ein neues Verständnis des Begriffs *Notfall* scheint angezeigt. Eine Abkehr von der engen medizinisch-absoluten Bedeutung hin zu einem Verständnis des allgemeinen sozialen oder medizinischen Hilfeleistungsbedarfs ist auch in den rechtlichen Grundlagen wie Gesetzen, Verordnungen und Normen notwendig. Nur so kann der Rettungsdienst den zunehmenden gesellschaftlichen Anforderungen außerhalb der klassischen Notfallmedizin gerecht werden.

Eine wissenschaftliche Beschäftigung mit dem Feld des Rettungsdienstes bedingt unmittelbar eine Definition von Begrifflichkeiten und Konzepten. Diese sind aber keineswegs als absolut zu sehen, sondern unterliegen selbst der sozialen Aushandlung und der zeitlichen Veränderung. In diesem Sinne versteht sich dieser Aufsatz als Auftakt einer kontinuierlichen kritischen Auseinandersetzung der im Rettungsdienst gebräuchlichen Begriffe und Konzepte. Diese Begriffsdefinitionen sind keineswegs oberflächlich, sondern verweisen unmittelbar auf tiefgehende Vor- und Fragestellungen. So gilt es in der Folge zu klären, welche Determinanten die rettungsdienstliche Tätigkeit beinhaltet, wenn das Konzept der engeren notfallmedizinischen Versorgung ausgedient hat.

Eine solche Klärung ist unter rettungswissenschaftlichen Erwägungen wichtig, sie ist keine rein akademische Gedankenübung. Vielmehr gibt es eine klare Evidenz dafür, dass Begriffe nicht nur unser Denken, sondern auch unser Handeln maßgeblich beeinflussen. Unsere Vorstellungen von der Welt sind eng geknüpft an die Begriffe, mit denen wir die Dinge in der Welt bezeichnen. Für den Rettungsdienst lässt sich feststellen, dass einige Begriffe die Wirklichkeit verzerrt darstellen lassen. Sind *PatientInnen* immer krank? Sind *Notfälle* immer medizinische Ereignisse? Endet die *präklinische Versorgung* immer in einer Klinik? Und ist *Rettung* immer ein technischer Vorgang? Unsere Beispiele zeigen: Die Welt des Rettungsdienstes ist im Wandel. Ihre Begrifflichkeiten müssen nachgeschärft werden.

Wörter können die Wirklichkeit nie korrekt abbilden, sie sind immer ein Zerrspiegel der Realität. Aber es sollte gelingen, ein Sprachbewusstsein für die eigene Profession zu entwickeln, das die umfassenden Veränderungen der Rettungsdienst-Welt ein Stück weit sichtbar macht.

Literatur

Bechmann, S. (2016). *Sprachwandel – Bedeutungswandel*. Tübingen: A. Francke.

Becker, M. & Spöttl, G. (2015). *Berufswissenschaftliche Forschung. Ein Arbeitsbuch für Studium und Praxis*. 2. Aufl. Frankfurt am Main: Peter Lang.

Deutsches Institut für Normung e. V. (Hrsg.) (2021). *DIN EN 13050:2021-10, Begriffe im Rettungswesen, Kap. 3*. Berlin: Beuth-Verlag.

Duden online. (2021a). *Notfall, der*. Zugriff am 28.12.2022 unter: https://www.duden.de/node/104001/revision/1435300

Duden online. (2021b). *Wissenschaft, die*. Zugriff am 28.12.2022 unter: https://www.duden.de/node/206496/revision/1316583

Ellebrecht, N. (2021). *»Da müssen wir Sie wohl mitnehmen!« Soziologische Dimensionen des Notfalls*. Dr. Med. Mabuse, 46(251), 26–28.

Faller, H. (2012). *Patientenorientierte Kommunikation in der Arzt-Patient-Beziehung*. Bundesgesundheitsblatt – Gesundheitsforschung – Gesundheitsschutz, 55(9), 1106–1112. https://doi.org/10.1007/s00103-012-1528-x

Günther, A., Schmid, S., Bruns, A., Kleinschmidt, T., Bartkiewicz, T., Harding, U. (2017). *Ambulante Kontakte mit dem Rettungsdienst: Retrospektive Auswertung von Einsätzen mit und ohne notärztlicher Beteiligung in einem städtischen Rettungsdienstbereich*. Notfall und Rettungsmedizin, 20(6), 477–485. https://doi.org/10.1007/s10049-017-0268-8

Hofmann, T. & Fredrich, T. (2021). *Clinical Reasoning im Rettungsdienst*. Emergency, 2(1), 40–46.

Institut für Notfallmedizin und Medizinmanagement (Hrsg.) (2020). *Rettungsdienstbericht Bayern 2020. Berichtszeitraum: 2010 bis 2019*. München. Zugriff am 11.12.2022 unter: https://www.inm-online.de/images/stories/pdf/RD_BERICHT_2020.pdf

Jedicke, P. (2020). *Neue Wörter im Duden sorgen für Sprach-Kontroverse*. Zugriff am 21.08.2020 unter: https://www.dw.com/de/neue-wörter-im-duden-sorgen-für-sprach-kontroverse/a-54539751

Kill, C. & Andrä-Welker, M. (2004). *Referenzdatenbank Rettungsdienst Deutschland*. Berichte der Bundesanstalt für Straßenwesen, Reihe »Mensch und Sicherheit«, Heft M 163. Bergisch Gladbach: Bundesanstalt für Straßenwesen.

Meißel, T. (2006). *Compliance – Zur Funktion eines Begriffes der medizinischen Alltagspraxis.* Balint Journal, 7(2), 55–60. https://doi.org/10.1055/s-2006-941512

Mey, G. & Mruck, K. (Hrsg.) (2011). *Grounded Theory Reader.* 2. Aufl. Wiesbaden: Verlag für Sozialwissenschaften.

Mills, B.W., Hill, M.G., Miles, A.K. et al. (2022). *Ability of the Australian general public to identify common emergency medical situations: Results of an online survey of a nationally representative sample.* Australasian Emergency Care. https://doi.org/10.1016/j.auec.2022.04.002

Pfeifer, W. (1993). *Prä-.* In: Etymologisches Wörterbuch des Deutschen: Digitalisierte und von Wolfgang Pfeifer überarbeitete Version im Digitalen Wörterbuch der deutschen Sprache. Zugriff am 11.12.2022 unter: https://www.dwds.de/wb/etymwb/prä-

Schäfer, C. (2017). *Patientencompliance: Adhärenz als Schlüssel für den Therapieerfolg im Versorgungsalltag.* 2. Aufl. Wiesbaden: Springer Gabler. https://doi.org/10.1007/978-3-658-13003-9

Sefrin, P., Händlmeyer, A., Kast, W. (2015). *Leistungen des Notfall-Rettungsdienstes. Ergebnisse einer bundesweiten Analyse des DRK 2014.* Der Notarzt, 31(04), S34–S48. https://doi.org/10.1055/s-0035-1552705

Sieber, F., Kotulla, R., Urban, B., Groß, S., Prückner, S. (2020). *Entwicklung der Frequenz und des Spektrums von Rettungsdiensteinsätzen in Deutschland.* Notfall + Rettungsmedizin, 23(7), 490–496. https://doi.org/10.1007/s10049-020-00752-1

Wegner, W. (2007). *Notfallmedizin.* In: Gerabek, W. E., Haage, B.D., Keil, G., Wegner, W. (Hrsg.) *Enzyklopädie Medizingeschichte* (S. 1056–1057). Berlin, Boston: De Gruyter. https://doi.org/10.1515/9783110976946

World Health Organization. (2003). *Adherence to Long-Term Therapies: Evidence for Action.* Geneva. Zugriff am 11.12.2022 unter: https://apps.who.int/iris/bitstream/handle/10665/42682/9241545992.pdf?sequence=1&isAllowed=y

4 Von der empirischen Rettungswissenschaft zur evidenzbasierten Notfallmedizin – Anwendung systematischer Forschung in der notfallmedizinischen Praxis

Sebastian Koch

4.1 Zum Anspruch einer evidenzbasierten Notfallmedizin (EBNM) für eine professionelle PatientInnenversorgung

Evidenzbasierte Notfallmedizin (EBNM) in der praktischen Tätigkeit im Rettungsdienst genießt höchstes Ansehen und ist Grundlage einer Professionalisierung im Rettungsdienst. Eine EBNM dient nicht nur dem Wohl der PatientIn, sondern einem professionellen rettungsdienstlichen beruflichen Handlungsfeld, welches auf erfahrbaren Tatsachen beruht (Chalmers, 2007). Hierbei ist kritisch festzuhalten, dass diese erfahrbaren Tatsachen überwiegend auf rettungswissenschaftlichen Erkenntnissen basieren sollten, welche aus systematischer Forschung in der notfallmedizinischen Praxis abgeleitet werden.

Die Anwendung systematischer Forschung in der notfallmedizinischen Praxis spielt im beruflichen Handlungsfeld des Rettungsdienstes eine wesentliche Rolle. Sie verpflichtet alle im Berufsfeld Rettungsdienst handelnden Akteuren, das eigene Wissen und Handeln regelmäßig zu reflektieren sowie dem aktuellen Stand von Wissenschaft und Technik anzupassen und sich nicht mit einem »das war schon immer so« zufrieden zu geben (NotSanG, 2013). Daraus ergibt sich der gesetzliche Anspruch einer EBNM, auf Grundlagen systematischer Forschung, die daraus gewonnenen rettungswissenschaftlichen Erkenntnisse in die tägliche Handlung aller im Berufsfeld Rettungsdienst handelnden Akteuren professionell einfließen zu lassen.

4.2 Bedeutung notfallmedizinischer Forschung für die Rettungswissenschaft

Die Bedeutung notfallmedizinischer Forschung begründet sich im Gewinn systematischer wissenschaftlicher Erkenntnisse im Rettungsdienst. Sie ist Grundlage einer professionellen Rettungswissenschaft aller im Berufsfeld Rettungsdienst handelnden Akteuren. Als Instrument der Rettungswissenschaft hat sie folgende Aufgaben:

- Theorien innerhalb der Rettungswissenschaft zu überprüfen und ggf. weiterzuentwickeln
- neue Theorien innerhalb der Rettungswissenschaft zu entwickeln
- Fragen aus der notfallmedizinischen Praxis zu beantworten, z. B. bezüglich der Wirksamkeit einer bestimmten notfallmedizinischen Maßnahme (Mayer, 2014).

4.2.1 Wozu eine Rettungswissenschaft?

Rettungswissenschaftliches Wissen steht unstrukturiertem beruflichem Alltagswissen gegenüber. Unstrukturiertes berufliches Alltagswissen beruft sich auf subjektive Erfahrungen und Intuitionen sowie traditionelle oder autoritäre Vorgaben. Es steht einer Entwicklung professioneller Handlungsfelder im Rettungsdienst durch unreflektierte Versuche und Irrtümer entgegen (Mayer, 2014).

In einer bundesweiten, multizentrischen Studie (Koch et al., 2018) wurden nichtärztliche MitarbeiterInnen in der Notfall- und Rettungsmedizin befragt, auf welchem Wissen ihre rettungsdienstliche Tätigkeit basiere. Hierbei konnte herausgestellt werden, dass 86,6 % der befragten StudienteilnehmerInnen angaben, dass ihr Wissen auf ihrer im Lauf der Zeit erworbenen beruflichen Erfahrung im Rettungsdienst beruht. Gleichzeitig bestätigten 85,2 % der befragten StudienteilnehmerInnen, dass ihr Wissen auf Informationen beruhe, welche sie aus Leitlinien und rettungsdienstlichen Standards erhalten (Koch et al., 2018).

Durch wiederkehrende berufliche Handlungssituationen und subjektive Erfahrungen werden mit der Zeit Zusammenhänge und Ähnlichkeiten erkennbar – klinisches Urteilsvermögen entwickelt sich. Erfahrungswissen ist wichtig, es gibt Sicherheit und lässt den Blick für das Gesamtgeschehen im eigenen Notfallbereich wachsen. Jedoch ist es unstrukturiertes berufliches Erfahrungs- bzw. Alltagswissen und somit nicht für die professionelle Lösung von Notfallsituationen verallgemeinerbar. Es kann daher nur eine begrenzte Grundlage für eine professionelle notfallmedizinische Praxis darstellen.

Tab. 4.1: Berufliches Alltagswissen und rettungswissenschaftliches Wissen (vgl. Hierdeis & Hug, 1997)

	Berufliches Alltagswissen	Rettungswissenschaftliches Wissen
Systematik	nicht systematisches Wissen	systematisches Wissen
Organisation	nicht organisierte Erkenntnis	organisierte Erkenntnis
Vorgehen	routiniertes Handeln	reflektiert-methodisches Handeln
Umgang mit Zweifeln	Vermeiden von Zweifeln	Systematisieren von Zweifeln
Umgang mit dem Erkannten	Sichern des Erkannten	Zweifel am Erkannten
Umgang mit Alternativen	Vermeiden von Alternativen	Aufdecken von und Suche nach Alternativen
Umgang mit Deutungen	Konzentration auf eine Deutung	selbstverständliche Aufnahme von Mehrdeutigkeit
Form der Weitergabe	im einzelnen (subjektiven) und/oder kollektiven Bewusstsein aufgehobene und v. a. mündliche weitergegebene Erkenntnis	v. a. in schriftlicher Form weitergegebene Erkenntnis
Sprache	erfahrungsnahe Sprache	erfahrungsferne, abstrakte Sprache

Rettungswissenschaftliches Wissen basiert auf strukturierten Wissensquellen. Hierbei werden als strukturierte Wissensquellen *logisches Denken* und *wissenschaftliches Forschen* hervorgehoben.

Logisches Denken ist geistiges Verarbeiten und zielt allgemein auf einen systematischen Erkenntnisgewinn ab. Dieser strukturierte allgemeine Erkenntnisgewinn erfolgt nach festgesetzten Regeln, um zu objektiven Schlussfolgerungen zu gelangen. Dadurch können Probleme im beruflichen Handlungsfeld Rettungsdienst gelöst werden und es dient gleichzeitig als Grundlage professionellen Handelns im Rettungsdienst.

Wissenschaftliches Forschen basiert ebenfalls auf festgesetzten Regeln, die ein systematisches (planmäßiges, methodisches) Vorgehen verlangen. Wissenschaftliches Forschen ermöglicht es, Vermutungen, Aussagen oder logische Schlussfolgerungen systematisch zu überprüfen, zu beweisen oder zu widerlegen. Auch diese Methode ist nicht unfehlbar, erreicht aber eine höhere Zuverlässigkeit als die zuvor genannten unstrukturierten Methoden des Wissenserwerbs (Mayer, 2014).

Leitlinien, Algorithmen und sonstige rettungsdienstliche Handlungsanweisungen sollen sich auf Ergebnissen wissenschaftlicher Forschung berufen und sind demzufolge den strukturierten Wissensquellen zuzuordnen. Ziel einer systematischen Rettungswissenschaft ist es, die Schwächen von unstrukturiertem Alltagswissen im Rettungsdienst zu überwinden. Sinn und Zweck der Rettungswissenschaft ist es:

- wissenschaftliches Wissen im Berufsfeld Rettungsdienst zu erzeugen, zu objektivieren und zu systematisieren
- dieses Wissen den Handelnden im Rettungsdienst sowie der Gesellschaft zugänglich und nutzbar zu machen

Kasten 4.1: Definition Rettungswissenschaft

Die Rettungswissenschaft umfasst die Gesamtheit des begründeten und überprüfbaren (rettungswissenschaftlichen) Wissens, das zu einem bestimmten Zeitpunkt im Berufsfeld Rettungsdienst als gesichert und irrtumsfrei gilt, sowie die Kompetenz, (rettungswissenschaftliches) Wissen zu erarbeiten sowie für die Gesellschaft zugänglich und nutzbar zu machen und zu reflektieren (Forschung).

4.2.2 Systematische Forschung in der notfallmedizinischen Praxis

Die Anwendung systematischer Forschung findet dann statt, wenn eine wissenschaftlich fundierte, durch Forschungsergebnisse gestützte Erkenntnis systematisch in die notfallmedizinische Praxis integriert wird. Ziel ist eine EBNM, die sich an systematischer Forschung orientiert (Mayer, 2014). Die Methode der Anwendung systematischer Forschung in der notfallmedizinischen Praxis ermöglicht es, Vermutungen, Aussagen oder logische Schlussfolgerungen systematisch zu überprüfen, zu beweisen oder zu widerlegen. Die Anwendung der Ergebnisse systematischer Forschung in der notfallmedizinischen Praxis ist nicht unfehlbar, erreicht aber eine höhere Zuverlässigkeit als die unstrukturierte Wissensanwendung nach dem Prinzip: »Das haben wir schon immer so gemacht.«

Bei der Anwendung systematischer Forschung in der notfallmedizinischen Praxis wird zwischen der *Grundlagenforschung* sowie der *Angewandten Forschung* unterschieden. *Grundlagenforschung* dient der Untersuchung grundlegender Zusammenhänge im Rettungsdienst, ohne direkten Anwendungsbezug. Primär geht es um eine Erweiterung der Rettungswissenschaft zu bisher ungeklärten Fragestellungen abseits einer notfallmedizinischen Praxis. Grundlagenforschung ist dementsprechend nicht zweckgebunden. Dieser Forschungsbereich baut das wissenschaftliche Fundament aus, auf dem weitere, auch angewandte Forschung und damit letztlich auch neue rettungswissenschaftliche Erkenntnisse beruhen.

Angewandte Forschung wird auch als Zweckforschung bezeichnet. Sie hat die Aufgabe, die notfallmedizinische Praxis anhand einer spezifischen Fragestellung weiterzuentwickeln und besitzt damit einen konkreten Anwendungsbezug.

Beispiel

Als Alternativmethode zur Gabe von Adrenalin über einen i.v.-Zugang fand die endobronchiale Gabe (Applikation über einen liegenden Endotrachealtubus) in den 1980er Jahren Einzug in die Reanimationsleitlinien: Dies sollte eine Aufnahme des Wirkstoffs über die Schleimhaut unter Umgehung eines hepatischen First-Pass-Effekts ermöglichen. Wissenschaftliche Forschungsergebnisse konnten aber nachweisen, dass so keine signifikante Plasmakonzentration im Blut erreicht werden konnte (Quinton et al., 1987).

In der Folge wurde die endobronchiale Gabe von 3 mg Adrenalin aus den Reanimationsleitlinien gestrichen, wird heute aber bei der Reanimation von Neugeborenen wieder diskutiert – ein gutes Beispiel dafür, dass sich unser Wissen ständig erweitert und Leitlinien vor diesem Hintergrund regelmäßig überprüft und angepasst werden müssen.

4.3 Empirische Forschungsansätze: Anschauungen der Wirklichkeit in der Rettungswissenschaft

Empirische Forschungsansätze in der notfallmedizinischen Praxis zielen auf sichere Erkenntnisse durch systematische Auswertung von Erfahrung und wollen dadurch der »Wirklichkeit« im Berufsfeld Rettungsdienst näherkommen.

Grundlegend ist festzuhalten, was jede BeobachterIn sieht (Wirklichkeit), was durch ihr Wissen und ihre Erfahrung beeinflusst wird (Chalmers, 2007). Um systematische Forschungsansätze im Berufsfeld Rettungsdienst verstehen, anwenden und kritisch reflektieren zu können, müssen wir das wissenschaftstheoretische Grundverständnis einer ForscherIn kennen, d. h. was ist für sie Wirklichkeit? Hanson (1958) formulierte dies so: »Beim Sehen geht es um mehr als lediglich um das, was einem ins Auge springt.« (Hanson 1958, zit. nach Chalmers, 2007, S. 9)

Wie gelangen wir zu rettungswissenschaftlichen Erkenntnissen? Was ist wahr und wirklich? Ist alles wahr, was man objektiv messen kann? Gibt es eine objektive Wahrheit? Oder sind erst die Bedeutung und der Sinn, den die Menschen den Dingen und Ereignissen verleihen, letztlich wahr? Das hieße, Wahrheit wäre etwas Subjektives. In der empirischen Forschung haben sich folgende Anschauungen der Wirklichkeit herausgebildet (Mayer, 2014):

- *Positivismus:* In dieser Anschauung ist die Wirklichkeit unabhängig vom Menschen und somit für alle Menschen gleich. Sie ist mit den Sinnen wahrnehmbar und kann objektiv gezählt und gemessen werden, d. h. sie ist objektivierbar. Demnach gibt es eine objektive Wahrheit. Zudem geht der Positivismus davon aus, dass Ereignisse nicht zufällig geschehen, sondern immer die Folge von Ursachen sind. Dem Positivismus liegt ein naturwissenschaftliches Denken zugrunde, PositivistInnen erforschen Ursachen und deren Wirkung, d. h.

sie wollen wissen, wie die Wirklichkeit funktioniert und ihre Gesetzmäßigkeiten erklären.
- *Naturalismus:* Aus dieser Perspektive gibt es nicht nur eine Wirklichkeit, sondern mehrere Interpretationen von Wirklichkeit. Da jeder Mensch seine Umgebung auf seine subjektive Weise wahrnimmt, interpretiert und ihr unterschiedliche Bedeutungen verleiht, »erschafft« er seine eigene Wirklichkeit, und zwar situationsbezogen innerhalb seiner Umwelt. Deshalb gehen NaturalistInnen davon aus, dass sich die Wirklichkeit über das Verstehen menschlicher Erfahrung und das Erleben der Menschen erschließt. Dabei ist der Mensch immer in seiner Lebenswelt zu betrachten.

Die beiden Anschauungen haben in der empirischen Forschung zu unterschiedlichen Forschungsansätzen und -methoden geführt. Sie haben sich im Laufe der Zeit aus zwei unterschiedlichen Weltanschauungen herausgebildet, welche sich im Wissensverständnis ausdrücken. Hierbei sprechen wir vom *quantitativen* und *qualitativen Forschungsansatz* (Mayer, 2014; Bortz & Döring, 2006).

Die *quantitative Forschung* arbeitet mit großen Zahlenmengen, objektiv messbaren Daten und standardisierten Erhebungen. Sie orientiert sich am positivistischen Grundverständnis. Die *qualitative Forschung* untersucht anhand von kleineren Untersuchungen Phänomene aus der Sicht der Betroffenen. Sie orientiert sich am naturalistischen Grundverständnis.

4.4 Ziele der quantitativen und qualitativen Forschung im Rettungsdienst

Qualitative und quantitative Forschung im Rettungsdienst verfolgen zur allgemeinen Wissensvermehrung spezielle Ziele:

- *Identifikation*: Qualitative Forschung konzentriert sich darauf, Phänomene zu identifizieren. Oftmals geht die qualitative Forschung der quantitativen Forschung voran.
- *Beschreibung*: In beschreibenden Untersuchungen werden z. B. die Merkmale (Was kennzeichnet ein bestimmtes Phänomen?) oder auch die Häufigkeiten von Phänomenen (Wie oft kommt ein Phänomen vor?) beschrieben. Eine mögliche Studie könnte z. B. beschreiben, wie sich die Informationsbedürfnisse von NotfallpatientInnen nach Übernahme durch NotfallsanitäterInnen (Phänomen) verändern. Die Studie könnte zur Entwicklung von Informationsleitlinien für NotfallpatientInnen verwendet werden.
- *Erklärung*: Im Rahmen erklärender Studien werden Wechselbeziehungen gesucht. Eine typische Fragestellung könnte sein: Steht der Stress einer PatientIn während eines Transportes in ein Krankenhaus in Zusammenhang mit den Verhaltensweisen der NotfallsanitäterInnen? Erklärende Ergebnisse qualitativer Forschung können Basis für weitere Studien sein, die sich auf Vorhersage und Kontrolle konzentrieren.
- *Vorhersage und Kontrolle*: Manche Phänomene im Rettungsdienst können nicht vollkommen erklärt, jedoch auf Basis von Forschungsergebnissen vorhergesagt und somit kontrolliert werden. Beispiel: Die Intention von NotfallsanitäterInnen, sich für einen akademischen Studiengang zu bewerben, ist u. a. von ihrem Alter und ihrem Schulabschluss abhängig (Koch et al., 2019a). In der notfallmedizinischen Forschung sind viele, typischerweise quantitative, Studien auf Vorhersage und Kontrolle ausgerichtet (Mayer, 2014; Bortz & Döring, 2006).

4.4.1 Qualitative Forschung im Rettungsdienst

Die qualitative Forschung untersucht Phänomene im Rettungsdienst aus der Sicht der Betroffenen. Sie dient hauptsächlich deren Identifikation und Erklärung. Der Begriff »Phänomen« beschreibt etwas, von dem man annimmt, dass es in der Wirklichkeit vorhanden ist. Bei qualitativen Forschungen im Rettungsdienst handelt es sich um Untersuchungen mit relativ wenigen StudienteilnehmerInnen (ProbandInnen), z. B. mittels Interviewstudien.

Qualitative Forschung versucht durch systematische Erkenntnisse aus subjektivem Empfinden und Beschreibungen des individuellen Erlebens der StudienteilnehmerInnen, Schlussfolgerungen vom Einzelfall auf die Allgemeinheit zu schließen (induktives Vorgehen). Geeignete Instrumente zur Datengewinnung sind dabei vor allem offene oder teilstandardisierte Interviews und verschiedene Formen der Beobachtung innerhalb der Feldforschung (Bortz & Döring, 2006).

So untersuchte eine Studie von Zirnstein und Koch (2021) durch eine qualitative Untersuchung mittels Interviewanalyse von MitarbeiterInnen in der Notfall- und Rettungsmedizin das individuelle Empfinden der StichprobenteilnehmerInnen zum Thema der Akademisierung im Rettungsdienst (Zirnstein & Koch, 2021). Zur Interviewanalyse stand die qualitative Inhaltsanalyse nach Mayring in Orientierung an das inhaltsanalytische Ablaufmodell zur Verfügung (Mayring, 2015). Diese Auswertungsmethode kommt zur Anwendung, um aus dem vorliegenden Material geeignete Textabschnitte herauszufiltern sowie diese zusammenzufassen und interpretierbar zu machen (Mayring, 2015). Weiterhin unterstützt die theoriegeleitete Methode der Inhaltsanalyse ein systematisches Vorgehen und macht es den LeserInnen nachvollziehbarer. Die hier anzuwendenden Ordnungskriterien ergeben sich aus dem vorgefertigten Interviewleitfaden mit den im Vorfeld definierten, deduktiv gebildeten Haupt- und Subkategorien (Mayring, 2015).

Im Rahmen der Entwicklung und Organisation eines Studiengangs für NotfallsanitäterInnen sowie der Etablierung einer Akademisierung ergab die qualitative Interviewanalyse der sieben StudienteilnehmerInnen, dass die Kompetenz- und Tätigkeitsbereiche der akademisierten NotfallsanitäterInnen sowie die Inhalte innerhalb des Studiums konkretisiert werden sollten. Der aktuelle Zustand eines identischen Kompetenz- und Tätigkeitsbereichs von akademisierten und nichtakademisierten NotfallsanitäterInnen ist aufgrund der unterschiedlichen Bildungsniveaus sowie des fachlichen Qualifikationsprofils nicht befriedigend. Im Fokus sollte daher eine klare Definition der unterschiedlichen Kompetenz- und Tätigkeitsbereiche von akademisierten und nichtakademisierten NotfallsanitäterInnen liegen, welche die differenten Bildungsstufen sowie berufliche Aufstiegsmöglichkeiten berücksichtigt. Tabelle 4.2 stellt die Ergebnisse zum Thema der Akademisierung im Rettungsdienst im Kategoriensystem dar (Zirnstein & Koch, 2021; ▸ Tab. 4.2).

Durch qualitative Untersuchungen können Phänomene des individuellen Erlebens identifiziert werden. Sie dienen einem qualitativen Einstieg in die verschiedenen Forschungsgebiete der Rettungswissenschaft und gehen in der Regel der quantitativen Forschung voraus.

Qualitative Forschung im Rettungsdienst kann auch für erklärende Studien angewendet werden. Ziel ist es hierbei, Wechselbeziehungen bzw. Zusammenhänge ausfindig zu machen und diese qualitativen Forschungsergebnisse auf allgemeine Situationen im Rettungsdienst zu übertragen. Bei den Ergebnissen der qualitativen Forschung handelt es sich um Hypothesen oder Theorien, auf deren Grundlage anwendbare Konzepte oder Therapien entwickelt werden. Qualitative Studien wie die Untersuchung nach Zirnstein und Koch (2021) können Basis für weitere quantitative Studien sein, die sich auf Vorhersage und Kontrolle konzentrieren.

Tab. 4.2: Darstellung der Ergebnisse zum Thema der Akademisierung im Rettungsdienst (vgl. Zirnstein & Koch, 2021)

Kategorie	Kommentare zur Kategorie
K1 Einstellung zur Notwendigkeit einer Akademisierung der Berufsgruppe	• sehr umstrittene Thematik • Notwendigkeit wird sehr differenziert betrachtet • Im praktischen Alltag besteht aktuell kein Unterschied zwischen der Arbeit akademisierter oder nichtakademisierter NotfallsanitäterInnen. • bezüglich Führungskräfte oder Lehrtätigkeit als sinnvoll erachtet
K2 Beeinflussende Argumente für oder gegen ein Studium	• vorgesetzte Person nimmt eine wesentliche Rolle im Entscheidungsprozess ein • Die finanzielle Sicherheit ist eine Grundvoraussetzung. • Der Zeitfaktor stellt einen schwierigen Aspekt dar. • Familien unterstützen die interviewten Personen.
K3 Motivation für die Studiendurchführung	• optimierte Karrierechancen • breitere berufliche Entwicklungsmöglichkeiten in Führungspositionen oder schulischer Tätigkeit • Erlangen von höherem theoretischem Wissen bezüglich des Rettungswesens • aktuell keine negativen Auswirkungen auf nichtakademisierte NotfallsanitäterInnen, außer Konfliktpotential durch unterschiedliches Bildungsniveau • langfristige Etablierung des Studiums, aber kein Ersatz der schulischen Ausbildung
K4 Vorstellung des Studieninhalts und der Studienorganisation	• vielschichtige Inhaltsstruktur des Studiums, welche die Qualifikation zur Ausbildung oder Führung im Rettungswesen ermöglichen • Organisation in Voll- und Teilzeitmodellen • aktuell kein Unterschied der Tätigkeitsfelder im Rettungsdienst zwischen akademisierten und nichtakademisierten Personal • durch Studium eventuelle Eröffnung eines breiteren Tätigkeitsfeldes in Ausbildung, Führung und Behörden möglich
K5 Wahrscheinlichkeit der Studienaufnahme	• Die Gesamtheit der interviewten Personen teilt sich in zwei gleich große Anteile, welche entweder ein zukünftiges Studium präferieren oder keine Intention zu einem zukünftigen Studium bzw. schon einen Studienabschluss besitzen. • Medizinpädagogik und Rettungsdienstmanagement werden von den Interviewten am häufigsten genannt. Sie zeigen momentan mehr Vorteile. • Das Studium zur akademisierten NotfallsanitäterIn wird aktuell wenig angestrebt.
K6 Zusammenhang zwischen Führungsstil und Einstellung zur Akademisierung der NotfallsanitäterIn (Führungskraft)	• eher partizipativer, offener, kommunikativer Führungsstil • Fort- und Weiterbildung haben einen hohen Stellenwert. • Förderung der MitarbeiterInnen, wenn dies von Vorteil für das Unternehmen ist • Förderung durch finanzielle Unterstützung oder Freistellung

4.4.2 Quantitative Forschung im Rettungsdienst

Quantitative Forschung im Rettungsdienst überprüft Hypothesen, Theorien und Konzepte. Ihr Ziel ist es, Daten zu gewinnen, um daraus allgemeingültige Aussagen zu treffen und Gesetzmäßigkeiten im Rettungsdienst abzuleiten. Die quantitative Forschung versucht daher durch standardisierte Erhebungen mit einer hohen Anzahl an StudienteilnehmerInnen objektiv messbare Daten zu gewinnen (Mayer, 2014; Bortz & Döring, 2006).

Quantitative Forschung leitet theoretische Annahmen (Hypothesen) aus einer Theorie ab, die dann empirisch überprüft werden. Das heißt, es werden logische Schlussfolgerungen vom Allgemeinen (Theorie) auf den Einzelfall (Praxissituation, Empirie) gezogen. So wurde z. B. durch Koch et al. (2019a) die Theorie des geplanten Verhaltens (TOPB) (Ajzen, 1991) als theoretische Grundlage verwendet, um bundesweit nichtärztliche MitarbeiterInnen im Rettungsdienst zu untersuchen. Ziel war es hierbei, die allgemeine Verhaltensabsicht (Intention) von nichtärztlichen MitarbeiterInnen in der präklinischen Notfall- und Rettungsmedizin zu untersuchen, einen akademischen Studiengang zur NotfallsanitäterIn zu absolvieren, und gleichzeitig die Theorie des geplanten Verhaltens empirisch zu überprüfen (Koch et al., 2019b). Nach Ajzens Theorie des geplanten Verhaltens (TOPB) ist die Verhaltensabsicht (Intention) von den Faktoren der Einstellung, der sozialen Norm sowie der Verhaltenskontrolle abhängig (Ajzen, 1991). Dieses Vorgehen wird als deduktiv bezeichnet und eignet sich zur Untersuchung großer Stichproben, um z. B. Sachverhalte zu quantifizieren oder statistische Zusammenhänge herzuleiten. Dabei werden Fragen beantwortet wie »Wie viele?«, »Wie oft?« und »Wie groß?«.

In der Studie von Koch et al. (2019a) konnten 1.585 nichtärztliche MitarbeiterInnen in der präklinischen Notfall- und Rettungsmedizin aus allen 16 Bundesländern mittels Fragebogen untersucht werden. 781 (49,7 %) der StudienteilnehmerInnen gaben an, dass für die Entwicklung ihres Berufsbildes ein akademischer Studiengang zur NotfallsanitäterIn nützlich wäre. Des Weiteren gaben 672 (42,4 %) StudienteilnehmerInnen an, dass sie einen akademischen Studiengang zur NotfallsanitäterIn absolvieren würden (Koch et al., 2019a).

In beschreibenden Untersuchungen werden z. B. die Merkmale (Was kennzeichnet ein bestimmtes Phänomen?) oder die Häufigkeiten eines Phänomens (Wie oft kommt ein Phänomen vor?) beschrieben.

In der Studie von Koch et al. (2019a) wurde in einer Post-hoc-Subgruppenanalyse das Antwortverhalten hinsichtlich der soziodemografischen Daten zu den Berufsjahren im Rettungsdienst differenziert betrachtet. Für die Anzahl der Jahre im Beruf zeigt sich ein schwacher negativer Trend ($r = -0.162$). Während in der Gruppe derjenigen < 5 Berufsjahre im Rettungsdienst 26,3 % einen akademischen Studiengang zur NotfallsanitäterIn absolvieren würden, sind es in der Gruppe > 21 Berufsjahre im Rettungsdienst 12,7 % (Koch et al., 2019a) (▶ Abb. 4.1).

Manche Phänomene können nicht vollkommen erklärt, jedoch auf Basis von Forschungsergebnissen vorhergesagt und somit kontrolliert werden. In der notfallmedizinischen Forschung sind viele, typischerweise quantitative, Studien auf Vorhersage und Kontrolle ausgerichtet.

4 Von der empirischen Rettungswissenschaft zur evidenzbasierten Notfallmedizin

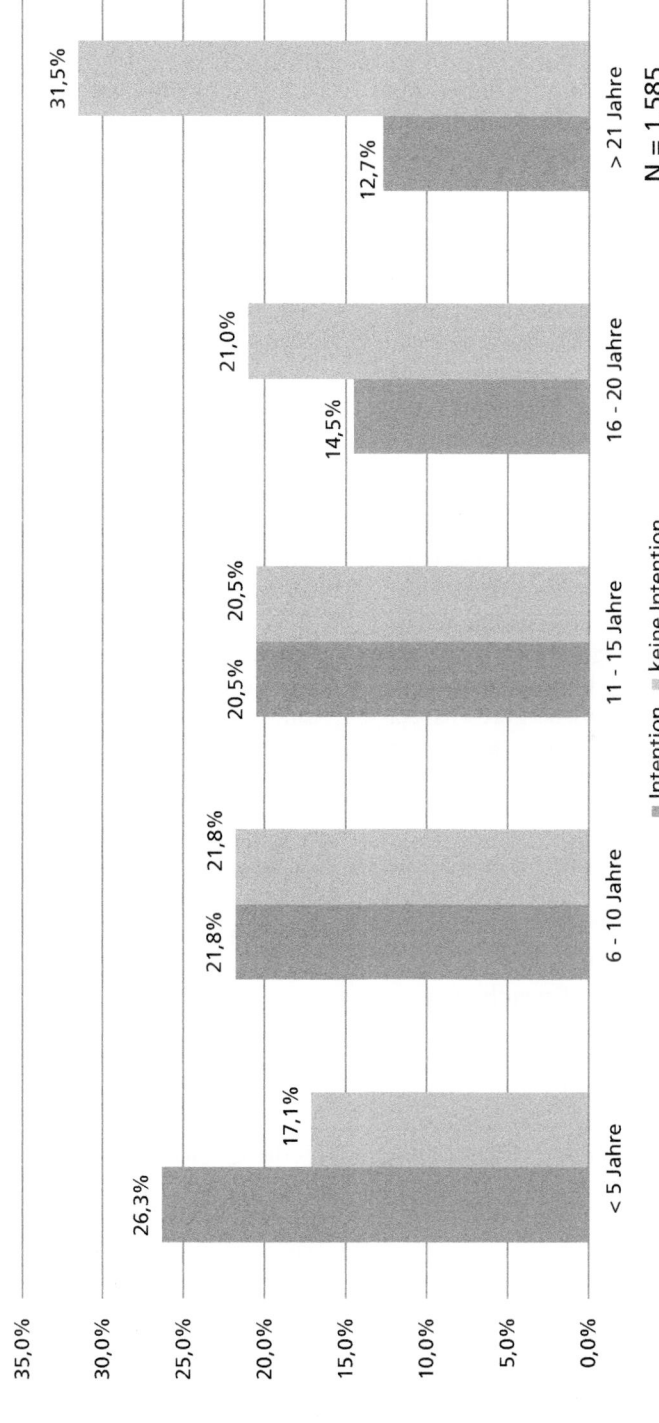

Abb. 4.1: Intention und Berufsjahre im Rettungsdienst (vgl. Koch et al., 2019a)

4.5 Gütekriterien systematischer Forschung in der notfallmedizinischen Praxis

Systematische Forschung und die Umsetzung von Forschungsergebnissen in die notfallmedizinische Praxis im Rettungsdienst genießen ein hohes Ansehen! Evidenz (lat. evidentia = Augenscheinlichkeit) bedeutet umgangssprachlich: Augenschein, Offenkundigkeit, völlige Klarheit. Die evidenzbasierte Notfallmedizin ist ein wissenschaftliches Verfahren, welches sich zum Ziel setzt, das bestmögliche professionelle Verhalten in Zusammenhang mit notfallmedizinischen Maßnahmen zu identifizieren und anhand von Forschungsergebnissen zu begründen (Koch et al., 2018; Koch, 2021). Was ist aber die Grundlage für eine solche Autorität? Was ist die Forschungsmethode, die angeblich zu so verdienstvollen oder zuverlässigen Erkenntnissen führt? Hierbei müssen wir kritisch hinterfragen, welche Qualität die Forschungsmethode aufweist und welche Aussagekraft Forschungsergebnisse für die notfallmedizinische Praxis haben. Vor diesem Hintergrund gibt es sowohl für die quantitative als auch qualitative Forschung Gütekriterien (Maßstäbe), die die Qualität von Forschungsergebnissen beurteilen.

4.5.1 Gütekriterien der qualitativen Forschung

Die Qualität einer qualitativen Forschungsarbeit kann anhand folgender Gütekriterien kritisch beurteilt werden: *Glaubwürdigkeit, Angemessenheit, Übertragbarkeit* (Mayer, 2014; Bortz & Döring, 2006).

- *Glaubwürdigkeit*
  Hierbei steht im Besonderen die Vertrauenswürdigkeit der ForscherInnen sowie ihre Unabhängigkeit und Unvoreingenommenheit im Vordergrund. Wurden die Fragen möglicherweise so gestellt, dass sie eine bestimmte Antwort praktisch schon vorgaben? Gleichzeitig bezieht sich die Glaubwürdigkeit auch auf die Vertrauenswürdigkeit, Unabhängigkeit und Unvoreingenommenheit auf die interviewten StichprobenteilnehmerInnen und ihre Aussagen. War die Befragte in der Lage, die Fragen richtig zu verstehen?
- *Angemessenheit*
  Die konkrete Wirklichkeit der Aussagen der StudienteilnehmerInnen in der Studie steht hierbei unter besonderer Beachtung der Angemessenheit. Sind die Aussagen ausführlich beschrieben, sodass diese beim Lesen nachvollziehbar sind? Lassen die Aussagen konkret erkennen, wie wichtig sie für die notfallmedizinische Praxis sind?
- *Übertragbarkeit*
  Die Übertragbarkeit bestimmt das Maß, in dem die qualitativ erhobenen Daten auf andere Bereiche oder andere Personengruppen übertragen werden können. So fragt sich die LeserIn einer qualitativen Studie, ob deren Ergebnisse auf den eigenen Rettungsdienstbereich und die »eigene« notfallmedizinische Praxis übertragbar sind. Da Übertragbarkeit das Ziel qualitativer Forschung ist, ist dieses Gütekriterium besonders zu beachten.

4.5.2 Gütekriterien der quantitativen Forschung

Um die Qualität quantitativer Forschung zu beurteilen, werden die Gütekriterien *Objektivität, Reliabilität und Validität* herangezogen (Mayer, 2014; Bortz & Döring, 2006).

- *Objektivität*
  Die Objektivität stellt die Unabhängigkeit der forschenden Person(en) in den Mittelpunkt der Forschung. ForscherInnen kön-

nen z. B. durch ihre eigenen Erwartungen und Wünsche hinsichtlich der Forschungsergebnisse unbewusst beeinflusst werden. Idealerweise sollen allerdings alle Forschenden die gleichen Ergebnisse erzielen, wenn sie dieselbe Studie genau gleich durchführen.

Standardisierte Verfahren garantieren ein hohes Maß an Objektivität und halten einen möglichen Einfluss durch die Forschenden gering. Ein klassisches standardisiertes Verfahren für die Objektivität ist die sog. Verblindung. Hierbei werden die StudienteilnehmerInnen ohne ihr Wissen zufällig einer Experimental- oder zur Kontrollgruppe (in der Medikamentenforschung: Placebogruppe) zugeordnet (Randomisierung).

Die Verblindung verhindert entsprechende Erwartungen der StichprobenteilnehmerInnen aufgrund vorangegangener Informationen und sorgt dafür, dass sich verschiedene Einflussfaktoren, die nicht untersucht werden sollen (z. B. Alter, Geschlecht oder Herkunft), auf beide Gruppen gleichmäßig verteilen. Werden sowohl die Studienteilnehmenden als auch die Forschenden verblindet, spricht man von einer Doppelblindstudie. Dieses Prinzip wird besonders häufig in Medikamentenstudien angewendet. Standardisierte Auswertungsmethoden sorgen für Objektivität nicht nur bei der Durchführung, sondern auch bei der Datenauswertung der Untersuchung.

- *Reliabilität*
Die Reliabilität beschreibt die Zuverlässigkeit eines Messinstruments. Eine hohe Reliabilität ist gewährleistet, wenn mehrmalige Messungen mit demselben Instrument (z. B. Fragebogen) zu nahezu identischen oder zumindest sehr ähnlichen Daten führen. Weichen die Ergebnisse hingegen stark voneinander ab, gilt das Messinstrument als nicht ausreichend reliabel. So sollten z. B. mehrmals direkt hintereinander durchgeführte Messungen des Blutdrucks einer PatientIn zumindest fast identische Werte ergeben.
- *Validität*
Die Validität beschreibt die Gültigkeit eines Messinstrumentes. Die Validität ist als gegeben anzunehmen, wenn ein Messinstrument tatsächlich die zu bestimmende Größe misst, welche gemessen werden soll. Dies lässt sich z. B. durch Vergleich mit einer etablierten Messmethode ermitteln. Ist dem nicht so, gilt ein Messinstrument als nicht valide.

4.5.3 Kritischer Umgang mit Forschungsarbeiten in der notfallmedizinischen Praxis

Um ein kritisches Verständnis im Umgang mit Forschungsarbeiten zu entwickeln, bieten sich Fachzeitschriften an, in denen z. B. Originalarbeiten zusammenfassend vorgestellt werden. Solche Forschungsarbeiten aus der notfallmedizinischen Praxis sind nach den Vorgaben von Autorenrichtlinien (wissenschaftliche Richtlinien) der jeweiligen Fachzeitschrift aufgebaut. In der Regel gliedern sich Forschungsarbeiten nach Einleitung, Methode/Durchführung, Ergebnisdarstellung und Diskussion (Mayer, 2014).

Systematischen Forschungsarbeiten wird ein Abstract (engl. für Zusammenfassung) vorangestellt. Das Abstract fasst die Studie kurz zusammen, gibt die wichtigsten Aussagen der Studie wieder und ermöglicht damit einen schnellen Überblick der Forschungsarbeit. Um eine Forschungsarbeit kritisch zu reflektieren, ist es hilfreich, sich eine kritische Zusammenfassung zu erstellen. Das *EMED-Format* (▶ Tab. 4.3) gibt eine Anleitung, wie man eine Forschungsarbeit kritisch zusammenfassen kann.

Ein kritischer Umgang mit Forschungsarbeiten in der notfallmedizinischen Praxis bedeutet, diese wissenschaftlich auf Herz und Nieren zu prüfen. Hierfür ist es notwendig, die inhaltliche Qualität von Forschungsarbeiten beurteilen zu können. An dieser Stelle sei noch einmal auf die Gütekriterien quantitativer und qualitativer Forschung hingewiesen, die Auskunft über die wissenschaftliche Qualität einer Forschungsarbeit geben. Um einen ersten kritischen Umgang mit Forschungsarbeiten vorzunehmen, bieten sich folgende kritische Fragen an (Mayer, 2014):

- Ist der Forschungsbericht logisch aufgebaut?
- Ist die Ausgangslage so deutlich formuliert, dass die Problemstellung erkennbar ist?
- Ist die Untersuchung sorgfältig begründet? Besteht ein Zusammenhang zwischen der Begründung und der Problemstellung?
- Sind die Ziele der Studie und die Forschungsfrage(n) bzw. Hypothese(n) klar formuliert?
- Besteht ein logischer Zusammenhang zwischen der gewählten Methode und den gestellten Fragen?
- Ist die Durchführung der Studie nachvollziehbar?
- Sind die Studienergebnisse nachvollziehbar dargestellt? Wird zwischen Darstellung und Interpretation der Ergebnisse klar getrennt?
- Beantwortet die ForscherIn die von ihr gestellten Fragen?

Tab. 4.3: EMED-Format für das Zusammenfassen von Forschungsarbeiten (vgl. Greenhalgh, 1997)

Abschnitt	Fragestellung	Teilfragen
Einleitung	Warum haben die AutorInnen diese Fragestellung gewählt?	• Wer hat die Studie erstellt? • Was war das Problem, das zur Studie führte? • Welches Studienziel wurde verfolgt? • Wie lauten die Forschungsfragen bzw. die Hypothesen?
Methoden	Wie wurde die Fragestellung bearbeitet?	• Welcher Forschungsansatz wurde gewählt? • Welches Forschungsdesign wurde gewählt? • Mit welchen Methoden wurden die Daten erhoben? • Wer wurde beforscht (Stichprobe)? • Wie wurden die TeilnehmerInnen rekrutiert? • Mit welchen Methoden wurden die Daten ausgewertet?
Ergebnisse	Was wurde gefunden?	• Wie sind die Unabhängigkeit und Glaubwürdigkeit der ForscherInnen zu beurteilen?
Diskussion	Was bedeuten die Ergebnisse?	• Sind sie relevant? • Können sie auf andere Personengruppen übertragen werden?

4.6 Ethik in der systematischen Forschung

Forschung, gerade in der notfallmedizinischen Praxis, muss immer den Grundsätzen ethischen Handelns gerecht werden. Forschende müssen sich bewusst sein und immer wieder vor Augen halten, dass nicht alle beteiligten NotfallpatientInnen aus der aktuellen Studie einen Nutzen ziehen können. Ziel von Ethik in der systematischen Forschung muss es sein, die Rechte der StudienteilnehmerInnen stets zu achten und zu schützen.

Durch ethische Grundsätze soll eine verantwortbare notfallmedizinische Praxis gelebt werden. Etymologisch bezeichnet Verantwortung eine dreistellige Bedeutung: Jemand ist für etwas gegenüber einer Instanz verantwortlich.

Im Rahmen einer Ethik in der systematischen Forschung gelten folgende Grundsätze:

- Alle StudienteilnehmerInnen (ProbandInnen) müssen umfassend informiert werden und freiwillig an der Studie teilnehmen.
- Die Daten müssen anonymisiert werden, um einen vertraulichen Umgang zu gewährleisten.
- Alle StudienteilnehmerInnen müssen vor psychischen und physischen Schäden geschützt werden.

Manche Studienteilnehmende gelten als besonders vulnerabel (verletzbar). Dazu gehören Kinder, psychisch Kranke, Schwangere sowie geistig und/oder körperlich beeinträchtigte Menschen (Mayer, 2014).

4.6.1 Ethikkommissionen

Ethikkommissionen sind Institutionen, welche den Auftrag haben, die Einhaltung ethischer Standards zu überprüfen und die StudienteilnehmerInnen zu schützen, die durch die Interventionen von Forschenden gefährdet sein können. Die Prüfung des Forschungsvorhabens durch eine Ethikkommission ist ein qualitatives Merkmal einer Studie. Ethikkommissionen sind direkt Krankenhäusern oder Universitäten angegliedert oder in Form übergeordneter Vereinigungen eingerichtet (Mayer, 2014).

Bei der Prüfung ethischer Grundsätze durch die Ethikkommission werden insbesondere berücksichtigt:

- Relevanz und Wissenschaftlichkeit des Forschungsprojekts
- Einhaltung der Grundprinzipien der Menschenwürde
- Verhältnis von Nutzen und Risiko
- Seriosität der Forschungsverantwortlichen
- Seriosität des geplanten Forschungsprojekts

Je risikoreicher die Forschungssituation für die StudienteilnehmerInnen ist, umso bedeutsamer ist der Grundsatz der aufgeklärten Einwilligung. Vor allem Studien in der notfallmedizinischen Praxis, bei denen die TeilnehmerInnen eine freiwillige Zustimmung nicht geben können (weil sie z. B. bewusstlos sind), sollten von einer Ethikkommission dahingehend geprüft werden, ob die ethischen Standards eingehalten werden und die Studie wie geplant durchgeführt werden kann (Mayer, 2014).

4.7 Forschungsanwendung in der notfallmedizinischen Praxis: evidenzbasierte Notfallmedizin (EBNM)

Wissenschaftliche Erkenntnisse notfallmedizinischer Forschung sind eine wesentliche Komponente notfallmedizinischer Entscheidungen. Weitere wesentliche Komponenten notfallmedizinischer Entscheidungsfindung sind die individuellen Erfahrungen professionell Handelnder in der notfallmedizinischen Praxis, individuelle Bedürfnisse der PatientIn sowie Umweltbedingungen wie z. B. gesetzliche Regelungen, Verordnungen und Handlungsempfehlungen.

Damit sich wissenschaftliche Erkenntnisse notfallmedizinischer Forschung auch tatsächlich in der Praxis niederschlagen, bedarf es einer systematischen Planung und eines strategischen Vorgehens. Gelingt diese Umsetzung, d. h. basiert das praktische Handeln letztlich auf wissenschaftlichen Forschungsergebnissen, spricht man von »evidence-based« (wissenschaftlich begründeter) oder deutsch »evidenzbasierter« Medizin.

4.7.1 Grundlagen einer evidenzbasierten Notfallmedizin (EBNM)

Rettungswissenschaft als Profession ist bestrebt, die wissenschaftliche Fundierung der notfallmedizinischen Praxis voranzutreiben. In diesem Zusammenhang wird von *evidenzbasierter Notfallmedizin (EBNM)* gesprochen. Berufliches Handeln innerhalb der notfallmedizinischen Praxis muss sich am jeweils aktuellen Stand wissenschaftlicher Erkenntnisse notfallmedizinischer Forschung ausrichten und auch fortwährend den Anspruch erheben, sich auf EBNM zu berufen (Koch et al., 2018).

»Evidenzbasiert« bedeutet einerseits eine notfallmedizinische Praxis, deren Wissen auf Nachprüfbarkeit begründet ist. Dieses aus der notfallmedizinischen Forschung stammende wissenschaftliche Wissen wird als *externe Evidenz* bezeichnet. Zum anderen bezieht sich eine wissenschaftlich begründete notfallmedizinische Praxis auf die Art und Weise, wie professionelle MitarbeiterInnen in der Notfall- und Rettungsmedizin Entscheidungen treffen, um individuelle Probleme zu lösen.

Allein aus externer Evidenz ist nicht abzuleiten, was die einzelne PatientIn will, wünscht und braucht. Nur in der Kommunikation miteinander kann erarbeitet werden, was ihre Lebensqualität steigert, was für sie bedeutsam ist und welche notfallmedizinische Zielsetzung für sie besteht.

Die Entscheidungsfindung zum Lösen individueller Notfallsituationen ist immer auch an persönliche Erfahrungen, Überzeugungen und das Wissen professioneller MitarbeiterInnen in der notfallmedizinischen Praxis gebunden. Dies bezeichnet man als *interne Evidenz* (▶ Abb. 4.2).

4.7.2 Die sechs Schritte der evidenzbasierten Notfallmedizin (EBNM)

Die Methode der evidenzbasierten Notfallmedizin (EBNM) umfasst sechs Schritte (▶ Abb. 4.3). Jeder einzelne Schritt verlangt sowohl spezielles Wissen als auch Fertigkeiten, beides gilt es von Grund auf zu erwerben. Derzeit geschieht dies überwiegend auf Hochschulebene, es werden aber auch immer häufiger Workshops oder Fortbildungen für NotfallsanitäterInnen angeboten. Gleichzeitig muss die Methode der evidenzbasierten Notfallmedizin (EBNM) bereits in die Ausbildung professioneller MitarbeiterInnen in der notfallmedizinischen Praxis integriert werden (Koch, 2021)!

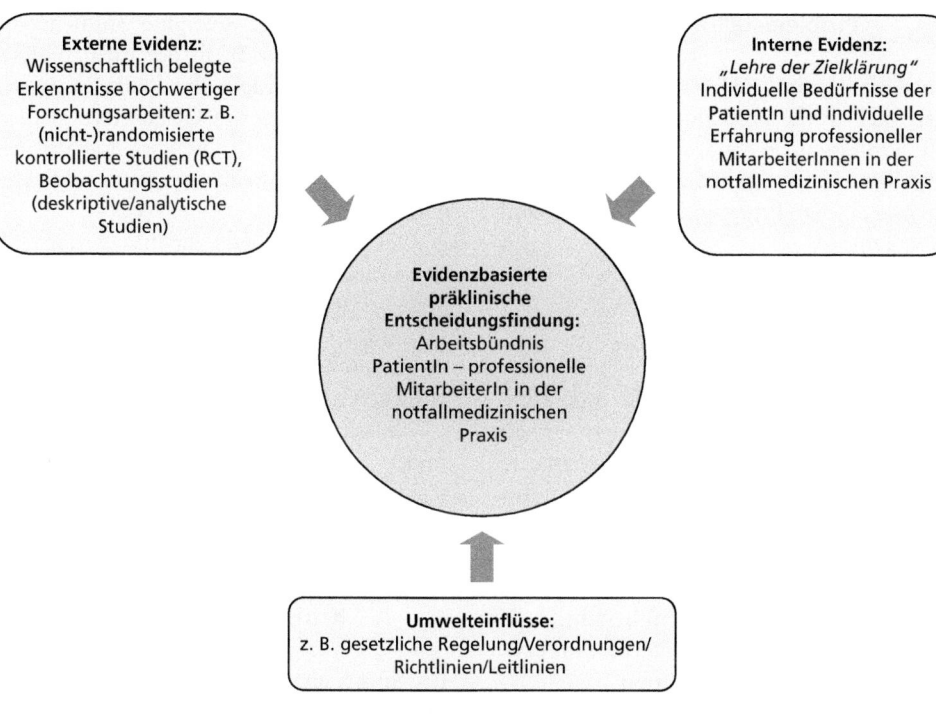

Abb. 4.2: Evidenzbasierte Notfallmedizin (EBNM) (Koch, 2021)

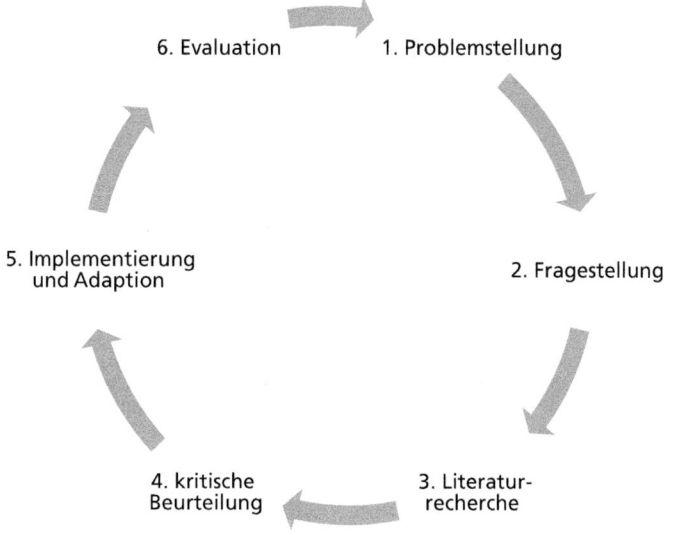

Abb. 4.3: Sechs Schritte der evidenzbasierten Notfallmedizin (EBNM) (Koch, 2021)

1. Problemstellung

Am Anfang wird geklärt, ob das Problem tatsächlich in die notfallmedizinische Praxis fällt. Professionelle MitarbeiterInnen in der Notfall- und Rettungsmedizin lernen, Probleme ihrer eigenen Profession zu erkennen und zu benennen.

2. Fragestellung

Im nächsten Schritt wird präzise eine klinische Frage formuliert. Die Frage enthält i. d. R. die Schlüsselworte für die spätere Recherche. Hilfreich bei der Fragenformulierung ist das PIKE-Schema:

P – steht für PatientIn oder Personal, je nachdem für wen das Problem besteht.
I – bezeichnet die geplante Intervention bzw. notfallmedizinische Maßnahme.
K – steht für die Kontrolle, die jetzige Ist-Situation der PatientIn.
E – steht für das zu erwartende Ergebnis.

3. Literaturrecherche

Allgemeine Suchmaschinen helfen bei der Suche nach speziellen notfallmedizinischen Problemen wenig. Relevante Studienergebnisse finden Sie z. B. in der medizinischen Datenbank MEDLINE über PUBMED (www.pubmed.gov) oder COCHRANE (www.cochranelibary.com). Die wissenschaftlichen Abstracts (Zusammenfassungen) sind frei zugänglich.

COCHRANE bietet zudem laienverständliche Zusammenfassungen in verschiedenen Sprachen. Generell sind jedoch gute Englischkenntnisse notwendig, da nur wenige notfallmedizinische Studien in deutscher Sprache vorliegen.

Aktuelle Leitlinien und Empfehlungen finden Sie über das Netzwerk der wissenschaftlichen Medizinischen Fachgesellschaften (www.awmf.org).

4. Kritische Beurteilung

Im Sinne einer evidenzbasierten Notfallmedizin (EBNM) haben notfallmedizinische Studien, die objektive und messbare Nachweise bringen, die größte Beweiskraft. Um die Beweiskraft zu beurteilen, werden Evidenzhierarchien herangezogen (▶ Tab. 4.4), die (notfall-)medizinische Studien nach den verschiedenen Studiendesigns ordnen.

Tab. 4.4: Evidenzstufen (eigene Zusammenstellung)

Stufe	Evidenz-Typ
Ia	wenigstens ein systematischer Review auf der Basis mehrerer, methodisch hochwertiger kontrollierter, randomisierter Studien
Ib	wenigstens eine ausreichend große, methodisch hochwertige kontrollierte, randomisierte Studie
IIa	wenigstens eine hochwertige Studie ohne Randomisierung
IIb	wenigstens eine hochwertige Studie eines anderen Typs quasi-experimenteller Studien
III	mehr als eine methodisch hochwertige, nicht experimentelle Studie
IV	Meinungen und Überzeugungen von angesehenen Autoritäten (aus klinischer Erfahrung), Expertenkommissionen, qualitative Studien

5. Implementierung und Adaption

Nach kritischer Beurteilung der jeweiligen Studien entscheiden Sie (sofern möglich) nach Absprache mit der PatientIn über die für sie beste notfallmedizinische Maßnahme. Kann die PatientIn (z. B. bei Bewusstlosigkeit) ihren Willen nicht kundtun, müssen Sie ihren mutmaßlichen Willen berücksichtigen. Wägen Sie dabei immer die individuellen Bedürfnisse der PatientIn und Ihre individuelle Erfahrung als professionelle MitarbeiterIn in der notfallmedizinischen Praxis ab!

6. Evaluation

Im letzten Schritt werden die angewendeten Maßnahmen in der notfallmedizinischen Praxis evaluiert. Dabei wird z. B. evaluiert, ob der Aufwand den Nutzen rechtfertigt. Letztlich kann jedoch nur die PatientIn entscheiden, ob die gewählte notfallmedizinische Maßnahme tatsächlich wirksam war – auch wenn das für professionelle MitarbeiterInnen in der Notfall- und Rettungsmedizin in der jeweiligen Situation nicht immer einfach ist. Dieser Schritt umfasst auch *Feedback-Gespräche* aller handelnder MitarbeiterInnen in der notfallmedizinischen Praxis, z. B. Fallbesprechungen, Beurteilung von Abläufen und organisatorische Themen.

Literatur

Bortz, J. & Döring, N. (2006). *Forschungsmethoden und Evaluation für Human -und Sozialwissenschaftler.* Heidelberg: Springer.
Chalmers, A.F. (2007). *Wege der Wissenschaft – Einführung in die Wissenschaftstheorie.* 6. Aufl. Berlin, Heidelberg: Springer.
Hanson, N.R. (1958). *Patterns of Discovery.* Cambridge: Cambridge University Press.
Hierdeis, H. & Hug, T. (1997). *Pädagogische Alltagstheorien und erziehungswissenschaftliche Theorien: Ein Studienbuch zur Einführung.* 2. Aufl. Bad Heilbrunn: Julius Klinkhardt.
Koch, S. (2021). *Evidenzbasierte Notfallmedizin (EBNM) im Rettungsdienst.* retten, 10(2), 146–150, doi: 10.1055/a-0985-0497.
Koch, S., Drache, D., Frenzel, J., Männling, W., Seeger, S., Thomas, M., Broda, A. (2018). *Einstellung nichtärztlicher Mitarbeiter in der präklinischen Notfall- und Rettungsmedizin zu einer evidenzbasierten Notfallmedizin (EBNM).* Notfall + Rettungsmedizin, 21, 496–504, doi: 10.1007/s10049-018-0489-5.
Koch, S., Riedel, S., Langer, G. (2019a). *Zur Akademisierung nichtärztlicher Mitarbeiter in der Notfall- und Rettungsmedizin.* Pädagogik der Gesundheitsberufe, 22(2), 45–53.
Koch, S., Riedel, S., Langer, G. (2019b). *Intention of German non-medical staff in preclinical emergency and rescue medicine to graduate from an academic programme in emergency paramedics: a structural equation analysis based on the theory of planned behaviour of Icek Ajzen.* BMJ Evidence-Based Medicine, 24, 212–218, doi: 10.1136/bmjebm-2019-111203.
Mayer, H. (2014). *Pflegeforschung kennen lernen.* 6. Aufl. Wien: Facultas.
Mayring, P. (2015). *Qualitative Inhaltsanalyse.* 12. Aufl. Weinheim, Basel: Beltz.
Quinton, D.N., O'Byrne, G., Aitkenhead, A.R. (1987). *Comparison of endotracheal and peripheral intravenous adrenaline in cardiac arrest. Is the endotracheal route reliable?* Lancet, 329(8537), 828–829, https://doi.org/10.1016/S0140-6736(87)91608-4.
Zirnstein, M. & Koch, S. (2021). *Zur Akademisierung und Professionalisierung des Berufsbilds des Notfallsanitäters. Eine qualitative Untersuchung mittels Interviewanalyse von Mitarbeitern in der Notfall- und Rettungsmedizin.* Notfall + Rettungsmedizin, 25, 260–270, doi: 10.1007/s100 49-021-00853-5.

5 Vom Einfluss der Rettungswissenschaft auf die Rechtswissenschaft – welche Bedeutung hätte eine neue Disziplin innerhalb der rechtlichen Sphäre?[1]

Benjamin Liedy

Die Herausgeber kamen mit ihrem Projekt auf mich zu, einen Sammelband über »die Rettungswissenschaft« zu erstellen, um im wissenschaftlichen Diskurs dafür zu sensibilisieren, dass es eine solche (Teil-)Disziplin zumindest begrifflich noch nicht gibt, aber ein Bedarf für deren Beschreibung gesehen wird. Gerade da das »Rettungswesen« oder die »Blaulichtfamilie« ein Themenkreis ist, der sich ausführlicher Regulierung gegenübergestellt sieht, wollte man gerne auch einen Beitrag zum Thema »Recht« aufnehmen. Da lag es nahe, einen Juristen aus dem Medizinrecht, der noch dazu auf bald 20 Jahre Tätigkeit im Rettungsdienst zurückblicken kann, zu fragen. Derjenige wird doch etwas beizutragen haben?

Aber ist das wirklich so einfach? Aus dem Gedächtnis ein paar spektakuläre Einsätze hervorholen und daran den regulatorischen Rahmen referieren? Um das Thema strukturiert zu beleuchten, soll der Frage nachgegangen werden, welche Bedeutung eine neue Disziplin innerhalb der rechtlichen Sphäre hätte.

5.1 Einführung

Wenn man die Aufgabe hat, den Teil Rechtswissenschaft/Rechtsfragen in Gesamtdarstellungen von anderen Wissenschaftsdisziplinen oder deren Teilgebieten zu bearbeiten, so befasst man sich dort fast immer mit den grundlegenden gesetzlichen Regelungen für diese Disziplin, um ggf. auch einige Einzelfragen rechtlicher Natur zu beleuchten. Wollte man für das Rettungswesen/die Notfallmedizin ähnlich vorgehen, käme man schnell zu grundlegenden Regelungen der Rettungsdienstgesetze der Länder als verwaltungsrechtlichem Überbau oder auf die Ausbildungsregelungen wie etwa dem Notfallsanitätergesetz und sicherlich auch zu Fragen rund um die medizinische Haftung für eventuelle Behandlungsfehler. Zumindest kommen diese Schlagwörter dem im Medizinrecht tätigen RechtsanwenderInnen als Erstes in den Sinn, wenn es um eine Überblicksdarstellung dieses Teilrechtsgebietes geht. Auch an die Abrechnungsregeln nach dem SGB V, das IfSG oder das MPG wäre zu denken. Das ist ein gängiger und auch sinnvoller Ansatz um den ersten Einstieg in rechtliche Fragen rund um das Rettungswesen zu erhalten. Und hierfür sind Fallbeispiele sicher interessant und erleichtern dem nicht juristisch Ausgebildeten den Einstieg in die gemeinhin als trocken konnotierte Rechtswissenschaft. Solche Darstellungen dürfte es aber bereits mehrfach geben, sodass es für einen

---

1 Auf Bitte des Autors wurde in diesem Kapitel in Fußnoten zitiert, da dies im juristischen Bereich üblich ist.

Beitrag in diesem Werk nicht als passender Ansatz erschien.

Geht es wie hier in diesem Sammelband um die Ausbildung einer neuen Disziplin, sollte man sich doch der Interaktion von Rechtswissenschaft als Querschnittsmaterie und den einzelnen Fachdisziplinen etwas grundsätzlicher nähern. Manche bestreiten schon die Qualität der Rechtswissenschaft als Wissenschaft an sich[2] und sehen darin nur ein menschengeschaffenes Hilfssystem der Ordnung des menschlichen Zusammenlebens. Die Rechtswissenschaft kann keine allzeit feststehenden Gesetzmäßigkeiten hervorbringen, wie etwa die Naturwissenschaften, arbeitet also nicht mit der Falsifizierung von Theorien. Es geht um die Rationalität der Entscheidungsprozesse und um deren Ergebnisse. Und dabei bedient sich dieses System wissenschaftlicher Methoden.[3]

Die Rechtsetzung wie die Rechtsfindung unterliegen einem steigenden Rationalisierungsdruck. Der Rechtswissenschaft geht es daher als anwendungsorientierter Wissenschaft nicht anders als der Medizin oder der Pflegewissenschaft. In der rechtssoziologischen Literatur wird deshalb von der Verwissenschaftlichung des Rechts gesprochen.[4] Stark vereinfacht und plakativ könnte man das so umschreiben, dass nicht der sich auf der Metaebene bewegende gesunde Menschenverstand ein wesentliches Element der Rechtsfindung sein soll, sondern zunehmend die Entscheidungen wie auch das Setzen von Recht auf Grundlage wissenschaftlicher Erkenntnisse aus dem jeweiligen Fachbereich ruhen sollten.[5] Geht man diesen Ansatz der Verwissenschaftlichung des Rechts mit, zeigt sich, welchen erheblichen Beitrag die Schaffung einer eigenen Disziplin der Rettungswissenschaft in der rechtlichen Bewertung von Sachverhalten und Diskursen auf dem Bereich des Rettungswesens und der Notfallmedizin leisten kann. Und mehr noch dient die Einbindung der Fachdisziplinen der Wissenschaftlichkeit der Rechtswissenschaft selbst.

JuristInnen sehen sich schnell dem Vorhalt ausgesetzt, die rechtlichen Regelungen und Entscheidungen seien fernab von der Praxis des jeweiligen Fachs (hier also der Rettungswissenschaft) und würden die handelnden Personen vor Ort (»draußen an der Front«) eher behindern, denn unterstützen. Hinzu kommt noch das unspezifische Gefühl als PraktikerIn »immer mit einem Bein im Gefängnis zu stehen«. Die Redewendung der »Entscheidung am grünen Tisch« drückt diese Entfremdung von jeweiliger Fachdisziplin und der Rechtswissenschaft andererseits plastisch aus. Dabei wird aber schnell übersehen, dass die Rechtswissenschaft nur mit den Sachverhaltsgrundlagen und -aufbereitungen arbeiten kann, die sie zur Verfügung hat. Damit beeinflusst die Fachdisziplin ganz wesentlich die Ergebnisse, die die Jurisprudenz hervorbringt. Und gerade in der Rechtspraxis ist die Ermittlung des Sachverhaltes von zentraler Bedeutung. Es dürfte unter JuristInnen fast schon eine Binsenweisheit sein, dass die Qualität der Rechtsanwendung ganz wesentlich vom zugrundeliegenden Sachverhalt abhängt. Damit liegt der Großteil juristischer Arbeit gerade nicht in der rechtlichen Bewertung von Sachverhalten, sondern in der Aufklärung und Aufarbeitung des Sachverhaltes. Ein solcher Befund zeigt aber, warum die RechtsanwenderInnen zunehmend nach fachwissenschaftlicher Unterstützung bei ihrer Sachverhaltsermittlung suchen. Gerade

---

2 Vgl. Schröder (2012). Recht als Wissenschaft, 2. Aufl., S. VI aus dem Vorwort zur 1. Aufl.; Von Kirchmann (1847). Über der Wertlosigkeit der Jurisprudenz als Wissenschaft, Berlin.

3 Möllers (2018). Juristische Arbeitstechnik und wissenschaftliches Arbeiten, 9. Aufl., S. 1;4. Und vertiefend Honsell & Mayer-Maly (2017). Rechtswissenschaft, 7. Aufl., S. 22 ff., insb. 30.

4 Rehbinder (2014). Rechtssoziologie, 8. Aufl., Rn. 92 ff.

5 Rehbinder (2014). Rechtssoziologie, 8. Aufl., Rn. 92 ff.

bei der Erfassung immer komplexer werdender Sachverhalte bedarf es einer solchen Unterstützung, um zu Ergebnissen zu gelangen, die dann, so die unausgesprochene Hoffnung, auch aus Sicht der Entscheidenden wie der Rechtsuchenden stärker (oder vielleicht auch noch anders) legitimiert[6] sind. Dies geht speziell im Arzthaftungsrecht sogar so weit, dass der Bundesgerichtshof entschieden hat, dass Fragen des medizinischen Standards tatsächlich nur unter Zuhilfenahme von Sachverständigengutachten, d. h. meist fachärztlicher Gutachten, entschieden werden dürfen. Ein Richter darf dies nicht aus eigenständiger Kompetenz, es sei denn, sie/er war oder ist selbst Ärztin/Arzt.[7] Gerade Letzteres führt zu der schon oft kritisierten Situation, dass es dazu kommen kann, dass die ÄrztInnen die Frage entscheiden und nicht die Richter.[8]

Die folgenden Gedanken sollen daher diese eigentliche Selbstverständlichkeit wieder einmal in Erinnerung rufen und daher auch ein Votum dafür sein, eine Disziplin der Rettungswissenschaft konkreter auszubilden, um damit dann auch fachlichen Einfluss auf die Ergebnisse rechtswissenschaftlicher Betrachtung von Vorgängen der präklinischen Notfallvorsorge ausüben zu können. Denn (nur) mit einer wissenschaftlichen Durchdringung der eigenen Fachlichkeit ist ein solcher Einfluss erreichbar. Wieso sollte z. B. bei einer möglichen Fehlleistung in einem Rettungsdiensteinsatz immer nur ein medizinischer Gutachter (NotärztIn) gehört werden oder nicht vielleicht doch eine spezifische RettungswissenschaftlerIn? Sehr pointiert analysiert Susanne Baer das System, wenn sie vom *»Recht als Produkt von Deutungskämpfen«* schreibt.[9] In einem solchen »Deutungskampf« ist die gleiche Ausgangsbasis, was die wissenschaftliche Durchdringung eines Lebensbereichs betrifft, ein Aspekt, um Gehör zu finden.

5.2 Funktionen des Rechts und die Beteiligung der Rettungswissenschaft

Die Rechtssoziologie schreibt dem Recht verschiedene Funktionen in unserer Gesellschaft zu:[10]

- Bereinigung von Konflikten
- Verhaltenssteuerung
- Legitimierung und Organisation sozialer Herrschaft
- Gestaltung von Lebensbedingungen

Für jede dieser Grundfunktionen kann die fachwissenschaftliche Expertise einen wesentlichen Beitrag dazu leisten, sie zu erfüllen. Und die Fachwissenschaften haben in Interaktion mit dem Recht noch einen wesentlichen anderen Aspekt: Letztlich können nur

---

6 Vgl. Rehbinder (2014). Rechtssoziologie, 8. Aufl., Rn. 94.
7 BGH, Urteil vom 2.3.1993 – VI ZR 104/92; vom 13.01.2015 – VI ZR 204/14. Zum Sachverständigen in der Entscheidungsfindung allgemein Herberger & Simon (1980). Wissenschaftstheorie für Juristen, S. 341.
8 Vgl. Rehbinder (2014). Rechtssoziologie, 8. Aufl., Rn. 94.
9 Baer (2015). Rechtssoziologie, 2. Aufl., § 6 Rn. 72.
10 Rehbinder (2014). Rechtssoziologie, 8. Aufl., Rn. 110. Andere Autoren sehen noch weitere Funktionen, die sich teilweise auch überlappen, die hiesigen vier werden aber mehrheitlich genannt.

sie beantworten, ob durch die aktuellen Rechtsnormen und deren Anwendung diese Ziele, die hinter den Funktionen stehen, auch erreicht werden. Sie müssen also Treiber für die Fortentwicklung der Rechtsordnung sein, denn an diesen Funktionen sieht man doch, dass das Recht letzten Endes nur zur Ausfüllung des gesellschaftlichen Zusammenlebens dient.

Wo kann denn aber eine spezifische Fachdisziplin der Rettungswissenschaft einen ganz spezifischen Einfluss auf das Recht und seine oben beschriebenen soziologischen Funktionen ausüben?

5.2.1 Konfliktbewältigung

Konflikte sind in Gesellschaften, im menschlichen Zusammenleben nicht wegzudenken. In Grenzen sind sie Normalität und dürften in hochgradig arbeitsteiligen Gesellschaften häufiger auftreten. Der Rechtswissenschaft kommt dabei die Funktion zu, sie im Idealfall zu lösen und ansonsten zumindest zu befrieden. Dabei müssen Konflikte abstrahiert nicht grundsätzlich als Störung des gesellschaftlichen Zusammenlebens angesehen werden, sondern können häufig auch Katalysator für dessen Fortentwicklung durch die gefundenen Konfliktlösungen sein. So führt die Suche nach der Lösung häufig auch zur Fortentwicklung des Rechts.[11]

Davor steht aber die Identifikation des Konflikts, d. h. meist das Erkennen der sich gegenüberstehenden Interessen und deren Auswirkungen. Sowohl beim Identifizieren des Konflikts als auch bei den Auswirkungen möglicher Lösungsansätze können die relevanten Fachdisziplinen den Entscheidenden die tatsächliche Grundlage für ihre Tätigkeit legen.

5.2.2 Verhaltenssteuerung

Die Verhaltenssteuerung dient der Konfliktvermeidung und der Erreichung von Zielen, die zuvor als gesellschaftlich erwünscht definiert wurden. Sowohl bei der Definition dieser Ziele als auch bei der Eignung der Steuerungsmaßnahmen ist die tatsächliche Grundlage aber von entscheidender Bedeutung. Hier sind dann die Fachdisziplinen von erheblichem Gewicht. Sie liefern die Informationen, die es in der Rechtssetzung und -anwendung aufzunehmen und zu bewerten gilt. Erst hernach kann man akzeptable Ziele definieren und effektive Steuerungsmaßnahmen entwickeln.

5.2.3 Legitimierung sozialer Herrschaft

Die Funktion der »*Legitimierung und Organisation sozialer Herrschaft*«[12] dürfte tatsächlich die Funktion sein, die dem Vorwurf, die Rechtswissenschaft bewege sich nur in dem selbst geschaffenen System, Nahrung gibt.

Der Begriff beschreibt, dass das Recht die Entscheidungsträger, die die Konflikte bereinigen und Verhalten steuern, selbst bestimmt sowie den Weg hin zur Bestimmung. Wer wird Richterin, Beamter, Abgeordneter, Ministerin, Arzt, Notfallsanitäterin und was dürfen diejenigen dann alles? Durch die Regelung des Zugangs und der Befugnisse durch das System selbst, vorab des Entscheidungsfalls und nachprüfbar, soll Legitimität in ein Über-/Unterordnungsverhältnis (»Herrschaft«) gebracht werden. Man spricht von Legitimation durch Verfahren, das System zertifiziert sich quasi selbst. Gerade bei der Aufstellung dieses legitimierenden Verfahrens hat die Fachdisziplin wichtigen Einfluss. Sie muss die Eignungskriterien erarbeiten, damit jemand zur Notärztin, zum Notfallsanitäter, zur Feuerwehrfrau, zum

---

11 Rehbinder (2014). Rechtssoziologie, 8. Aufl., der in Rn. 98 sogar formuliert »*das Recht lebe vom Konflikt*«.

12 Rehbinder (2014). Rechtssoziologie, 8. Aufl., Rn. 107.

Bergwachtmann usw. und dort weiter zur leitenden Funktion kommen kann. Denn auch diese Personen üben im Einsatz »soziale Herrschaft« aus, greifen ggf. in die Sphäre anderer Gesellschaftsmitglieder ein. Die Legitimität des Verfahrens hängt hierbei von empirischer Fundierung der darin festgelegten Anforderungen an die Fachpersonen ab.

5.2.4 Gestaltung von Lebensbedingungen

Die Gestaltung von Lebensbedingungen erfolgt über den Rahmen, den das Recht für die Entfaltung der einzelnen Mitglieder der Gesellschaft oder Gruppen davon setzt. Bestes Beispiel ist die Daseinsvorsorge.[13] Deren rechtlicher Rahmen soll es idealerweise planbar ermöglichen, seine Ziele zu erreichen, ohne sich gleichzeitig ständig um die elementaren Dinge kümmern zu müssen. So stellt etwa die Sicherstellung der rettungsdienstlichen Versorgung ein solches Element dar, das es ermöglicht – relativ – unbefangen seine Arbeit/Freizeit zu gestalten. Gleichzeitig bietet es Personal in Rettungsorganisationen die Möglichkeit, ihre Berufswahl in ihrem Umfeld auszuüben. Der Rechtsrahmen für die Mengenbemessung und Standortauswahl von Rettungsmitteln hat also einen direkten Einfluss auf die Lebensbedingungen vor Ort.

5.3 Fallbeispiele aus dem Rettungswesen zur Darstellung der Funktionen des Rechts

Trotz der in der Einleitung genannten abstrakten Herangehensweise an das Thema Recht im Rettungswesen bietet sich eine beispielhafte Anwendung der rechtstheoretischen Grundsätze an. Die denkbaren Einflüsse der Rettungswissenschaft auf die oben beschriebenen vier Funktionen des Rechts sollen daher im Folgenden an verschiedenen Fallbeispielen etwas plastischer erläutert werden.

5.3.1 Die Entscheidung des Bundessozialgerichts zur Schlaganfall-Fallpauschale

Vor ein paar Jahren hat das Bundessozialgericht[14] eine im Krankenhausbereich und darüber hinaus viel beachtete Entscheidung getroffen, die massiv in die Versorgungsrealität in der Schlaganfallversorgung eingegriffen hat und die Fragen der rettungsdienstlichen Praxis in der Bundesrepublik auch mit betroffen hat. Es ging um die Abrechnung von Krankenhausleistungen bei der Schlaganfallversorgung. Die Krankenhausvergütung wird auf Grundlage von Fallpauschalen berechnet. Dies hat zum einen zu einem sehr komplexen Regelwerk für die Eingruppierung von Leistungen geführt, zum anderen aber auch zu einem nicht minder komplexen Überprüfungssystem dieser Abrechnungen, die häufig genug zu Klagewellen vor den Sozialgerichten führen, unter denen die Justiz ächzt. In den Fallpauschalen für die Behandlung von Schlaganfällen auf dafür spezialisierten Stationen (Stroke Unit) werden an das Kranken-

---
13 Raiser (2013). Grundlagen der Rechtssoziologie, 6. Aufl., S. 189.
14 BSG, Urteile vom 19. Juni 2018 – B 1 KR 38/17 R und B 1 KR 39/17 R.

haus spezielle strukturelle Anforderungen gestellt, damit sie diese speziell vergütete Leistung abrechnen können. Im vorliegenden Fall musste das Krankenhaus, das nicht über eine neurochirurgische und/oder neuroradiologische Abteilung verfügte, einen Kooperationspartner haben, der innerhalb von 30 Minuten erreichbar ist. In der entsprechenden Abrechnungsregel (OPS 8-981) war formuliert, dass diese 30 Minuten zwischen Transportbeginn und Transportende liegen müssten. Fragte man Rettungsdienstpersonal, würde dieses in großer Mehrheit sagen, dass damit die Zeit von Übernahme der PatientIn bis Übergabe am Ziel-Krankenhaus gemeint ist (also die Zeit zwischen Status 7 und Status 8). Das Bundessozialgericht hat daraus aber gemacht, dass dies die Zeit für die gesamte Rettungskette sei. Dies führte logischerweise dazu, dass eigentlich kein Krankenhaus, das nicht über die oben genannten Abteilungen verfügte, diese Fallpauschalen mehr abrechnen konnte. Denn für jede Fachperson aus dem Rettungswesen ist sofort klar, dass bei den häufig sehr schwer erkrankten PatientInnen die 30 Minuten oft schon allein bis zur Übergabe vom Ausgangskrankenhaus auf den Rettungsdienst verstrichen sind. In der Fachwelt sah man die Schlaganfallversorgung in der Fläche schon gefährdet,[15] sodass sich der Gesetzgeber gezwungen sah, hier einzugreifen und die Regeln sogar rückwirkend anders zu gestalten,[16] damit wiederum nur die reine Transportzeit[17] maßgeblich ist. Diese gesetzgeberische Entscheidung zu akzeptieren, fällt einzelnen RichterInnen des BSG offensichtlich schwer und die Anwendbarkeit dieser neuen Regelung wird angezweifelt. Gleichzeitig ist die Klagewelle der Krankenversicherungen hierdurch nicht gestoppt worden.[18] Diese Entscheidung hat also eine erhebliche verhaltenssteuernde Wirkung, Krankenhäuser könnten keine spezialisierte Schlaganfallversorgung anbieten, was wiederum erheblich die Lebensverhältnisse durch schlechtere Versorgung in der Fläche beeinträchtigt hätte.

An diesem Vorgang sieht man sehr gut, wo sich die Rettungswissenschaft in der Rechtsprechung einbringen kann: So hätte die Fachdisziplin dem Gericht darlegen können, was in der Fachwelt unter Transportzeit verstanden wird, wie diese Zeitspanne standardmäßig verstanden wird. Auch würde sicherlich eine größere Datenbasis geschaffen, was durchschnittliche Transportzeiten betrifft (sind 30 Minuten vom Anruf bei der RD-Leitstelle bis zur Übergabe überhaupt möglich?) oder durchschnittliche Übergabezeiten in Relation zur Morbidität der PatientInnen usw. Auch die Frage der notwendigen Zeitfenster nach suffizienter Erstversorgung bis zur weiteren Diagnostik oder die negativen Auswirkungen eines hochqualifizierten Intensivtransports in Abhängigkeit zum Zeitablauf wären wichtig. Der Hintergrund für eine 30-Minuten-Grenze könnte mit empirischen Daten besser dargestellt werden, ebenso wie die Auswirkungen für die Versorgungsrealität, wenn ein solcher Zeitraum überdehnt wird. Zudem stellt sich die Frage, ob bei großen Maximalversorgern innerklinische Transportzeiten nicht ebenso lang dauern können. Auch die Herkunft und

---

15 Deutsche Schlaganfall-Gesellschaft (Hrsg.) (2018). Urteil des Bundessozialgerichts gefährdet die Versorgung von Schlaganfallpatienten. Schlaganfall-Experten nehmen Stellung zum aktuellen BSG-Urteil. https://www.dsg-info.de/presse/pressemeldungen/492-urteil-des-bundessozialgerichts-gefaehrdet-die-versorgung-von-schlaganfallpatienten.html [23.02.2022].

16 Im Pflegepersonal-Stärkungsgesetz BGBl. I 2018 S. 2394 wurde in § 301 II SGB V dem BfArM die Möglichkeit gegeben, Abrechnungsregeln (OPS) rückwirkend zu konkretisieren.

17 OPS 8-981: https://www.dimdi.de/static/de/klassifikationen/ops/kode-suche/opshtml2019/block-8-97...8-98.htm [23.02.2022], im Vergleich zur Version 2018 Ergänzung »[…] (das ist die Zeit, die der Patient im Transportmittel verbringt) […]«.

18 Bockholdt jurisPR-SozR 21/2020, Anm. 1.

die Begründung eines solchen 30-minütigen Transportintervalls könnte genauer untersucht werden. Eine solche empirische Unterfütterung von Begründung und Auswirkung eines 30-Minuten-Intervalls wird dem Gericht eine fundiertere Entscheidungsbasis bieten, denn eine Entscheidung allein aus eigenen Vorstellungen, was Transportzeit bedeuten müsse. Es bestünde die Hoffnung, dass dann dieses Urteil mit solch schwierigen Auswirkungen nicht getroffen worden wäre, das dann wieder eigens den Gesetzgeber auf den Plan rufen muss, um die Ziele der Regelung, die eben die Fachwelt schon vorher herausgearbeitet hatte, wieder in den Fokus zu nehmen.[19] Denn zum einen ist es eine gängige juristische methodische Figur, bei der Auslegung von Normen, die »Parallelwertung der Laiensphäre« zu beachten, während »Laien« die juristischen Laien meint. Zum anderen sagt das BSG selbst, dass die OPS nach medizinischer Betrachtungsweise auszulegen sind.[20] Hier wäre also der juristisch-methodische Ansatzpunkt für die Beachtung der Rettungswissenschaft. Diese Gerichtsentscheidung und deren Auswirkungen waren also ein Musterbeispiel für die Steuerungsfunktion des Rechts. Durch die Aufarbeitung der empirischen Hintergründe hätte die Fachdisziplin Rettungswissenschaften einen anderen Steuerungseffekt in eine andere Richtung haben können, nämlich in die Richtung, die die Versorgungsqualität in der Schlaganfallversorgung mit effizientem Mitteleinsatz erhöht.

5.3.2 BSG-Entscheidung zur Erstversorgung im Schockraum

Ein weiteres Beispiel einer BSG-Entscheidung mit weitreichenden Auswirkungen auf den Bereich der Notfallversorgung ist ein Urteil vom 18.5.2021 – B 1 KR 11/20 R, in dem das BSG über die Vergütung eines Krankenhauses zu entscheiden hatte, das eine Patientin nach Erstversorgung im Schockraum weiterverlegt hatte. Diese Patientin wurde mit neurologischen Symptomen vom Rettungsdienst in die Notaufnahme des Krankenhauses gebracht. Offensichtlich verfügte dieses nicht über eine Neurochirurgie. Die Diagnostik ergab eine Hirnblutung, sie wurde intubiert und im Schockraum überwacht. Kurze Zeit später wurde sie an ein Haus mit neurochirurgischer Abteilung verlegt und dort noch am selben Tag operiert. Trotz Nutzung von Notfalleinrichtungen (CT, Schockraum, Beatmung), die nur am Krankenhaus vorgehalten werden, hat das Bundessozialgericht einen Vergütungsanspruch für stationäre Krankenhausbehandlung verneint. Diese könne nur dann gegeben sein, wenn bei der Aufnahme die Absicht bestehe, die PatientInnen mindestens über Nacht im Haus aufzunehmen. Dies kann sich zwar auch nach dieser Entscheidung kurzfristig wieder ändern, wenn aber auch nach einer aufwändigen Erstuntersuchung schon gar keine Entscheidung zur Aufnahme über Nacht getroffen wird, können keine Vergü-

---

19 Kurz nach Fertigstellung des Manuskripts konnte der Unterzeichner in einem Verfahren vor dem Ersten Senat des BSG (Urteil vom 18.8.2022 – B 1 KR- 30/21 R) die These in der Praxis selbst überprüfen. In dem Verfahren hatte der Senat eine vorläufige Tendenz hinsichtlich Arzneimittellieferungen von Krankenhäusern erkennen lassen. In der Fachwelt war man sich schnell einig, dass diese These des BSG zu immensen wirtschaftlichen Verwerfungen bis hin zu Insolvenzen von Krankenhäusern hätte führen können. Durch eine Aufbereitung durch Verbände konnten diese Auswirkungen noch vor der Urteilsverkündung eingebracht werden und wurden vom Senat gewürdigt. Das Urteil hielt die vorläufige Betrachtung dann nicht mehr aufrecht. Das war ein Paradebeispiel für die Erheblichkeit der fachlichen Begleitung bei der Darstellung der Steuerungseffekte von Urteilen.
20 Lungstras/Bockholdt NZS 2021, 1, 7: »Den medizinischen Begriffen insbesondere des OPS und des ICD-10-GM kommt bei der Auslegung – soweit keine abweichenden rechtlichen Vorgaben bestehen – der Sinngehalt zu, der ihnen im medizinisch-wissenschaftlichen Sprachgebrauch beigemessen wird.«

tungen nach stationären Grundsätzen gewährt werden. Das Krankenhaus sei insofern noch Teil der Rettungskette.[21] Und weiter: »Mit der Behandlung in einem Schockraum ist regelmäßig noch keine spezifische Einbindung in das Versorgungssystem eines Krankenhauses verbunden.« Bis zur Entscheidung über die Aufnahme handele es sich ungeachtet auch eines erheblichen Mitteleinsatzes um eine ambulante Behandlung.[22] Die Leistungen sind wie vertragsärztliche zu vergüten.

Auch bei der Lektüre dieser Entscheidung wünscht man sich als Jurist mit langjähriger Erfahrung im Bereich der (präklinischen) Notfallversorgung eine intensivere Befassung mit den tatsächlichen Gegebenheiten und Abläufen in der Notfallversorgung, um dann auch die Auswirkungen einer solchen Bewertung durch das Gericht besser abschätzen zu können. Gerade diese Auswirkungen betrachtet die formale Sichtweise des BSG »keine Aufnahmeentscheidung bedeutet keine stationäre Behandlung« nicht. Gerade auch, ob Sinn und Zweck der strikten Trennung zwischen ambulanter und stationärer Behandlung (»Sektorengrenze«) tatsächlich durch eine solche Entscheidung erfüllt werden, müsste durch einen fachdisziplinären Input abgesichert werden. Auch fehlt im Sachverhalt die Betrachtung der gesamten Rettungskette, insbesondere hätte geprüft werden sollen, warum der Rettungsdienst initial das dortige Krankenhaus angefahren hat und nicht dasjenige mit einer neurochirurgischen Abteilung. Gegebenenfalls hätte sich daraus aus fachlicher Sicht ergeben, dass eine solche Erstanfahrt zwingend war. Die Auswirkungen einer solchen Entscheidung auf die Struktur der Notfallversorgung sollte dann auch Ge-

---

21 BSG, Urteil vom 18.5.2021 – B 1 KR 11/20 R, Rn. 14. Diese Aussage fordert doch geradezu eine fachwissenschaftliche Definition der »Rettungskette«!
22 BSG, Urteil vom 18.5.2021 – B 1 KR 11/20 R, Rn. 16.

genstand einer Fachdisziplin Rettungswissenschaft sein. Denn auf den ersten Blick erscheint es nicht fernliegend, dass eine solche Entscheidung unerwünschte Steuerungseffekte hat. Weiterhin hat sie das Potenzial, ebenso wie oben bei der Schlaganfallversorgung, die eigentlich gewünschte Vorhaltung von solchen Notfallkapazitäten unwirtschaftlich zu machen und damit wieder einen erheblichen Eingriff in die Lebensverhältnisse zu bewirken. Eine rettungswissenschaftliche Analyse der Folgen einer solchen Gerichtsentscheidung könnte dann wiederum den Gesetzgeber dazu bewegen, an der Grenze zwischen ambulanter und stationärer Notfallversorgung steuernd einzugreifen: Müssen die Sektoren nicht nach Intensität des Mitteleinsatzes getrennt werden?

5.3.3 Beispiel Verlegungsentscheidung Christoph 41

Dies waren soeben Beispiele aus dem Bereich der Rechtsprechung als dritter Gewalt im demokratischen Staatswesen. Auf die Gesetzgebung als weiterer Gewalt ist noch zurückzukommen. Aber auch der Verwaltung als ausführender Gewalt kommen erhebliche Auswirkungen rechtlicher Natur zu. Als ein Beispiel eignet sich die aktuelle Diskussion um die Verlegung des Standortes des Rettungshubschraubers Christoph 41 in Baden-Württemberg von der großen Kreisstadt Leonberg nordwestlich von Stuttgart näher zum geographischen Zentrum des Landes hin auf eine Achse Tübingen/Reutlingen. Erste Analysen haben einen Verlegungsbedarf identifiziert. Nun befürchtet die Gesellschaft im Raum des aktuellen Standorts eine Verschlechterung der Versorgungssituation, während man im Bereich des potenziellen neuen Standorts eine bisherige Unterversorgung oder Benachteiligung sieht. Und nun bringt jede Seite ihre Belange und Argumente, vorzugsweise medial, in Stellung.

Die Entscheidung über die Verteilung solcher Elemente der Daseinsvorsorge ist typischerweise eine Verwaltungsentscheidung, die auch an die Regeln nach Recht und Gesetz gebunden ist. Das Rettungsdienstgesetz Baden-Württemberg sieht dabei sogenannte Hilfsfristen von 10 Minuten für den Rettungsdienst sowie den Notarzt vor, im Ausnahmefall bis zu 15 Minuten. Damit hat der Gesetzgeber eine Verteilungsentscheidung getroffen. Diese muss die Exekutive umsetzen. Gleichzeitig kommt es bei solchen Entscheidungen zu Verteilungskämpfen. Diese sind politisch aufgeladen. So auch hier, die Kommunen, die den Standort verlieren sollen, bringen ihre Argumente in Stellung, um das zu verhindern, während die andere Seite mit einer strukturellen Unterversorgung argumentiert. Und bei einer Kandidaten-Kommune kam es zu einen Bürgerentscheid.

Hier können sachliche Darstellungen der empirischen Befunde zu Hilfsfristen, Einsatzhäufigkeiten und Einsatzsituationen (geographische Gegebenheiten, die häufiger die Rettung aus der Luft erfordern, etwa bei Unfällen in unwegsamen Gelände, wie der Schwäbischen Alb in Abgrenzung zur Metropolregion Stuttgart) bei der Entscheidungsfindung helfen und vor allem zur Versachlichung von Diskussionen beitragen. So bewertet die Gruppe, die gegen die Verlegung ist, die Lage des Standortes an einem viel befahrenen Autobahnkreuz mit häufigen Unfällen als schlagend und zieht vorliegende fachliche Analysen als bestellt in Zweifel,[23] während die Verlegungsbefürworter die Einsatzhäufigkeiten abgelegener Gegenden ins Feld führen. Gibt es hier eine Fachdisziplin, könnte diese den Fall mit universitärem Anspruch aufbereiten. Sie kann z. B. die spezifischen Unterschiede der Einsatzzwecke von bodengebundenen gegenüber luftgebundenen Rettungsmitteln erläutern. Eine wissenschaftliche Durchdringung dürfte zur höheren Akzeptanz einer Entscheidung führen, als wenn die unmittelbar betroffenen Kommunen und Leistungserbringer des abgebenden Bereichs mit dem aufnehmenden Bereich diskutieren und folglich vielleicht auch, wenn auch unbewusst, interessengeleitete Positionen darlegen. Hier zeigt sich ein Beispiel der Funktion der Gestaltung von Lebensverhältnissen durch das Recht, das in dieser Funktion wiederum durch die Fachdisziplin wesentlich beeinflusst werden kann. Zudem illustriert dieses Beispiel eine weitere Funktion (Konfliktbefriedigung), indem rationaler über die Entscheidung gesprochen wird und im Idealfall eine Befriedung der Situation eintritt. Und auch die Funktion der Legitimierung sozialer Herrschaft ist hier sehr anschaulich zu machen. Mit einer möglichst fundierten Entscheidungsbasis dürfte sich die Akzeptanz dieses Eingriffes erhöhen. Dieses Beispiel passt auch deswegen so gut, weil sich damit in die Gesetzgebung überleiten lässt.

5.3.4 Diskussion um Hilfsfristen

Gerade sind die Hilfsfristen genannt worden. Diese sind eine gesetzgeberische Entscheidung. Auch diese Norm kann sehr gut durch die empirischen Befunde, wie lange Rettungsmittel aktuell benötigen, wie die Zeiten erfasst werden, wie valide das ist und welche Anreize durch die Gesetzgebung gesetzt werden, diese Zeiten ggf. tatsächlich korrekt zu erfassen oder bei Ermessensspielräumen auszudehnen, fachlich evaluiert werden. Denkbar wären auch empirische Untersuchungen über die Auswirkung verschiedener Hilfsfristfestlegungen auf die Versorgungsqualität einzelner Krankheits- und Notfallbilder. Auch die Krankenhausstruktur könnte mit in die Forschung einfließen. Denkbar wäre hier

---

23 Kleiner & Köhler (2022). Rettungshubschrauber in Leonberg. Christoph 41: Streit geht in die nächste Runde. https://www.leonbergerkreiszeitung.de/inhalt.rettungshubschrauber-in-leonberg-christoph-41-streit-geht-in-die-naechste-runde.adc38dac-21ee-4e7e-8b39-1e376c90f653.html [18.03.2022].

vieles. Mit ausführlicher wissenschaftlicher Begleitung wäre sich die Gesetzgebung sicherlich sicherer was die Fundierung ihrer Entscheidungen zu den Zeiten betrifft. Begonnen wurde damit etwa in Baden-Württemberg mit der »Stelle zur trägerübergreifenden Qualitätssicherung im Rettungsdienst (SQR-BW)«, die eine Vielzahl von Daten zusammenträgt. Gleichzeitig agiert hier aber jedes Bundesland für sich, bedingt durch die Länderzuständigkeit in der Gesetzgebung. So sind denn auch die Hilfsfristen in jedem Land anders, obwohl (pointiert festgestellt) die (patho-)physiologischen Abläufe bei medizinischen Notfällen dies- und jenseits von Ländergrenzen dieselben sind. Die Festlegung von Hilfsfristen ist ebenso eine Entscheidung über die Verteilung von Ressourcen der Daseinsvorsorge wie die Entscheidung über den Standort von Rettungsmitteln. Kürzere Fristen erhöhen den Bedarf an Rettungsmitteln und damit die direkten Kosten des Rettungswesens. Das ist recht schnell quantifizierbar. Aber ist das auch ein valides Argument? In welchen Umfängen lassen sich die Folgekosten von bestimmten Notfallbildern für das Gesundheitswesen durch schnellere Erreichbarkeit suffizienter Hilfe senken? Beim Schlaganfall, Herzinfarkt und Schockgeschehen lassen sich durch eine schnelle Reaktion die Prognosen beträchtlich verbessern, um nur die drei augenfälligsten Beispiele zu nennen. Eine Quantifizierung auch dieses Gegenpols kann die gesetzgeberische Diskussion verbreitern.

5.3.5 Diskussion um Delegation und Substitution (not-)ärztlicher Leistungen

Ein weiteres Beispiel aus der Gesetzgebung, das sicherlich an der ein oder anderen Stelle auch in diesem Sammelband anklingt, ist die Betrachtung der Ausbildung und der Tätigkeitsfelder der NotfallsanitäterInnen. Die Schaffung dieses Berufsbildes und der dahinterstehenden Kompetenzen war – soweit ersichtlich – juristisch betrachtet das erste Mal, dass ärztliche Leistungen nicht nur auf andere Leistungserbringer delegiert, sondern von diesen substituiert wurden. Dabei bedeutet die Delegation die Durchführung einer Leistung unter, wie auch immer gearteter, Aufsicht, während die Substitution eine eigenständige Entscheidung über die anzuwendende Maßnahme durch NotfallsanitäterInnen sowie deren eigenständige Durchführung bedeutet. Diese Diskussion wurde durchaus fachwissenschaftlich begleitet. Allerdings war hier nach dem ersten Anschein v. a. die ärztliche Fachexpertise eingebunden.[24] Eine über die rein medizinischen Aspekte hinausgehende Betrachtung des gesamten Rettungswesens hat aber hierbei, soweit ersichtlich, nicht stattgefunden, da es eine Teildisziplin der Rettungswissenschaft bis heute auch noch nicht gibt. Damit sich der wissenschaftliche Ansatz nicht mit Berufspolitik mischt bzw. auch nur ein solcher Anschein entsteht, wäre eine eigene Disziplin hilfreich. Dies soll nicht missverstanden werden, dass eine solche eigene Disziplin auf jeden Fall zu anderen Ergebnissen kommen würde als die ärztliche. Eine solche These wäre an sich wieder unwissenschaftlich, weil dem Juristen hier die Fachexpertise in beiden Bereichen fehlt. Was sich aber beurteilen lässt, ist, dass allein durch das Vorhandensein einer weiteren Teildisziplin der Anschein des Einflusses spezifischer berufspolitischer Interessen im Diskurs um diese Entscheidungen vermindert wird und damit die Akzeptanz gesetzgeberischer Entscheidun-

---

24 Vgl. die Liste der Sachverständigen in der Ausschussanhörung zum NotSanG, in der zwar Wohlfahrtsorganisationen und RD-Berufsverbände erscheinen, aber keine fachwissenschaftliche Expertise im Gegensatz zu medizinischwissenschaftlichen Fachgesellschaften: Deutscher Bundestag (2013). Notfallsanitätergesetz stößt auch auf Widerspruch. https://www.bundestag.de/webarchiv/textarchiv/2013/42454602_kw05_pa_gesundheit-210522 [02.04.2022]

gen in allen beteiligten Gruppen erhöht werden kann.

Umfassend angelegte rettungswissenschaftliche Studien zum Vergleich der Versorgungsergebnisse in Bereichen mit hoher Delegations-/Substitutionsrate gegenüber Rettungsdienstbereichen mit geringer Rate wären für die Evaluation der bisherigen Regelungen gut und würden die Diskussionen (v. a. über die Substitution), die gerne aus Einzelfallerfahrungen heraus geprägt sind, auf ein fundierteres Fundament stellen.[25] Vielleicht lassen sich rettungswissenschaftliche Erkenntnisse zur Delegation und Substitution dann auch auf andere Bereiche des Gesundheitswesens übertragen.

Auch die denkbare Intensivierung und Verwissenschaftlichung der Ausbildung von Rettungsdienstpersonal wäre ein Feld für die Rettungswissenschaft, um Vorbehalten gegen die Substitution ärztlicher Leistungen zu begegnen. Vielleicht vermindert eine wissenschaftliche Ausbildung in Rettungswesen auch den in den letzten Jahren vermehrt zu beobachtenden Effekt, dass die Ausbildung zur NotfallsanitäterIn nur als Durchgangsstation zum Medizinstudium wahrgenommen wird und würde die Fluktuation ggf. mindern. Gerade die Ermittlung der Gründe für Fluktuation im Rettungsdienstpersonal und die bestimmenden Faktoren für die Attraktivität des Berufsfelds in Zeiten des Fachkräftemangels scheinen auch ein lohnendes Forschungsfeld für Rettungswissenschaft zu sein. Alles in allem unterstützte auch hier wieder eine Disziplin der Rettungswissenschaft die Rechtsfunktion der Legitimierung sozialer Herrschaft und der Gestaltung der Lebensverhältnisse.

5.4 Einfluss der Wissenschaft im Prozess der Rechtsetzung sowie bei der Effektivitätskontrolle von Recht

Die Setzung von Recht geschieht nicht nur in der ersten Gewalt der Gesetzgebung, sie vollzieht sich auch an vielen anderen Stellen, wie bei der Regulierung von Ausbildungen und der Erstellung von Curricula, die letzten Endes ein Binnenrecht der Wissenschaft darstellen, bis hin sogar zu Algorithmen in der Notfallmedizin. Ebenso setzen Gerichte durch ihre Auslegung und die Konzentration auf Präjudizien in der Entscheidungsfindung häufig Recht.[26] Man sollte sich dabei auch im demokratischen repräsentativen Rechtsstaat die Tatsache bewusst machen, dass die Rechtsetzung letzten Endes durch eine Minderheit, eine demokratische Elite, stattfindet. Das Einspeisen wissenschaftlicher Erkenntnisse in den Entscheidungsprozess dieser Eliten begrenzt damit ihre Machtfülle und erhöht die Legitimität der Entscheidung dieser Minderheit.[27]

Rechtsetzung ist ein dynamischer Prozess, der nicht allein juristisch abläuft, sondern einen tatsächlichen Vorgang darstellt. Er ist von der Vielzahl der beteiligten Akteure und

---

25 So fordert der *Sachverständigenrat zur Begutachtung der Entwicklung im Gesundheitswesen* in seinem Gutachten 2018 »Bedarfsgerechte Steuerung der Gesundheitsversorgung« unter Ziff. 1012 eine suffiziente Datenlage. Aber auch unter dessen Mitgliedern ist niemand mit spezifisch rettungswissenschaftlichem Ansatz.

26 Baer (2015). Rechtssoziologie, 2. Aufl., § 6 Rn. 20.

27 Rehbinder (2014). Rechtssoziologie, 8. Aufl., Rn. 208.

Vorgänge geprägt und kann daher nicht als Suche nach dem allein rational begründbaren Ergebnis betrachtet werden.[28] Ein anschauliches Modell der Darstellung dieses dynamischen Prozesses, das sich auch gut eignet, die oben referierten Fallbeispiele wieder aufzunehmen, stammt ursprünglich aus dem Bereich der Politikwissenschaft und wurde von rechtssoziologischen AutorInnen, insbesondere Susanne Baer, rezipiert.[29] Der Regulierungsprozess wird als Politikzyklus (policy cycle) beschrieben.

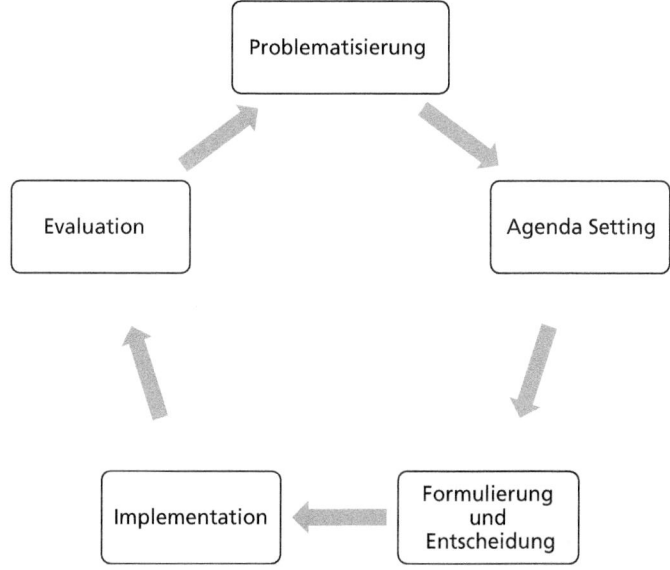

Abb. 5.1: Regulierungsprozess als Politikzyklus (policy cycle) (vgl. Baer, 2015, § 6 Rn. 51)

An jedem der einzelnen Elemente dieses Zyklus können und sollten wissenschaftliche Erkenntnisse Beachtung finden. Am augenfälligsten ist dies sicherlich im Bereich der Problematisierung und der Evaluation. Gerade Letzteres verdient noch mal eine besondere Erwähnung: Gute Rechtsetzung hängt entscheidend davon ab, die Auswirkungen, die sich durch Entscheidungen und Regulierungen ergeben haben, strukturiert zu evaluieren.[30] So lässt sich mit einer rationalen Basis beurteilen, ob durch einen Rechtsetzungsakt auch tatsächlich die in diesem Prozess formulierten Ziele mit den oben dargestellten vier Rechtsfunktionen erreicht wurden. Die Entwicklung von Methoden zur und die Durchführung der Evaluation erscheint als ureigener Beitrag der Fachdisziplinen zum Rechtsetzungsprozess.

Dabei scheinen die Mitglieder des Rechtsstabes[31] wiederum nur begrenzt Interesse an einer systematischen Evaluation zu haben.

---

28 Baer (2015). Rechtssoziologie, 2. Aufl., § 6 Rn. 35.
29 Baer (2015). Rechtssoziologie, 2. Aufl., § 6 Rn. 51.
30 Baer (2015). Rechtssoziologie, 2. Aufl., § 6 Rn. 75; Rehbinder (2014). Rechtssoziologie, 8. Aufl., S. 191.
31 Damit sind alle Akteure im Rechtswesen gemeint, neben JuristInnen, auch Abgeordnete, Verwaltungsbedienstete, Prüfer usw. (Baer, 2015, § 5).

Die mangelnde Datengrundlage dient häufig auch dazu, ein gewisses Handeln oder Nichthandeln zu legitimieren, wie sich in eklatanter Weise auch im Rahmen der Coronapandemie gezeigt hat.[32] Gleichzeitig lassen sich an diesem Zyklus aber auch die Risiken der Einbindung der Fachdisziplinen in die rechtswissenschaftliche Durchdringung eines Themas und die diesbezügliche Rechtsetzung beschreiben: Gerade bei der Problematisierung besteht die Gefahr, dass sich einzelne Stakeholder einer speziellen Fachdisziplin, Denkschule, eines Forschungsverbunds oder WissenschaftlerInnen, deren Forschungsergebnisse ihre Interessen vermeintlich am besten zur Durchsetzung verhelfen können, zu bedienen versuchen und dabei gleichzeitig ggf. davon abweichende wissenschaftliche Erkenntnisse ausblenden.[33] Hier erscheint es als Aufgabe der angehörten WissenschaftlerIn selbst, auf den wissenschaftlichen Diskurs zu verweisen, um dieser Gefahr ein Stück weit zu begegnen. Selbstverständlich bleibt es aber auch bei der Pflicht, dass die Mitglieder des Rechtsstabes bei der Auswahl der ExpertInnen auch verschiedene wissenschaftliche Strömungen abbilden müssen.

An der Station »Formulierung und Entscheidung« lässt sich ein anderes schon beschriebenes Problem erkennen, nämlich dass die eigentlich nach der Rechtsordnung zuständigen Entscheidenden – meist RichterInnen oder Abgeordnete – versuchen, ihre Entscheidung an die Wissenschaft als vermeintlich neutrale, rationale Instanz zu delegieren – ein Vorgang, den man gerade zu Beginn der Coronapandemie idealtypisch beobachten konnte. Der vorliegende Beitrag mit seiner Beschreibung der Einflussmöglichkeiten von Fachdisziplinen auf das Recht soll nicht dahingehend missverstanden werden, dass die Delegation von Entscheidungen ein wünschenswerter Effekt sei. Denn bei allen Einflussmöglichkeiten der Fachdisziplin muss letzten Endes klar bleiben, dass es sich bei der Rechtsetzung nicht um das Treffen der einzig rational begründbaren, »richtigen« Entscheidung handelt,[34] sondern fast immer um Wertungsentscheidungen auf einer möglichst rational fundierten Tatsachengrundlage. Der Einfluss der Fachdisziplin liegt in der Schaffung einer solchen Entscheidungsgrundlage, also der Minimierung von Entscheidungen nach Metakriterien (»Gesunder Menschenverstand«, »Bauchgefühl«, Tradition, religiöse Dogmen etc.), *nicht* in der Entscheidung selbst.

---

32 Hier wurde von den Rechtssetzenden häufig genug angeführt, nicht genügend Daten für eine Bewertung der Geeignetheit von grundrechtsbeschränkenden Maßnahmen zu haben. Weil deren Ungeeignetheit dann zumindest nicht verifiziert war, diente diese Zwangslage letzten Endes wieder zur Rechtfertigung, wie auch das Bundesverfassungsgericht am 19.11.2021 – 1 BvR 781/21 u. a. Rn. 190 f. in seinem Beschluss zu Kontaktbeschränkungen und Ausgangssperren entschieden hat. Gleichzeitig wurden aber auch im mittlerweile Jahre dauernden Verlauf der Pandemie keine erkennbaren Anstrengungen unternommen, dieses Informationsdefizit durch gezielte wissenschaftliche Erkenntnisgewinnung aufzulösen. Ob hier die Schwelle zur Verfassungswidrigkeit mittlerweile überschritten ist, hat das BVerfG nur angedeutet, eine Aussage aber vermieden.
33 Rehbinder (2014). Rechtssoziologie, 8. Aufl., Rn. 202.

---

34 Baer (2015). Rechtssoziologie, 2. Aufl., § 6; Rehbinder (2014). Rechtssoziologie, 8. Aufl., Rn. 207.

5.5 Fazit

Dieser Beitrag sollte dafür sensibilisieren, die oft künstliche Trennung zwischen Fachdisziplin und Recht, die häufig genug auf beiden Seiten gesehen wird, zu hinterfragen und sich untereinander bewusst zu machen. Die Durchdringung einzelner Teilgebiete unserer Lebenswirklichkeit mit wissenschaftlichen Methoden, also letzten Endes auch die Bildung einer neuen Teildisziplin, dient nicht nur der Generierung neuen Wissens, der Verbesserung alter Methoden und der Entwicklung neuer, sondern kann auch das Recht, seine Setzung und Überprüfung beeinflussen und hat damit weitreichende Effekte auf das gesellschaftliche Zusammenleben. Der Beitrag sollte auch ein Votum dafür sein, die Setzung von Recht nicht alleine den JuristInnen – oder wie es die Rechtssoziologie nennt »dem Rechtsstab« – zu überlassen, sondern die eigene Verantwortung einer Fachdisziplin anzunehmen und auszufüllen.

Literatur

Baer, S. (2015). *Rechtssoziologie. Eine Einführung in die interdisziplinäre Rechtsforschung*. 2. Aufl. Baden-Baden: Nomos.

Deutsche Schlaganfall-Gesellschaft (Hrsg.) (2018). *Urteil des Bundessozialgerichts gefährdet die Versorgung von Schlaganfallpatienten. Schlaganfall-Experten nehmen Stellung zum aktuellen BSG-Urteil*. Zugriff am 23.02.2022 unter: https://www.dsg-info.de/presse/pressemeldungen/492-urteil-des-bundessozialgerichts-gefaehrdet-die-versorgung-von-schlaganfallpatienten.html

Deutscher Bundestag (2013). Notfallsanitätergesetz stößt auch auf Widerspruch. Zugriff am 02.04.2022 unter: https://www.bundestag.de/web archiv/textarchiv/2013/42454602_kw05_pa_ge sundheit-210522

DIMDI (Deutsches Institut für Medizinische Dokumentation und Information) (Hrsg.) (2018). *OPS Version 2019. OPS 8-981: Neurologische Komplexbehandlung des akuten Schlaganfalls*. Zugriff am 23.02.2022 unter: https://www.dimdi.de/static/de/klassifikationen/ops/kode-suche/opshtml2019/block-8-97...8-98.htm

Honsell, H. & Mayer-Maly, T. (2017) *Rechtswissenschaft. Die Grundlagen des Rechts*. 7., überarbeitete und ergänzte Aufl. Baden-Baden: Nomos, Wien: MANZ, Bern: Stämpfli.

Kleiner, F. & Köhler, S. (2022). *Rettungshubschrauber in Leonberg. Christoph 41: Streit geht in die nächste Runde*. Zugriff am 18.03.2022 unter: https://www.leonberger-kreiszeitung.de/inhalt.rettungshubschrauber-in-leonberg-christoph-41-streit-geht-in-die-naechste-runde.adc38dac-21ee-4e7e-8b39-1e376c90f653.html

Lungstras, A.B. & Bockholdt, F. (2021) *Einführung in das Krankenhausvergütungsrecht*. NZS 2021, 1, S. 1–11.

Möllers, T.M.J. (2018). *Juristische Arbeitstechnik und wissenschaftliches Arbeiten*. 9. Aufl. München: Franz Vahlen.

Raiser, T. (2013). *Grundlagen der Rechtssoziologie*. 6., durchgesehene und erweiterte Aufl. Tübingen: Mohr Siebeck.

Rehbinder, M. (2014). *Rechtssoziologie*. 8. Aufl. (Reihe: Juristische Kurz-Lehrbücher). München: C.H. Beck.

Sachverständigenrat zur Begutachtung der Entwicklung im Gesundheitswesen (2018). *Bedarfsgerechte Steuerung der Gesundheitsversorgung*. Zugriff am 08.01.2023 unter: https://www.svr-gesundheit.de/fileadmin/Gutachten/Gutachten_2018/Gutachten_2018.pdf

Schröder, J. (2012). *Recht als Wissenschaft. Geschichte der juristischen Methodenlehre in der Neuzeit (1500-1933)*. 2., überarb. und wesentlich erw. Aufl. München: C.H. Beck.

Von Kirchmann, J. (1847), *Über der Wertlosigkeit der Jurisprudenz als Wissenschaft*. Ein Vortrag, gehalten in der juristischen Gesellschaft zu Berlin.

6 Einflussbereiche auf die Rettungswissenschaft: Akteure, Aufgaben und Funktionen

Robert Konrad

6.1 Einleitung: Einflussbereiche auf die Rettungswissenschaft

Einflussfaktoren können z. B. das Bildungsniveau, die sozialen Gegebenheiten, die Möglichkeiten der Wissenschaft, die politischen und wirtschaftlichen Voraussetzungen, das Gesundheitssystem und die -angebote, die wirtschaftliche Situation, die Gesellschaft, die Bevölkerungszusammensetzung sowie vieles mehr sein. Die nachfolgenden Ausführungen liefern einen Überblick über Themengebiete, die Einfluss auf die Rettungswissenschaft nehmen. Sie sind aber nicht abschließender Natur. Vielmehr sollen sie zur Diskussion anregen und eine Basis für weitergehende Forschungsarbeiten bilden.

Nicht bei jedem Einflussbereich besteht eine Kontrollmöglichkeit allein durch das eigene Verhalten. Oftmals ist dies nur indirekt und erst durch das Verhalten anderer Menschen oder gar nicht möglich. Besonders in der Rettungswissenschaft ist es erforderlich, die systemgestaltenden Faktoren (Makroebene), die organisatorischen Strukturen (Mesoebene) sowie die persönlichen Bedürfnisse und Handlungen (Mikroebene) mit einzubeziehen. Im Beitrag wird daher die Frage verfolgt, welche Einflussbereiche im Rettungsdienst identifiziert werden können und welche Interessen bzw. Aufgaben und Funktionen sich mit den jeweiligen Akteuren und Ebenen verbinden lassen.

6.2 Politisches System und Daseinsvorsorge

Der Begriff »Daseinsvorsorge« wird unterschiedlich verwendet. Dem Deutschen Institut für Urbanistik (DIfU) zufolge, umfasst die Daseinsvorsorge »[…] die Grundversorgung der Bevölkerung mit lebenswichtigen Dienstleistungen und Infrastrukturen in den Bereichen Mobilität, Wohnen, Bildung, Gesundheit, Energie, Wasser und Abfall« (Deutsches Institut für Urbanistik, 2016).

Kasten 6.1: Definition Daseinsvorsorge

Definition

Daseinsvorsorge ist (DIfU, 2016): »[…] die Grundversorgung der Bevölkerung mit lebenswichtigen Dienstleistungen und Infrastrukturen in den Bereichen Mobilität, Wohnen, Bildung, Gesundheit, Energie, Wasser und Abfall«.

Die Daseinsvorsorge ist verfassungsrechtlich im Sozialstaat nach Art. 20 Abs. 1 Grundgesetz (GG) eine staatliche Verpflichtung. Für die flächendeckende Verfügbarkeit der Dienstleistungen und Infrastrukturen zuständig sind der Bund mit seinen Bundesministerien (z. B. Bundesministerium für Gesundheit (BMG), Bundesministerium für Arbeit und Soziales (BMAS), Bundesministerium des Inneren (BMI)) und seinen beteiligten Behörden und Institutionen (z. B. Bundeszentrale für gesundheitliche Aufklärung (BZgA), Robert Koch-Institut (RKI), Bundesanstalt für Arbeitsschutz und Arbeitsmedizin (BAuA)), die Länder mit ihren Ministerien, Behörden und Senatsverwaltungen sowie die Kommunen mit ihren Ämtern und Versorgungseinrichtungen.

Ein weiterer wichtiger Bestandteil der Daseinsvorsorge ist die soziale Sicherung. Diese wird durch die fünf Säulen Arbeitslosenversicherung (Sozialgesetzbuch – SGB III), Krankenversicherung (SGB V), Rentenversicherung (SGB VI), Unfallversicherung (SGB VII) und Pflegeversicherung (SGB XI) gebildet (Maier & Ulrich, 2013).

Kasten 6.2: Die fünf Säulen der sozialen Sicherung

Merke

Fünf Säulen der sozialen Sicherung:

1. Säule: Arbeitslosenversicherung (SGB III)
2. Säule: Krankenversicherung (SGB V)
3. Säule: Rentenversicherung (SGB VI)
4. Säule: Unfallversicherung (SGB VII)
5. Säule: Pflegeversicherung (SGB XI)

»Wesentliche Leistungen nach dem Versicherungsprinzip gehen auf die Sozialgesetzgebung des Reichskanzlers Otto von Bismarck im 19. Jahrhundert zurück. Dazu gehören die gesetzliche Krankenversicherung (seit 1883), die gesetzliche Unfallversicherung (seit 1884) und die gesetzliche Rentenversicherung (seit 1891). Die gesetzliche Pflegeversicherung wurde 1995 als eigenständiger Zweig der Sozialversicherung eingeführt. Anspruchsberechtigt sind jeweils nicht alle Bürger, aber alle Versicherten. Die unterschiedlichen kollektiven Versicherungen werden zumeist durch Beiträge auf Arbeitseinkommen in etwa hälftig von Arbeitnehmern und Arbeitgebern finanziert.« (Mack & Lampert, 2022)

Das System der sozialen Sicherung baut auf tief in der Geschichte und Kultur Deutschlands verwurzelten Grundprinzipien auf (▶ Kasten 6.2), durch die die Gesellschaft in ihrer Wertehaltung und Überzeugung im Denken und Handeln geprägt ist. Im modernen Sozialstaat lassen das Solidarprinzip (einer für alle, alle für einen), das Subsidiaritätsprinzip (Hilfe zur Selbsthilfe; Unterstützung durch den Staat in Bereichen, die nicht der Eigenverantwortung zugerechnet werden), das Bedarfsdeckungsprinzip (Anspruch auf medizinisch notwendige Leistungen) und das Sachleistungsprinzip (Nutzung von Sachleistungen im Krankheitsfall ohne direkte Zahlung) es zu, erforderliche Anpassungen durch Parlamentsmehrheit zu vollziehen (Simon, 2010).

Zur Sicherstellung der medizinischen Grund- und Regelversorgung bedarf es eines funktionierenden öffentlichen Gesundheitswesens. Das öffentliche Gesundheitswesen ist Teil der Gesamtheit Gesundheitswesen und beinhaltet als weitere Unterteilung den öffentlichen Gesundheitsdienst (ÖGD). Der ÖGD »[…] umfasst Einrichtungen der Gesundheitsverwaltung auf Bundes-, Länder- und kommunaler Ebene […]«, sowie »[…] weitere Behörden, die gesundheitsbezogene Aufgaben wahrnehmen […]« (Reisig & Kuhn, 2020). Weitere Inhalte sind die Public-Health-Forschung, Gesundheitserziehung und -förderung sowie die Prävention. Geregelt werden diese überwiegend in Form der konkurrierenden Gesetzgebung (Länder haben die Befugnis zur Gesetzgebung, soweit der Bund von seinem Gesetzgebungsrecht keinen Gebrauch macht) im Art. 74 GG (Bodner, 2013). Um die Gesundheits-, Sicherheits- und Teilhabeförderung sowie die Prävention sicherstellen zu können, beschäftigen sich viele Berufsgruppen (Leistungserbringer) in verschiedenen Systemen mit den von Bund, Ländern und Kommunen gemachten Vorgaben.

Weiter kommt hinzu, dass die Leistungserbringer immer mehr den verschiedenen PatientInnen- bzw. KlientInnenrollen gerecht werden müssen. So kann es sein, dass eine PatientIn bei der Nutzung einer Gesundheitsleistung verschiedene Rollen einnimmt. Sie kann ProbandIn in einem Forschungsprojekt sein und gleichzeitig BewohnerIn eines Pflegeheimes, Nutzende des Rettungsdienstes oder des Krankentransports, Versicherte bei einer Krankenkasse, VertragspartnerIn der häuslichen Krankenpflege und KundIn in der Apotheke. Dieser »Partizipative Entscheidungsfindungs-Prozess (PEF)« ist »ein Interaktionsprozess mit dem Ziel, unter gleichberechtigter aktiver Beteiligung von Patient und Arzt auf Basis geteilter Information zu einer gemeinsam verantworteten Übereinkunft zu kommen« (Härter, 2004, S. 90). Er beinhaltet auch den Einbezug der Paragraphen § 611 (Dienstvertrag) und §§ 677–687 (Geschäftsführung ohne Auftrag) aus dem Bürgerlichen Gesetzbuch (BGB) bei bewusstlosen PatientInnen. Dies macht es nicht immer leicht, den Interessen und Zielen der sogenannten »mündigen PatientIn«, die immer mehr auch zur »kompetenten PatientIn« wird, gerecht zu werden. Hierfür werden die Deklaration zu »Den Rechten des Patienten« von 1981, mit revidierter Fassung 1995, sowie die 2007 erschienene Charta »Patientenrechte in Deutschland – in 5. Auflage« zur Verankerung der PatientInnenrechte und Erhöhung der Transparenz im Gesundheitswesen herangezogen. Nicht erst durch das im Februar 2013 in Kraft getretene Patientenrechtgesetz zeigt sich die Notwendigkeit der Etablierung eines an den PatientInnen orientierten Gesundheitswesens. Um eine erhöhte PatientInnenzufriedenheit zu erreichen, sind bereits zunehmend patientInnenorientierte Indikatoren und patientInnenrelevante Ergebnisparameter in Forschung und Qualitätsmanagement festzustellen (Jeserich, 2013).

Um eine bestmögliche klientelorientierte Dienstleistung abbilden zu können, werden immer mehr Bereiche der Daseinsvorsorge privatisiert. Der entstehende Wettbewerb auf dem Markt wirkt sich nicht nur preislich und qualitativ aus, sondern ermöglicht auch kurzfristigere Reaktionen. Für einzelne Unternehmen eröffnet sich dadurch der europäische Markt mit einer möglichen Steigerung der Marktkraft. Der KundIn wird eine freie Anbieterwahl mit ggf. höherer Effizienz ermöglicht. Gleichzeitig kann es aber auch bedeuten, dass sich die Nachhaltigkeit und Qualität der Dienstleistungen reduzieren. Eine erforderliche europäische Ausschreibungspflicht, ein im Vordergrund stehendes Gewinninteresse und/oder »Rosinenpickerei« bei den AnbieterInnen können sich somit negativ auf das Marktgeschehen auswirken. Der entstehende Marktwettbewerb kann auch eine mangelnde oder beschränkte Einflussnahme auf bestimmte Abläufe und Kriterien bedeuten, wodurch sich gravierende Einschnitte in die Versorgungsmöglichkeiten und das Versorgungsnetzwerk abzeichnen können. Die Rettungswissenschaft kann hier einen wichtigen Beitrag leisten, damit auch weiterhin die Daseinsvorsorge, die medizinische Grund- und Regelversorgung unter Einhaltung der geltenden PatientInnenrechte sowie weitere geltende Gesetze Beachtung finden.

6.3 Gesundheitswesen (Medizin, Pflege, Prävention, Digitalisierung)

Wie in Kapitel 6.2 beschrieben, ist ein gut funktionierendes Gesundheitswesen notwendig, um die medizinische Grund- und Regelversorgung sicherstellen zu können. Jeder wünscht sich durch die im § 2 SGB V gesetzlich vorgegebenen und geforderten Leistungen eine bestmögliche Versorgung durch die Krankenkassen und ihre Zusatzleistungen.

Kasten 6.3: § 2 SGB V Abs. 1

> **Merke**
>
> § 2 SGB V Leistungen: »(1) [...] Qualität und Wirksamkeit der Leistungen haben dem allgemein anerkannten Stand der medizinischen Erkenntnisse zu entsprechen und den medizinischen Fortschritt zu berücksichtigen.«

So sollte eine ambulante ärztliche und zahnärztliche Versorgung oder ein Krankenhausaufenthalt auch in ländlichen und schwach besiedelten Regionen sichergestellt sein. Auch die Arzneimittel- und Heil-/Hilfsmittelversorgung sowie Rehabilitation müssen garantiert werden.

Mehr und mehr rücken gesundheitliche Prävention und Präventionsmaßnahmen (Erste-Hilfe-Kurse, Betriebs- und Arbeitsmedizin) in den Vordergrund. Sie finden sich wieder in Maßnahmen, die auf den einzelnen Menschen und sein Gesundheitsverhalten bezogen sind (Verhaltensprävention), sowie in Bezug auf die Lebens- und Arbeitsverhältnisse (Verhältnisprävention) (BGM, 2019). Die Präventionsaktivitäten ziehen sich durch alle Berufsgruppen und lassen sich aufteilen in Erhaltung und Förderung der Gesundheit (Primäre Prävention), frühzeitiges Erkennen von Erkrankungen oder Gesundheitsgefährdungen (Sekundäre Prävention) sowie die Rehabilitation, die Krankheitsrückfälle verhüten, Verschlimmerungen verhindern sowie Folgen von Krankheiten bewältigen soll (Tertiäre Prävention) (Bodner, 2013). Hervorgerufen durch Ereignisse, wie das Hochwasser im Ahrtal und die COVID-19-Pandemie, werden in Hilfsorganisationen, staatlichen Institutionen und Förderprojekten verschiedene Konzepte für Erste-Hilfe-Kurse mit Selbstschutzinhalten (BBK, 2019), spezielle Kurse für informell Pflegende bei einem Ausfall der Kritischen Infrastrukturen (KRITIS) oder Verhalten und Maßnahmen bei Black-Out-Szenarien zur Stärkung der Eigenverantwortung entwickelt.

Um all diese Punkte der medizinischen Daseinsvorsorge sicherstellen zu können, wird vermehrt in Industrie und Forschung nach neuen Verfahren und Möglichkeiten gesucht. So lassen sich mittlerweile in der stationären und ambulanten Pflege zahlreiche Roboter-Forschungsprojekte aufzählen, die dem Pflegemangel und der höheren Belastung des Pflegepersonals entgegenwirken sollen.

Nach und nach kommt es auch im Bereich des Rettungsdienstes zu einem vermehrten und strukturierten Einsatz von Technik. In den letzten Jahren konnten Projekte wie z. B. der Telenotarzt, digitale Dokumentation, Übertragung von Gesundheitsdaten mittels Telemedizin oder Einsatzentscheidungsunterstützung mittels künstlicher Intelligenz (KI) erfolgreich abgeschlossen und in den Regelbetrieb überführt werden. In einer quantitativen Bevölkerungsbefragung des Zentrums für Qualität in der Pflege (ZQP) zur »Einstellung der Bevölkerung zu digitaler Unterstützung in der Pflege« befürworten 76 % der Befragten den Einsatz eines Roboters zur

Einnahme von Medikamenten, 65 % zur Aufstehhilfe bei einem Sturz, 60 % zur Assistenz, um in das oder aus dem Bett zu kommen, sowie 51 % zur Begleitung beim Toilettengang. Ebenso wird der Einsatz von Pflege-Apps zur Unterstützung von pflegenden Angehörigen von 63 % als hilfreich angesehen (Eggert et al., 2018).

Durch die immer älter werdende Bevölkerung und den hohen Bedarf an Pflegekräften wird dieser Wandel mit zunehmender Technisierung und Digitalisierung schneller als bisher voranschreiten. In den nächsten Jahren werden Begriffe und Angebote wie Telecare, Telenursing, elektronische PatientInnenakten, App-Anwendungen, künstliche Intelligenz (KI), GemeindenotfallsanitäterInnen, Community Health Nurse etc. immer mehr in unseren Alltag Einzug halten. In einer Umfrage zur Digitalisierung in der ambulanten Pflege machen sich 72 % der Pflegekräfte keine Sorgen, durch die Digitalisierung den Arbeitsplatz zu verlieren. Sie sehen darin eher eine Chance in der Versorgung pflegebedürftiger Menschen (69 %) wie auch eine sinnvolle Unterstützung zur professionellen Pflege (55 %) (Lutz, 2020). Mit dem Start der elektronischen PatientInnenakte wird ein vereinfachter Austausch von Informationen, Diagnosen, durchgeführten Behandlungen und Medikamentenanwendungen möglich sein. Da aktuell auch 62 % der Bevölkerung dieses Angebot nutzen wollen (Die Continentale, 2019), müssen in den nächsten Jahren weitere Teilbereiche wie Datenschutz, Datenverfügbarkeit, Dokumentation und Minimierung weiterer damit verbundener Risiken in den Fokus treten. So bedarf es einer klar festgelegten Big-Data-Nutzung (z. B. für die Forschung), sogar über die Europäische Datenschutz-Grundverordnung (EU-DSGVO) hinaus, mit einem notwendigen Blick auf die Ethik zum »Recht des Patienten auf Selbstbestimmung« sowie der »Digitalen Ethik« (Jörg, 2018). Besonders die Forschung wird durch die Nutzung und flächendeckende Verfügbarkeit von Gesundheitsdaten profitieren. Die erforderlichen Grundsatzregelungen wurden bereits im § 303d SGB V »Forschungsdatenzentrum« sowie § 303e »Datenverarbeitung« niedergeschrieben (SGB V, 2021). Elektronisch verfügbare Gesundheitsdaten werden auch für den Rettungsdienst und den Katastrophenschutz einen großen Nutzen haben. Durch den im § 358 SGB V festgeschriebenen elektronischen Medikationsplan sowie den elektronischen Notfalldatensatz kann die präklinische Versorgungsqualität nachweislich erhöht werden (SGB V, 2021; gematik GmbH, 2021).

Die Digitalisierung im Gesundheitsbereich bringt auch Veränderungen in den medizinischen Berufsbildern mit sich. Beispielhaft lässt sich hier das Notfallsanitätergesetz mit seinen erweiterten Notfallversorgungskompetenzen und Handlungsfeldern nennen, die durch Anwendung von Digitalisierungsmöglichkeiten zielführend und qualitätsorientiert (Telemetrie, Telenotarzt) umgesetzt werden können. Der Wandel erfordert eine Anpassung der beruflichen Kompetenzen, ermöglicht unter Umständen eine vertikale und horizontale Durchlässigkeit zu verwandten Berufsfeldern oder schafft sogar neue Fachberufe. Digitalisierung wird nicht nur tiefgehende Auswirkungen auf die Arbeitsprozesse haben, sondern auch auf das Berufsverständnis in den medizinischen Berufen, deren Denken und Handeln (Biester, 2018). Die Herausforderung für alle Akteure aber bleibt, dass die Digitalisierung des Gesundheitswesens sich als Heilmittel und nicht als Gift erweist (Wiegerling & Heil, 2019). Gerade in der Notfall- und Rettungsmedizin können gute, valide Daten Leben retten. Hier ist es erforderlich, dass alle beteiligten Akteure (NotärztIn, RettungsdienstmitarbeiterIn, Notaufnahmepersonal) auf die gleichen Daten zugreifen können und diese sich auf dem aktuellen Stand befinden. Die Rettungswissenschaft befasst sich hier mit den notwendigen Schnittstellen, erforderlichen Datensätzen, Dokumentationsstrukturen, horizontalen und vertikalen Datenverfügbarkeiten sowie notwendigem Datenschutz.

6.4 Beteiligte BOS und weitere Akteure

Spricht man über die präklinische, notfallmedizinische Versorgung im Gesundheitswesen, wird die Bevölkerung sofort auch den Rettungsdienst nennen. Sieht man sich aber den § 27 im SGB V an, so ist der Rettungsdienst nicht Teil der Krankenbehandlung. Allenfalls wird er als Transportdienstleister und bei den Fahrtkosten erwähnt. Sehr wohl finden wird man den Rettungsdienst aber als Teil der Daseinsvorsorge und der Gefahrenabwehr in Art. 30 GG (Domres et al., 2009). Durch das Berufsbild der NotfallsanitäterIn und die damit verbundenen Kompetenzen wird für die Rettungswissenschaft ein Forschungsbereich eröffnet, der es ermöglicht, Einfluss auf die Entwicklung des Rettungsdienstes vom reinen Transportdienstleister zu einem im SGB V festgeschriebenen Leistungsbereich zu nehmen.

Das Rettungswesen mit seinen Regelungen und Zuständigkeiten liegt in den Händen der Länder und wird mit Rettungsdienstgesetzen, Verordnungen und Landesrettungsdienstplänen, Zivil- und Katastrophenschutzgesetz geregelt. Beim Personal regeln die Länder nur die Ausbildung für die RettungssanitäterIn. Diese 520 Stunden dauernde Weiterbildung stellt aber keinen anerkannten Ausbildungsberuf dar. Die unterschiedlichen und teilweise fehlenden bundesweit geltenden rechtlichen Rahmenbedingungen führen zu mangelnder horizontaler Durchlässigkeit im Rettungsdienst und Bevölkerungsschutz. Bei dieser Thematik kann die Rettungswissenschaft dazu beitragen, den »Flickenteppich« einer einheitlichen bundesweiten Lösung zuzuführen. Das Gesetz über den Beruf der NotfallsanitäterIn und die Vorschriften über die ärztliche Ausbildung liegen bereits im Kompetenzbereich des Bundes (Hennes, 2001).

Im Bereich der Gefahrenabwehr lassen sich die Beteiligten unter »*Behörden und Organisationen mit Sicherheitsaufgaben (BOS)*« fassen. Eine Beauftragung zur Gefahrenabwehr kann sich aus einem öffentlichen Auftrag oder aus ehrenamtlicher Initiative ergeben. Somit zählen nicht nur die öffentlichen Organisationen, sondern auch gemeinnützige Vereine oder private Unternehmen dazu. Weiterhin wird innerhalb des BOS-Bereichs zwischen polizeilicher und nichtpolizeilicher Gefahrenabwehr unterschieden. Die Polizei mit ihren zugehörigen Einrichtungen (z. B. Bundeskriminalamt, Verfassungsschutz, Bundes- und Landespolizei, Zoll) ist in erster Linie für die Innere Sicherheit zuständig, nimmt aber auch eine führende Position in der Bekämpfung von Unglücken und Katastrophen ein (Tietz, 2010). Als Teil der nichtpolizeilichen Gefahrenabwehr zählen Feuerwehren (Werks-, Berufs- und freiwillige Feuerwehren), Rettungsdienste (Hilfsorganisationen und private AnbieterInnen), die Bundesanstalt Technisches Hilfswerk – THW, BetreiberInnen von Rettungshubschraubern im Rettungsdienst, das Bundesamt für Bevölkerungsschutz und Katastrophenhilfe – BBK, das Bundesamt für Güterverkehr – BAG, die Katastrophenschutzbehörden der Länder und weitere Organisationen, die am SAR-System (Search and Rescue) teilnehmen. Hilfsorganisationen werden aber nicht grundsätzlich den BOS zugerechnet. Es werden nur die Teile in die BOS einbezogen, die dem Rettungsdienst und Katastrophenschutz dienen. Alle anderen Tätigkeitsfelder, wie z. B. Sozialer Dienst oder Jugendarbeit, zählen nicht dazu. Ebenfalls ausgeschlossen werden die privaten Sicherheitsdienste und die Bundeswehr (JuraForum, 2020). Eine Weiterentwicklung von Berufsbildern und Anpassung an die sich wandelnden Aufgabenschwerpunkte mittels Akademisierung haben bereits bei Polizei und Feuerwehr begonnen. Eine Etablierung der Rettungswissenschaft würde die noch fehlende Akademisierung des Rettungsdienstes vorantreiben und eine Fokussierung auf das rettungsdienstliche Themengebiet gewährleisten.

Trotz Ausschluss aus den BOS spielt die Bundeswehr eine wichtige Rolle im gemeinsamen Schutz der Menschen. Im Rahmen der Zivil-Militärischen Zusammenarbeit (ZMZ) arbeiten staatliche oder nichtstaatliche zivile Organisationen mit Stellen der militärischen Verteidigung in der Gefahrenabwehr/Zivilschutz, in der Landesverteidigung oder bei Auslandseinsätzen des Militärs zusammen. Hier wird nochmals zwischen ZMZ-Inland (Amts- und Katastrophenhilfe, Gesamtverteidigung) und ZMZ-Ausland (Zusammenarbeit mit zivilen nationalen und internationalen (Hilfs-)Organisationen, Verwaltung und Bevölkerung) unterschieden (BBK, 2020c). Um die Zusammenarbeit dieser teils sehr heterogenen Gruppen zu fördern, werden systematische Kenntnisse aus und mittels einer rettungsdienstlichen Forschung (Rettungswissenschaft) zu den erforderlichen Schnittstellen und bestehenden Gemeinsamkeiten benötigt. Die Hilfeleistung der Bundeswehr geschieht im Rahmen der allgemeinen Amtshilfe als technisch-logistische Unterstützung nach Artikel 35 Abs. 1 GG. In Artikel 35 Abs. 2 und 3 GG wird die Amtshilfe im Falle einer Naturkatastrophe oder eines schweren Unglücksfalls geregelt (BBK, 2020b). Zur Leitung dieser Hilfseinsätze wurden, im Rahmen der Neustrukturierung der Zivil-Militärischen Zusammenarbeit (ZMZ), feste Verbindungsorgane zu den zivilen Einrichtungen und Behörden etabliert (BBK, 2020a).

Ein weiterer wichtiger Baustein im Hilfeleistungs-Netzwerk ist die Rettungsleitstelle mit ihren DisponentInnen. Sie müssen für alle Eventualitäten geschult und in komplexen Situationen innerhalb kürzester Zeit für den Einsatzerfolg sowie für die Versorgung der PatientIn relevante Entscheidungen treffen (Moser, 2017). Durch die teils nicht standardisierten oder nicht zertifizierten Weiterbildungen zur DisponentIn sind keine bzw. nur sehr wenig wissenschaftlich verwertbare Erkenntnisse vorhanden. Diese Lücke kann durch die Rettungswissenschaft geschlossen und das Aufgabengebiet der Leitstelle weiterentwickelt werden. Sobald ein Katastrophenfall oder Großschadensereignis eintritt, übernimmt die (politisch) verantwortliche Einsatzleitung der zuständige Hauptverwaltungsbeamte (HVB), z. B. Landrat oder Oberbürgermeister, der durch seinen Stab unterstützt wird. Direkt am Schadensort werden eine Technische Einsatzleitung – TEL (in Bayern Örtliche Einsatzleitung – ÖEL) sowie ggf. notwenige Unterstützungsgruppen – UG eingesetzt (Scheuermann, Weidringer, & Domres, 2013).

Deutschland besitzt zu neun Nachbarstaaten eine gemeinsame Grenze, mit einer Gesamtlänge von 3.876 km. Die längste Ländergrenze besitzt Deutschland zu Österreich und Tschechien mit je 818 km. Die Grenzlinie zu Dänemark mit 68 km Länge ist die kürzeste (Statistisches Bundesamt (Destatis), 2019). Von den 16 Bundesländern grenzen zehn an einen oder mehrere europäische Staaten. Da ist es nachvollziehbar, wenn das Bedürfnis einer grenzüberschreitenden Zusammenarbeit wächst, um die auftretenden Erkrankungen und medizinischen Notfälle oder gar Katastrophen Ländergrenzen übergreifend bewältigen zu können. Hierfür dürfen Rettungsdienst- und Katastropheneinsätze vor Grenzen keinen Halt machen. Aus diesem Grund sind mittlerweile mit allen angrenzenden Staaten Staatsverträge zur Unterstützung im Bereich des Katastrophenschutzes geschlossen (Kern, 2013). Für den grenzüberschreitenden Rettungsdienst gibt es keine flächendeckenden Vertragsunterzeichnungen.

Kasten 6.4: Information grenzüberschreitender Rettungsdienst

Information

Ausführliche Informationen zum grenzüberschreitenden Rettungsdienst und welche Rahmenabkommen, Kooperationsabkommen oder regionale Absprachen grenzüberschreitend geschlossen worden sind, können im Beitrag »Grenzüberschreitender Rettungsdienst: trotz offener Grenzen ein Arbeitsumfeld mit Barrieren« in diesem Buch nachgelesen werden (▶ Kap. 12).

Dass trotz Verträgen eine beabsichtigte grenzüberschreitende Zusammenarbeit nicht so ohne weiteres funktioniert, zeigte sich bei den gemeinsamen Bewältigungsversuchen der COVID-19-Pandemie. Statt gemeinsam die vorhandenen Ressourcen zu bündeln und zu nutzen, wurden Grenzen geschlossen und eine Zusammenarbeit auf nahezu Null heruntergefahren. Hier könnte die Rettungswissenschaft mit gemeinsamen grenzüberschreitenden Versorgungskonzepten, Versorgungsstrukturen, Netzwerkbildung und -ausbau sowie Ressourcenplanungen einen wichtigen Beitrag leisten.

6.5 Gesellschaft

Die persönlichen Werte einer Bevölkerung bestimmen den Umgang mit Ressourcen bzw. den knappen Ressourcen in allen Bereichen. Der sich daraus entwickelnde normative Rahmen ergibt den Arbeitsbereich, in dem sich die Akteure, wie z. B. im Gesundheitssektor, bewegen können. Die BürgerIn fordert eine »gerechte« Versorgung in allen Grundbedürfnissen sowie lebensnotwendigen Dienstleistungen. Somit hat die Gesundheitspolitik das Ziel, die Gesundheit der Bevölkerung auch mit begrenzten Mitteln aufrechtzuerhalten, zu verbessern und eine Versorgung sowie Vorsorge für morgen zu gewährleisten (Fleßa & Greiner, 2013). Dazu gehört auch der Schutz der Kritischen Infrastrukturen (KRITIS), da deren Ausfall meist erhebliche Auswirkungen auf Staat, Wirtschaft, Gesellschaft und die einzelne BürgerIn hat (Geier et al., 2009).

Das Konzept der persönlichen Work-Life-Balance gewinnt im Zusammenhang mit diesen Gesundheitsdiskussionen immer mehr an Einfluss. Petzold[1] und Orth[2] bilden Identität[3] durch fünf Säulen ab (Leitner & Höfner, 2020; Petzold & Orth, 1994, S. 372). Eine gute Work-Life-Balance besteht demnach, wenn eine Ausgewogenheit zwischen den Säulen »Körper und Gesundheit«, »Soziale Beziehungen«, »Arbeit und Leistung«, »Finanzielle (materielle) Sicherheit« und »Werte/Sinn« erreicht wird und die Wechselwirkungen zwischen diesen Säulen erkannt werden (Eremit & Weber, 2016).

> Fünf Säulen der Identität nach Petzold und Orth (1994):
>
> 1. Säule: Leiblichkeit (Körper und Geist)
> 2. Säule: Soziales Netzwerk (Soziale Beziehung)
> 3. Säule: Arbeit, Leistung und Freizeit (Arbeit und Leistungsfähigkeit)
> 4. Säule: Materielle Sicherheit und milieuökologische Bezüge (Materielle Sicherheit)
> 5. Säule: Wertorientierung, weltanschauliche und religiöse Überzeugung (Werte und Ideale)

Bei der Darstellung des Gesundheitszustandes der Gesamtbevölkerung findet die Bewertung über »Personelle Faktoren«, »Soziale Faktoren« und »Gesundheitsverhalten« statt (Nationale Präventionskonferenz, 2019).

Ein großer Teil der Bevölkerung findet sich in der Säule »Werte/Sinn« in verschiedenen ehrenamtlich-freiwilligen Tätigkeiten wieder. Auch wenn sich eine freiwillige oder ehrenamtliche Tätigkeit positiv auf die Gesundheit

---

1 Hilarion Petzold, deutscher Psychologe
2 Ilse Orth, deutsche Psychotherapeutin
3 Zufriedenheit & Wohlbefinden = Identität

und die Lebensqualität auswirken kann, kann sie aber auch mit physischen und psychischen Belastungen verbunden sein. Besonders betroffen sind die Bereiche Rettungsdienst und Feuerwehr. Trotz des im Vergleich zu anderen Bereichen sehr geringen Anteils freiwillig aktiver im Rettungsdienst sind sie fester Bestandteil im Gesamtsystem (Nationale Präventionskonferenz, 2019). Gerade in der Coronapandemie und beim Hochwasser im Ahrtal hat sich gezeigt, dass ohne ein ehrenamtliches Engagement in vielen Bereichen des täglichen Lebens sowie den Bereichen der Daseinsvorsorge eine Versorgung nicht sichergestellt werden könnte. Gerade in Situationen mit nationalem oder internationalem Ausmaß ist es erforderlich, die Bevölkerung aktiv und soweit wie möglich und notwendig eigenverantwortlich in die Ereignisbewältigung mit einzubinden. Diese Eigenverantwortung sowie die Selbst- und Fremdhilfefähigkeit der Bevölkerung, aber auch bei den Einsatzkräften innerhalb der Hilfsorganisationen, werden durch spezielle Kurse gestärkt. Hierzu hat das BBK in Zusammenarbeit mit den Hilfsorganisationen 2019 ein »*Rahmenkonzept Ausbildung in Erster Hilfe mit Selbstschutzinhalten*« ausgearbeitet (BBK, 2019). Für die Rettungswissenschaft bietet sich hier ein breites Forschungsfeld. Interessant könnte hier besonders sein, inwieweit eine aktive Einbindung von Laien/Ehrenamtlichen in den Bevölkerungsschutz zur Stärkung der persönlichen Work-Life-Balance beiträgt und wie sich die dadurch gesteigerte persönliche Identität im eigenverantwortlichen Handeln in Krisen oder anderen Situationen auswirkt.

6.6 Katastrophen- und Bevölkerungsschutz

Aber genau diese Einbindung der Bevölkerung zur erfolgreichen Bewältigung eines Ereignisses erfordert eine frühe, ehrliche, proaktive und transparente Kommunikation. Zu unterscheiden ist hier die sogenannte informierende Risikokommunikation (vor einem Ereignis) von der Krisenkommunikation (während eines Ereignisses), die meist unter Zeit- und Leistungsdruck steht. Nicht zu unterschätzen sind auch die Rolle und der Einfluss der Medien. Diese können sich je nach Gebrauch und Informationslage positiv, aber auch negativ auf die Bewältigung auswirken (Dickmann, 2010). Welche Auswirkungen mangelnde oder falsche Kommunikation haben kann, zeigte sich beim Hochwassereinsatz im Ahrtal sowie bei der Pandemiebewältigung von Covid-19. Hier kann die Rettungswissenschaft durch wissenschaftlich fundierte Erkenntnisse und Forschungsarbeiten dazu beitragen, das Vertrauen der Bevölkerung in die Wissenschaft zu stärken und die Resilienz in der Bevölkerung aufzubauen.

Blickt man auf die letzten Jahre zurück, so stellt man ein steigendes Risiko von außergewöhnlichen Gefahrenlagen fest. Die zu bewältigenden Ausnahmesituationen reichen von internationalem Terrorismus, Amoklagen, Industrieunfällen, Seuchen, Pandemien bis hin zu Hochwasser und Schneekatastrophen. Die grundlegenden Vorgaben für das Tätigwerden in solchen Lagen sind im Zivilschutz- und Katastrophenhilfegesetz (ZSKG) sowie den Vorsorgegesetzen verankert (Kern, 2013).

Da sich Gefahrenlagen von Mal zu Mal unterscheiden, können auch nur sehr begrenzt Erfahrungswerte aus vorangegangenen Katastrophen oder Einsätzen mit in eine aktuelle Lage einfließen. Deshalb ist es erforderlich, sich schon im Vorfeld mit den notwendigen Abläufen und Vorgehensweisen zu beschäftigen, um nicht erst kurz vor oder während einer Katastrophe angepasste Empfehlungen von irgendwelchen verantwortlichen Stellen abwarten zu müssen (Müller-Cyran, 2013). Die Rettungswissenschaft bietet hier Möglichkeiten der systematischen Auswertung von Großübungen, Entwicklung neuer Trainingskonzepte und Trainingsmöglichkeiten, wie z. B. Virtual Reality (VR), Augmented Reality (AR) oder Mixed Reality (MR), verbunden mit optionalen Echtzeitauswertungen oder Stresslevel-Messungen. Die gewonnenen Erkenntnisse können in zukünftige Risikoplanungen, Ausbildungskonzepte, Einsatzkonzepte oder Leitlinien eingearbeitet werden, um die Versorgungsqualität zu verbessern.

Leider lässt sich feststellen, dass die Bevölkerung i. d. R. nur sehr begrenzte Vorkehrungen für einen möglichen mehrtägigen Ressourcenausfall trifft und auch sehr wenig Krisenbewusstsein und erforderliches Wissen über Verhalten und Maßnahmen nachweisen kann. Hier muss durch aktiven Einsatz der verantwortlichen Behörden und der Katastrophenschutzorganisationen die Bevölkerung mehr und mehr sensibilisiert werden. So muss zu Themen wie z. B. »*Handeln in Katastrophen*«, »*Trinkwasserversorgung und Abwasserentsorgung*«, »*Versorgung mit Nahrungsmitteln*«, »*Erste Hilfe im Katastrophenfall*«, »*Hygiene*« oder Verhalten bei »*Terror und CBRN-Gefahren*« intensiv geschult und Informationen dazu bereitgestellt werden (Kling, 2018). Diese Lücke soll u. a. mit den oben genannten »*Erste-Hilfe-Kursen mit Selbstschutzinhalten*« geschlossen werden, die die Hilfsorganisationen anbieten und die im Auftrag des BBK stattfinden.

Ein wichtiger, ab und an aber auch kritischer Faktor ist die Reaktion von Menschen – insbesondere in Krisen –, die betroffen sind. Gefühle, Gedanken, Bedürfnisse sowie psychische Traumata erfordern eine ständige Flexibilität und das nötige Feingefühl auf Seiten der HelferIn (Müller-Cyran, 2013). Inzwischen trifft man in unserem Land auf verschiedene Kulturen, unterschiedliche Religionen sowie vielfältige Wertevorstellungen, die einen rücksichtsvollen, differenzierten Umgang in Krisen erfordern. Auch die Risiko- und Krisenkommunikation in verschiedenen Sprachen kann eine teils unüberwindbare Barriere darstellen (Geenen, 2010).

Große Teile des Bevölkerungs- und Katastrophenschutzes werden durch ehrenamtliche HelferInnen in den Hilfsorganisationen und spontanes soziales Engagement durch die Bevölkerung abgedeckt. Beruf, Familie, Zeitmangel, gesundheitliche Gründe und der hohe Zeitaufwand für regelmäßige Aus- und Fortbildungen veranlassen viele, sich gegen eine ehrenamtliche Tätigkeit zu entscheiden (Wendekamm & Matzke, 2015). Die Einsatzkräfte von Feuerwehr und Rettungsdienst sehen sich immer mehr einer erhöhten Gefahrenlage ausgesetzt. Sie werden zunehmend nicht mehr als neutrale Institutionen angesehen, sodass sie im Zentrum des Geschehens ein ausgemachtes Ziel darstellen und jederzeit mit aggressiver Ablehnung und Gewalt rechnen müssen (Freudenberg, 2016).

Zusammenfassend lässt sich sagen: In einer Welt mit stetig steigender Anzahl von Katastrophen, fortschreitender Digitalisierung mit hoher Datenverfügbarkeit und einer sich verändernden Gesellschaft mit steigender Erwartungshaltung sind Strukturen nach wie vor begrenzt, da sie meist geschichtlich geprägt sind. Gerade die sich verändernden Aufgabenfelder und sich ergebenden Problemstellungen in der medizinischen Versorgung, im Bevölkerungsschutz oder der öffentlichen Daseinsvorsorge lassen immer mehr den nach wie vor noch sehr stiefmütterlich behandelten Bereich des Notfall- und Rettungswesens an Bedeutung gewinnen. Auch wenn der Rettungsdienst im SGB V noch als Transportdienstleister genannt ist, wird sich durch die sich entwickelnde Professionalisierung und Akademisierung in den verschiedenen Berufsbildern und Versorgungsstrukturen ein eigenständiger Fachbereich bilden. Bedingt dadurch ist es erforderlich, den Forschungsbereich der Rettungswissenschaft aufzubauen, um eine zielführende Strukturierung und Vernetzung zwischen Bevölkerung, Dienstleistern, Versorgern, Politik sowie weiteren Akteuren abbilden zu können.

Literatur

Bayerische Staatsregierung (Hrsg.) (2016). *Kooperationsvereinbarung Bayern – Tschechien*. Zugriff am 22.09.2021 unter: https://www.bayern.de/kooperationsvereinbarung-bayern-tschechien/

BBK (Bundesamt für Bevölkerungsschutz und Katastrophenhilfe) (Hrsg.) (2019). *Rahmenkonzept Ausbildung in Erster Hilfe mit Selbstschutzinhalten*. Zugriff am 14.11.2021 unter: https://www.kritis.bund.de/SharedDocs/Downloads/BBK/DE/Publikationen/Sonstiges/Rahmenkonzept_Ausbildung_Erste_Hilfe_Selbstschutz.pdf?__blob=publicationFile

BBK (Bundesamt für Bevölkerungsschutz und Katastrophenhilfe) (Hrsg.) (2020a). *Zivil-Militärische Zusammenarbeit*. Zugriff am 23.01.2021 von *Aufgaben* unter: https://www.bbk.bund.de/DE/AufgabenundAusstattung/Zivil-militaerischeZusammenarbeit/zivil-militaerischezusammenarbeit_einstieg.html

BBK (Bundesamt für Bevölkerungsschutz und Katastrophenhilfe) (Hrsg.) (2020b). *Hilfeleistungen durch die Bundeswehr im Rahmen des Artikels 35 Grundgesetz*. Zugriff am 23.01.2021 von *Aufgaben – Zivil-Militärische Zusammenarbeit* unter: https://www.bbk.bund.de/DE/AufgabenundAusstattung/Zivil-militaerischeZusammenarbeit/Hilfeleistungen_durch_Bundeswehr/Hilfeleistungen_Bundeswehr_einstieg.html

BBK (Bundesamt für Bevölkerungsschutz und Katastrophenhilfe) (Hrsg.) (2020c). *Glossar Z*. Zugriff am 23.01.2021 von *BBK Glossar* unter: https://www.bbk.bund.de/DE/Servicefunktionen/Glossar/Glossar_Buchstabe_z.pdf?__blob=publicationFile

BGM (Bundesministerium für Gesundheit) (Hrsg.) (2019). *Begriffe von A-Z, Prävention*. Zugriff am 19.01.2021 von *Glossar* unter: https://www.bundesgesundheitsministerium.de/service/begriffe-von-a-z/p/praevention.html

Biester, A. (2018). *Arbeitswelt 2030: Digitalisierung wird Gesundheitswesen stark verändern*. Zugriff am 19.01.2021 von *Medizin & Technik* unter: https://medizin-und-technik.industrie.de/karriere/digitalisierung-wird-gesundheitswesen-stark-veraendern/

Bodner, L. (2013). *Öffentliches Gesundheitswesen*. In: Nagel, E. (Hrsg.) *Das Gesundheitswesen in Deutschland* (S. 25–40). 5., vollst. überarb. und erw. Aufl. Köln: Deutscher Ärzte-Verlag.

Deutsches Institut für Urbanistik (Hrsg.) (2016). *Infrastruktur und Daseinsvorsorge*. Zugriff am 17.01.2021 von *Kommunen Innovativ* unter: https://kommunen-innovativ.de/infrastruktur-und-daseinsvorsorge

Dickmann, P. (2010). *Risiko- und Krisenkommunikation*. In: Luiz, T., Lackner, C., Peter, H., Schmidt, J. (Hrsg.) *Medizinische Gefahrenabwehr* (S. 457–462). München: Urban & Fischer.

Die Continentale (Hrsg.) (2019). *Digitalisierung in der Medizin – Skepsis in der Bevölkerung*. Continentale-Studie 2019, Continentale Krankenversicherung a. G.

Domres, B.D., Schuá, R., Sefrin, P., Weidringer, J. W. (2009). *Notfallmedizin – Katastrophenmedizin*. In: Bundesamt für Bevölkerungsschutz und Katastrophenhilfe (Hrsg.) *Notfall- und KatastrophenPharmazie I* (S. 185–248). Bonn.

Eggert, S., Sulmann, D., Teubner, C. (2018). *Einstellung der Bevölkerung zu digitaler Unterstützung in der Pflege*. Berlin: Zentrum für Qualität in der Pflege.

Eremit, B. & Weber, K. (2016). *Die fünf Säulen der Identität*. In: *Individuelle Persönlichkeitsentwicklung: Growing by Transformation* (S. 47–52). Wiesbaden: Springer Gabler. doi: 10.1007/978-3-658-09453-9_8

Fleßa, S. & Greiner, W. (2013). *Ziele- und Wertesystem*. In: *Grundlagen der Gesundheitsökonomie* (S. 11–31). 3. Aufl. Berlin, Heidelberg: Springer Gabler. doi: https://doi.org/10.1007/978-3-642-30919-9_2

Freudenberg, D. (2016). *Auswirkungen von Terrorismus und Anarchismus als Führungsproblem. Einige Anmerkungen zur Notwendigkeit eines Paradigmenwechsels der inneren Einstellung von Rettungs- und Hilfskräften*. In: Jäger, T., Daun, A., Freudenberg, D. (Hrsg.) *Politisches Krisenmanagement. Sicherheit – interdisziplinäre Perspektiven* (S. 81–97). Wiesbaden: Springer. doi: https://doi.org/10.1007/978-3-658-09223-8_6

Froitzheim, A. (2020). *Kooperationsvereinbarung zum grenzüberschreitenden Rettungsdienst unterzeichnet*. Zugriff am 28.04.2021 von Landkreis Vorpommern-Greifswald unter: https://www.kreis-vg.de/Kurzmen%C3%BC/Startseite/Kooperationsvereinbarung-zum-grenz%C3%BCberschreitenden-Rettungsdienst-unterzeichnet.php?object=tx,3079.5&ModID=7&FID=3079.15471.1

Geenen, E. (2010). *Bevölkerungsverhalten und Möglichkeiten des Krisenmanagements und Katastrophenmanagements in multikulturellen Gesellschaften. Bd. 11. Bonn: Bundesamt für Bevölkerungsschutz und Katastrophenhilfe.

Geier, W., Gullotta, G., Liefländer, B., John-Koch, M., Peter, H., Wagner, W. (2009). *Bevölkerungsschutz – Schutz Kritischer Infrastrukturen*. In: Bundesamt für Bevölkerungsschutz und Katastrophenhilfe (Hrsg.) *Notfall- und Katastrophen-Pharmazie I* (S. 78–84). Bonn.

gematik GmbH (Hrsg.) (2021). *Pressemitteilung / Notfalldatensatz und E-Medikationsplan stoßen auf positive Resonanz bei Ärzten und Patienten.* Zugriff am 21.06.2022 von Gematik-Newsroom unter: https://www.gematik.de/newsroom/news-detail/pressemitteilung-notfalldatensatz-und-e-medikationsplan-stossen-auf-positive-resonanz-bei-aerzten-und-patienten

Härter, M. (2004). *Partizipative Entscheidungsfindung (Shared decision making) – ein von Patienten, Ärzten und der Gesundheitspolitik geforderter Ansatz setzt sich durch.* Z Arztl Fortbild Qualitatssich, 98(2), S. 89–92.

Hennes, P. (2001). *Der Rettungsdienst – ein Schattendasein im deutschen Gesundheitswesen? Ausschuss »Rettungswesen« setzt sich für Aufwertung ein.* Intensivmed, 38, 632–637, doi: https://doi.org/10.1007/s003900170013

Hesse, G. (2021). *Pressemitteilungen Nr.: 480/2021: Kooperationsvereinbarung für grenzüberschreitenden Rettungsdienst mit Polen unterzeichnet.* Zugriff am 06.09.2021 von Ministerium für Soziales, Gesundheit, Integration und Verbraucherschutz unter: https://msgiv.brandenburg.de/sixcms/media.php/9/480_21_MSGIV_Kooperationsvereinbarung_grenzueberschreitender_Rettungsdienst_20210830.pdf

Jeserich, F. (2013). *Der Patient im Gesundheitswesen.* In: Nagel, E. (Hrsg.) *Das Gesundheitswesen in Deutschland* (S. 421–438). 5., vollst. überarb. und erw. Aufl. Köln: Deutscher Ärzte-Verlag.

Jörg, J. (2018). *Digitalisierung in der Medizin. Wie Gesundheits-Apps, Telemedizin, künstliche Intelligenz und Robotik das Gesundheitswesen revolutionieren.* Berlin, Heidelberg: Springer. doi: https://doi.org/10.1007/978-3-662-57759-2 (Kap. 5.3: Datenschutz, Selbstbestimmung und digitale Ethik, S. 124–128).

JuraForum (2020). *Behörden und Organisationen mit Sicherheitsaufgaben (BOS) in Deutschland.* Zugriff am 23.01.2021 von Lexikon unter: https://www.juraforum.de/lexikon/behoerden-und-organisationen-mit-sicherheitsaufgaben

Kern, B.R. (2013). *Rechtsgrundlagen für die Einsätze im Katastrophenfall und die Triage.* In: Bundesamt für Bevölkerungsschutz und Katastrophenhilfe (Hrsg.) *Katastrophenmedizin. Leitfaden für die ärztliche Versorgung im Katastrophenfall* (S. 43–66). 6. Aufl. Bonn: BBK.

Kling, A. (Hrsg.) (2018). *Sicher trotz Katastrophe.* Regensburg: Walhalla.

Leitner, A. & Höfner, C. (2020). *Handbuch der Integrativen Therapie.* 2. Aufl. Berlin: Springer.

Lutz, S. (2020). *Digitalisierung in der ambulanten Pflege zu Hause – Einstellung und Erwartungshaltung der professionell Pflegenden.* Kurzfassung Masterarbeit (nicht öffentlich zugänglich). Winterthur: ZHAW-School of Management and Law.

Mack, E. & Lampert, M. (2022). *Soziale Sicherung.* Zugriff am 10.01.2022 unter: https://www.kas.de/de/web/europa/soziale-sicherung-in-deutschland

Maier, C. & Ulrich, V. (2013). *Soziale Sicherung.* In: Nagel, E. (Hrsg.) *Das Gesundheitswesen in Deutschland* (S. 41–58). 5., vollst. überarb. und erw. Aufl. Köln: Deutscher Ärzte-Verlag.

Molitor, F.J. (2010). *Katastrophenschutz der EU/ bilaterale Abkommen.* In: Luiz, T., Lackner, C., Peter, H., Schmidt, J. (Hrsg.) *Medizinische Gefahrenabwehr. Katastrophenmedizin und Krisenmanagement im Bevölkerungsschutz* (S. 30–35). München: Urban & Fischer.

Moser, B. (2017). Leitstellendisponent – Gatekeeper im Gesundheitswesen. retten!, 6(02), S. 156–161. doi: 10.1055/s-0042-100878

Müller-Cyran, A. (2013). *Ethische Aspekte zur Katastrophenmedizin.* In: Bundesamt für Bevölkerungsschutz und Katastrophenhilfe (Hrsg.) *Katastrophenmedizin. Leitfaden für die ärztliche Versorgung im Katastrophenfall* (S. 23–29). 6. Aufl. Bonn: BBK.

Nationale Präventionskonferenz (2019). *Erster Präventionsbericht nach § 20d Abs. 4 SGB V. Kurzfassung.* Hrsg. von GKV-Spitzenverband, Deutsche Gesetzliche Unfallversicherung e. V. Spitzenverband, Sozialversicherung für Landwirtschaft, Forsten und Gartenbau, Deutsche Rentenversicherung Bund, Verband der Privaten Krankenversicherung. Zugriff am 23.01.2021 von GKV-Spitzenverband unter: https://www.gkv-spitzenverband.de/media/dokumente/krankenversicherung_1/praevention__selbsthilfe__beratung/praevention/praevention_npk/praeventionsbericht_1/2019_NPK-Praventionsbericht_Kurzfassung__Barrierefrei.pdf

Petzold, H. & Orth, I. (1994). *Kreative Persönlichkeitsdiagnostik durch »mediengestützte Techniken« in der Integrativen Therapie und Beratung.* Integrative Therapie, 4, 340–391.

Reisig, V. & Kuhn, J. (2020). *Öffentlicher Gesundheitsdienst (ÖGD) und Gesundheitsförderung.* Hrsg. vom BZgA. Zugriff am 20.12.2021 unter: https://leitbegriffe.bzga.de/alphabetisches-verzeichnis/oeffentlicher-gesundheitsdienst-oegd-und-gesundheitsfoerderung/

Scheuermann, A., Weidringer, J., Domres, B. (2013). *Katastrophenmedizin und Katastrophenmanage-*

ment. In: Bundesamt für Bevölkerungsschutz und Katastrophenhilfe (Hrsg.) *Katastrophenmedizin. Leitfaden für die ärztliche Versorgung im Katastrophenfall* (S. 67–111). 6. Aufl. Bonn: BBK.

Simon, M. (2010). *Das Gesundheitssystem in Deutschland. Eine Einführung in Struktur und Funktionsweise.* 3. Aufl. Bern: Hans Huber.

Statistisches Bundesamt (Destatis). (Hrsg.) (2019). *Geografie und Klima.* In: *Statistisches Jahrbuch 2019. Deutschland und Internationales* (S. 14). Wiesbaden.

Tietz, K.-D. (2010). *Polizeiliche Lagen.* In Luiz, T., Lackner, C., Peter, H., Schmidt, J. (Hrsg.) *Medizinische Gefahrenabwehr. Katastrophenmedizin und Krisenmanagement im Bevölkerungsschutz* (S. 279–290). München: Urban & Fischer.

Wendekamm, M. & Matzke, M. (2015). *Das Ehrenamt im Katastrophen- und Bevölkerungsschutz.* In: Lange, H.J. & Gusy, C. (Hrsg.) *Kooperation im Katastrophen- und Bevölkerungsschutz* (S. 289–304). Wiesbaden: Springer VS.

Wiegerling, K. & Heil, R. (2019). *Gesellschaftliche und ethische Folgen der digitalen Transformation des Gesundheitswesens.* In: Haring, R. (Hrsg.) *Gesundheit digital* (S. 213–227). Berlin, Heidelberg: Springer.

II Professionalisierung

7 Die Etablierung der Rettungswissenschaft als Lösung aktueller Probleme in der Professionalisierung von NotfallsanitäterInnen

Thomas Hofmann

7.1 Einführung

Die Entwicklung der rettungsdienstlichen Berufe hat einen mühseligen Weg hinter sich. Bereits 1970 wurde über die gesetzliche Einführung einer vollwertigen Berufsausbildung nachgedacht. Diese wurde allerdings aus Kosten- und aus Schutzgründen für ehrenamtlich Rettende aber noch lange keine Realität. Als Kompromiss kamen die Hilfsorganisationen 1977 zum Konsens der RettungssanitäterInnenausbildung, welche ab dann die höchste Qualifikation des Rettungsfachpersonals darstellen sollte. Die 1989 folgende RettungsassistentInnenausbildung wurde dann auf gesetzlicher Basis ein echtes Berufsbild, welches aber schnell aufgrund der Struktur und Ausbildungsfinanzierung erneut in Kritik geriet. Dennoch dauerte es weitere 25 Jahre, bis mit der Einführung der Notfallsanitätsausbildung 2014 Abhilfe geschaffen wurde (Pfütsch, 2019; Steinkrauß & Koch, 2017; ▶ Kap. 10).

Wenn auch auf absehbare Zeit kein neuer Beruf im Rettungsdienst entstehen wird, so zeigt sich schon durch wiederholte Änderung des NotfallsanitäterInnengesetzes[1], dass die Entwicklung des Berufsbildes auch im rechtlichen Sinne noch nicht abgeschlossen ist. Darüber hinaus gibt es auch erste Entwicklungen hin zu einer (Teil-)Akademisierung der NotfallsanitäterInnenausbildung bzw. darauf aufbauender Weiterbildungen (Bell & Immenroth, 2017; Koch & Weber, 2017).

Im folgenden Beitrag werden zunächst die Konzepte Profession und Professionalisierung erläutert, um darauf aufbauend berufsinterne und -externe Gründe für die Notwendigkeit einer Professionalisierung herauszuarbeiten. Zum Schluss soll aufgezeigt werden, warum die Rettungswissenschaft der nächste logische und notwendige Schritt zur Weiterentwicklung des Berufsbildes NotfallsanitäterIn ist.

7.2 NotfallsanitäterInnen zwischen Profession und Professionalisierung

In der Alltagssprache bedeutet Professionalisierung eine Verberuflichung von etwas, was die meisten nur aus privatem oder ehrenamtlichem Engagement kennen. Der Fußballprofi, die Profitänzerin oder der professionelle Pokerspielende sind dafür Beispiele (Hodson & Sullivan, 2008, S. 258). Um den Begriff der Professionalisierung aus wissenschaftlicher Perspektive etwas genauer zu betrachten,

---

[1] April 2017: Wegfall der Stichtagsregelung bei der Zulassung zur Ergänzungsprüfung; Januar 2021: Ergänzung um den § 2a

muss man sich zunächst der Frage nähern, was eigentlich eine Profession ist.

7.2.1 Was ist eine Profession?

Aus sozialhistorischer Sicht wurden Berufe als Profession bezeichnet, welche einer besonderen Handlungslogik folgten. Es ging dabei um Berufe, die keine originär instrumentelle oder produzierende Tätigkeit beinhalteten, sondern deren Tätigkeit im Dienstleistungsprozess selbst lag. Gängige Beispiele für diese ursprünglichen Professionen sind JuristInnen, ÄrztInnen und Geistliche (Dewe, 2006, S. 23 ff.). Diese Berufe zeichneten alsbald eine weitestgehende Autonomie, Wissen(schafts)- und Gemeinwohlorientierung sowie eine gewisse politische und moralische Autorität aus (Mieg, 2016, S. 27 ff.).

Aus dieser historischen Entwicklung heraus entstand mit der Professionsforschung eine Wissenschaftsdisziplin, welche sich mit den besonderen Spezifika der Professionellen auseinandersetzte. In einer merkmalsorientierten Perspektive schreiben viele SoziologInnen Profession folgende prägende Eigenschaften zu (Hodson & Sullivan, 2008, S. 258 ff.):

- Abstraktes, spezialisiertes Wissen
- Autonomie
- Autorität über KlientInnen und untergeordnete Berufsgruppen
- ein bestimmter Grad an Altruismus

Professionen können über das eigene *abstrakte Wissen* definiert werden. Somit sind Professionen Berufe mit einer starken Wissenskomponente und weniger fokussiert auf handwerkliche oder anderweitig manuelle Tätigkeiten. Das Professionswissen besteht aus drei Aspekten: das theoretische Wissen – meist in Rahmen eines Studiums erworben –, detailliertes praktisches Wissen und drittens die Anwendung des erworbenen Wissens (Hodson & Sullivan, 2008, S. 259). *Autonomie* als wesentliche Eigenschaft von Professionen und Professionalisierung wird weiter unten im Beitrag detailliert behandelt.

Mit der Professionalisierung eines Berufsstandes verbindet sich auch die Ausbildung einer *Autorität*. Die Autorität wirkt in einer Deutungshoheit und Sachautorität für bestimmte gesellschaftliche Problembereiche, aber auch für andere Berufsgruppen wie beispielsweise viele Jahrzehnte die ärztliche Profession über die Pflegekräfte und andere Gesundheitsfachberufe. Somit entsteht ein gewisses Zuständigkeitsmonopol, was auch zu einer protektionistischen Verbandsmacht von Professionellen führen kann (Freidson, 2001, S. 127 ff.).

Als weiteres Merkmal einer Profession bezeichnet *Altruismus* die selbstlose Orientierung am Gemeinwohl. Dieses Merkmal ist mittlerweile etwas überholt, war aber in der Entstehung der Professionsforschung sehr dominant. Heute wird dieser Aspekt eher kritisch betrachtet, da sicher nicht jede Professionelle immer allgemeinwohlorientiert handelt (Mieg, 2016, S. 29).

Insgesamt ist die merkmalbasierte Bestimmung von Professionen weiter zu fassen. Die ursprüngliche Definition von Profession war dem Anglo-Amerikanischen entnommen, da dort die ersten professionstheoretischen Überlegungen bereits in den 1930er Jahren stattfanden. Eine Übertragung auf heutige mitteleuropäische oder gar deutsche Bedingungen ist kaum möglich. So wurde beispielsweise das Merkmal *abstraktes, spezialisiertes Wissen* gleichgesetzt mit einer hochschulischen Ausbildung (Veit, 2002, S. 10 ff.). Ein System wie die hiesige Berufsausbildung war und ist in den USA so nicht bekannt. Auch sind im mitteleuropäischen Kontext viele Aspekte politisch reguliert, welche im angloamerikanischen Raum Professionen unter sich regeln.

7.2.2 Was ist Professionalisierung?

Als einer der ersten deutschen Professionssoziologen definiert Hesse (1972, S. 92) die Professionalisierung als Prozess, der zur Entstehung eines Berufes führt. Mieg (2018, S. 11 ff.) unterscheidet einen engeren und einen weiteren Professionalisierungsbegriff. Im engen Sinne bedeutet Professionalisierung den Prozess der Entwicklung einer Berufsgruppe in Richtung einer autonomen Profession. Im weiteren Sinne bedeutet Professionalisierung den Übergang hin zu selbständiger Arbeit. Worum es im Kern geht, ist das Erlangen von Autonomie als charakterisierendem Wesenszug der Professionen. Professionalisierung kann sich dabei auf zwei verschiedene Perspektiven beziehen: Die individuelle Dimension fokussiert sich auf die einzelne handelnde Person, während die institutionelle Dimension die Entwicklung eines ganzen Berufsstandes betrachtet. Im Folgenden – falls nicht explizit anders angegeben – wird der Professionalisierungsbegriff im engeren Sinne und bezogen auf die institutionelle Dimension verwendet.

Die Professionssoziologie als Teildisziplin der Soziologie beschäftigt sich schon seit den 1930er Jahren mit den Fragen rund um Professionen, Professionalisierung und professionellem Handeln. Lange Jahre kamen die theoretischen Ansätze der Professionssoziologie aus dem angloamerikanischen Bereich, welche aufgrund von systemischer und kultureller Unterschiede nur eingeschränkt im deutschen Kontext einsetzbar sind.

Im deutschen medizinischen und sozialen Umfeld rückt insbesondere der strukturtheoretische Ansatz professionellen Handelns in den Fokus (Streckeisen, 2015). Besonders Oevermann (1996) stellt den KlientInnenbezug in den absoluten Mittelpunkt professionell Handelnder (Details ▶ Kasten 7.1). Allerdings lässt sich dessen Theorie nur in einzelnen Elementen auf die rettungsdienstliche Tätigkeit beziehen. So ist beispielsweise der Leidensdruck der KlientIn häufig nicht der Alarmierungsgrund für den Rettungsdienst, sondern dieser wird durch Dritte alarmiert (Piedmont et al. 2021). Damit ist häufig auch der Aspekt der Freiwilligkeit nur eingeschränkt gegeben. Die Natur der rettungsdienstlichen PatientInnenversorgung ist durch die zeitliche Kürze des KlientInnenkontakts regelhaft nicht dazu in der Lage, die verloren gegangene Autonomie wiederherzustellen oder durch die Natur des zugrundeliegenden Geschehens in ein Arbeitsbündnis zu münden (z. B. bei bewusstlosen PatientInnen).

Kasten 7.1: Theorie zum professionellen Handeln nach Oevermann (1996)

> Oevermann (1996) bezieht sich mit seinem strukturtheoretischen Ansatz auf professionelles Handeln, welches die in Lebenskrisen befindlichen KlientInnen zurück zur individuellen Autonomie verhilft. Neben dieser stellvertretenen Krisenbewältigung stellt für Oevermann die Freiwilligkeit der KlientInnen einen wesentlichen Aspekt dar. Der durch die Krise hervorgerufene Leidensdruck führt dazu, dass die KlientIn die Professionelle zu Hilfe ruft und sich in die spezifische strukturelle Konstellation eines Arbeitsbündnisses begibt. Obwohl in diesem Ansatz die oder der Professionelle die Deutungshoheit über die Krise, ihre Ursache(n) (im Sinne einer Diagnostik) und mögliche Lösungsansätze (im Sinne einer Therapie) hat, ist sie oder er bei der Bearbeitung der Krise auf die Mitarbeit der KlientInnen angewiesen. Dieses »Arbeitsbündnis« sowie ein ganzheitliches Fallverstehen sind entscheidende Voraussetzungen für erfolgreiches professionelles Handeln.

Bei zwar hoher theoretischer Relevanz, aber schwieriger Anwendbarkeit von Oevermanns Theorie wird im nächsten Abschnitt eine andere Theorie auf die Professionalisierung von NotfallsanitäterInnen angewandt.

7.2.3 Autonomiezuwachs als wesentlicher Aspekt rettungsdienstlicher Professionalisierung

Eine Theorie, die sich gut auf den Entwicklungsstand der aktuellen Professionalisierungsbemühungen des Notfallsanitätsberufs anwenden lässt, ist die der dreifachen Autonomieregulation nach Mieg (2010). Anhand der Professionalisierung in der Mediation stellt er drei Ebenen dar, auf denen die zunehmende Professionalisierung und die damit verbundene zunehmende Autonomie Hand in Hand gehen. Die drei Ebenen sind in Tabelle 7.1 kurz zusammengefasst (▶ Tab. 7.1).

Tab. 7.1: Dreifache Autonomieregulation (eigene Zusammenstellung nach Mieg, 2010)

Ebene	Erklärung
Profession	Autonomie der Leistungserstellung und -bewertung. Die Profession entscheidet beispielsweise über Entgelte, Marktzugang und Ausbildung. Sie verwaltet sich folglich weitestgehend autonom.
Praktizierende Professionelle	Handelnde benötigen in ihrem alltäglichen Handeln entsprechende Freiräume, in welchen sie autonom und selbstverantwortlich entscheiden können.
KlientInnen	Wesentliches Ziel von professioneller Handlung ist es, die Autonomie von KlientInnen wiederherzustellen bzw. zu berücksichtigen (Oevermann, 1996).

Beim Blick auf den Beruf der NotfallsanitäterIn wird bisher stattgefundene Professionalisierung durch eine zunehmende Autonomie ersichtlich. Im Folgenden wird hierzu ein kurzer Überblick der bisherigen Entwicklungen gegeben.

Auf der Ebene der Profession ist die NotfallsanitäterIn weiterhin zu einem wesentlichen Teil auf andere Berufe angewiesen. Dennoch gibt es bereits Indizien, dass auch hier eine Zunahme der Autonomie stattfindet. Im Vergleich der beiden Berufe RettungsassistentIn und NotfallsanitäterIn fällt auf, dass bei der Prüfung zur RettungsassistentIn der Prüfungsvorsitz durch eine ÄrztIn besetzt sein muss, bei der NotfallsanitäterInnenprüfung ist die ärztliche Präsenz nur noch als FachprüferIn verpflichtend vorgesehen. Der Prüfungsvorsitz liegt nun bei einer fachlich geeigneten BehördenvertreterIn (Dielmann & Malottke, 2017). Folglich hat man im Rahmen der Prüfung und damit im Bereich der Berufszulassung keine Vorherrschaft durch eine andere Berufsgruppe mehr. Möglicherweise werden hier zukünftig auch verstärkt NotfallsanitäterInnen durch die Behörden eingesetzt, sodass sich die Profession der NotfallsanitäterInnen perspektivisch selbst prüft.

Auch die Gründung der ersten wissenschaftlichen Fachgesellschaft (Deutsche Gesellschaft für Rettungswissenschaften) darf als Meilenstein gewertet werden. Durch das Etablieren einer eigenen Fachwissenschaft entstehen Wissen und Fertigkeiten, die als eigener Wissenskanon die Autonomie von anderen Disziplinen und damit die inhaltliche Abgrenzung fördert.

Auf Ebene der Berufsausübenden hat es in den letzten Jahren sicher den stärksten Autonomiezuwachs gegeben. Bereits mit der Einführung des Notfallsanitätsberufs wurde durch den Gesetzgeber eine eigenverantwortliche Tätigkeit avanciert. War die RettungsassistentIn noch als HelferIn der ÄrztIn definiert (RettAssG, 1989, § 3), so befähigt die Ausbildung zur NotfallsanitäterIn u. a. zur eigenverantwortlichen Durchführung der notfallmedizinischen Versorgung (NotSanG, 2013, § 4).

Neben dieser eher theoretischen Unterscheidung ermöglicht das NotfallsanitäterInnengesetz auch die eigenverantwortliche Durchführung verschiedener Tätigkeiten (NotSanG, 2013, § 4 (1)). Der im Jahr 2021 hinzukommene § 2a NotSanG kann sogar als eigenverantwortlich bedingte Heilkundeausübung interpretiert werden, auch wenn dessen genaue Auslegung noch in der Fachöffentlichkeit und juristisch ausgehandelt werden muss.[2] Dennoch hat der Bundesgesetzgeber mit dem § 2a NotSanG den NotfallsanitäterInnen eine sehr weitreichende Autonomie zugestanden. Dies dürfte auch im Vergleich zu anderen Gesundheitsfachberufen einmalig sein.

Die KlientInnen, im Rettungsdienst meist PatientInnen genannt, stellen das Zentrum der rettungsdienstlichen Tätigkeit dar. Bei der aktuell stattfindenden Professionalisierung und Akademisierung im Rettungsdienst scheint teilweise dieser Fokus verloren gegangen zu sein. Aktuell findet die Akademisierung fast ausschließlich in den Bereichen der rettungsdienstlichen Bildung und des rettungsdienstlichen Managements statt (Hofmann, 2022). Die dortige Forschung bzw. der daraus resultierende Erkenntnisgewinn führt zu einer weiteren Professionalisierung dieser rettungswissenschaftlichen Teildisziplinen. Eine rettungswissenschaftliche Forschung mit Bezug auf die Versorgung der KlientInnen findet aktuell kaum statt. Einfache Fragen, wie beispielsweise welche Frakturschienung wann indiziert ist oder wie Transportentscheidungen durch NotfallsanitäterInnen getroffen werden, sind nach wie vor unerforscht. In der Folge stagnieren die Professionalisierungsentwicklungen im Kontext der PatientInnenversorgung.

Die PatientIn erlebt in der subjektiven Notfallsituation einen Kontroll- und Autonomieverlust. Im Sinne Oevermanns (1996) wird der Rettungsdienst nun hinzugezogen, um eine stellvertretende Krisenbewältigung zumindest einzuleiten. Dazu können NotfallsanitäterInnen eine abschließende Behandlung vor Ort durchführen, eine Beförderung ins Krankenhaus anstreben oder die PatientIn an andere Versorgungseinrichtungen (z. B. Fach- oder Hausarzt) verweisen. Ein komplexes Fallverstehen, wie von Oevermann als Kernelement der professionellen Handlung definiert, ist sicher im Rettungsdienst basierend auf der zeitlichen Kürze des Kontakts und der originären rettungsdienstlichen Aufgaben nicht möglich und nötig. Dennoch ist ein ganzheitlicher Ansatz in der rettungsdienstlichen PatientInnenversorgung wichtig, um die verbliebene Autonomie der PatientIn zu wahren. So führt Ellebrecht (2021) aus, dass der Notfall aus dem sozialen Kontext heraus als solcher definiert wird. Folglich muss neben der medizinischen auch die soziale Situation durch die NotfallsanitäterIn ebenfalls akkurat erfasst und bewertet werden. Um die verbliebene Autonomie zu wahren oder vielleicht sogar zu stärken, eignen sich Ansätze wie das Shared Decision Making, welche aber im deutschen Rettungsdienst noch kaum praktische Anwendung finden (Hofmann & Fredrich, 2021). Mit der Einführung der Ausbildung zur NotfallsanitäterIn wurde den sozialwissenschaftlichen Inhalten ein deutlich stärkerer Anteil zugestanden als zuvor. So werden bereits heute kommunikative, soziale und reflexive Kompetenzen intensiv geschult.

---

2 Der Bayerische Verwaltungsgerichtshof (BayVGH) (2021) hält in seinem Leitsatz Nr. 12 fest: »Notfallsanitäterinnen und -sanitäter sind, sofern (not-)ärztliche Hilfe nicht zeitnah zu erlangen ist und die Voraussetzungen des § 2a Nr. 2 NotSanG vorliegen, eigenverantwortlich handelnder, heilkundlicher Teil der Rettungskette.« (Beschluss vom 21.04.2021 - 12 CS 21.702, BayVBl 2021, 483)

Damit hat die Autonomie auf Ebene der rettungsdienstlichen KlientInnen bereits durch die Ausbildungsinhalte der neuen Notfallsanitätsausbildung eine Aufwertung erfahren. Dennoch besteht hier noch einiges an Optimierungspotential, um die noch verbliebene Autonomie der PatientInnen und deren Angehörigen zu wahren und nach Möglichkeit zumindest teilweise wiederherzustellen.

In den nun folgenden Kapiteln geht es um die Gründe und Treiber der Professionalisierung des Notfallsanitätsberufes. Zunächst folgt ein Einblick zu den internen und im Anschluss zu den externen Umständen.

7.3 Emanzipation als interner Treiber für die Professionalisierung

Die Geschichte der rettungsdienstlichen Berufsausbildungen ist eine Geschichte der Emanzipation. Spätestens mit der Einführung der Berufsausbildung zur RettungsassistentIn startete die Emanzipation vom ehrenamtlichen Ursprung der Tätigkeit. Mit der Ausbildung zur NotfallsanitäterIn erreichte die Unabhängigkeit von den ärztlichen und pflegerischen Berufen mit der zunehmenden Autonomie einen wichtigen Meilenstein. Alle Emanzipationsbestrebungen verstärken weiterhin Schritt für Schritt die Autonomie auf Professionsebene nach Mieg (2010).

Mit der Einführung der Rettungsassistent-Innenausbildung 1989 entwickelte sich die eigentliche rettungsdienstliche Tätigkeit aus dem klassischen Ehrenamt heraus. Denn es muss zugestanden werden, dass die zunehmende Komplexität der Einsätze, der Wissenszuwachs und die Dynamik der Umgebungsbedingungen dazu führen, dass ehrenamtlich Tätige kaum noch in teamleitender Funktion im Rettungsdienst eingesetzt werden können (Klingshirn, 2001). Dennoch wirkt der ehrenamtliche Ursprung der rettungsdienstlichen Tätigkeit bis heute nach. So ist beispielsweise in vielen Regionen Deutschlands die rettungsdienstlich-organisatorische Leitung in Großschadensfällen nach wie vor ehrenamtlich organisiert. Ebenfalls regional unterschiedlich wird der Rettungsdienst häufig durch Hilfsorganisationen in der Rechtsform des eingetragenen Vereines durchgeführt. In der Folge obliegt vielerorts die betriebliche Führung des Rettungsdienstes in der letzten Konsequenz ehrenamtlichen FunktionärenInnen. Zweifelsfrei ist die Ehrenamtlichkeit an den rettungsdienstlichen Schnittstellen, wie beispielsweise Katastrophenschutz, Berg- und Wasserrettung, First-Responder-Systeme oder Kriseninterventionsteams, auch heute noch wichtig. Die Überwindung des ehrenamtlichen Ursprungs der rettungsdienstlichen Tätigkeit ist somit bis heute nicht vollständig erfolgt (Braunschmidt, 2019, S. 142 ff.). Die Rettungswissenschaft kann hier ihren Beitrag leisten, um diesen Umstand zu prüfen und ggf. Substitutionsmöglichkeiten der bisher ehrenamtlich erbrachten Leistungen zu finden.

Auch wenn sie bei allen Professionalisierungsbemühungen nie wirklich im Fokus gestanden hat, wurde dennoch eine Gleichberechtigung zu den Pflegeberufen erreicht. Mit der Einführung des Notfallsanitätsberufes fiel die verkürzte Ausbildung für Pflegefachkräfte weg. Diese Option war in der Rettungsassistenzausbildung noch gerne genutzt, um ohne viel Aufwand eine weitere Berufsqualifikation zu erlangen (RettAssG, 1989, § 8 (3)). Der Wegfall dieses Weges betont die Eigenständigkeit und Gleichwertigkeit des rettungsdienstlichen Berufsbildes. Aktuelle Entwicklungen drehen die Geschichte gar auf den Kopf: So gibt es im Rahmen von Pilotprojekten für NotfallsanitäterInnen die Möglichkeit, die generalistische Pflegeausbildung auf ein Jahr zu verkürzen.[3]

Die ÄrztInnen sind das Paradebeispiel der historisch gewachsenen Profession. Folglich hatte und behauptet diese Disziplin einen Führungsanspruch im und gegenüber den meisten Berufen des Gesundheitswesens. Diese Vormachtstellung manifestierte sich im Heilkundevorbehalt und anderen gesetzlichen Vorgaben (HeilprG, 1939). Die Dominanz der ärztlich Tätigen ist in vielerlei Hinsicht offensichtlich: sei es nun die Tätigkeitsbeschreibung der ehemaligen rettungsdienstlichen Berufsausbildung als »Helfer des Arztes« (RettAssG, 1989, § 3) oder die Therapie- und Pflegeberufe, welche meist nur auf ärztliche Verordnung tätig werden dürfen.

In allen Gesundheitsfachberufen findet eine Emanzipation von der ärztlichen Vorherrschaft statt. Seit 2011 besteht beispielsweise die Möglichkeit für Pflegeberufe heilkundlich tätig zu werden (Bundesministerium für Gesundheit, 2012), seit 2020 gibt es Vorbehaltsaufgaben, die nur Pflegefachpersonen durchführen dürfen (Weidner, 2019). Im Bereich der Physiotherapie wird seit einigen Jahren über den Zugang ohne ärztliche Verordnung diskutiert (Epping, 2018) und auch die NotfallsanitäterIn erhält durch die Einführung des § 2a NotSanG und die neuste Rechtsprechung (Bayerischer Verwaltungsgerichtshof (BayVGH), 2021) eine bedingte Erlaubnis zur Heilkundeausübung.

Maßgeblicher Wegbereiter für diesen Autonomiezuwachs für den Beruf der NotfallsanitäterIn dürfte die Denkschule der Evidence based Medicine (EbM) sein (Details ▶ Kasten 7.2). Vogd (2002) führt aus, dass die Einführung der EbM zur Komplexitätsreduktion und damit zu einer Deprofessionalisierung und der Autonomiereduktion der ärztlichen Tätigkeit führt bzw. führen könnte. Später ergänzt er den Beitrag mit der Erkenntnis, dass die »Rationalisierung« der Medizin die Türen öffnet für die Entstehung und Professionalisierung anderer gesundheitswissenschaftlicher Fachdisziplinen (Vogd, 2005, S. 251 f.). Auch wenn sein Fokus hierbei auf der Entwicklung der Public-Health-Disziplin lag, dürfte diese Entwicklung auch die Professionalisierung der Heilberufe begünstigen.

Kasten 7.2: Evidence based Medicine

> Bei Evidence based Medicine (EbM oder EBM) – oder auch wahlweise Evidence based Health Care (EbHC) – basieren die Behandlungsentscheidungen nach Möglichkeit auf der Grundlage von empirisch nachgewiesener Wirksamkeit. Basis für die klinische Entscheidung sind also Erkenntnisse aus Studien, welche auf die individuelle PatientIn übertragen werden (Baethge, 2014). Es handelt sich bei der Anwendung von EbM um ein deduktives Vorgehen.

Die EbM mit ihrer klaren Orientierung an der »best Evidence« linearisiert ursprünglich komplexe medizinische Entscheidungen augenscheinlich und führt dazu, dass diese auch ohne tiefgreifende ärztliche Fachkompetenz überprüft, nachvollzogen und letztlich durch andere Berufe übernommen werden können. Ohnehin werden in vielen Bereichen ärztliche Maßnahmen bereits im Delegationsverfahren auf die Heilberufe übertragen. Der Sachverständigenrat für das Gesundheitswesen hat bereits 2007 festgestellt, dass die Übernahme ärztlicher Tätigkeiten im Delegationsverfahren nach einiger Zeit in eine eigenständige (sog. substituierende) Tätigkeit übergehen sollte (Sachverständigenrat zur Begutachtung der Entwicklung im Gesundheitswesen, 2007, S. 22).

Durch die Zunahme der Autonomie in Folge der Emanzipation ergeben sich im

---

3 Schreiben des Bayerischen Staatsministeriums für Gesundheit und Pflege vom 23.04.2021 Aktenzeichen: G44b-G8570-2020/502-3

Wesentlichen zwei Aspekte, die zukünftig vorangebracht werden sollten. Zum einen sollte die Profession der NotfallsanitäterInnen eigene Regelmechanismen zur Qualitätskontrolle und PatientInnensicherheit entwickeln und umsetzen und zum anderen sollte aus rettungsdienstsystemischer Sicht eine sinnvolle Handlungsfeldabgrenzung zwischen NotfallsanitäterInnen und NotärztInnen erfolgen. Hierzu kann die Rettungswissenschaft einen wichtigen Beitrag leisten. Aber auch Forschung zur interprofessionellen Zusammenarbeit mit NotärztInnen oder Fachkräften für Notfallpflege erscheint notwendig, um nach der Abgrenzung und Emanzipation die Kooperation wieder verstärkt in den Fokus zu rücken.

7.4 Externe Anforderungen als Treiber der Professionalisierung

Insbesondere der Wissenszuwachs in der Medizin in den letzten Jahren stellt hohe Kompetenzanforderungen an den Notfallsanitätsberuf und dürfte ein wesentlicher Grund für die Einführung des neuen Berufsbildes gewesen sein (Dick, 2001; Flake et al., 2013). Auch das Zugestehen von eigenständigen juristischen Verantwortlichkeiten geht Hand in Hand mit einer gesteigerten Erwartungshaltung an die Kompetenzen von NotfallsanitäterInnen. Die aktuelle Rechtsprechung geht davon aus, dass schon bei wenig gefährlichen Erkrankungen oder Verletzungen eine Pflicht zur – auch invasiven – Behandlung durch die NotfallsanitäterIn besteht (Bayerischer Verwaltungsgerichtshof (BayVGH), 2021, Punkt 57). Unabhängig davon, ob man den Begriff *Kompetenz* aus juristischer, bildungswissenschaftlicher oder wirtschaftlicher Perspektive beleuchtet, die Anforderungen an die Notfallsanitätskompetenz sind in den letzten Jahren enorm gestiegen und Professionalisierung ist der Mechanismus, um diesen Anforderungen gerecht werden zu können (Frieß et al., 2021).

Die Veränderung der Gesellschaft ist immanent. Der damit einhergehende Werte- und Präferenzwandel führt zu einer veränderten Inanspruchnahme von medizinischen und insbesondere notfallversorgenden Leistungen und damit zu sich ändernden Anforderungen an NotfallsanitäterInnen. Zusätzlich führt auch die immer weiter fortschreitende Ausdifferenzierung der Sektoren im Gesundheitswesen, dessen Unübersichtlichkeit sowie Unzulänglichkeiten dazu, dass PatientInnen verstärkt Einrichtungen, die eigentlich für die Notfallversorgung vorgesehen sind, nutzen bzw. nutzen müssen (Geissler et al., 2018; Piedmont et al., 2021). So zeigen beispielsweise Piedmont et al. (2019), dass bei 48 % der Rettungsdienstalarmierungen die fehlende Erreichbarkeit von Haus- oder Facharzt eine Rolle spielten. Auch die rettungsdienstlichen Einsatzzahlen spiegeln diese Entwicklung wider, bei in etwa gleichbleibenden Bevölkerungszahlen nehmen diese deutschlandweit zu (vgl. beispielsweise Arntz & Poloczek, 2012). Dabei ist davon auszugehen, dass die Entwicklung nicht ausschließlich auf demographische Gegebenheiten zurückzuführen ist (Sieber et al., 2020; Veser et al., 2015). In den meisten Bundesländern steigen die Einsätze ohne Notarztbeteiligung stärker als diejenigen mit Notarztbeteiligung (Hofmann & Möckel, 2023). Daraus lässt sich zumindest die These ableiten, dass es verstärkt zu Rettungsdiensteinsätzen in subakuten oder zumindest nicht lebensgefährlichen Fällen kommt.

Erste Untersuchungen gehen davon aus, dass bis zu einem Drittel der rettungsdienstlichen Einsätze wegen fehlender Schwere oder Dringlichkeit nicht in deren originäres Aufgabengebiet fallen (Günther et al., 2017; Sefrin et al., 2015). Diese subakuten Notfälle verändern den Alltag des Rettungsdienstes zunehmend und stellen neue Herausforderungen an NotfallsanitäterInnen.

Während also aus einsatztaktischer und teilweise strategischer Perspektive dieser Veränderung immer mehr Rechnung getragen wird, sind die geänderten Anforderungen für die Berufsausübung der im Rettungsdienst Tätigen noch weit von einer Anpassung entfernt. So sieht beispielsweise die Ausbildungsordnung für NotfallsanitäterInnen keine Inhalte zu subakuten oder gar ambulanten Versorgungen durch diese vor (NotSan-APrV, 2013). Auch Fort- und Weiterbildungskonzepte für subakute PatientInnenzustände sind außerhalb einzelner Modellprojekte (z. B. GemeindenotfallsanitäterInnen) augenscheinlich nicht vorhanden.

Faktisch sind jedoch NotfallsanitäterInnen in bis zu einem Drittel der Einsätze mit Situationen konfrontiert, für die sie weder aus- noch fort- oder weitergebildet wurden und werden. In der Folge stehen sie vor dem Problem sich Wissen, Fertig- und Fähigkeiten für diesen Kontext selbst erarbeiten zu müssen. Durch die Fokussierung der bisherigen Professionalisierungsbemühungen auf invasive Maßnahmen ging diese Entwicklung weitestgehend unter. Wie viele der »Nicht-Notfälle« aus fehlender Kompetenz oder aus den Prinzipien der defensiven Medizin (Details ▶ Kasten 7.3) wider besseren Wissens ins Krankenhaus befördert werden, lässt sich aktuell nicht nachvollziehen. Dennoch sollte festgehalten werden, dass hier ein wesentliches Element vorhanden ist, welches möglicherweise zur Entlastung der permanent unter Druck stehenden Notaufnahmen führen könnte (Ebben et al., 2017; Searle et al., 2015; Weyman & O'Hara, 2019).

Kasten 7.3: Defensive Medizin

Defensive Medizin bezeichnet das diagnostische und therapeutische Vorgehen von BehandlerInnen, ohne dass es eine medizinische Notwendigkeit dafür gibt. Die Intention dieser Handlungen liegt allein darin, rechtliche Sicherheit zu erlangen. Beispiele hierfür können unnötige Röntgenuntersuchungen, aber auch nicht notwendige Transporte sein (Steurer & Gächter, 2015).

Die nun in ihrer Ausbildung nicht auf diese Situationen vorbereitete NotfallsanitäterIn steht in der Praxis also häufig vor der Frage, wie mit subakut erkrankten oder verletzten PatientInnen zu verfahren ist. Faktisch übernimmt sie somit eine Art Lotsen- und Filterfunktion, um PatientInnen in adäquate Versorgungspfade zu führen. Diese können beispielsweise das Verweisen an hausärztliche, psychotherapeutische oder pflegerische Intervention, endgültig abschließende Behandlung oder eben die Beförderung in eine Klinik sein. Diese Entscheidungsprozesse können wiederum kaum algorithmenbasiert linear getroffen werden, sondern sind hochkomplex. Neben den medizinischen Gegebenheiten gilt es auch rechtliche, soziale, ethische und psychische Umstände in die Entscheidung einzubeziehen. Dies ist eine Art der ganzheitlichen Entscheidung, Clinical Reasoning genannt, die bisher in der Aus-, Fort- und Weiterbildung im deutschen Rettungsdienst kaum Berücksichtigung gefunden hat (Hofmann & Fredrich, 2021).

Kasten 7.4: Beispiel zur komplexen, nicht dringlichen Versorgung im Rettungsdienst

Ob eine PatientIn mit latenten Bauchschmerzen ins Krankenhaus befördert werden muss, ist abhängig von komplexen sozialen, organisatorischen, systemischen, juristischen und medizinischen Gegebenheiten. Dahingehend ist die Versorgung eines lebensgefährlichen Zustandes, wie beispielsweise eines Herzinfarktes oder eines Schlaganfalls, durch die Dominanz der medizinischen Notwendigkeit weit weniger komplex in den vorzunehmenden Versorgungsentscheidungen. In der Praxis sind daher Teilentscheidungen für diese Einsatzsituationen algorithmusbasiert vorweggenommen.

Eine ausgesprochene Reflexion einzelner Einsätze und Entscheidungen bildet aktuell die einzige Möglichkeit, die Divergenz aus Ausbildungsinhalt und praktischer Anforderung zu überwinden. Ohnehin sollte Reflexion ein wesentlicher Teil der Berufspraxis sein und wird von vielen AutorInnen als wesentlicher Aspekt von Professionalität bzw. professionellem Handeln aufgeführt (Geithner & Krüger, 2008; Schön, 1983; Veit, 2002, S. 87).

Zusammenfassend lässt sich also festhalten, dass die Abnahme der Dringlichkeit bei gleichzeitig zunehmender Komplexität der Fälle in Kombination mit der fehlenden Integration dazugehöriger Fragestellungen in die rettungsdienstliche Bildung zwangsweise die Professionalisierung des Berufsbildes vorangebracht hat. Insbesondere die Reflexion und die Fähigkeit zu komplexen Versorgungsentscheidungen sind hier unstrukturiert und unkontrolliert entstanden (Collen, 2017). Dennoch sollten perspektivisch diese Defizite aufgearbeitet werden und die fachlichen Aspekte der Versorgung von subakut beeinträchtigten PatientInnen genauso Teil der Aus-, Fort- und ggf. Weiterbildung werden wie die Methode des Clinical Reasoning.

Neben den fachlichen und gesellschaftlichen Anforderungen an die rettungsdienstliche Professionalisierung besteht auch eine ökonomische Erwartungshaltung (Lechleuthner et al., 2019). Wie in allen Bereichen des Gesundheitswesens ist der Kostendruck auch im Rettungsdienst ein stark beeinflussender Faktor. Basierend auf den dargestellten veränderten Anforderungen durch die Gesellschaft an den Rettungsdienst scheint der Modus »ein Rettungswagen für alle Einsatzsituationen« aus einsatztaktischer, ökonomischer wie auch aus arbeitsmarktbezogener Sicht überholt. PatientInnen, die bereits durch die Leitstelle als subakut eingeschätzt wurden, benötigen beispielsweise keinen Rettungswagen als rollende Intensivstation, bedingt durch die Fallkomplexität aber die klinisch-fachliche Expertise einer NotfallsanitäterIn. Die Besetzung eines notfallsanitätsbesetzten PKWs wäre ökonomisch sinnvoller und würde die Behandlungs- von der Transportkomponente weiter entkoppeln, was wiederum auch einsatztaktisch positive Auswirkungen haben kann. Ansätze dieses Gedankenganges werden aktuell mit dem Gemeindenotfallsanitätsprojekt in Raum Oldenburg erprobt (Flake et al., 2018; Seeger et al., 2021). Auch andere Konzepte tragen dieser Entwicklung mittlerweile Rechnung, beispielsweise die gestufte Notfallversorgung in Köln (Lechleuthner et al., 2019), die Einführungen von Notfallkrankentransportwagen in Hessen (Kreis Bergstraße, 2019) oder von Rettungseinsatzfahrzeugen in Nordfriesland (Rösch, 2021).

Der ökonomische Druck ist auch ein nicht zu vernachlässigender Aspekt bei der Frage, zu welchen Einsätzen notärztliche Unterstützung wirklich notwendig ist. Hierzu ist weitere gesundheits- und rettungswissenschaftliche Versorgungsforschung notwendig, um die Handlungsfelder beider Berufsgruppen auch aus ökonomischer Perspektive zu definieren.

Insgesamt führen gesellschaftliche Entwicklungen zu einem – für den Rettungsdienst – neuen Spektrum an Erkrankungen und Verletzungen und zu der Erkenntnis, dass Rettungsdienst mehr beinhaltet als nur Medizin. Der fachliche Wissenszuwachs sowie der ökonomische Druck kommen dazu, sodass sich NotfallsanitäterInnen weiterentwickeln und auch zukünftig weiterentwickeln müssen.

7.5 Rettungswissenschaft als Lösung aktueller Probleme im Rettungsdienst

Die Professionalisierung von NotfallsanitäterInnen findet aktuell in einem atemberaubenden Tempo statt. Insbesondere durch die Einführung des § 2a NotSanG erhält das Berufsbild eine Aufwertung und einen Sonderstatus im Vergleich zu anderen Gesundheitsfachberufen. Aber auch schon vor der Einführung des neuen Berufsbildes waren Professionalisierung und Professionalität wesentliche Punkte berufspolitischer Aktivitäten und Bestrebungen (Pfütsch, 2020).

Von 1989 bis 2021 hat es gedauert, um sich von einer ersten Berufsausbildung bis zur Einräumung einer bedingten Heilkunde zu entwickeln. Basierend auf der Theorie der dreifachen Autonomieregulierung nach Mieg (2010) lassen sich diese erzielten Fortschritte sehr gut darstellen und einordnen.

Während die Emanzipationsbewegung recht erfolgreich zu Autonomie in vielen Bereichen geführt hat, ist die Erfüllung externer Ansprüche aus Ökonomie, Gesellschaft und Wissensentwicklung bisher eher auf der Strecke geblieben. Die mannigfaltigen fachlichen, aber auch methodischen und sozialen Ansprüche an NotfallsanitäterInnen sollten zukünftig im Fokus der Professionalisierungsbemühungen stehen. Diesen begegnet man möglicherweise am besten, indem man auf Differenzierung und (Teil-)Akademisierung setzt.

Die Aufgabenwelt von NotfallsanitäterInnen ist seit jeher ausgesprochen vielfältig und durch die zunehmende Fallkomplexität an einem Punkt angelangt, an welchem gefragt werden darf, ob das notwendige Wissen, Fertig- und Fähigkeiten sowie entsprechende Berufserfahrung sich überhaupt noch in einer einzelnen Person in einer zufriedenstellenden Art und Weise vereinen lassen.

Auch der starken Zunahme des Wissensbestandes kann durch eine Differenzierung der Notfallsanitätstätigkeit begegnet werden (vgl. beispielsweise Petermann, 2011). Mit Blick auf die Pflegeberufe wären Fachweiterbildungen beispielsweise für den Intensivtransport, den Einsatz in der Luftrettung, der Notaufnahme oder für subakute bzw. anderweitig spezielle Einsatzsituationen (z. B. psychiatrische oder pädiatrische Notfälle) denkbar. Solche Fachdifferenzierungen würden neben der Komplexitätsreduzierung und dem Kompetenzzuwachs für die einzelne NotfallsanitäterIn auch echte Karriereperspektiven eröffnen. Ein Merkmal, welches dem Berufsbild schon länger fehlt und das mutmaßlich auch zum Verlust von qualifizierten Arbeitskräften führt (Hofmann & Macke, 2020, S. 18; Lehweß-Litzmann & Hofmann, 2022).

Kasten 7.5: Wissenschaftsrat zur Akademisierung von Gesundheitsfachberufen

»[…] hält es der Wissenschaftsrat für erforderlich, dass künftig auch ein Teil der Angehörigen der Gesundheitsfachberufe in die Lage versetzt wird, ihr eigenes pflegerisches, therapeutisches oder geburtshelferisches Handeln auf der Basis wissenschaftlicher Erkenntnis zu reflektieren, die zur Verfügung stehenden Versorgungsmöglichkeiten hinsichtlich ihrer Evidenzbasierung kritisch zu prüfen und das eigene Handeln entsprechend anzupassen. Die gewachsene Komplexität erfordert vermehrt so genannte *reflective practitioners*. Ebenfalls an Bedeutung gewinnt die Fähigkeit zur interprofessionellen Zusammenarbeit in multidisziplinären Teams. Der Wissenschaftsrat ist der Auffassung, dass eine Weiterentwicklung der bestehenden beruflichen Ausbil-

> dungsmöglichkeiten nicht ausreicht, um den mit besonders komplexen Aufgaben betrauten Teil der Beschäftigten in den Gesundheitsfachberufen angemessen für ihre Tätigkeit zu qualifizieren. Vielmehr hält er eine hochschulische Ausbildung für erforderlich, um die notwendigen Fähigkeiten und Kompetenzen zu vermitteln. Der Wissenschaftsrat empfiehlt daher, das in komplexen Aufgabenbereichen der Pflege- und der Therapieberufe sowie der Geburtshilfe tätige Fachpersonal künftig an Hochschulen auszubilden.« (Wissenschaftsrat, 2012, S. 78).

Noch ohne Bezug auf das Berufsbild der NotfallsanitäterIn stellte der Wissenschaftsrat 2012 fest, dass die Komplexität der Tätigkeiten in den Gesundheitsfachberufen eine Reflexionsfähigkeit von wissenschaftlichen Sachverhalten benötigt (▶ Kasten 7.4). Weiterhin führt er aus, dass es nicht nur um Studiengänge im entsprechenden Fach geht, sondern auch um die Schaffung einer eigenen wissenschaftlichen Fachdisziplin (Wissenschaftsrat, 2012, S. 78 f.). Diese Fachwissenschaft ist mit der Rettungswissenschaft aktuell im Entstehen, sodass auch die Grundlage für rettungswissenschaftliche Studiengänge gelegt ist. Die Rettungswissenschaft ist hierbei zum einen Lieferant rettungsdienstlicher Erkenntnisse und Wissens, zum anderen sind der Rettungsdienst und die darin Beschäftigten auch Gegenstand rettungswissenschaftlicher Forschung.

Akademisierung findet im Rettungsdienst aktuell, vergleichbar mit der ersten Akademisierungswelle in der Pflege, primär im Bildungs- und Managementbereich statt (Kälble, 2013, S. 1132). Dies führt dazu, dass weiterentwicklungswillige und -fähige NotfallsanitäterInnen mit Studieninteresse mittelfristig den patientInnenversorgenden Teil des Rettungsdienstes verlassen. Dieser Braindrain ist nur dadurch zu reduzieren, dass man auch im Bereich der rettungsdienstlichen PatientInnenversorgung Studiengänge und Weiterentwicklungsmöglichkeiten anbietet (Hofmann, 2022).

Wie im Abschnitt der Emanzipation von der ärztlichen Tätigkeit beschrieben (▶ Kap. 7.3), hat der Notfallsanitätsberuf in den letzten Jahren einen enormen Autonomiezuwachs erlebt. Diese Emanzipation von der ärztlichen Profession führt nun zu einer deutlich gestiegenen Verantwortung der einzelnen NotfallsanitäterIn, aber auch des Kollektivs. Dieses sollte durch geeignete Maßnahmen versuchen, die Qualität der Leistungserbringung sowie die PatientInnensicherheit zu gewährleisten.

Mögliche Ansätze hierfür wären das Erstellen einer Berufsordnung, die Einführung einer verkammerten Selbstverwaltung oder die Etablierung von Clinical-Leadership-Konzepten (vgl. Blaber & Harris, 2014; O'Meara, Wingrove, & Nolan, 2017).

Für alle diese Konzepte und Entwicklungen stellt eine wissenschaftliche Fachdisziplin und deren Anwendung durch StudienabsolventInnen die Grundlage. Akademisierte NotfallsanitäterInnen können beispielsweise als Clinical Team Leader in Rettungsdienst, als klinisch Verantwortliche in Rettungsdienstleitstellen oder als spezialisierte NotfallsanitäterInnen (z. B. GemeindenotfallsanitäterIn, Advanced-NotfallsanitäterIn usw.) eingesetzt werden.

Als Fazit kann formuliert werden, dass die Entwicklung der Rettungswissenschaft als eigenständige Disziplin der notwendige nächste Schritt ist, um die rettungsdienstliche Professionalisierung weiter voranzubringen.

7.6 Fazit

Insgesamt kann die Professionalisierung von NotfallsanitäterInnen bereits heute als weit fortgeschritten bezeichnet werden. Dennoch gibt es einige Bereiche, deren Dynamik und Relevanz bisher keine ausreichende Berücksichtigung erhalten haben. Insbesondere die fortschreitende Akademisierung im rettungsdienstlichen Management und in der rettungsdienstlichen Bildung vernachlässigt den Kern der Berufstätigkeit, die PatientenInnenversorgung. Die Rettungswissenschaft sollten daher aus den Teilbereichen der rettungsdienstlichen Bildung, des rettungsdienstlichen Managements und der rettungsdienstlichen PatientInnenversorgung bestehen, da diese unmittelbar in der praktischen Anwendung verknüpft sind.

Die Rettungswissenschaft schafft durch die Forschung rettungsdienstspezifisches Wissen und durch die Lehre Rettungsdienstfachkräfte, welche auf Basis einer akademischen Ausbildung die rettungsdienstliche PatientInnenversorgung weiter voranbringen können. Allein die Entstehung der Rettungswissenschaft fördert dringend notwendige Karriereperspektiven, da an Hochschulen Stellen für NotfallsanitäterInnen für Lehre und Forschung entstehen werden. In der Folge wird sich sehr wahrscheinlich die rettungsdienstliche Tätigkeit ausdifferenzieren, sodass sich auch für NotfallsanitäterInnen ohne Hochschulabschluss neue Karriereoptionen und Weiterentwicklungsmöglichkeiten ergeben.

Die nächsten Professionalisierungsschritte sollten neben der Entstehung und Fundierung der Rettungswissenschaft die Versorgung von subakuten PatientInnen sowie moderne Konzepte wie Shared Decision Making, Clinical Reasoning, Clinical Leadership und berufliche Ausdifferenzierung beinhalten. So entsteht eine noch professionellere PatientInnenversorgung, eine noch größere Autonomie und die Attraktivität des Berufsbildes wird weiter gesteigert.

Literatur

Arntz, H.R. & Poloczek, S. (2012). *Wann sollte man den Rettungsdienst nicht alarmieren?* Notfall + Rettungsmedizin, 15(8), 661–666. https://doi.org/10.1007/s10049-011-1542-9

Baethge, C. (2014). *Evidenzbasierte Medizin: In der Versorgung angekommen, aber noch nicht heimisch.* Deutsches Ärzteblatt International, 111(39), A1636–A1640.

Bayerischer Verwaltungsgerichtshof (BayVGH) (2021). Beschluss vom 21.04.2021 - 12 CS 21.702, BayVBl 2021, 483

Bell, E. & Immenroth, T. (2017). *Berufliche Chancen für akademisierte Notfallsanitäter.* Wolfsburg. Zugriff am 11.12.2022 unter: https://www.ostfalia.de/cms/de/g/.galleries/g_download_modulbeschreibungen/paramedic_arbeitsmarktanalyse-170522.pdf

Blaber, A. & Harris, G. (2014). *Clinical Leadership for Paramedics.* Berkshire: Open University Press.

Braunschmidt, B. (2019). *Geschichte der Rettung: Die Entstehung des Hamburger Rettungsdienstes zu Wasser, zu Land und aus der Luft.* Diepholz: GNT-Verlag.

Bundesministerium für Gesundheit (Hrsg.) (2012). *Bekanntmachung eines Beschlusses des Gemeinsamen Bundesausschusses über eine Richtlinie über die Festlegung ärztlicher Tätigkeiten zur Übertragung auf Berufsangehörige der Alten- und Krankenpflege zur selbständigen Ausübung von Heilkunde im Rahmen von Modellvorhaben nach § 63 Absatz 3c des Fünften Buches Sozialgesetzbuch (SGB V) (Richtlinie nach § 63 Absatz 3c SGB V).* Erstfassung vom 20. Oktober 2011. Bundesanzeiger, Nr. 46, 1128. Zugriff am 11.12.2022 unter: https://www.g-ba.de/downloads/39-261-1401/2011-10-20_RL_%C2%A7-63_Abs-3c_Erstfassung_BAnz.pdf

Collen, A. (2017). *Decision Making in Paramedic Practice.* Bridgwater: Class Professional Publishing.

Dewe, B. (2006). *Professionsverständnisse – eine berufssoziologische Betrachtung.* In: Pundt, J. (Hrsg.) *Professionalisierung im Gesundheitswesen: Positionen – Potentiale – Perspektiven* (S. 23–35). Bern: Hans Huber.

Dick, W.F. (2001). *Perspektiven der Notfallmedizin für das 21. Jahrhundert.* Notfall & Rettungsmedizin, 4(7), 477–481. https://doi.org/10.1007/s100490170011

Dielmann, G. & Malottke, A. (2017). *Notfallsanitätergesetz und Ausbildungs- und Prüfungsverordnung für Notfallsanitäterinnen und Notfallsanitä-*

ter: *Text und Kommentar für die Praxis*. Frankfurt am Main: Mabuse.

Ebben, R.H.A., Vloet, L.C.M., Speijers, R.F. et al. (2017). *A patient-safety and professional perspective on non-conveyance in ambulance care: a systematic review*. Scandinavian Journal of Trauma, Resuscitation and Emergency Medicine, 25(1), 71. https://doi.org/10.1186/s13049-017-0409-6

Ellebrecht, N. (2021). *»Da müssen wir Sie wohl mitnehmen!« Soziologische Dimensionen des Notfalls*. Dr. Med. Mabuse, 46(251), 26–28.

Epping, B. (2018). *Direktzugang zum Physiotherapeuten: mehr Autonomie für Patienten oder riskanter Irrweg?* Zeitschrift Für Orthopädie Und Unfallchirurgie, 156(04), 355–357. https://doi.org/10.1055/a-0632-3233

Flake, F., Gliwitzky, B., Grusnick, H.-M. et al. (2013). *Notfallsanitäter – Chancen und Perspektiven des neuen Berufsbildes*. Notfall + Rettungsmedizin, 16(8), 598–603. https://doi.org/10.1007/s10049-013-1735-5

Flake, F., Schmitt, L., Oltmanns, W. et al. (2018). *Das Konzept Gemeindenotfallsanitäter*. Notfall + Rettungsmedizin, 21(5), 395–401. https://doi.org/10.1007/s10049-018-0426-7

Freidson, E. (2001). *Professionalism*. 3. Aufl. Cambridge: Polity Press.

Frieß, C., Göschel, M., Bischof, G., Hofmann, T. (2021). *Der Kompetenzbegriff – ein Aufruf zu mehr Differenziertheit*. Notfall + Rettungsmedizin, 24(3), 192–193. https://doi.org/10.1007/s10049-021-00845-5

Geissler, A., Quentin, W., Busse, R. (2018). *Umgestaltung der Notfallversorgung: Internationale Erfahrungen und Potenziale für Deutschland*. In: Klauber, J., Geraedts, M., Friedrich, J., Wasem, J. (Hrsg.) *Krankenhaus-Report 2017* (S. 41–59). Stuttgart: Schattauer. https://doi.org/10.1007/s00058-018-3474-y

Geithner, S. & Krüger, V. (2008). *Hochleistungsteams: Lernen durch Reflexion*. In: Pawlowsky, P. & Mistele, P. (Hrsg.) Hochleistungsmanagement (S. 133–149). Wiesbaden: Betriebswirtschaftlicher Verlag Dr. Th. Gabler.

Günther, A., Schmid, S., Bruns, A. et al.. (2017). *Ambulante Kontakte mit dem Rettungsdienst: Retrospektive Auswertung von Einsätzen mit und ohne notärztlicher Beteiligung in einem städtischen Rettungsdienstbereich*. Notfall + Rettungsmedizin, 20(6), 477–485. https://doi.org/10.1007/s10049-017-0268-8

Hesse, H.A. (1972). *Berufe im Wandel: ein Beitrag zu Soziologie des Berufs, der Berufspolitik und des Berufsrechts*. 2. Aufl. Stuttgart: Enke.

Hodson, R. & Sullivan, T.A. (2008). *Social Organization of Work*. 4. Aufl. Belmont: Wadsworth Publishing.

Hofmann, T. (2022). *Studienintentionen deutscher Retter*innen*. Notfall + Rettungsmedizin, 25, 424–426. https://doi.org/10.1007/s10049-022-00996-z

Hofmann, T. & Möckel, L. (2023). *Participation of Prehospital Emergency Physicians at Ambulance Missions in Germany's Federal States*. International Journal of Emergency Services, https://doi.org/10.1108/IJES-09-2021-0057

Hofmann, T. & Fredrich, T. (2021). *Clinical Reasoning im Rettungsdienst*. Emergency, 2(1), 40–46.

Hofmann, T. & Macke, M. (2020). *Berufstreue von angehenden Notfallsanitäter*innen: Eine Befragung von Auszubildenden über den Berufsverbleib*. Aachen: Gesellschaft zur Förderung der Wissenschaft im Rettungsdienst.

Kälble, K. (2013). *Der Akademisierungsprozess der Pflege: Eine Zwischenbilanz im Kontext aktueller Entwicklungen und Herausforderungen*. Bundesgesundheitsblatt – Gesundheitsforschung – Gesundheitsschutz, 56(8), 1127–1134. https://doi.org/10.1007/s00103-013-1753-y

Klingshirn, H. (2001). *Ehrenamt und Professionalität im Rettungsdienst*. Notfall & Rettungsmedizin, 4(8), 587–588. https://doi.org/10.1007/s100490170004

Koch, S. & Weber, A. (2017). *Zur Intention eines akademischen Studiengangs zum Notfallsanitäter: Die Theorie des geplanten Verhaltens nach Icek Ajzen im empirischen Test*. Notfall + Rettungsmedizin, 20(1), 38–44. https://doi.org/10.1007/s10049-016-0186-1

Kreis Bergstraße (2019). *Neuer Notfall-Krankentransportwagen in Viernheim*. Zugriff am 11.06.2020 unter: https://www.kreis-bergstrasse.de/magazin/artikel.php?menuid=2&topmenu=467&artikel=6985

Lechleuthner, A., Wesolowski, M., Brandt, S. (2019). *Graded Emergency System in emergency medical services in Cologne: A new approach to handle increasing numbers of EMS calls with a new resource and classification system*. Notfall + Rettungsmedizin, 22(7), 598–607. https://doi.org/10.1007/s10049-019-00644-z

Lehweß-Litzmann, R. & Hofmann, T. (2022). *Fachkräftenachwuchs für den Rettungsdienst? Wie auszubildende Notfallsanitäter:innen ihre berufliche Zukunft sehen*. (SOFI Working Paper 2022-24). Göttingen: SOFI. Zugriff am 11.12.2022 unter: https://sofi.uni-goettingen.de/fileadmin/Working_paper/WorkingPaper_Lehwess-Litzmann_Hofmann_2022.pdf

Mieg, H. (2010). *Professionalisierung: eine dreifache Autonomieregulation*. In: von Schlieffen, K. (Hrsg.) *Professionalisierung und Mediation* (S. 15–26). München: C.H. Beck.

Mieg, H. (2016). *Profession: Begriff, Merkmale, gesellschaftliche Bedeutung*. In: Dick, M., Marotzki, W., Mieg, H. (Hrsg.) *Handbuch Professionsentwick-*

lung (S. 27–40). Bad Heilbrunn: Julius Klinkhardt.

Mieg, H. (2018). *Professionalisierung: Essays zu Expertentum, Verberuflichung und professionellem Handeln*. Potsdam: Verlag der Fachhochschule.

O'Meara, P., Wingrove, G., Nolan, M. (2017). *Clinical leadership in paramedic services: A narrative synthesis*. International Journal of Health Governance, 22(4), 251–268. https://doi.org/10.1108/IJHG-03-2017-0014

Oevermann, U. (1996). *Theoretische Skizze einer revidierten Theorie professionellen Handelns*. In: Combe, A. & Helsper, W. (Hrsg.) *Pädagogische Professionalität. Untersuchungen zum Typus pädagogischen Handelns* (S. 70–182). Frankfurt am Main: Suhrkamp.

Petermann, H. (2011). *Korreliert der Wissenszuwachs mit der Spezialisierung in der Medizin? Ein Rückblick am Beispiel der Anästhesie*. AINS – Anästhesiologie · Intensivmedizin · Notfallmedizin · Schmerztherapie, 46(04), 284–287. https://doi.org/10.1055/s-0031-1275786

Pfütsch, P. (2019). Vom Ehrenamt zum Notfallsanitäter. Die Geschichte eines anhaltenden Professionalisierungsprozesses. Medizinische Klinik – Intensivmedizin und Notfallmedizin, 114(3), 258–262. https://doi.org/10.1007/s00063-018-0489-8

Pfütsch, P. (2020). *Notfallsanitäter als neuer Beruf im Rettungsdienst*. Wiesbaden: Springer Fachmedien. https://doi.org/10.1007/978-3-658-30742-4

Piedmont, S., Rothhardt, J., Greiner, F. et al. (2019). *Notfallversorgung aus Sicht der Rettungsdienstpatientinnen und -patienten: Was sind die subjektiven Gründe für die Rettungsdienstnutzung? Diskussion & Schlussfolgerung*. Poster vom Deutschen Interdisziplinären Notfallmedizin Kongress (DINK). Zugriff am 11.12.2022 unter: http://rettungsdienst-im-fokus.ovgu.de/inno_rd_mm/Piedmont_DINK_2019.pdf

Piedmont, S., Reinhold, A.K., Bock, J.-O. et al. (2021). *Which health-related reasons lead to prehospital emergency care and how does subjective emergency status connect to subsequent care?* Notfall + Rettungsmedizin, 24 (Suppl 1), 21–31. https://doi.org/10.1007/s10049-020-00832-2

Rösch, S. (2021). *REF – neue Konzepte im Rettungsdienst*. Emergency, (5), 48–54.

Sachverständigenrat zur Begutachtung der Entwicklung im Gesundheitswesen (2007). *Kooperation und Verantwortung: Voraussetzungen einer zielorientierten Gesundheitsversorgung (Kurzfassung)*. Zugriff am 11.12.2022 unter: https://www.svr-gesundheit.de/fileadmin/Gutachten/Gutachten_2007/Kurzfassung_2007.pdf

Schön, D.A. (1983). *The Reflective Practitioner: How Professionals Think In Action*. New York: Basic Books.

Searle, J., Muller, R., Slagman, A. et al. (2015). *Überfüllung der Notaufnahmen*. Notfall + Rettungsmedizin, 18(4), 306–315. https://doi.org/10.1007/s10049-015-0011-2

Seeger, I., Klausen, A., Thate, S. et al. (2021). *Gemeindenotfallsanitäter als innovatives Einsatzmittel in der Notfallversorgung – erste Ergebnisse einer Beobachtungsstudie*. Notfall + Rettungsmedizin, 24(3), 194–202. https://doi.org/10.1007/s10049-020-00715-6

Sefrin, P., Händlmeyer, A., Kast, W. (2015). *Leistungen des Notfall-Rettungsdienstes*. Der Notarzt, 31(04), S34–S48. https://doi.org/10.1055/s-0035-1552705

Sieber, F., Kotulla, R., Urban, B. et al. (2020). *Entwicklung der Frequenz und des Spektrums von Rettungsdiensteinsätzen in Deutschland*. Notfall + Rettungsmedizin, 23(7), 490–496. https://doi.org/10.1007/s10049-020-00752-1

Steinkrauß, M. & Koch, S. (2017). *Vom Krankenträger zum Notfallsanitäter: Das Berufsbild in der Entwicklung*. Rettungsdienst, 40(9), 834–840.

Steurer, J. & Gächter, T. (2015). *Defensive Medizin – unnötige Medizin?* Swiss Medical Forum – Schweizerisches Medizin-Forum, 15(37), 814–816. https://doi.org/10.4414/smf.2015.02404

Streckeisen, U. (2015). *Plädoyer für eine kritische Weiterentwicklung der strukturtheoretisch orientierten Professionstheorie*. In: Pundt, J. & Kälble, K. (Hrsg.) *Gesundheitsberufe und gesundheitsberufliche Bildungskonzepte* (S. 39–62). Bremen: APOLLON University Press.

Veit, A. (2002). *Professionelles Handeln als Mittel zur Bewältigung des Theorie-Praxis-Problems in der Krankenpflege*. Friedrich-Alexander-Universität Erlangen-Nürnberg. Zugriff am 11.12.2022 unter: http://www.opus.ub.uni-erlangen.de/opus/volltexte/2004/23/pdf/dissertation.pdf

Veser, A., Sieber, F., Groß, S. & Prückner, S. (2015). *The demographic impact on the demand for emergency medical services in the urban and rural regions of bavaria, 2012–2032*. Journal of Public Health (Germany), 23(4), 181–188. https://doi.org/10.1007/s10389-015-0675-6

Vogd, W. (2002). *Professionalisierungsschub oder Auflösung ärztlicher Autonomie Die Bedeutung von Evidence Based Medicine und der neuen funktionalen Eliten in der Medizin*. Zeitschrift Für Soziologie, 31(4), 294–315.

Vogd, W. (2005). *Medizinsystem und Gesundheitswissenschaften – Rekonstruktion einer schwierigen Beziehung*. Soziale Systeme, 11(2), 236–270. https://doi.org/10.1515/sosys-2005-0204

Weidner, F. (2019). *Vorbehaltsaufgaben für die professionelle Pflege*. PflegeLeben, (02), 7–11.

Weyman, A. & O'Hara, R. (2019). *Decision-Making at the Front Line: The Role of Choice Architecture* in NHS Paramedic Judgements Over Patient Conveyance. In: Wankhade, P., McCann, L., Murphy, P. (Hrsg.) *Critical Perspectives on the Management and Organization of Emergency Services* (S. 200–215). New York, Abingdon: Routledge.

Wissenschaftsrat (Hrsg.) (2012). *Empfehlungen zu hochschulischen Qualifikationen für das Gesundheitswesen*. Drs. 2411-12, Berlin, 13.07.2012. Zugriff am 11.12.2022 unter https://www.wissenschaftsrat.de/download/archiv/2411-12.pdf?__blob=publicationFile&v=5

8 Akteure im Rettungsdienst: Status Quo der Institutionalisierung und Qualifizierung

Dominik Warnstorff und Philipp Dahlmann

8.1 Grundsätzliches zum Rettungsdienst und seinen Akteuren

»Von Ärzten, Pflegenden, Hebammen, Apothekern und anderen Gesundheitsprofessionen wird heute erwartet, dass sie diese Komplexität in ihrer täglichen Arbeit beherrschen, evidenzbasierte Gesundheitsversorgung anbieten und ein sicheres Umfeld für Patienten gewährleisten.« (Charité – Universitätsmedizin Berlin, 2018, S. 27)

8.1.1 Grundlagen, Organisation und Planung

Wird der Rettungsdienst in Deutschland abstrakt betrachtet, ist er Teil der staatlichen Daseinsvorsorge, deren Umsetzung der Bund im Rahmen des Art. 70 GG an die Länder delegiert. Die Länder gehen strukturell unterschiedlich mit diesem Auftrag um, was eine insgesamt heterogene Realisierung zur Folge hat. Diese Heterogenität zeichnet sich in 16 existierenden Rettungsdienstgesetzen, unterschiedlichen Betreiber- und Finanzierungsmodellen, Zuständigkeiten und Vorgaben wie z. B. Hilfsfristen oder personelle Besetzungen ab.

Meist beauftragen die Länder Landkreise und kreisfreie Städte mit der Planung und Durchführung des Rettungsdienstes. Die kommunalen Gebietskörperschaften sind in der Regel nur Träger des Rettungsdienstes, die Durchführung geschieht meist durch Dritte (z. B. Hilfsorganisationen und private Unternehmen) oder als Mischform (Hilfsorganisationen und private Rettungsdienste sowie kommunale Rettungsdienste und Berufsfeuerwehren). Benachbarte Landkreise und kreisfreie Städte können sich zu Rettungszweckverbänden (RZV) bzw. Zweckverbänden für Rettungsdienst und Feuerwehralarmierung (ZRF) oder einem Bereichsausschuss zusammenschließen, um die Planung, Durchführung bzw. Beauftragung und Überwachung gemeinsam zu bewältigen. Die Zweckverbände stellen in einigen Bundesländern einen Rettungsdienstbereich dar.

Der geplante bzw. notwendige Rettungsdienst wird dann – sofern die Durchführung nicht selbst erfolgt – durch in geographisch sinnvoll gegliederte Kreisverbände oder gemeinnützige GmbHs, organisierte Hilfsorganisationen und durch private Unternehmen umgesetzt (Niehues, 2016, S. 1030 ff.). Diese betreiben Rettungswachen, verschiedene Einsatzfahrzeuge, verfügen über verschiedenes Personal und halten die rechtlichen Bestimmungen ein – landesrechtlich (z. B. konforme Besetzung der Einsatzfahrzeuge, Fortbildungspflicht etc.) wie bundesrechtlich (z. B. Ausbildungsaspekte von NotfallsanitäterInnen, Arbeitsschutzgesetz etc.). An der notärztlichen Organisation sind unter Umständen andere Institutionen wie z. B. kassenärztliche Vereinigungen beteiligt. Die Planung und Beauftragung der Luftrettung erfolgen meist durch die Länder.

Die Finanzierung des Rettungsdienstes erfolgt nahezu vollständig durch die Krankenkassen, basierend auf dem SGB V in Form von Submissions- oder Konzessionsmodellen, in einigen Bundesländern werden Investitionskosten vom Land gefördert. Im SGB V ist der Rettungsdienst jedoch nicht als eigenständige Leistung geführt, sondern unter Rettungsfahrten und Krankentransporten zu finden. Eine Novellierung dieses Umstandes im Rahmen der Reform der Notfallversorgung sieht vor, den Rettungsdienst als eigenständigen Leistungserbringer im Gesundheitswesen aufzunehmen und damit der Realität zu begegnen, die über einen zentralen Transportcharakter hinausgeht (Bundesministerium für Gesundheit, 2020).

8.1.2 Akteure im Rettungsdienst

In all diesen Ebenen ist eine Vielzahl von Akteuren zu finden. Im Mittelpunkt steht dabei das Rettungsfachpersonal, welches auf den Einsatzfahrzeugen eingesetzt wird, (Notfall-)PatientInnen versorgt und mit anderen Berufsgruppen und Institutionen interdisziplinär zusammenarbeitet. Das im Rettungsdienst in der Regel eingesetzte Rettungsfachpersonal sind NotfallsanitäterInnen und RettungssanitäterInnen, die hauptberuflich oder auf geringfügiger Beschäftigung angestellt sind oder ehrenamtlich ihren Dienst versehen. Das Team kann im operativen Bereich um NotärztInnen erweitert werden. Bei Großschadenslagen kommt außerdem dem Organisatorischen Leiter Rettungsdienst (OrgL) oder dem Einsatzleiter Rettungsdienst (ELRD; bayerische Zwischeninstanz vor der Alarmierung eines OrgL und Leitenden Notarztes) als speziell geschultes Rettungsfachpersonal eine Bedeutung zu. In der innerbetrieblichen Organisation gestalten WachleiterInnen (LeiterInnen einer Rettungswache) sowie RettungsdienstleiterInnen (auch AbteilungsleiterInnen Rettungsdienst, (Sachgebiets-)LeiterInnen Rettungsdienst; BereichsleiterInnen eines Rettungsdienstes innerhalb eines Landkreises, privaten Unternehmens o. ä.) die verschiedenen betrieblichen (Führungs-)Aufgaben. Dieses Personal wird u. a. durch Medizinproduktebeauftragte, PraxisanleiterInnen, QM-Beauftragte sowie Personal in Verwaltung und Geschäftsführung ergänzt. In der Luftrettung wird neben (speziell weitergebildeten) HEMS Crew Member und NotärztInnen auch fliegerisches und technisches Personal eingesetzt.

8.1.3 Ehrenamtliche Strukturen

Die Berg- und Höhenrettung sowie Wasserrettung bestehen aus ehrenamtlichem Personal, das von wenigen Hauptamtlichen in Verwaltung, Beschaffung, Sachbearbeitung und Ausbildung ergänzt wird. Die Berg- und WasserretterInnen sowie die notwendigen Zusatzausbildungsmöglichkeiten (EinsatzleiterInnen, Lawinenhunde, Strömungsrettung etc.) stellen aufgrund ihres ehrenamtlichen Formats keinen Gesundheitsfachberuf dar und sind nicht Teil des Rettungsfachpersonals. Die konkreten Anforderungen, Inhalte und Voraussetzungen an das Personal werden dabei in der Regel verbandsintern abgestimmt. Sie fungieren ebenfalls als beauftrage Durchführende und unterliegen einer Art Bedarfsplanung. Helfer-vor-Ort- bzw. First-Responder-Systeme zählen zu der organisierten Ersten Hilfe. Sie überbrücken durch ihre geographische Nähe zum Einsatzort die Zeit bis zum Eintreffen des Rettungsdienstes und üben dabei lebensrettende Sofortmaßnahmen aus. Sie sind nicht Teil des Rettungsdienstes. Der Vollständigkeit halber ist anzuführen, dass auch Sanitätsdienste und der Katastrophenschutz nicht zum Rettungsdienst zählen. Im Kontext Wasserrettung bildet die Seenotrettung an der deutschen Küste eine Ausnahme. Hier kommen weitgehend hauptamtliche Kräfte zum Einsatz, die von Ehrenamtlichen unterstützt werden.

8.1.4 Leitstellen

Die (integrierten) Leitstellen sind für die Notrufannahme und -abfrage, Disposition und Alarmierung sowie die Einsatzlenkung, Dokumentation und weitere Aufgaben (z. B. Kliniksuche und Anmeldung) verantwortlich. Ziel ist dabei eine sensitive Abfrage und Disposition, die das passende Einsatzmittel in angemessener Zeit zur PatientIn führt und dabei vor allem im Krankentransport effizient vorgeht. Die Akteure in der Leitstelle speisen sich aus Rettungsfach- oder feuerwehrtechnischem Personal, die eine Weiterbildung zur DisponentIn absolviert haben. Eine eigene Berufsausbildung existiert nicht. Die Errichtung, der Betrieb und die Finanzierung bedürfen ebenfalls einer Planung, Beauftragung und Messung bzw. Kontrolle durch die zuständige Rettungsdienstbehörde.

8.1.5 Einsatzmittel

Die in Deutschland verwendeten Einsatzfahrzeuge des bodengebundenen Rettungsdienstes sind derzeit:

- Rettungswägen (RTW) gem. DIN EN 1789 Typ C,
- Krankentransportwägen (KTW) gem. DIN EN 1789 Typ A2,
- Notarzteinsatzfahrzeuge (NEF),
- Verlegungsarzteinsatzfahrzeuge (VEF) gem. DIN 75079 und
- Intensivtransportwägen (ITW) gem. DIN 75076.

Im Luftrettungsdienst kommen Rettungshubschrauber (RTH) und Intensivtransporthubschrauber (ITH) zum Einsatz, die zum Teil über eine Rettungswinde verfügen. Die Ausstattung entspricht den Normen DIN EN 13230-10, DIN EN 13718-1 und DIN EN 13718-2. Im Rahmen von Studien und Modellversuchen sowie als lokale Lösungen werden die bestehenden Einsatzmittel – die ein bestimmtes Tätigkeitsfeld bedienen können – um spezielle Einsatzfahrzeuge erweitert. Diese sollen einerseits den Bedarf präziser bedienen und andererseits das nur bedingt geeignete Rettungsmittel für seinen eigentlichen Verwendungszweck freihalten. Im subakuten Kontext sind dies beispielsweise GemeindenotfallsanitäterInnen, im akuten Kontext das Medical Intervention Car (MIC) als hochspezialisiertes NEF. Darüber hinaus sind Rettungseinsatzfahrzeuge (REF-System) und Notfall-KTW zu nennen, die unterschiedliche Aufgabenfelder bedienen. Bei aller Vielfalt bilden Rettungsfachpersonal und NotärztInnen den Mittelpunt des Rettungsdienstes, sie werden im Verlauf differenziert betrachtet.

8.1.6 Entwicklung des Berufsfelds

Die Zunahme an Komplexität gepaart mit wissenschaftlichen Erkenntnissen aus der Medizin und anderen Bezugsgrößen läutet einen Paradigmenwechsel ein, welcher sich auch (normativ) juristisch in dem Ausbildungsziel der NotfallsanitäterInnen widerspiegelt. So beinhaltet dieses, dass zum einen eigenverantwortliche, auch invasive Maßnahmen erlernt werden müssen, die aber zum anderen auch immer an den aktuellen wissenschaftlichen Stand gekoppelt sein sollen (Nothacker et al., 2018). Die Rede ist von einer evidenzbasierten Medizin, welche durch NotfallsanitäterInnen in zeitkritischen und somit dynamischen, aber zugleich auch komplexen Situationen praktiziert werden muss.

Als Beispiel kann hierfür die Versorgung eines instabilen Schockgeschehens im Rahmen einer allergischen Reaktion angeführt werden. Hierbei ist eine Reihe von Maßnahmen in der richtigen Reihenfolge (Priorisierung) durchzuführen. Zudem handelt es sich meist um eine völlig fremde PatientIn (erschwerte Anamnese), einen oft unbekannten (öffentlichen) Einsatzort und die Zusammenarbeit in einem Ad-hoc-Team (Flentje et al., 2018, S. 375 ff.). Auch benötigt eine leitlinienkonforme Behandlung eine differenzierte Entscheidungsfindung (Decision Making), um den Nutzen der zu ergreifenden Maßnahmen mit den daraus resultierenden Risiken abzugleichen. Es lässt sich bereits erahnen, dass diese komplexe und allem voran verantwortungsvolle Handlung eine belastbare Ausbildung voraussetzt. Zu diesen bereits vorhandenen Herausforderungen spielen sich zudem Veränderungen im strukturellen Kontext der Gesundheitsfürsorge ab (Bals & Dielmann, 2013, S. 177 ff.). Erstens nehmen allgemeinärztliche Praxen, gerade im ländlichen Raum, ab. Zweitens werden vor allem in der Peripherie kleinere Krankenhäuser zugunsten großer spezialisierter Kliniken geschlossen. Somit ergeben sich deutlich längere Transportzeiten und auch ein erster Kontakt zur weiteren ärztlichen Versorgung verzögert sich (Niehues, 2016, S. 1040).

Darüber hinaus verändern sich die Indikationen der rettungsdienstlichen Interventionen. So rücken neben psychosozialen Krisen auch gerontologische und multimorbide PatientInnen, unter anderem in häuslicher Versorgung, in den Vordergrund (Feltus & Heiligers, 2020, S. 6). Der epidemiologische Wandel führt zu komplexeren Notfallbildern, in denen beispielsweise chronische oder infektiologische Krankheitsbilder mit hochdifferenzierten Symptomen dominieren. Für das Berufsbild NotfallsanitäterIn nehmen damit nicht nur die Herausforderungen in Hinblick auf die notwendigen handwerklichen Fertigkeiten zu, bspw. das Legen eines sicheren intravenösen Zugangs, sondern gerade auch hinsichtlich der bewusst getroffenen, begründbaren und somit reflektierten Entscheidung für oder gegen die Durchführung einer bestimmten Maßnahme, einschließlich der Entscheidung, eine PatientIn zu hospitalisieren. Da es sich im Rahmen aller medizinischen Interventionen um einen Eingriff in die jeweilige Integrität der PatientIn handelt, ist es entscheidend, diesen Berufsgruppen auch einen belastbaren (medizin-)ethischen Rahmen vorzugeben. Hierbei könnten Konzepte wie jenes der PatientInnensicherheit als leitend für rettungsdienstliche Handlungen verstanden werden (Brindley et al., 2017, S. 1 ff.).

8.2 Eigenständigkeit: NotfallsanitäterIn als Hauptakteur im Rettungsdienst

»Die Mitarbeiter im Rettungsdienst, insbesondere Notfallsanitäterinnen und Notfallsanitäter, fangen viele Defizite in der gesundheitlichen Gefahrenabwehr auf. Sie gleichen Veränderungen in der Kliniklandschaft, bei der ambulanten und stationären Versorgung und bei der Notfallversorgung aus. Sie helfen auch dort, wo immer mehr Haus- und Fachärzte fehlen.« (Stärk et al., 2019, S. 1)

Seit der Einführung des Notfallsanitäters 2014 häufen sich die Diskussionen und Debatten um die jeweilige vermeintliche oder tatsächliche Kompetenz dieser neuen Fachkraft im bundesdeutschen Rettungsdienst. Mit seiner Einstufung in der DQR 4 ist der NotSan erstmalig als adäquate Fachkraft in der Präklinik etabliert.

- Die Qualifizierung zum Rettungssanitäter (RettSan; dunkelgrau; ▶ Abb. 8.1) findet seit ihrer Entstehung 1977 nahezu unverändert statt. Sie dient vor allem Menschen aus dem Freiwilligen Sozialen Jahr/Bundesfreiwilligendienst bzw. früher Zivildienst als Einstiegsqualifikation. Für das Ehrenamt und den Katastrophenschutz stellt es die umfangreichste medizinische Qualifikation dar.
- Der Rettungsassistent (RettAss; weiß) als Vorläufer des NotSan wurde 2014 komplett abgelöst.
- Der Notfallsanitäter (NotSan; mittelgrau) kann als Schlüsselqualifikation im Ret-

tungsdienst und auch in der Klinik anstelle eines Krankenpflegers im OP (Anästhesie) und in der Notaufnahme (Schockraum) eingesetzt werden.

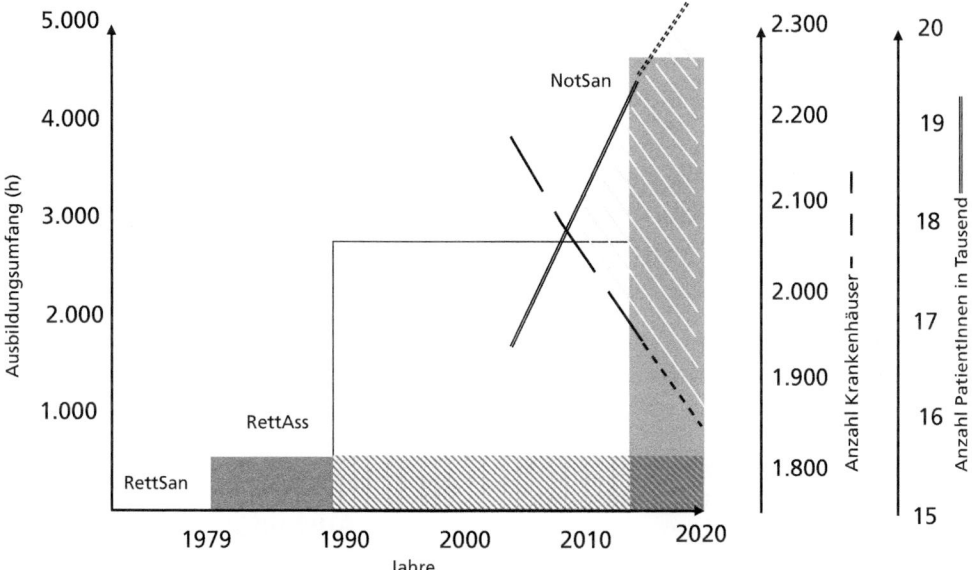

Abb. 8.1: Umfang der Ausbildung (h) in Relation zu Einsatzzahlen und Rückgang der Krankenhäuser (eigene Darstellung, vgl. Alscher et al., 2013)

Die gestrichelte Linie in Abbildung 8.1 zeigt den Rückgang der Kliniken in Deutschland und läuft entgegengesetzt zum Anstieg der PatientInnenzahl (doppelte Linie) (▶ Abb. 8.1, Alscher et al., 2013). In der Schnittmenge (hellgrau schraffiert) bewegt sich nun das Wirkungsfeld des NotSan und hier liegt auch sein (zukünftiger) Kompetenzbereich: zum einen die Erstversorgung (mit und ohne NotärztIn) von Akutfällen (ab NACA 3/4) und zum anderen das Zubringen in eine weiterführende Behandlungseinrichtung (Flake et al., 2018, S. 395). Dies ist mithilfe der sogenannten 1c-, 2c- und 2a-Maßnahmen grundsätzlich bereits möglich (Bayerisches Staatsministerium des Innern und für Integration, 2018; Bayerisches Staatsministerium des Innern, für Sport und Integration, 2020). Ein weiterer und zahlenmäßig sehr hoher Bereich, welcher sich im hellgrau schraffierten Feld befindet, sind PatientInnen, welche nicht in eine Klinik verbracht werden müss(t)en (Lechleuthner et al., 2019, S. 598).

»Warum steckt man Menschen in Rettungswagen, um sie dann in überfüllte Krankenhäuser zu bringen, wo ihnen nach Stunden des Wartens gesagt wird, dass es nicht notwendig war, sie in eine Klinik zu transportieren?« (Zitat nach Prof. Andy Newton, Direktor des South East Ambulance Service, in Flake et al., 2018, S. 395)

Hier gilt es, eine ambulante Versorgung sicherzustellen. Bisher werden sehr viele sogenannte »subakute Notfälle« als »Bagatelleinsätze« generiert und PatientInnen zwangsläufig in eine Klinik verbracht (Dahlmann et al., 2022). Erste Antworten auf diese subakuten Notfälle sind der Gemeinde-NotSan und auch die Maßnahmen und Dokumentation im Pyramidenprozess zur »Transportverweigerung« (Bundesverband der Ärztlichen Leiter Rettungsdienst Deutschland, 2015). Dies erfolgt in Anlehnung an eine hausärztliche Versorgung für Patient-Innen, welche nur schwer eigenständig in eine Praxis gehen können bzw. an der Schwelle zum Notfall liegen. Herausfordernd wird es sein, hierzu ein Kompetenzmodell zu entwickeln und auch auszubilden, welches dieser neuen Form der Versorgung gerecht wird.

8.2.1 Gesetzgebung der Berufsausbildung zur NotfallsanitäterIn

Die Rechtsgrundlage für die Ausbildung zur NotfallsanitäterIn schafft das Gesetz über den Beruf der Notfallsanitäterin und des Notfallsanitäters, kurz NotSanG. Es trat zum 01.01.2014 in Kraft und wird durch die Ausbildungs- und Prüfungsverordnung für Notfallsanitäterinnen und Notfallsanitäter (NotSan-APrV) ergänzt. Diese Gesetze sind Bundesgesetze und vereinheitlichen die Berufsausbildung bundesweit. Das Rettungswesen ist im föderalistischen Deutschland Ländersache, weshalb die Umsetzung des NotSanG in erster Linie in den Zuständigkeitsbereich der Länder fällt. Die individuellen Lösungen gehen auf die jeweiligen regionalen Besonderheiten ein, verhindern aber eine Einheitlichkeit. Eine Einheitlichkeit auf Bundesebene wiederum birgt die Gefahr einer zentralistischen und praxisfremden Struktur (Lechleuthner, 2014, S. 6). Dieser föderalistische Aufbau hat unmittelbare Konsequenzen für die Notfallsanitätsausbildung.

8.2.2 Zugangsvoraussetzungen

Das NotSanG formuliert die Zugangsvoraussetzungen für den Beruf. Es fordert neben der »gesundheitlichen Eignung zur Ausübung des Berufes« (§ 8 Nr. 1 NotSanG) einen mittleren Schulabschluss bzw. eine gleichwertige, abgeschossene Schulbildung oder eine abgeschlossene, mindestens zweijährige Berufsausbildung, der ein Hauptschulabschluss oder gleichwertiger Schulabschluss vorangegangen ist. Diese Zugangsvoraussetzungen gelten für eine Ausbildung an einer staatlichen Berufsfachschule. Das NotSanG führt außerdem die Möglichkeit einer »Ausbildung an Hochschulen im Rahmen von Modellvorhaben« (§ 7 Abs. 1 NotSanG) auf. Dieser Paragraph erlaubt die Durchführung des theoretischen und praktischen Unterrichts an einer Hochschule. Dabei müssen die Inhalte und der Umfang ebenfalls der NotSan-APrV entsprechen. Für den Falle eines Unterrichts an einer Hochschule wird deshalb in § 8 neben der gesundheitlichen Eignung eine Hochschulzugangsberechtigung notwendig.

8.2.3 Ausbildungsinhalte, Ausbildungsziele und Kompetenzbegriff

Die Ausbildungsinhalte orientieren sich an den Ausbildungszielen und sind in den Anlagen der NotSan-APrV sowie in den landesspezifischen Lehrplänen festgelegt. Die Ausbildungsziele regelt der § 4 des NotSanG. Der erste Absatz beschreibt, dass in der Ausbildung Kompetenzen vermittelt werden sollen, die zur notfallmedizinischen Versorgung (sowohl eigenverantwortlich als auch teamorientiert) und dem Transport von Patientinnen und Patienten befähigen. Die Kompetenzen werden in fachliche, personale, soziale und methodische Kompetenzen differenziert. Die Ausbildung und die Erlangung der Kompetenzen sollen dabei den aktuell anerkannten Erkenntnissen aus Rettungsdienst, Medizin und anderen Bezugswissenschaften entsprechen und es sind die unterschiedlichen situativen Einsatzbedingungen zu berücksichtigen. Zudem soll die Ausbildung die NotfallsanitäterInnen dazu befähigen, die individuelle Lebenssituation und Lebensphase der Patientinnen und Patienten sowie der Angehörigen unter der Berücksichtigung der Selbstständigkeit und Selbstbestimmung in ihr Handeln zu integrieren. Die Abbildung 8.2 visualisiert den ersten Absatz der Ausbildungsziele (▶ Abb. 8.2).

Der zweite Absatz des § 4 NotSanG konkretisiert die Inhalte in drei Überbegriffe:

- die eigenverantwortliche Ausführung von Aufgaben,
- die Ausführung von Aufgaben im Rahmen der Mitwirkung und
- die patientInnenorientierte Zusammenarbeit mit anderen Berufsgruppen in allen Einsatzlagen und -phasen.

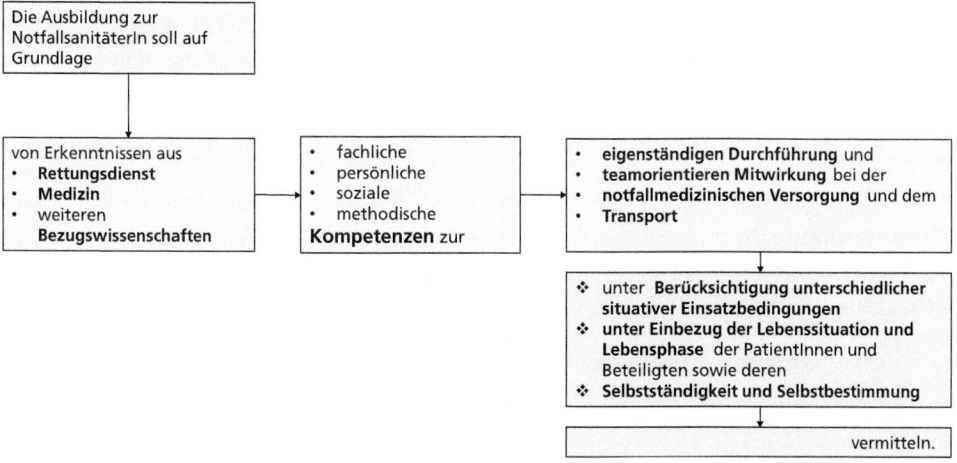

Abb. 8.2: Ausbildungsziele (nach § 4 Abs. 1 NotSanG)

8.2.4 Ausbildungsablauf

Die Ausbildungsstruktur und -dauer legt – ebenfalls bundesweit – der § 5 des NotSanG fest. Die NotfallsanitäterInnenausbildung dauert in Vollzeit drei Jahre, ein Teilzeitmodell darf maximal fünf Jahre in Anspruch nehmen. Das Ausbildungsformat ist dual und besteht aus theoretischem und praktischem Unterricht und einer praktischen Ausbildung, diese differenziert sich in die Ausbildung an einer Lehrrettungswache sowie in einer Klinik. Der zeitliche Umfang der Ausbildung wird im § 1 Abs. 1 der NotSan-APrV (▶ Tab. 8.1) beschrieben. Die expliziten Inhalte, basierend auf dem NotSanG, formulieren zum einen die Ausbildungs- und Prüfungsverordnung für das NotSanG, zum anderen – wenn vorhanden – die Lehrpläne für die Berufsfachschule für NotfallsanitäterInnen auf Landesebene oder schulinterne Curricula. Die NotSan-APrV führt unter § 1 Abs. 2 außerdem folgende Ausbildungsstrukturierung auf (▶ Kasten 8.1).

Tab. 8.1: Zeitlicher Umfang der NotSan-Ausbildung (nach § 1 Abs. 1 NotSan-APrV)

Lernorte	Stunden
Schule theoretischer und praktischer Unterricht	1.920
Lehrrettungswache praktische Ausbildung	1.960
Klinik praktische Ausbildung	720
Gesamt	4.600

Kasten 8.1: Ausbildungsstruktur nach Ausbildungsjahren (§ 1 Abs. 2 NotSan-APrV)

1. **Ausbildungsjahr**
   - *Erstes Halbjahr:* »[…] Erwerb einer Mindestqualifikation für den Einsatz im Rettungsdienst, die sich auf die Grundlagen des Rettungsdienstes erstreckt« (Satz 1)
   - *Zweites Halbjahr:* »[…] Erwerb der für die Durchführung […] von Krankentransporten notwendigen Kenntnisse und Fertigkeiten sowie erste Einführung in die Notfallrettung« (Satz 2)
2. **Ausbildungsjahr**
   - »[…] Erwerb der für die Durchführung und Organisation von Einsätzen in der Notfallrettung erforderlichen Kenntnisse und Fertigkeiten« (Satz 3)
3. **Ausbildungsjahr**
   - »[…] Erwerb einer fachübergreifenden Qualifikation, die der Vertiefung der Kenntnisse und Fertigkeiten im Rettungsdienst, besonders der Notfallrettung, mit dem Ziel der verantwortlichen Übernahme des Notfalleinsatzes dient, sowie Kennenlernen besonderer Einsatzbereiche« (Satz 4)

8.2.5 Ausbildung an und Rolle der Schule

Der Schule kommen drei wesentliche Bedeutungen zu. Zum einen findet dort der theoretische und praktische Unterricht statt. Zum anderen trägt sie die Gesamtverantwortung für die Organisation und Koordination des Unterrichts und der praktischen Ausbildung (§ 5 Abs. 2 und 3 NotSanG). Außerdem führt sie die Praxisbegleitungen in den praktischen Ausbildungsabschnitten durch (§§ 3, 5 NotSan-APrV). Die Ausbildungs- und Prüfungsverordnung konkretisiert den Unterricht wie folgt:

»Durch den Unterricht […] werden die Schülerinnen und Schüler befähigt, auf der Grundlage fachlichen Wissens und Könnens sowie auf der Grundlage des allgemein anerkannten Standes rettungsdienstlicher, medizinischer und weiterer bezugswissenschaftlicher Erkenntnisse die anfallenden Aufgaben zielorientiert, sachgerecht, methodengeleitet und selbständig zu lösen sowie das Ergebnis zu beurteilen. Während des Unterrichts ist die Entwicklung der zur Ausübung des Berufs erforderlichen Personal-, Sozial- und Selbstkompetenz zu fördern. Daneben muss den Schülerinnen und Schülern ausreichend Möglichkeit gegeben werden, die zur Erreichung des Ausbildungsziels […] erforderlichen Fertigkeiten zu entwickeln und einzuüben.« (§ 2 Abs. 1 NotSan-APrV)

Die genauen Inhalte für den theoretischen und praktischen Unterricht an Berufsfachschulen definiert die Anlage 1 der NotSan-APrV. Die verschiedenen Themenbereiche sind in der folgenden Tabelle 8.2 aufgeführt (▶ Tab. 8.2).

Tab. 8.2: Themenbereiche des theoretischen und praktischen Unterrichts (Anlage 1 NotSan-APrV)

Themenbereich	Stundensatz
»Notfallsituationen bei Menschen aller Altersgruppen sowie Gefahrensituationen erkennen, erfassen und bewerten«	360
»Rettungsdienstliche Maßnahmen und Maßnahmen der Gefahrenabwehr auswählen, durchführen und auswerten«	360

Tab. 8.2: Themenbereiche des theoretischen und praktischen Unterrichts (Anlage 1 NotSan-APrV) – Fortsetzung

Themenbereich	Stundensatz
»Kommunikation und Interaktion mit sowie Beratung von hilfesuchenden und hilfebedürftigen Menschen unter Berücksichtigung des jeweiligen Alters sowie soziologischer und psychologischer Aspekte«	120
»Abläufe im Rettungsdienst strukturieren und Maßnahmen in Algorithmen und Einsatzkonzepte integrieren und anwenden«	100
»Das Arbeiten im Rettungsdienst intern und interdisziplinär innerhalb vorhandener Strukturen organisieren«	100
»Handeln im Rettungsdienst an Qualitätskriterien ausrichten, die an rechtlichen, wirtschaftlichen und ökologischen Rahmenbedingungen orientiert sind«	100
»Bei der medizinischen Diagnostik und Therapie mitwirken, lebenserhaltende Maßnahmen und Maßnahmen zur Abwendung schwerer gesundheitlicher Schäden bis zum Eintreffen der Notärztin oder des Notarztes oder dem Beginn einer weiteren ärztlichen Versorgung durchführen«	500
»Berufliches Selbstverständnis entwickeln und lernen, berufliche Anforderungen zu bewältigen«	100
»Auf die Entwicklung des Notfallsanitäterberufs im gesellschaftlichen Kontext Einfluss nehmen«	60
»In Gruppen und Teams zusammenarbeiten«	120
Gesamt	1.920

8.2.6 Ausbildung an der Lehrrettungswache

Die praktische Ausbildung in genehmigten Lehrrettungswachen hat einen Umfang von 1.960 Stunden (§ 1 Abs. 1 Nr. 2 NotSanG). Die genauen Ausbildungsinhalte beschreibt die Anlage 2 der Ausbildungs- und Prüfungsverordnung für NotfallsanitäterInnen. Sie sind in der Tabelle 8.3 aufgeführt (▶ Tab. 8.3). Die praktische Ausbildung soll nach § 2 Abs. 2 NotSan-APrV den Auszubildenden die Gelegenheit geben, die im Unterricht erworbenen Kenntnisse zu vertiefen und zum Erreichen einer Handlungskompetenz als künftige NotfallsanitäterIn die Anwendung dieser Kenntnisse zu lernen. Die Betreiber einer Lehrrettungswache sind außerdem für die Praxisleitung der Auszubildenden verantwortlich.

Die Praxisanleitung ist in § 3 der Ausführungs- und Prüfungsverordnung geregelt und sieht u. a. vor, dass es sich bei der praxisanleitenden Person um eine Notfallsanitäterin bzw. einen Notfallsanitäter handelt, die bzw. der über eine zweijährige Berufserfahrung verfügt und eine 200-stündige berufspädagogische Zusatzqualifikation aufweist. Ihre Aufgaben sind im Abs. 2 aufgeführt und umfassen u. a., die Auszubildenden Schritt für Schritt an die selbstständige Wahrnehmung der Aufgaben heranzuführen, die im späteren Berufsleben auf sie zukommen.

Wie bereits erwähnt, existieren in einigen Bundesländern neben der NotSan-APrV auf Landesebene Lehrpläne für Berufsfachschulen für NotfallsanitäterInnen (▶ Kap. 8.2.4). Diese werden von dem jeweiligen Ministerium für Unterricht und Kultus formuliert und bilden die Grundlage für die konkrete schulische Umsetzung. Fehlt ein solcher Lehrplan in einem Bundesland, so erarbeitet die Berufsfachschule ein eigenes Curriculum anhand NotSanG und NotSan-APrV.

Tab. 8.3: Themenbereiche der praktischen Ausbildungen in geeigneten Lehrrettungswachen (Anlage 2 NotSan-APrV)

Themenbereich	Stundensatz
»Dienst an einer Rettungswache«	40
»Durchführung und Organisation von Einsätzen in der Notfallrettung«	1.600
Die Schülerinnen und Schüler sind dabei zu befähigen, bei realen Einsätzen unter Aufsicht und Anleitung Verantwortung zu entwickeln und zu übernehmen. Hierzu haben sie an mindestens 175 realen Einsätzen (darin enthalten sein können bis zu 25 reale Einsätze im Krankentransport), von denen mindestens 50 unter Beteiligung einer Notärztin oder eines Notarztes erfolgen müssen, teilzunehmen. Ferner ist darauf hinzuwirken, dass die Schülerinnen und Schüler Handlungskompetenz im Rahmen der Zusammenarbeit mit Feuerwehr und Polizei entwickeln.«	
»Zur freien Verteilung auf die Einsatzbereiche 1 und 2 sowie zur Hospitation an einer Rettungsleitstelle oder integrierten Leitstelle«	320
Gesamt	1.960
»Während der praktischen Ausbildung sind die Themenbereiche 1 bis 10 des theoretischen und praktischen Unterrichts der Anlage 1 einzuüben und zu vertiefen. Hierzu sind einsatzfreie Zeiten, aber auch praktische Einsätze zu nutzen.«	

8.2.7 Ausbildung in der Klinik

Die praktische Ausbildung in geeigneten Krankenhäusern hat einen Umfang von 720 Stunden (§ 1 Abs. 1 Nr. 3 NotSanG). Die genauen Ausbildungsinhalte beschreibt die Anlage 3 der Ausbildungs- und Prüfungsverordnung für NotfallsanitäterInnen und sind in der Tabelle 8.4 stichpunktartig aufgeführt. Die Praxisanleitung erfolgt hierbei durch Personen, die »in der Krankenpflege als zur Praxisanleitung geeignet anerkannt sind« (§ 3 Abs. 1 Nr. 2 NotSan-APrV). Sofern die zu vermittelnden Inhalte einer ärztlichen Anleitung bedürfen, erfolgt diese durch qualifizierte Ärztinnen und Ärzte.

Tab. 8.4: Themenbereiche der praktischen Ausbildungen in geeigneten Krankenhäusern (nach Anlage 3 NotSan-APrV)

Abteilung	Stundensatz
Pflege	80
Interdisziplinäre Notaufnahme	120
Anästhesie und OP	280
Intensivmedizin	120

Tab. 8.4: Themenbereiche der praktischen Ausbildungen in geeigneten Krankenhäusern (nach Anlage 3 NotSan-APrV) – Fortsetzung

Abteilung	Stundensatz
Geburtshilfe, Pädiatrie oder Kinderchirurgie/(Intensiv-)Station mit entsprechenden PatientInnen	40
Den Auszubildenden muss ein Simulationstraining angeboten werden, in dem sie die geforderten Inhalte erlernen können, falls ein Einsatz in einer entsprechenden Einrichtung nicht möglich sein sollte.	
Psychiatrie, Gerontopsychiatrie, Gerontologie	80
Gesamt	720

8.2.8 Prüfung und Abschluss

Die staatliche Prüfung (Staatsexamen) ist im § 4 der NotSan-APrV beschrieben und besteht aus einem schriftlichen, einem mündlichen und einem praktischen Teil. In den Paragraphen 15, 16 und 17 sind die genauen Prüfungsinhalte bestimmt. Im folgenden Kasten 8.2 sind die Prüfungen stichpunktartig aufgeführt (▶ Kasten. 8.2).

Kasten. 8.2: Schriftliche Prüfung NotSan (§ 15 Abs. 1 NotSan-APrV)

Drei Prüfungen aus den folgenden Themenbereichen der Anlage 1, Dauer je 120 Min.

1. »rettungsdienstliche Maßnahmen und Maßnahmen der Gefahrenabwehr auswählen, durchführen und auswerten; Abläufe im Rettungsdienst strukturieren und Maßnahmen in Algorithmen und Einsatzkonzepte integrieren und anwenden,
2. bei der medizinischen Diagnostik und Therapie mitwirken, lebenserhaltende Maßnahmen und Maßnahmen zur Abwendung schwerer gesundheitlicher Schäden bis zum Eintreffen der Notärztin oder des Notarztes oder dem Beginn einer weiteren ärztlichen Versorgung durchführen,
3. das Handeln im Rettungsdienst an Qualitätskriterien ausrichten, die an rechtlichen, wirtschaftlichen und ökologischen Rahmenbedingungen orientiert sind; auf die Entwicklung des Notfallsanitäterberufs im gesellschaftlichen Kontext Einfluss nehmen.«

Der mündliche Teil dient der Überprüfung der Handlungskompetenz, die sich aus Fach-, Sozial- und Selbstkompetenz ergibt (§ 16 Abs. 1 NotSan-APrV), siehe Kasten 8.3.

Kasten 8.3: Mündliche Prüfung NotSan (§ 16 Abs. 1 bis 3 NotSan-APrV)

Eine Prüfung über folgende Themenbereiche der Anlage 1, Dauer 30–45 Min.

1. »Notfallsituationen bei Menschen aller Altersgruppen sowie Gefahrensituationen erkennen, erfassen und bewerten,
2. Kommunikation und Interaktion mit sowie Beratung von hilfesuchenden und hilfebedürftigen Menschen unter Berücksichtigung des jeweiligen Alters sowie soziologischer und psychologischer Aspekte; in Gruppen und Teams zusammenarbeiten,

3. bei der medizinischen Diagnostik und Therapie mitwirken, lebenserhaltende Maßnahmen und Maßnahmen zur Abwendung schwerer gesundheitlicher Schäden bis zum Eintreffen der Notärztin oder des Notarztes oder dem Beginn einer weiteren ärztlichen Versorgung durchführen.« (Abs. 2)

Der praktische Teil dient dem Nachweis, dass die Auszubildenden in der Lage sind, die in der Ausbildung erlernten Kenntnisse und Fertigkeiten umzusetzen und die Ausbildungsziele gemäß § 4 NotSanG anzuwenden. Die Prüfung zielt dabei auf die Demonstration von praktischen Fähigkeiten und Fertigkeiten der notfallmedizinischen Versorgung ab. Zudem ist erwähnenswert, dass jedem Fallbeispiel ein Fachgespräch folgt, das der Erläuterung und Begründung des Handelns sowie der Reflexion der Prüfungssituation durch die angehenden NotfallsanitäterInnen dient (§ 17 NotSan-APrV). Die praktische Prüfung wird im folgenden Kasten 8.4 näher thematisiert (▶ Kasten 8.4).

Kasten 8.4: Praktische Prüfung NotSan (§ 17 NotSan-APrV)

Vier Prüfungen, Dauer je 20–40 Min.

Vier Fallbeispiele

- mind. 1x internistischer Notfall
- mind. 1x traumatologischer Notfall
- mind. 1x Herz-Kreislaufstillstand mit Reanimation
- bei mind. einem Fallbeispiel weiterer Fokus auf Zusammenarbeit mit der Leitstelle sowie Auswahl einer Klinik mit Anmeldung und Übergabe

Umfang

- »der Einschätzung der Gesamtsituation,

- der Erstellung einer Arbeitsdiagnose,
- des Umgangs mit medizinisch-technischen Geräten,
- der Durchführung von Sofort- und erweiterten Versorgungsmaßnahmen,
- der Dokumentation sowie,
- soweit erforderlich, der Herstellung der Transportbereitschaft und der Übergabe der Patientin oder des Patienten in die notärztliche Versorgung.« (§ 17 Abs. 2 NotSan-APrV)

Fachgespräch

- Je Fallbeispiel ein anschließendes Fachgespräch

8.2.9 Der DQR und die Einordnung in die Bildungsstruktur

Die Ausbildung zur Notfallsanitäterin bzw. zum Notfallsanitäter stellt eine dreijährige Berufsausbildung dar (§ 5 Abs. 1 NotSanG). Sie soll fachliche, personale, soziale und methodische Kompetenzen vermitteln, die den allgemein anerkannten Erkenntnissen aus Rettungsdienst, Medizin und weiteren Bezugswissenschaften entsprechen. Diese Kompetenzen sollen zur notfallmedizinischen Versorgung und dem Transport von Patientinnen und Patienten, eigenverantwortlich oder im Team, befähigen (§ 4 Abs. 1 NotSanG). Der theoretische und praktische Unterricht findet dabei an staatlichen Schulen statt (§ 5 Abs. 2 NotSanG). Der Unterricht soll die Auszubildenden dazu befähigen, basierend auf fachlichem Wissen und Können sowie auf den allgemein anerkannten Erkenntnissen aus Rettungsdienst, Medizin und weiteren Bezugswissenschaften anfallende Aufgaben zielorientiert, sachgerecht, methodengeleitet und selbstständig zu lösen und das Ergebnis zu beurteilen. Die zur Ausübung des Berufs notwendige Personal-, Sozial- und Selbstkompetenz sowie Fertigkeiten gilt es während des Unterrichts zu fördern bzw. einzuüben (§ 2 Abs. 1 NotSan-APrV). Die praktische Ausbildung findet in genehmigten Lehrrettungswachen und geeigneten Krankenhäusern statt (§ 5 Abs. 2 NotSanG). Die praktische Ausbildung dient zur Vertiefung der im Unterricht erworbenen Kenntnisse und dem Lernen der Verwendung dieser Kenntnisse im späteren Berufsleben, um die erforderliche Handlungskompetenz zu entwickeln (§ 2 Abs. 2 NotSan-APrV). In der mündlichen Prüfung gilt es, die berufliche Handlungskompetenz bestehend aus Fach-, Sozial- und Selbstkompetenz nachzuweisen (§ 16 Abs. 1 NotSan-APrV). Die praktische Prüfung dient der Überprüfung der für die Berufspraxis notwendigen Kenntnisse, Fähigkeiten und Fertigkeiten, an die eine Selbstreflexion anschließt (§ 17 Abs. 1 bis 3 NotSan-APrV).

In Deutschland ist die Einordnung in die Bildungsstruktur mit Hilfe des Deutschen Qualifikationsrahmens für lebenslanges Lernen (DQR) gängig, notwendig und sinnvoll.

Die Einordnung in den DQR erlaubt eine Orientierung der Qualifikationen aus beruflicher Bildung und Hochschulbildung im deutschen Bildungssystem. Der DQR umfasst acht Niveaus. Die auf einem Niveau eingeordneten Qualifikationen sind gleichwertig, jedoch nicht zwangsläufig gleichartig. Die acht Niveaus sind anhand von Fach- und Personalkompetenz beschrieben. Die beschriebenen Kompetenzen sind zur Erlangung der jeweiligen Qualifikationen notwendig. Der differenzierten Kompetenzbeschreibung geht eine Anforderungsstruktur voraus (▶ Tab. 8.5). Im Zentrum des DQR steht der Kompetenzbegriff, er bezeichnet die »Fähigkeit und Bereitschaft des Einzelnen, Kenntnisse und Fertigkeiten sowie persönliche, soziale und methodische Fähigkeiten zu nutzen und sich durchdacht sowie individuell und sozial verantwortlich zu verhalten« (AK DQR, 2011, S. 4). Mit Kompetenz ist in diesem Kontext eine umfassende Handlungskompetenz gemeint. Methodenkompetenz ist nicht eigens aufgeführt, da sie als Querschnittskompetenz verstanden wird (AK DQR, 2011, S. 4).

Tab. 8.5: Matrixstruktur eines DQR-Niveaus (AK DQR, 2011, S. 5, © BMBF)

Niveauindikator			
Anforderungsstruktur			
Fachkompetenz		Personale Kompetenz	
Wissen	Fertigkeiten	Sozialkompetenz	Selbstständigkeit
Tiefe und Breite	Instrumentale und systemische Fertigkeiten, Beurteilungsfähigkeit	Team/Führungsfähigkeit, Mitgestaltung und Kommunikation	Eigenständigkeit/Verantwortung, Reflexivität und Lernkompetenz

Der Beschreibung geht eine Anforderungsstruktur voraus. Die für das Niveau vier und fünf beschriebenen Eigenschaften lassen sich den Tabellen 8.6 und 8.7 entnehmen (▶ Tab. 8.6; ▶ Tab. 8.7).

Tab. 8.6: Niveau 4 des DQR (AK DQR, 2011, S. 6, © BMBF)

DQR-Matrix			
Niveau 4 Über Kompetenzen zur selbstständigen Planung und Bearbeitung fachlicher Aufgabenstellungen in einem umfassenden, sich verändernden Lernbereich oder beruflichen Tätigkeitsfeld verfügen.			
Fachkompetenz		**Personale Kompetenz**	
Wissen	Fertigkeiten	Sozialkompetenz	Selbstständigkeit
Über vertieftes allgemeines Wissen oder über fachtheoretisches Wissen in einem Lernbereich oder beruflichen Tätigkeitsfeld verfügen.	Über ein breites Spektrum kognitiver und praktischer Fertigkeiten verfügen, die selbstständige Aufgabenbearbeitung und Problemlösung sowie die Beurteilung von Arbeitsergebnissen und -prozessen unter Einbeziehung von Handlungsalternativen und Wechselwirkungen mit benachbarten Bereichen ermöglichen. Transferleistungen erbringen.	Die Arbeit in einer Gruppe und deren Lern- oder Arbeitsumgebung mitgestalten und kontinuierlich Unterstützung anbieten. Abläufe und Ergebnisse begründen. Über Sachverhalte umfassend kommunizieren.	Sich Lern- und Arbeitsziele setzen, sie reflektieren, realisieren und verantworten.

Tab. 8.7: Niveau 5 des DQR (AK DQR, 2011, S. 6, © BMBF)

DQR-Matrix			
Niveau 5 Über Kompetenzen zur selbstständigen Planung und Bearbeitung umfassender fachlicher Aufgabenstellungen in einem komplexen, spezialisierten, sich verändernden Lernbereich oder beruflichen Tätigkeitsfeld verfügen.			
Fachkompetenz		**Personale Kompetenz**	
Wissen	Fertigkeiten	Sozialkompetenz	Selbstständigkeit
Über integriertes Fachwissen in einem Lernbereich **oder** über integriertes berufliches Wissen in einem Tätigkeitsfeld verfügen. Das schließt auch vertieftes fachtheoretisches Wissen ein.	Über ein sehr breites Spektrum spezialisierter kognitiver und praktischer Fertigkeiten verfügen. Arbeitsprozesse übergreifend planen und sie unter umfassender Einbeziehung von Handlungsalternativen und Wechselwirkungen mit	Arbeitsprozesse kooperativ, auch in heterogenen Gruppen, planen und gestalten, andere anleiten und mit fundierter Lernberatung unterstützen. Auch fachübergreifend komplexe Sachverhalte strukturiert,	Eigene und fremd gesetzte Lern- und Arbeitsziele reflektieren, bewerten, selbstgesteuert verfolgen und verantworten sowie Konsequenzen für die Arbeitsprozesse im Team ziehen.

Tab. 8.7: Niveau 5 des DQR (AK DQR, 2011, S. 6, © BMBF) – Fortsetzung

DQR-Matrix		
Umfang und Grenzen des Lernbereichs oder beruflichen Tätigkeitsfelds kennen.	benachbarten Bereichen beurteilen. Umfassende Transferleistungen erbringen.	zielgerichtet und adressatenbezogen darstellen. Interessen und Bedarf von Adressaten vorausschauend berücksichtigen.

Vergleicht man nun die Inhalte des Niveau 4 inklusive der Anforderungsstruktur mit der NotSan-Ausbildung anhand der Attribute Ausbildungsdauer, Ausbildungsstätte, Abschlussart, zu vermittelnde Kompetenzen, Fähigkeiten, Fertigkeiten und Selbstständigkeit, so wird die NotSan-Ausbildung entsprechend dem NotSanG und der NotSan-APrV dem DQR 4 zugeordnet. Mit Blick auf die Komplexität der Ausbildung und der tatsächlichen Berufspraxis muss die Einordnung in die Niveaustufe 4 jedoch kritisch betrachtet werden. Die in der Niveaustufte 5 geforderten »[…] Kompetenzen zur selbstständigen Planung und Bearbeitung umfassender fachlicher Aufgabenstellungen in einem komplexen, spezialisierten, sich verändernden Lernbereich oder beruflichen Tätigkeitsfeld […]« (AK DQR, 2011, S. 5) sind regelmäßig in der aktuellen beruflichen Praxis von NotfallsanitäterInnen zu finden.

Tab. 8.8: Niveau 6 des DQR (AK DQR, 2011, S. 7, © BMBF)

DQR-Matrix			
Niveau 6 Über Kompetenzen zur Planung, Bearbeitung und Auswertung von umfassenden fachlichen Aufgaben- und Problemstellungen sowie zur eigenverantwortlichen Steuerung von Prozessen in Teilbereichen eines wissenschaftlichen Faches oder in einem beruflichen Tätigkeitsfeld verfügen. Die Anforderungsstruktur ist durch Komplexität und häufige Veränderungen gekennzeichnet.			
Fachkompetenz		**Personale Kompetenz**	
Wissen	Fertigkeiten	Sozialkompetenz	Selbstständigkeit
Über breites und integriertes Wissen einschließlich der wissenschaftlichen Grundlagen, der praktischen Anwendung eines wissenschaftlichen Faches sowie eines kritischen Verständnisses der wichtigsten Theorien und Methoden (entsprechend der Stufe 1 [Bachelor-Ebene] des Qualifikationsrahmens für Deutsche	Über ein sehr breites Spektrum an Methoden zur Bearbeitung komplexer Probleme in einem wissenschaftlichen Fach, (entsprechend der Stufe 1 [Bachelor-Ebene] des Qualifikationsrahmens für Deutsche Hochschulabschlüsse), weiteren Lernbereichen **oder** einem beruflichen Tätigkeitsfeld verfügen.	In Expertenteams verantwortlich arbeiten **oder** Gruppen oder Organisationen* verantwortlich leiten. Die fachliche Entwicklung anderer anleiten und vorausschauend mit Problemen im Team umgehen.	Ziele für Lern- und Arbeitsprozesse definieren, reflektieren und bewerten und Lern- und Arbeitsprozesse eigenständig und nachhaltig gestalten.

Tab. 8.8: Niveau 6 des DQR (AK DQR, 2011, S. 7, © BMBF) – Fortsetzung

DQR-Matrix		
Hochschulabschlüsse) **oder** über breites und integriertes berufliches Wissen einschließlich der aktuellen fachlichen Entwicklungen verfügen. Kenntnisse zur Weiterentwicklung eines wissenschaftlichen Faches **oder** eines beruflichen Tätigkeitsfeldes besitzen. Über einschlägiges Wissen an Schnittstellen zu anderen Bereichen verfügen.	Neue Lösungen erarbeiten und unter Berücksichtigung unterschiedlicher Maßstäbe beurteilen, auch bei sich häufig ändernden Anforderungen.	Komplexe fachbezogene Probleme und Lösungen gegenüber Fachleuten argumentativ vertreten und mit ihnen weiterentwickeln. * Dies umfasst Unternehmen, Verwaltungseinheiten oder gemeinnützige Organisationen.

Tab. 8.9: Niveau 7 des DQR (AK DQR, 2011, S. 7, © BMBF)

DQR-Matrix			
Niveau 7 Über Kompetenzen zur Bearbeitung von neuen komplexen Aufgaben- und Problemstellungen sowie zur eigenverantwortlichen Steuerung von Prozessen in einem wissenschaftlichen Fach oder in einem strategieorientierten beruflichen Tätigkeitsfeld verfügen. Die Anforderungsstruktur ist durch häufige und unvorhersehbare Veränderungen gekennzeichnet.			
Fachkompetenz		**Personale Kompetenz**	
Wissen	Fertigkeiten	Sozialkompetenz	Selbstständigkeit
Über umfassendes, detailliertes und spezialisiertes Wissen auf dem neuesten Erkenntnisstand in einem wissenschaftlichen Fach (entsprechend der Stufe 2 [Master-Ebene] des Qualifikationsrahmens für Deutsche Hochschulabschlüsse) **oder** über umfassendes berufliches Wissen in einem strategieorientierten beruflichen Tätigkeitsfeld verfügen. Über erweitertes Wissen in angrenzenden Bereichen verfügen.	Über spezialisierte fachliche oder konzeptionelle Fertigkeiten zur Lösung auch strategischer Probleme in einem wissenschaftlichen Fach (entsprechend der Stufe 2 [Master-Ebene] des Qualifikationsrahmens für Deutsche Hochschulabschlüsse) **oder** in einem beruflichen Tätigkeitsfeld verfügen. Auch bei unvollständiger Information Alternativen abwägen. Neue Ideen oder Verfahren entwickeln,	Gruppen oder Organisationen im Rahmen komplexer Aufgabenstellungen verantwortlich leiten und ihre Arbeitsergebnisse vertreten. Die fachliche Entwicklung anderer gezielt fördern. Bereichsspezifische und -übergreifende Diskussionen führen.	Für neue anwendungs- oder forschungsorientierte Aufgaben Ziele unter Reflexion der möglichen gesellschaftlichen, wirtschaftlichen und kulturellen Auswirkungen definieren, geeignete Mittel einsetzen und hierfür Wissen eigenständig erschließen.

Tab. 8.9: Niveau 7 des DQR (AK DQR, 2011, S. 7, © BMBF) – Fortsetzung

DQR-Matrix
anwenden und unter Berücksichtigung unterschiedlicher Beurteilungsmaßstäbe bewerten.

8.2.10 Praxis und Kompetenzen

Die Aufgaben und Kompetenzen in der Berufspraxis für Notfallsanitäterinnen und Notfallsanitäter entsprechen den Ausbildungszielen nach § 4 NotSanG. Regionale Unterschiede aufgrund beispielsweise ländlicher Klinikstrukturen, Landschaft und Art der Freizeitangebote sowie die Verfügbarkeit von Luftrettungsmitteln und bodengebundenen Notarzteinsatzfahrzeugen und Anzahl von Rettungswägen und Krankentransportwägen führen zu unterschiedlichen Anforderungen sowie Notwendigkeit und Häufigkeit bestimmter Kompetenzen. Insgesamt gestaltet sich die Arbeit im Rettungsdienst prinzipiell ähnlich.

Bei zwei Ausbildungszielen, die invasive bzw. heilkundliche Maßnahmen thematisieren, gibt es jedoch deutliche Unterschiede. Zum einen bei den im Ausbildungsziel nach § 4 Abs. 2 Nr. 1c geforderten lebensrettenden, »[…] auch invasiven Maßnahmen […] bis zum Eintreffen der Notärztin oder des Notarztes oder dem Beginn einer weiteren ärztlichen Versorgung […]« (sogenannte 1c-Maßnahmen). Zum anderen bei den im Ausbildungsziel nach § 4 Abs. 2 Nr. 2c thematisierten »[…] heilkundlichen Maßnahmen, die vom Ärztlichen Leiter Rettungsdienst […] standardmäßig vorgegeben, überprüft und verantwortet werden […]« (sogenannte 2c-Maßnahmen). Während unter 2c-Maßnahmen die Delegation einer ärztlichen Tätigkeit verstanden wird, die bei entsprechender Indikation anhand einer SOP selbstständig abgearbeitet wird, formuliert der ÄLRD für 1c-Maßnahmen Empfehlungen, wie diese lebensrettenden, »[…] auch invasiven Maßnahmen […] bis zum Eintreffen der Notärztin oder des Notarztes oder dem Beginn einer weiteren ärztlichen Versorgung […]« verstanden werden können. Die Durchführung der Maßnahmen selbst erfolgt nach einer Rechtsgüterabwägung, in der der Vorbehalt der Heilkunde sowie z. B. das BtMG der »Gefahr für Leib [und] Leben« im Sinne des rechtfertigenden Notstandes nach § 34 StGB gegenübergestellt wird.

Auch nach der Verabschiedung bzw. Einführung des NotSanG und der NotSan-APrV ist jedoch die Diskussion um die invasiven Maßnahmen durch NotallsanitäterInnen nicht beendet. Diese Fragestellung betrifft nicht nur die unmittelbare Versorgungspraxis von NotfallsanitäterInnen, sondern ist u. a. auch für die ÄLRD, die Arbeitgeber und die Ausbildungseinrichtungen relevant. Den ÄLRD kommt hierbei insofern die entscheidende Rolle zu, dass sie letztlich über diese Maßnahmen entscheiden. Um der Befürchtung entgegenzuwirken, dass sich die vom zuständigen ÄLRD festgelegten Maßnahmenkataloge dann von Rettungsdienstbereich zu Rettungsdienstbereich unterscheiden, wurde vom Bundesverband der ÄLRD ein bundesweit einheitlicher Maßnahmenkatalog angestrebt. Dieser bundesweite Fachkonsens wird als »Pyramidenprozess« bezeichnet. Da der Rettungsdienst aber in die Zuständigkeitsbereiche der Bundesländer fällt (▶ Kap. 8.2.1), ist die Umsetzung dieses Fachkonsens keine Pflicht. Um wie erwähnt jedoch keinen Unterschied von Rettungsdienstbereich zu Rettungsdienstbereich zu generieren, werden von den jeweiligen Bundesländern jeweils landesweite Maßnahmenkataloge angestrebt. Diese basieren auf Vorschlägen von Arbeitsgruppen auf Landesebene. Diese Arbeitsgruppen auf Landesebene können den Pyramidenprozess als bundesweiten Fachkonsens berücksichtigen. Gleichzeitig besteht aber die Möglichkeit, zu Lasten der Einheitlichkeit eigene Vorhaben zu realisieren. Während sich in manchen Ländern die Inhalte des Pyramidenprozesses mit den Vorgaben der ÄLRD decken, gibt es in anderen Ländern davon abweichende Empfehlungen und Freigaben (Lechleuthner, 2014, S. 1 ff.).

Ende Januar 2021 wurde der sogenannte § 2a in das NotSanG mit aufgenommen. In diesem Absatz ist explizit von eigenverantwortlicher »Heiltätigkeit« die Rede. Inhaltlich ist insbesondere die Aufnahme der NotSan in die Heilkunde bzw. die Beachtung im Heilpraktikergesetz relevant.

> »Die seit Jahrzehnten geführte Diskussion dreht sich dabei im Wesentlichen um die Frage, inwieweit das Heilpraktikergesetz auch bei heilkundlichen Maßnahmen durch rettungsdienstliches Fachpersonal gilt, d. h. auch bei fachgerechter, indizierter Durchführung notfallmedizinischer Maßnahmen« (Lechleuthner & Neupert, 2021, S. 823).

Bis zum Inkrafttreten des neuen Paragraphen beruhten die (invasiven) lebensrettenden Maßnahmen, auch der NotSan, auf dem Rechtskonstrukt des »rechtfertigenden Notstandes«. Die damit verbundene Rechtsunsicherheit kann als negative Auswirkung auf die Versorgung/Behandlung der NotSan verstanden werden, da ein sicherer Handlungsrahmen fehlte und somit auch Maßnahmen aus »Angst vor Strafe« nicht ergriffen wurden (Lechleuthner & Neupert, 2021). Im Kontext der RettAss und ihrer primären Qualifikation zur Assistenz kann diese Hürde auch als »Schutz vor (falscher) Über-Versorgung« verstanden werden, im Sinne des Ausbildungsziels der NotSan, welches die Eigenständigkeit klar artikuliert, ist es aber ein gewaltiger Hemmschuh.

Mit Aufnahme des § 2a bleibt festzuhalten, dass der Schutz der PatientIn, gerade auch im Sinne der PatientInnensicherheit, keinesfalls verloren geht. So ist nach wie vor die Abwägung von Nutzen zu Risiko vor dem Ergreifen »invasiver Maßnahmen« obligat. Darüber hinaus sind, analog zur ÄrztIn, sowohl die vorangegangene Aufklärung sowie (mutmaßliche) Einwilligung als auch die fachgerechte Durchführung ein (rechtlicher) Standard.

> »In der Praxis bedeutet § 2a NotSanG, dass Notfallsanitäter/-innen erlernte und beherrschte Maßnahmen vornehmen dürfen, wenn und solange diese jeweils erforderlich sind, um Lebensgefahr oder wesentliche Folgeschäden von Patienten abzuwenden. Ein Verstoß gegen das Heilpraktikergesetz ist ausgeschlossen, wenn die Voraussetzungen der Norm vorliegen« (Lechleuthner & Neupert, 2021, S. 823).

Es kann damit festgehalten werden, dass sich durch die Verbesserung der rechtlichen Lage der NotSan auch eine Verbesserung der PatientInnensicherheit eingestellt hat, zumindest im Falle des Vorhandenseins einer hierfür entsprechenden Kompetenz seitens der NotSan, da die PatientInnensicherheit an die adäquate und somit kompetente Versorgung durch NotSan geknüpft ist. Im neuen § 2a ist entsprechend der Rede vom »Beherrschen« der Maßnahme.

> »Der Gesetzgeber weist daraufhin, dass Notfallsanitäterinnen und Notfallsanitäter in aller Regel durch Bestehen der staatlichen Prüfung nachweisen, eine Maßnahme zu beherrschen« (Bundestags-Drucksache 19/24447, S. 85).

Im Rahmen dieser Arbeit ist demnach von besonderem Interesse, inwieweit im weiteren Verlauf der beruflichen Tätigkeit dieses Niveau erhalten bleibt. So ist es in vielen Rettungsdienstbereichen so, dass trotz des neuen Paragraphen eine Verunsicherung herrscht und somit ein Kompetenzerhalt alleinig durch »Training on Job« bzw. »professional by practice« ausgeschlossen werden kann (Lechleuthner & Neupert, 2021,

S. 824). Sollten sich nach und nach diese Unsicherheiten erübrigen, bleibt dennoch die Herausforderung, das Beherrschen von Maßnahmen standardmäßig zu garantieren (VGH Bayern, Beschluss vom 21.04.2021 – 12 CS 21.702). Zum einen sind einige Maßnahmen, wie beispielsweise im Kontext Atemweg, nur sehr selten zu ergreifen, zum anderen ändern sich Leitlinien und somit Therapien auch im Laufe der Zeit, andere Medikamente oder auch Maßnahmen kommen hinzu oder verlieren ihre Gültigkeit. An dieser Stelle ist es daher entscheidend, eine Antwort auf die Frage nach einem »nachhaltigen« bzw. zumindest »anhaltenden« Beherrschen zu geben. Es kann bereits erahnt werden, dass es weder nur eine Antwort geben kann, um der Komplexität Rechenschaft zu tragen, noch das Antworten losgelöst eines bildungswissenschaftlichen Kontextes gegeben werden können. So sind beispielsweise die Prinzipien von »Lebenslangem Lernen«, aber auch die mentale Akzeptanz einer »Bringschuld« mit ausschlaggebend. Daher ist an dieser Stelle der Verweis erlaubt, im Sinne der folgenden Kapiteln Teilantworten zu erlesen. Hier kann bereits festgehalten werden, dass zwingende Strategien erforderlich sind, um das gewünschte Level an PatientInnensicherheit, gerade beim Durchführen »invasiver Maßnahmen«, zu erzielen. Neben 360-Grad-Feedback, Supervision, Mentoring, Klinik-Praktika und auf Simulation basierende (Re-)Zertifizierungen sind vermutlich weitere Ansätze vonnöten, um eine solide Lösung zu erzielen.

8.2.11 Fazit und Ausblick

In den aktuell geführten Diskussionen über den Rettungsdienst kann kaum daran gezweifelt werden, dass sich dieser stark verändert hat. Ob die NotfallsanitäterIn und ihre Kompetenzen im Sinne des DQR 4 dabei mit den Veränderungen – auch außerhalb der Medizin – schritthalten kann, müsste bezweifelt werden. Eine genauere bzw. differenzierte Beantwortung dieser Thesen kann an anderer Stelle tiefgreifender geschehen.

Die (Weiter-)Entwicklung des NotSan ist unabdingbar. Dabei geht es an keinem Punkt um (individuelle) Bedürfnisse, sondern um einen fach- sowie sachlichen Bedarf. Um hierbei eine belastbare Richtung vorzugeben, bietet es sich an, das Konzept DQR sowie dessen Bezugsgrößen zu verwenden. Es gilt hierbei ganz konkret, dies in der Versorgung und Betreuung von (Notfall-)PatientInnen zu praktizieren. Es hat sich gezeigt, dass der dreijährigen Ausbildung zum NotSan Grenzen gesetzt wurden. Daher ist es wichtig, im Kontext des tatsächlichen aktuellen sowie zukünftigen Berufsfeldes sowie der Dimensionen Fachwissen, Fertigkeiten, Selbstständigkeit sowie Sozial- und Methodenkompetenz über eine Erweiterung und Ergänzung sowie Weiterentwicklung nachzudenken. Da die Höhere Berufsbildung (EQR 5) als isoliert schweizerisches Modell in seiner Anwendbarkeit nicht EU-konform ist, müssen jedoch andere Wege eingeschlagen werden. Im Kontext der auf EU-Ebene beschlossenen Qualifikationsmarker des Bachelors (DQR/EQR 6) sowie Masters (DQR/EQR 7) bietet es sich an, diese Initiativen aufzugreifen (▶ Tab. 8.8 und ▶ Tab. 8.9). Unterstrichen wird dies durch den Umstand, dass die rettungsdienstlich-praktische Anwendung rettungswissenschaftlicher Erkenntnisse sowie der reflektierte Umgang beispielsweise mit Ambiguität die Kompetenzen der DQR Niveaustufe 6 voraussetzt.

Eine weitere Vertiefung (horizontal) als auch Erweiterung (vertikal) der Ausbildung zur NotfallsanitäterIn ist geboten, wenn der Prämisse »Kompetenzen« Rechnung getragen werden soll. Die Institution Universität bzw. Hochschule könnte hier den handlungs- sowie kompetenzorientierten Ansatz weiter aufgreifen und durch die stetige Verquickung von (Bezugs-)Wissenschaften einen echten Mehrwert liefern. Dies gilt insbesondere für die hierbei notwendige Fachdidaktik der entsprechenden Disziplinen. Wir beziehen uns dabei auf die Herausforderung der praktischen Ausbildung sowie den Transfer von Leitlinien bzw. wissenschaftlichen Studien zu sicherer und routinemäßiger Anwendung. Ergänzt wird dies durch wegweisende Algorithmen sowie gültige und qualitätssichernde Standards. Gerade auch bei subakuten Notfällen, welche quantitativ dominierend sind, könnte die akademisch qualifizierte NotSan eine qualitative Antwort sein.

Mit der Akademisierung der Fachlehrkräfte an Berufsfachschulen für NotfallsanitäterInnen wurde ein erster Schritt zur Akademisierung in dieser Ausbildung gesetzt. Diese Entscheidung ermöglicht es nun, am Lernort Berufsfachschule einen fachpraktischen Unterricht so durchzuführen, dass die zu erzielende Niveaustufe 4 des Deutschen bzw. Europäischen Qualifikationsrahmens für lebenslanges Lernen erreicht werden kann. Der an Handlungs- und somit Lernfeldern orientierte Unterricht bietet dabei gerade in der an standardisierten Abläufen orientierten Versorgung einen großen Gewinn im Vergleich zum abgelösten Berufsbild RettungsassistentIn. Auch beinhaltet das seit 2014 neue, dreijährige Berufsbild NotfallsanitäterIn einen neuen Grad an Eigenständigkeit und somit Eigenverantwortlichkeit im Umgang mit (Notfall-)PatientInnen (Lechleuthner, 2021, S. 823). Die Stärke der dualen Ausbildung sollte hierbei die notwendige Fachtheorie und auch wissenschaftliche Erkenntnisse in eine praktische, dem Berufsfeld angepasste Handlung übersetzen. Ob dies gelingt und inwiefern dabei wirklich wissenschaftliche Erkenntnisse in eine sichere Handlung übersetzt und transferiert werden können, kann als klarer Auftrag an die Rettungswissenschaft verstanden werden.

8.3 Unterstützungskraft: RettungssanitäterIn

Die Qualifikation RettungssanitäterIn stellt in Deutschland einen Gesundheitshilfsberuf dar, der Lehrgang unterscheidet sich jedoch inhaltlich von Bundesland zu Bundesland (Lentz & Luxem, 2017, S. 470). Nachdem der Rettungsdienst in Deutschland in den 1970er Jahren zunehmen organisiert und institutionalisiert wurde, wurden 1977 die »Grundsätze zur Ausbildung des Personals im Rettungsdienst« (520-Stunden-Programm) vom Bund-Länder-Ausschuss »Rettungswesen« geschaffen, mit dem Ziel, die Ausbildung von RettungssanitäterInnen zu optimieren (Bayerisches Staatsministerium des Innern, 2008). Heute hat diese normative Grundlage, herausgegeben vom Ausschuss Rettungswesen, einen Empfehlungscharakter. Seit den 1970er Jahren hat diese Qualifikation Bestand und überdauert seither Dynamiken wie den Aufbau des deutschen Rettungsdienstsystems und die Einführung von Berufsbildern wie RettungsassistentIn und NotfallsanitäterIn. Zunächst noch – bis zur Einführung der RettungsassistentIn – als höchste Qualifikation entwickelte sich die RettungssanitäterIn durch die kurze Ausbildungsdauer als Einstieg für Zivildienstleistende und Ehrenamtliche sowie hauptberufliche MitarbeiterInnen und geringfügig Beschäftigte. Dies ist bis heute gängige Praxis. Dem Rettungsdienst und seinen Bezugswissenschaften, allem voran die (Notfall-) Medizin, ist in den letzten 50 Jahren eine enorme Entwicklung widerfahren, aus denen komplexe Berufsfelder entstanden sind. Die Ausbildung zur RettungssanitäterIn wurde seitdem mehrmals überarbeitet, so wurden z. B. 2008 vom Bundesausschuss Rettungswesen neue bundesweit einheitliche Empfehlungen für die Rettungssanitäterausbildung verabschiedet, die aber nach wie vor einen Umfang von 520 Stunden vorsehen. RettungssanitäterInnen zählen zum

Rettungsfachpersonal und bilden zusammen mit NotfallsanitäterInnen und NotärztInnen in Notfallrettung und Krankentransport sowie arztbegleitetem PatientInnentransport ein Team.

8.3.1 Zugangsvoraussetzungen und Ausbildung

Für die Ausbildung zur RettungssanitäterIn bestehen keine bundesweit einheitlichen Regelungen, sodass sich Zulassungsvoraussetzungen, Ausbildungsstruktur und Inhalte je nach Bundesland unterscheiden. Die Zugangsvoraussetzungen bestehen in der Regel in einer gesundheitlichen Eignung für die Tätigkeit, einem mittleren oder gleichwertigen Schulabschluss oder einer abgeschlossenen Berufsausbildung und der Teilnahme an einer Erste-Hilfe-Ausbildung. Einige Bundesländer legen darüber hinaus weitere Voraussetzungen fest, z. B. ein Mindestalter von 17 oder 18 Jahren, einen Nachweis über die deutsche Sprache, keine Vorstrafen und die erforderliche Zuverlässigkeit für die Tätigkeit als RettungssanitäterIn. Diese Voraussetzungen sind innerhalb der Bundesländer in Verordnungen formuliert (z. B. BayRettSanV).

Die Ausbildungsstruktur basiert auf dem o. g. 520-Stunden-Programm und gliedert sich in 160 Stunden Grundlehrgang, 160 Stunden Klinikpraktikum, 160 Stunden Rettungswachepraktikum und 40 Stunden Abschlusslehrgang und Prüfung. Bei einer 40-Stunden-Woche dauert die Ausbildung in Vollzeit 13 Wochen, also etwas mehr als drei Monate. Für die Ausbildung darf je nach Bundesland ein Zeitraum von maximal zwei oder drei Jahren in Anspruch genommen werden. Führerscheine (B/C1/C) für die Einsatzfahrzeuge sowie Einweisungen in Medizinprodukte etc. sind nicht fester Bestandteil der Ausbildung.

Der Grundlehrgang dient der Vermittlung von Grundlagen des Rettungswesens, notwendigen Kenntnissen über Anatomie, Physiologie und Patho(physio)logie, Anamnese, Untersuchung und Monitoring, Vorgehen im Krankentransport und Notfallrettung, Skills zur Erstversorgung und Reanimation sowie spezielle Einsatzbereiche wie Infektionstransporte oder Großschadenslagen. Im Rettungswachepraktikum lernen die zukünftigen RettungssanitäterInnen neben den betrieblichen Abläufen an einer Rettungswache vor allem den Krankentransport und die Notfallrettung kennen und kombinieren hier das Gelernte aus dem Grundlehrgang mit der rettungsdienstlichen Praxis mit dem Ziel, eine eigene Handlungskompetenz zu generieren. Das Klinikpraktikum wird in verschiedenen Abteilungen absolviert, meist Allgemeinpflege, Geriatrie/Alterstraumatologie, Intensivstation, Anästhesie und Notaufnahme. Hier sollen die zukünftigen RettungssanitäterInnen die verschiedenen Fachabteilungen und Schnittstellen kennenlernen, spezielle Skills erlernen und Krankheitsbilder und PatientInnenzustände mit dem Wissen aus dem Grundlehrgang kombinieren. Der Abschlusslehrgang dient der Wiederholung und der Prüfungsvorbereitung. Die Ausbildung zur RettungssanitäterIn endet mit einer mehrteiligen praktischen, mündlichen und schriftlichen Prüfung.

8.3.2 Tätigkeit und berufliches Dasein

Die Tätigkeit von RettungssanitäterInnen im Rettungsdienst ist ebenso bundeslandabhängig. RettungssanitäterInnen werden als Verantwortliche im Krankentransport eingesetzt und übernehmen dabei die medizinische Einschätzung, Überwachung und leiten ggf. Maßnahmen ein bzw. führen diese fort. Darüber hinaus sind sie für die Organisation/Logistik sowie die Dokumentation verantwortlich. Zusammen mit der FahrerIn – die keine medizinische Ausbildung hat, RettungsdiensthelferIn oder auch RettungssanitäterIn ist – stellt er die Einsatzbereitschaft nach einem Einsatz wieder her. Zudem werden RettungssanitäterInnen als FahrerInnen auf dem Rettungswagen eingesetzt, in einigen Bundesländern ist dies die Mindestqualifikation für die Fahrerrolle auf dem RTW. Dabei führen sie das Fahrzeug und sind für seine Einsatzbereitschaft verantwortlich. Im Einsatz versorgen sie gemeinsam mit der NotfallsanitäterIn die PatientIn und führen delegierte Maßnahmen eigenständig aus. In manchen Bundesländern werden sie zudem als FahrerIn auf dem Notarzteinsatzfahrzeug oder Intensivtransportwagen eingesetzt. Hierbei sind sie neben ihrer Fahrerrolle mit komplexen medizinischen Situationen konfrontiert und assistieren dabei als funktionierende Teammitglieder. Das primäre eigenverantwortliche Wirkungsfeld von RettungssanitäterInnen ist der Krankentransport (siehe oben) mit einem KTW. Das Einsatzspektrum besteht dort aus Transporten in ein Krankenhaus oder zwischen Krankenhäusern, die keine Notfälle sind, aber einer medizinisch-fachlichen Betreuung bedürfen. Darüber hinaus zählen Heimfahrten und Erstversorgungen zum Einsatzspektrum eines KTW.

8.3.3 Ausblick

Der Rettungsdienst hat sich in den letzten Jahrzehnten zu einem komplexen Berufsfeld entwickelt. Die aus der Historie hervorgegangene Qualifikation RettungssanitäterIn ist dabei im Wesentlichen nie grundlegend angepasst worden, blieb dabei aber eine vergleichsweise einfach erreichbare Eingangsqualifikation in den Rettungsdienst, sowohl für Zivildienst, Bundesfreiwilligendienst und Freiwilliges Soziales Jahr als auch für hauptberufliche MitarbeiterInnen und geringfügig Beschäftigte. Im Ehrenamt stellt es eine zentrale, medizinisch oft hochwertige Ausbildung dar. Mit Blick auf das 520-Stunden-Programm ist es heutzutage schwer, den aktuellen notfallmedizinischen und bezugs-

wissenschaftlichen Erkenntnissen in der Kürze der Zeit reproduzierbar und belastbar gerecht zu werden. Aktuell fordert die Ausbildung ein hohes Maß an Eigenengagement von den TeilnehmerInnen und den einzelnen Ausbildungsabschnitten sowie das Sammeln von beruflicher Erfahrung und Fortbildung, um den geforderten Tätigkeiten angemessen begegnen zu können.

Neben den Novellierungen des Bundesausschusses Rettungswesen, die jedoch keine grundlegend strukturellen Änderungen zur Folge hatten, haben einige Bundesländer eigene Anpassungen getroffen. So haben beispielsweise Schleswig-Holstein, Rheinland-Pfalz, Sachsen, Niedersachsen, Nordrhein-Westfalen, Berlin, Hamburg, Bremen, Hessen und Thüringen eine Umverteilung vorgenommen, die einen um 80 Stunden verlängerten Grundlehrgang und ein um 80 Stunden verkürztes Klinikpraktikum vorsieht. In Bayern hat das Bayerische Rote Kreuz den »Technischen Rettungssanitäter« ins Leben gerufen. Die ca. ein Jahr dauernde Ausbildung beinhaltet neben der Qualifikation RettungssanitäterIn einen C1-Führerschein und Fahrertraining sowie Einweisungen und technische Inhalte zu Fahrzeugen und Medizinprodukten (BRK, o. J.). Hierbei sollen die AnwärterInnen umfassend auf ihre zukünftige Rolle im Rettungsdienst vorbereitet werden. Kritik hierbei ist, dass auch der Technische Rettungssanitäter keine berufliche Bildung im Sinne eines Ausbildungsberufes darstellt und die eigentliche zentrale RettungssanitäterInnenausbildung mit 520 Stunden unverändert bleibt.

Mit Blick auf die aktuellen Entwicklungen im Rettungsdienst, die von steigenden Einsatzzahlen und Personalmangel geprägt sind, ist eine weitere Qualifikation neben der NotfallsanitäterIn im Rettungsdienst als sinnvoll anzusehen. Diese Qualifikation soll umfassend auf das Berufsfeld Rettungsdienst mit dem Schwerpunkt Krankentransport vorbereiten, einen beruflichen Bildungscharakter beinhalten und neben fachlicher, sozialer und methodischer Kompetenz ein Rollenverständnis vermitteln. Diesen Weg geht beispielsweise die Schweiz mit der TransportsanitäterIn, die als einjährige Berufsausbildung neben der Dipl.-RettungssanitäterIn (HF) existiert.

Mit der Ausübung von Heilkunde durch die NotSan wird dem Wert von PatientInnensicherheit am umfänglichsten geantwortet, indem die Qualität der (praktischen) Ausbildung und durch innovative Qualifikationsmaßnahmen die Kompetenz des gesamten Feldes gesteigert wird.

Außerhalb der Kernbereiche 1c und 2c weist die Ausbildung weitere Lücken auf. So wird die Behandlung von ambulanten Versorgungen durch eine NotSan nur in Form von Randthemen behandelt. Eine Intensivierung und Stärkung dieser Kompetenz ist aber zwingend geboten. Nicht nur die erwähnten steigenden Zahlen zu sogenannten niederschwelligen Einsätzen, sondern auch der demographische Wandel und die strukturelle Veränderung des Gesundheitssystems unterstreichen hier die Dringlichkeit.

8.4 Überblick der Qualifikationsmöglichkeiten und Akteure

Abschließend lässt sich festhalten, dass es eine begründete Erwartung gibt, mit Hilfe von rettungswissenschaftlichen Erkenntnissen die AkteurInnen im Feld des Rettungsdienstes zu stärken. Die mehrdimensionale Rettungswissenschaft generiert dabei einerseits Forschung explizit für das praktische Berufsfeld in all seinen Bereichen und sieht andererseits die AkteurInnen als reflektierte AnwenderInnen, die den aktuellen Stand der Wissenschaft an die PatientInnen, das Team, die Schnittstellen und in die Lehre bringen. Im pädagogischen Kontext kombiniert die Rettungswissenschaft die theoretischen und praktischen Erkenntnisse mit pädagogischer Evidenz und Fachdidaktik, woraus sich eine wissenschaftlich abgesicherte pädagogische Praxis ergibt, welche dann wiederum in der berufs- oder hochschulischen Ausbildung von Rettungsfachpersonal sowie in der hochschulischen Ausbildung von Lehrkräften, Führungspersonen und Fachwissenschaft Anwendung findet.

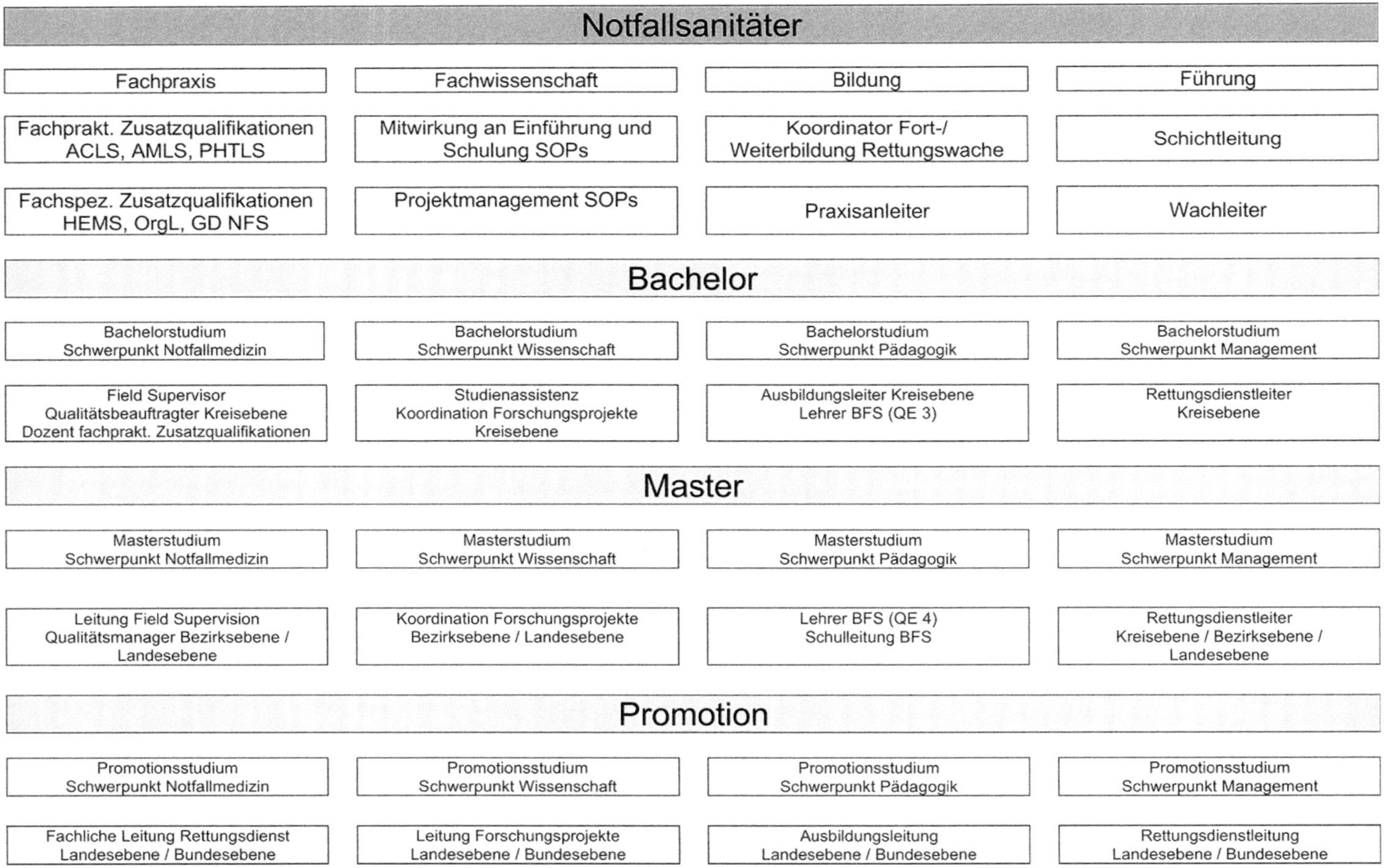

II Professionalisierung

Notfallsanitäter

Fachpraxis	Fachwissenschaft	Bildung	Führung
Fachprakt. Zusatzqualifikationen ACLS, AMLS, PHTLS	Mitwirkung an Einführung und Schulung SOPs	Koordinator Fort-/Weiterbildung Rettungswache	Schichtleitung
Fachspez. Zusatzqualifikationen HEMS, OrgL, GD NFS	Projektmanagement SOPs	Praxisanleiter	Wachleiter

Bachelor

Bachelorstudium Schwerpunkt Notfallmedizin	Bachelorstudium Schwerpunkt Wissenschaft	Bachelorstudium Schwerpunkt Pädagogik	Bachelorstudium Schwerpunkt Management
Field Supervisor Qualitätsbeauftragter Kreisebene Dozent fachprakt. Zusatzqualifikationen	Studienassistenz Koordination Forschungsprojekte Kreisebene	Ausbildungsleiter Kreisebene Lehrer BFS (QE 3)	Rettungsdienstleiter Kreisebene

Master

Masterstudium Schwerpunkt Notfallmedizin	Masterstudium Schwerpunkt Wissenschaft	Masterstudium Schwerpunkt Pädagogik	Masterstudium Schwerpunkt Management
Leitung Field Supervision Qualitätsmanager Bezirksebene / Landesebene	Koordination Forschungsprojekte Bezirksebene / Landesebene	Lehrer BFS (QE 4) Schulleitung BFS	Rettungsdienstleiter Kreisebene / Bezirksebene / Landesebene

Promotion

Promotionsstudium Schwerpunkt Notfallmedizin	Promotionsstudium Schwerpunkt Wissenschaft	Promotionsstudium Schwerpunkt Pädagogik	Promotionsstudium Schwerpunkt Management
Fachliche Leitung Rettungsdienst Landesebene / Bundesebene	Leitung Forschungsprojekte Landesebene / Bundesebene	Ausbildungsleitung Landesebene / Bundesebene	Rettungsdienstleitung Landesebene / Bundesebene

Abb. 8.3: Akademisierungsschwerpunkte im Rettungsdienst in Anlehnung an den post-registered career framework (in Anlehnung an Immenroth, 2018, S. 18 und College of Paramedics, 2020, S. 7)

Literatur

Alscher, MD, Bals, T., Büscher, A. et al. (2013). *Gesundheitsberufe neu denken, Gesundheitsberufe neu regeln: Grundsätze und Perspektiven – Eine Denkschrift der Robert Bosch Stiftung (New Edition)*. Stuttgart: Robert Bosch Stiftung GmbH. Zugriff am 20.01.2023 unter: https://www.bosch-stiftung.de/sites/default/files/publications/pdf_import/2013_Gesundheitsberufe_Online_Einzelseiten.pdf

Arbeitskreis Deutscher Qualifikationsrahmen (AK DQR) (2011). *Deutscher Qualifikationsrahmen für lebenslanges Lernen*. Hrsg. vom Bundesministerium für Bildung und Forschung (BMBF) und der Ständigen Konferenz der Kultusminister der Länder. Zugriff am 15.01.2023 unter https://www.fibaa.org/fileadmin/redakteur/pdf/ZERT/Der_Deutsche_Qualifikationsrahmen_fue_lebenslanges_Lernen.pdf

Bals, T. & Dielmann, G. (2013). *Neugestaltung der Gesundheitsberufe im Kontext des Deutschen Berufsbildungssystems*. In: Robert Bosch Stiftung (Hrsg.) *Gesundheitsberufe neu denken, Gesundheitsberufe neu regeln. Grundsätze und Perspektiven – Eine Denkschrift der Robert Bosch Stiftung* (S. 177–191). Stuttgart: Robert Bosch Stiftung GmbH.

Bayerisches Rotes Kreuz (BRK) (Hrsg.) (o. J.). *Die Rettungssanitäterin und der Rettungssanitäter*. Zugriff am 30.06.2022 unter: https://www.rettungsdienst.brk.de/mitarbeit/berufe/rettungssanitaeterin.html

Bayerisches Staatsministerium des Innern (Hrsg.) (2008). *Empfehlungen für die Ausbildung von Rettungssanitäterinnen und Rettungssanitätern. Version 6.0.* Zugriff am 30.06.2022 unter: https://www.stmi.bayern.de/assets/stmi/sus/rettungswesen/id3_23_landrettung_ar_empfehlung_retts an_20130222.pdf

Bayerisches Staatsministerium des Innern und für Integration (Hrsg.) (2018). *Maßnahmenkatalog zu § 4 Abs. 2 Nr. 1c) NotSanG gemäß Empfehlung der ÄLRD Bayern (Stand 15.03.2018)*. Zugriff am 30.06.2022 unter: http://www.aelrd-bayern.de/images/stories/pdf/notsan/Massnahmenkatalog_1c_NotSan_15-03-2018.pdf

Bayerisches Staatsministerium des Innern, für Sport und Integration (Hrsg.) (2020). *Präambel zu den Algorithmen für die Delegation heilkundlicher Maßnahmen und Medikamentengaben durch die ÄLRD an die in Bayern tätigen Notfallsanitäter (Stand 19.02.2020) (in Überarbeitung)*. Zugriff am 30.06.2022 unter: https://www.aelrd-bayern.de/images/stories/pdf/notsan/Praeambel_NotSan-Delegation_200219_in_Ueberarbeitung.pdf

Brindley, P.G., Schoenherr, J.R., Howes, D. (2017). *Attention and Awareness in Acute Care Medicine*. In: Brindley, P.G. & Cardinal P. (Hrsg.) *Optimizing Crises Resource Management to improve Patient Safety and Team Performance. A handbook for all acute care health professionals* (S. 1–11). Royal College of Physicians and Surgeons Canada.

Bundesministerium für Gesundheit (Hrsg.) (2020). *Referentenentwurf des Bundesministeriums für Gesundheit. Entwurf eines Gesetzes zur Reform der Notfallversorgung*. Zugriff am 30.06.2022 unter: https://www.bundesgesundheitsministerium.de/fileadmin/Dateien/3_Downloads/Gesetze_und_Verordnungen/GuV/N/Referentenentwurf_zur_Reform_der_Notfallversorgung.pdf

Bundesverband der Ärztlichen Leiter Rettungsdienst Deutschland e. V. (Hrsg.) (2015). *Umgang mit Alarmierungen des Rettungsdienstes zu banalen Erkrankungen und Verletzungen*. Zugriff am 30.06.2022 unter: https://www.aelrd.de/index.php/downloads/category/23-transportverweigerung?download=17:20150421-stn-bv-aelrd-transportverweigerung

Charité – Universitätsmedizin Berlin (Hrsg.) (2018). *Mustercurriculum Patientensicherheit der Weltgesundheitsorganisation. Multiprofessionelle Ausgabe*. Berlin: Charité – Universitätsmedizin Berlin.

College of Paramedics (Hrsg.) (2020). *Paramedic Career Framework*. Zugriff am 30.06.2022 unter: https://collegeofparamedics.co.uk/COP/Professional_development/interactive_career_framework/COP/ProfessionalDevelopment/Interactive_Career_Framework.aspx?hkey=5058228a-13ef-4d38-a7b0-255e6263c9f7#

Dahlmann, P., Böbel, S., Frieß, C. et al. (2022). *Bildungsperspektive Notfallsanitäter:in*. Bundesgesundheitsbl., 65, 1059–1066, https://doi.org/10.1007/s00103-022-03574-3

Feltus, T. & Heiligers, S. (2020). *Alle »nur« dement? – Oder einfach mal »3D denken«?* Elsevier Emergency, 1(4), 6–15.

Flake, F. (2020). *Das Projekt Gemeindenotfallsanitäter – erste Ergebnisse*. Elsevier Emergency, 1(1), 30–34.

Flake, F., Schmitt, L., Oltmanns, W., Peter, M., Thate, S., Scheinichen, F. & Peters, O. (2018). *Das Konzept Gemeindenotfallsanitäter/in. Projektskizze der Rettungsdienste Oldenburger Land zur optimierten Abwicklung von Notfalleinsätzen mit geringer vitaler Bedrohung*. Notfall + Rettungsmedizin, 21, 395–401.

Flentje, M., Block, M., Sieg, L., Seebode, R. & Eismann, H. (2018): *Erweiterte Maßnahmen und interprofessionelle Konflikte nach Einführung des Berufsbildes Notfallsanitäter*. Notfall + Rettungsmedizin, 21, 374–382.

Immenroth, T. (2018). »Gestatten Dr. NotSan!« Perspektiven akademisierter NotSan-Ausbildung. 18. DRK-Rettungsdienst-Symposium, Hohenroda, Deutschland, 15.–16. November 2018. Zugriff am 30.06.2022 unter: https://docplayer.org/storage/88/114755980/1648565494/iQYShAsKBL2rqF9oo-vD5g/114755980.pdf

Lechleuthner, A. (2014). *Abstimmungs- und Erörterungsprozess (Pyramidenprozess) »invasive Maßnahmen für Notfallsanitäterinnen und -sanitäter« – Bericht zu den bisherigen Sitzungen bis einschließlich 06.2.2014.* Zugriff am 30.06.2022 unter: https://aelrd.de/index.php/downloads/category/5-2014-pyramide#

Lechleuthner, A., Wesolowski, M & Brandt, S. (2019). *Gestuftes Versorgungssystem im Kölner Rettungsdienst. Ein neuer Ansatz zur Bewältigung steigender Einsatzzahlen auf Basis einer neuen Patientenklassifizierungs- und Versorgungsstruktur.* Notfall + Rettungsmedizin, 22, 598–607.

Lechleuthner, A. & Neupert, M. (2021). *Der neue § 2a im Notfallsanitätergesetz – endlich!* Notfall + Rettungsmedizin, 24, 823–825.

Lentz, D. & Luxem, K. (2017). *Organisation des Rettungsdienstes.* In: Luxem, J. & Runggaldier, K. (Hrsg.) *Rettungsdienst RS/RH* (S. 455–480). 4. Aufl. München: Elsevier.

Niehues, C. (2016). *Organisation des Gesundheitswesens in Deutschland.* In: Luxem, J., Runggaldier, K., Karutz, H., Flake, F. (Hrsg.) *Notfallsanitäter Heute* (S. 1029–1044). 6. Aufl. München: Elsevier.

Nothacker, M., Busse, R., Elsner, P. et al. (2018). *Medizin und Ökonomie – Maßnahmen für eine wissenschaftlich begründete, patientenzentrierte und ressourcenbewusste Versorgung. Ein Strategiepapier der Arbeitsgemeinschaft der Wissenschaftlichen Medizinischen Fachgesellschaften (AWMF).* Zugriff am 30.06.2022 unter: https://www.awmf.org/fileadmin/user_upload/Stellungnahmen/Medizinische_Versorgung/20181205_Medizin_und_Ökonomie_AWMF_Strategiepapier_V1.0mitLit.pdf

Stärk, L., Stadler, T., Schnelzer, H. (2019). *BRK – Positionspapier Rechtssicherheit für Notfallsanitäter. Rechtssicherheit für die Lebensrettung durch Notfallsanitäter schaffen!* Zugriff am 30.06.2022 unter: https://www.bundestag.de/resource/blob/663952/a7ba73495c8012985e52050b14245bf2/19_14_0109-10-_BRK_ATA-OTA-data.pdf

9 Die Rettungswissenschaft als Chance zur Institutionalisierung ethischer Fragen der Rettung

Friedrich Gabel[1]

9.1 Hinführung

Ethische Fragestellungen und Herausforderungen sind im Rettungsdienst allgegenwärtig. Zugleich zeigt der Blick in die rettungsdienstliche Praxis, dass es bisher wenig Räume gibt, diese Fragestellungen umfassend zu diskutieren und in konkrete Empfehlungen für Einsatzkräfte des Rettungsdienstes zu überführen. Auch gibt es zwar auf Basis medizin-, pflege- und fürsorgeethischer Arbeiten bereits einen breiten Fundus an Diskussionen und Empfehlungen, eine Spezifizierung dieser für die Praxis des Rettungsdienstes steht jedoch noch aus.

Im folgenden Beitrag soll skizziert werden, inwieweit sich hier durch die Etablierung einer Rettungswissenschaft Chancen ergeben, die Identifikation, Explizierung und Reflexion ethischer Fragestellungen zu institutionalisieren. Drei Bereiche werden dabei betrachtet:

1. die Definition, Entwicklung und Vermittlung von Kompetenzen zum Umgang mit moralischen Herausforderungen
2. die Beschäftigung mit handlungsleitenden Prinzipien und einem Berufsethos des Rettungsdienstes
3. die Auseinandersetzung mit der Rolle des Rettungsdienstes im Kontext gesellschaftlicher Wertvorstellungen

Der Beitrag versteht sich als Denkanstoß für zukünftige Debatten zu ethischen Fragestellungen im Kontext der Rettungswissenschaft.

9.2 Ethik als Perspektive auf Rettungshandeln

Bevor genauer auf die genannten Punkte eingegangen wird, soll zunächst kurz dargestellt werden, was unter einer ethischen Perspektive auf Rettungshandeln zu verstehen ist und wie sich diese von anderen Blickwinkeln auf Rettungshandeln unterscheidet.

Die Frage nach dem guten und richtigen Handeln ist eine der Grundfragen jeder Gesellschaft. Eine Antwort gibt Auskunft über die Werte, die unserem individuellen, organisationalen oder gesellschaftlichen Handeln zugrunde liegen, d. h. unsere Moralvorstellungen (Pieper, 2007, S. 20). Moralvorstellungen beschreiben, welches Handeln von einer Person, Organisation oder Gesellschaft gewünscht wird und welche Werte damit umgesetzt werden sollen.

---

1 Ich bedanke mich bei Mara Mühleck, Katharina Wezel und der DGRe für das wertvolle Feedback und die anregenden Diskussionen.

Moral agiert über »Sollens«-Forderungen, die eine Wünschbarkeit im Sinne der zu verwirklichenden Werte nahelegen, beispielsweise die im Rettungswesen verbreitete Überzeugung, dass im Zweifel für das Leben entschieden werden solle (Blank-Gorki, 2020). Damit unterscheiden sich moralische Aussagen von rechtlichen Aussagen über die Legalität einer Handlung oder von ökonomischen Aussagen über die Effizienz oder Kosten von Handlungsweisen (Pieper, 2007). Moralische Aussagen sind dabei mehr als Gefühlsaussagen. Nichtsdestotrotz können Gefühle eine Rolle spielen, wenn es darum geht, Missstände oder falsches Handeln zu erkennen.

Ist unklar, wie auf Basis der eigenen, organisationalen oder gesellschaftlichen Moralvorstellungen zu handeln ist, liegt eine moralische Herausforderung vor. Die Bewältigung moralischer Herausforderungen – oder allgemeiner die Auseinandersetzung mit verschiedenen Wertvorstellungen (in spezifischen Situationen) – ist das Thema der Ethik. Ethik zielt darauf »zu begründen, warum etwas als moralisch richtig oder falsch gelten kann« (Wiesing, 2012, S. 23). Sie verkörpert als Disziplin das strukturierte Analysieren der Legitimität von Argumentationen und ist die Grundlage für das Treffen begründeter Entscheidungen. Beispielhaft hieße das etwa zu fragen, ob es auch Situationen gibt, in denen der genannte Grundsatz »Im Zweifel für das Leben« nicht mehr gilt und wie in diesen Situationen zu handeln sei.

9.3 Umgang mit moralischen Herausforderungen der Rettungsdienstpraxis

Die Arbeit des Rettungsdienstes kennt eine Vielzahl von moralischen Herausforderungen und Situationen, in denen unklar ist, wie gehandelt werden soll, oder in denen mehrere gleich gut oder gleich schlecht begründbare Entscheidungsoptionen miteinander konkurrieren. Am bekanntesten sind hier wohl Priorisierungen von Bedürfnissen und Betroffenen – beispielsweise in größeren Schadenslagen. Andere Situationen ergeben sich etwa bei der Auslegung des PatientInnenwillens oder im Umgang mit Betroffenen, deren Moralvorstellungen sich nicht mit denen der Einsatzkräfte decken.

9.3.1 Die Rolle von Ethikausbildung im Rettungsdienst

Wenngleich der Umgang mit derartigen Themen und Herausforderungen bereits jetzt durch Behandlungs- und Sichtungsalgorithmen sowie Schulungen zum Umgang mit Stress erleichtert werden soll, zeigt der Blick in die Ausbildungscurricula, dass die strukturierte Ausbildung im Umgang mit moralischen Herausforderungen und die Schulung in ethischer Entscheidungsfindung in der rettungsdienstlichen Arbeit bisher wenig stattfindet (Blank-Gorki, 2020; Lindner et al., 2007). Folglich werden moralische Herausforderungen nicht nur selten identifiziert und diskutiert, auch mangelt es an Methoden, um diese zu bewältigen (Krieter, 2016). Eine Ausnahme mag hier der von Krieter in Anlehnung an Salomon entwickelte »Algorithmus Ethik in der Notfallmedizin« sein (Krieter, 2016; Salomon, 2009).

Diese Situation ist in zweifacher Hinsicht problematisch. Zum einen, weil damit in der Praxis oft eine missverständliche Engführung von psychosozialen Aspekten und Ethik begünstigt wird. So kann zwar das Fehlen von

Empfehlungen zum Umgang mit ethischen Herausforderungen eine Ursache für Stress und Belastung von Einsatzkräften sein (Schwartz et al., 2014; Knochel et al., 2020), moralische Herausforderungen lassen sich aber nicht auf diese psychosoziale Komponente reduzieren. Sonst würden Ursache (Überforderung bei einer Entscheidung darüber, wie zu handeln ist) mit dem Symptom (damit einhergehender Stress) verwechselt werden.

Zum anderen lässt sich beim Blick in die Rettungsdienstpraxis feststellen, dass Bewältigungsstrategien vielfach durch Berufserfahrungen und den damit einhergehenden Routinen begründet werden (Lindner et al., 2007). Damit sei nicht gesagt, dass die getroffenen Entscheidungen notwendig ethisch problematisch sind, dem ist keineswegs so. Im Sinne einer Nutzbarmachung von Wissen aus der Rettungspraxis wird mit diesem Vorgehen jedoch eine doppelte Chance vertan. Erstens erschwert der Rückzug auf Berufserfahrungen, dass Diskurse über moralische Herausforderungen geführt und Umgangsweisen gerade durch jüngere Generationen kritisch hinterfragt werden können. Zweitens wird dazu tendiert, moralisches Zweifeln zu pathologisieren und Gewissenskonflikte als nebensächlich zu deklassieren. Beides ist mit Blick auf das Ziel von Ethik – einem Anregen von Diskussionen über Werte und Wertekonflikte in der Gesellschaft – problematisch. So ist gerade die kritische Auseinandersetzung mit moralischen Herausforderungen, die Reflexion der eigenen Wertüberzeugungen oder die Artikulation von Konflikten bei der Umsetzung organisationaler und professioneller Standards im Team wichtig und richtig.

9.3.2 Potentiale der Rettungswissenschaft für die Ethikausbildung

Die Institutionalisierung der Rettungswissenschaft, welche das Ziel verfolgt, Erfahrungen und Wissen aus der Rettungspraxis nutzbar zu machen, könnte der genannten Situation entgegenwirken. In der Lehre und Vermittlung rettungswissenschaftlicher Themen könnten nicht nur Räume für die Beschäftigung mit moralischen Herausforderungen geschaffen werden. Auch könnten Einsatzkräfte in der Nutzung von ethischem Handwerkszeug, wie einer strukturierten Entscheidungsfindung, geschult werden, um sie angemessen auf Einsatzsituationen vorzubereiten. Nebenbei dürfte dadurch auch die Diskussionsbereitschaft über moralische Herausforderungen erhöht werden (Lindner et al., 2007).

Eine solche »Ethik-Ausbildung« trägt einer »Planungsverantwortung« Rechnung, nach der Einsatzkräfte für ihre Arbeit angemessen vorzubereiten sind (Leider et al., 2017). Da ethisch ein Etwas-Tun-Sollen immer ein Etwas-Tun-Können erfordert, ließe sich argumentieren, dass Einsatzkräfte des Rettungsdienstes nicht ohne angemessene Ausbildung und Hilfsmittel, etwa für die medizinische Versorgung, in den Einsatz gehen sollten. Gleiches gilt auch für den Umgang mit moralischen Herausforderungen. Sollen Einsatzkräfte derartige Herausforderungen bewältigen können und mitunter schwerwiegende Entscheidungen treffen, müssen sie dafür ausgebildet sein.

Ein um Ethik angereichertes Curriculum für die rettungsdienstliche Ausbildung findet sich z. B. im britischen Modell des College of Paramedics. Hier umfasst die Ausbildung etwa die Beschäftigung mit dem Verhältnis von Recht und Ethik und Grundlagen ethischer Theorien. Zudem beinhaltet sie Schwerpunkte zur »Philosophy in paramedic practice« und »Healthcare Ethics«, die sich mit der eigenen Perspektive von Rettungsdienstmitarbeitenden beschäftigen und die Anwendung ethischer Theorien auf die rettungsdienstliche Arbeit thematisieren (College of Paramedics, 2019). Schließlich werden Fragen der Forschungsethik bearbeitet.

Die Institutionalisierung der Rettungswissenschaft könnte eine Auseinandersetzung und Schulung im Umgang mit moralischen Herausforderungen aber auch dadurch begünstigen, dass sich in der Rettungswissenschaft eine eigene Forschung etabliert, die die Rettungspraxis auf sich verändernde oder neue moralische Herausforderungen hin untersucht und die genannten ethischen Kompetenzen zu ihrer Bewältigung (weiter-)entwickelt.

Eine derartige Verortung von Ethik innerhalb der Rettungswissenschaft würde es erlauben, Praxiswissen mit ethischem Wissen zu verbinden und damit in Anlehnung, aber auch in Abgrenzung zur Medizinethik – deren Fokus insbesondere auf ärztlichem Handeln liegt (Michalsen & Dick, 1998, S. 7) –, eine rettungsdienstliche Ethik zu etablieren. Letztere könnte sich in besonderem Maße auf die Handlungsrealität des Rettungsdienstes ausrichten und den spezifischen Aufgaben- und Verantwortungsbereichen Rechnung tragen. Das anzustrebende Ergebnis wäre eine kontinuierliche Reflexion über die moralischen Herausforderungen im Rettungshandeln in all seinen Facetten, sei es medizinisch, pflegerisch oder sozial. Umgekehrt könnten diese Arbeiten medizin- oder pflegeethische Diskussionen inspirieren.

9.4 Diskussion über handlungsleitende Prinzipien und ein Berufsethos des Rettungsdienstes

Eng verbunden mit der Identifikation, Vermittlung und Entwicklung von Kompetenzen im Umgang mit ethischen Fragestellungen ist die Auseinandersetzung mit ethischen Prinzipien und einem Berufsethos des Rettungsdienstes.

9.4.1 Diskussionen über Werte im Rettungshandeln

Auch hier gibt es bereits vielversprechende Ansätze. So etwa der Verhaltens- und Ethikkodex für MitarbeiterInnen im Rettungsdienst, der 2018 durch den Deutschen Berufsverband Rettungsdienst e. V. (DBRD) veröffentlicht wurde (Deutscher Berufsverband Rettungsdienst e. V., 2018). Dieser Bericht stellt allerdings eine Ausnahme dar. An einer institutionalisierten Auseinandersetzung über die Notwendigkeit und Ausgestaltung eines rettungsdienstlichen Berufsethos mangelt es bisher. Vielmehr zeigt der Blick in die Literatur ein unscharfes Bild mit einem Fokus auf notärztliches Handeln im Rettungsdienst und/oder einer Übernahme des ärztlichen Ethos und ärztlicher Prinzipien (Adams, 2015; Blank-Gorki, 2020; Michalsen & Dick, 1998, S. 6; Salomon, 2016).

Themenspezifische Ethikkodizes für den Rettungsdienst existieren nur vereinzelt, beispielsweise zum Umgang mit Ton-, Bild- oder Filmaufnahmen (Genath, 2015). Was bisher weitgehend fehlt, sind Auseinandersetzungen über ethische Prinzipien spezifisch für rettungsdienstliches Handeln, insbesondere außerhalb notärztlicher Versorgung. Dies dürfte neben anderen Gründen auch in der besonderen Arbeitswirklichkeit des Rettungsdienstes begründet liegen, die medizinisches Handeln mit pflegerischen sowie sozialarbeiterischen Aspekten (etwa im Sinne psychologischer Notfälle) verbindet.

9.4.2 Potentiale der Rettungswissenschaft für einen Berufsethos Rettungsdienst

In Anlehnung an die besondere Stellung des Rettungsdienstes als oftmals erster Ansprechpartner in medizinischen, pflegerischen und psychosozialen Notfällen könnte mit der Etablierung einer Rettungswissenschaft ein Raum geschaffen werden, um die reichhaltigen Instrumentarien klinischer Ethikberatung, medizinethischer Überlegungen zur Notfallmedizin und Arbeiten aus dem Kontext der Pflege zu verbinden und sie spezifisch für rettungsdienstliches Handeln aufzubereiten. Diese, auch in ethischer Hinsicht, breite Thematisierung rettungsdienstlicher Praxis ist im genannten Verhaltens- und Ethikkodex des DBRD (Deutscher Berufsverband Rettungsdienst e. V., 2018) bereits angelegt, könnte und sollte durch die Rettungswissenschaft aber weiterentwickelt werden.

Damit einhergehend sollte einer Reflexion über einen Berufsethos Rettungsdienst mehr Aufmerksamkeit geschenkt werden. Sinnvoll wäre dies zum einen, weil die rettungsdienstliche Praxis mehr als andere medizinische Bereiche durch Dringlichkeit, anamnestische Kargheit, Symptomorientiertheit, situative Unübersichtlichkeit, eine nicht lineare PatientInnenversorgung und Monoprofessionalität geprägt ist (Adams, 2015; Harding, 2016; Michalsen & Dick, 1998). Eine intensivierte Auseinandersetzung mit einem Berufsethos Rettungsdienst wäre aber zum anderen auch deshalb wünschenswert, da Rettungsdiensthandeln sehr verschiedene Qualifikationsstufen umfasst (RH, RettSan, NotSan und NA), die ihrerseits in sehr unterschiedlicher Weise Verantwortung übernehmen (können). Hier ist zu diskutieren, ob das ärztliche Berufsethos übertragbar ist oder es eines weiteren Berufsethos bedarf. Gerade weil ein Ethos durch eine Berufsgruppe selbst definiert wird, könnte die Institutionalisierung der Rettungswissenschaft hierfür einen geeigneten Ort schaffen.

9.5 Auseinandersetzung mit der gesellschaftlichen Rolle des Rettungsdienstes

Neben der Bedeutung einer wertbezogenen Perspektive für konkrete Herausforderungen, denen Einsatzkräfte gegenüberstehen, lässt sich ein ethischer Blick drittens auf die Rolle des Rettungsdienstes selbst werfen. Als Akteur einer sich stetig wandelnden Gesellschaft ist das Handeln von Rettungskräften nicht nur durch gesellschaftliche Werte geprägt; es ist als Teil der öffentlichen Daseinsvorsorge auch aktiver Einflussfaktor in der Aushandlung gesellschaftlicher Vorstellungen eines guten Lebens (Michalsen & Dick, 1998; Salomon, 2016).

9.5.1 Erwartungen an Einsatzkräfte des Rettungsdienstes

Eine plurale Gesellschaft, sich wandelnde Ansprüche an das Gesundheitssystem und die BOS (Behörden und Organisationen mit Sicherheitsaufgaben), sich verändernde Aufgabenbereiche und sich verändernde Vorstellungen und Erwartungen an Rettungskräfte haben Einfluss auf die Selbst- und Fremdwahrnehmungen von Einsatzkräften des Rettungsdienstes. Dies manifestiert sich sowohl in dem Selbstbild der Einsatzkräfte als auch in einer Auseinandersetzung mit dem Bild der Einsatzkräfte aus Sicht der Gesellschaft. Aus beiden Perspektiven lässt sich fragen:

- Sind selbstzugeschriebene und fremdzugeschriebene Ansprüche an die Einsatzkräfte im Rettungsdienst angemessen?
- Inwieweit ergeben sich durch gesellschaftlichen Wandel Anforderungen für eine Veränderung der Rolle des Rettungsdienstes?
- Welche roten Linien lassen sich für das Handeln der Einsatzkräfte des Rettungsdienstes definieren?

Die Wichtigkeit einer Auseinandersetzung mit derartigen Fragen zeigte sich exemplarisch in den Debatten über Wertschätzung, Systemrelevanz und mögliche ethische Rechte, Pflichten und Verantwortungszuschreibungen im Zuge der Covid-19-Pandemie (Villa, 2020).

9.5.2 Potentiale der Rettungswissenschaft für die gesellschaftliche Rolle des Rettungsdienstes

Die Institutionalisierung einer Rettungswissenschaft könnte derartigen Fragen über die angestrebten oder zu verwirklichenden Werte des Rettungsdienstes und von Rettungshandeln in einer pluralen Gesellschaft eine Bühne geben. Als Bindeglied zwischen Praxis, Ausbildung und Forschung könnte dies eine Debatte anregen, die nicht nur auf einen dieser Bereiche beschränkt bleibt, sondern Erfahrungen, Erwartungen und wissenschaftliche Befunde berücksichtigt. Im Sinne einer wissenschaftlichen Disziplin könnte diese Debatte zudem begleitet und im Wandel der Zeit betrachtet werden.

Eine derartige Fundierung könnte es zudem erlauben, gesamtgesellschaftlich rettungsdienstliche Themen stärker als bisher zu verorten und, in Zusammenarbeit mit anderen, beispielsweise rechtlichen Perspektiven, eine breitere Diskussion über Erwartungen und Verantwortlichkeiten der Einsatzkräfte des Rettungsdienstes zu führen.

9.6 Fazit

Die Etablierung der Rettungswissenschaft verfolgt das Ziel, Rettungshandeln stärker als bisher zu beforschen, existierende Praktiken im Rettungsdienst auf ihre Gültigkeit und Angemessenheit zu prüfen und basierend darauf die Vorgehensweisen und schließlich die Ausbildung von Einsatzkräften des Rettungsdienstes zu professionalisieren. Da Ethik im Rahmen rettungsdienstlichen Handelns eine zentrale Rolle spielt, ergeben sich in diesem Zuge auch Chancen für eine stärkere Bearbeitung ethischer Themen der Rettungsdienstpraxis.

Dies umfasst erstens Chancen für eine Erweiterung und Verbesserung der Ethikausbildung von Einsatzkräften. Durch die Erstellung und Beschulung von entsprechenden »Werkzeugen« könnten Einsatzkräfte damit langfristig besser auf den Umgang mit moralischen Herausforderungen im Einsatz vorbereitet werden.

Potentiale hat die Etablierung einer Rettungswissenschaft zweitens für die Auseinandersetzung mit leitenden Prinzipien, Wertvorstellungen und der Diskussion über ein möglicherweise notwendiges eigenes Berufsethos Rettungsdienst. Wenngleich es auf Basis medizin-, pflege- und fürsorgeethischer Arbeiten bereits einen breiten Fundus an Diskussionen und Empfehlungen gibt, fehlt es bisher an einer Spezifizierung für die Praxis des Rettungsdienstes. Die Rettungswissenschaft kann hier Räume schaffen, um eine solche breitere Diskussion über Werte im rettungsdienstlichen Handeln und den Umgang mit ethischen Herausforderungen zu erlauben und zu fördern.

Drittens kann die Etablierung dabei helfen, eine Bühne und Grundlage für eine gesamtgesellschaftliche Debatte über die Angemessenheit von Erwartungen an Einsatzkräfte des Rettungsdienstes sowie über die Verortung des Rettungsdienstes als gesellschaftlichem Akteur zu schaffen.

Literatur

Adams, H.A. (2015). *Ethische Aspekte der Notfall- und Intensivmedizin*. In: Deutsche Akademie für Anästhesiologische Forschung (Hrsg.) *Refresher Course Nr. 41. Aktuelles Wissen für Anästhesisten* (S. 117–124). Ebelsbach: Aktiv Druck und Verlag.

Blank-Gorki, V. (2020). *Berufliche Ethik*. In: Luxem, J., Runggaldier, K., Karutz, H., Flake, F. (Hrsg.) *Notfallsanitäter Heute* (S. 80–88). 7. Aufl. München: Urban & Fischer/Elsevier.

College of Paramedics (Hrsg.) (2019). *Paramedic Curriculum Guidance*. 5. Aufl. Zugriff am 12.12.2022 unter: https://www.ljmu.ac.uk/~/media/files/ljmu/microsites/practice-learning-support-unit/paramedic-students/paramedic-curriculum-guidance--5th-edition.pdf?la=en

Deutscher Berufsverband Rettungsdienst e. V. (Hrsg.) (2018). *10 goldene Regeln für die Arbeit im Rettungsdienst: Verhaltens- und Ethikkodex für Mitarbeiter im Rettungsdienst*. Zugriff am 12.12.2022 unter: https://www.dbrd.de/index.php/aktuell/aktuelles/394-10-goldene-regeln-fuer-die-arbeit-im-rettungsdienst

Genath, S. (2015). *Ethikkonzept für die Rettungsdienste steht*. Westdeutsche Zeitung. 05. März 2015. Zugriff am 12.12.2022 unter: https://www.wz.de/nrw/rhein-kreis-neuss/neuss/ethikkonzept-fuer-die-rettungsdienste-steht_aid-29252543

Harding, U. (2016). *Der medizinische Notfall*. In: Salomon, F. (Hrsg.) *Praxisbuch Ethik in der Notfallmedizin: Orientierungshilfen für kritische Entscheidungen* (S. 17–25). Berlin: Medizinisch Wissenschaftliche Verlagsgesellschaft.

Krieter, H. (2016). *Ethische Herausforderungen in der präklinischen Notfallmedizin*. In: Salomon, F. (Hrsg.) *Praxisbuch Ethik in der Notfallmedizin: Orientierungshilfen für kritische Entscheidungen* (S. 37–44). Berlin: Medizinisch Wissenschaftliche Verlagsgesellschaft.

Leider, J.P., DeBruin, D., Reynolds, N., Koch, A., Seaberg, J. (2017). *Ethical Guidance for Disaster Response, Specifically Around Crisis Standards of Care: A Systematic Review*. American Journal of Public Health, 107(9), S. 1–9. https://doi.org/10.2105/AJPH.2017.303882

Lindner, K., Ummenhofer, W., Reiter-Theil, S. (2007). *Ethische Kompetenz im Rettungsdienst*. Notfall + Rettungsmedizin, 10(3), S. 211–215. https://doi.org/10.1007/s10049-007-0896-5

Michalsen, A. & Dick, W. (1998). *Ethik im Rettungsdienst*. Notfall & Rettungsmedizin, (1), S. 5–12.

Pieper, A. (2007). *Einführung in die Ethik*. 6., überarbeitete und aktualisierte Aufl. UTB für Wissenschaft Uni-Taschenbücher Philosophie: Vol. 1637. Tübingen, Basel: A. Francke.

Salomon, F. (2009). *Ethische Aspekte der Entscheidungsfindung*. In: Madler, C., Jauch, K.W., Werdan, K., Altemeyer, K.-H. (Hrsg.) *Das NAW-Buch: Akutmedizin der ersten 24 Stunden* (S. 161–167). 3. Aufl. München: Elsevier Urban & Fischer.

Salomon, F. (2016). *Das Menschenbild als Entscheidungshintergrund in der Notfallmedizin*. In: Salomon, F. (Hrsg.) *Praxisbuch Ethik in der Notfallmedizin: Orientierungshilfen für kritische Entscheidungen* (S. 27–36). Berlin: Medizinisch Wissenschaftliche Verlagsgesellschaft.

Salomon, F. (Hrsg.) (2016). *Praxisbuch Ethik in der Notfallmedizin: Orientierungshilfen für kritische Entscheidungen*. Berlin: Medizinisch Wissenschaftliche Verlagsgesellschaft.

Villa, P.-I. (2020). *Corona-Krise meets Care-Krise – Ist das systemrelevant?* Leviathan, 48(3), S. 433–450. https://doi.org/10.5771/0340-0425-2020-3-433

Wiesing, U. (Hrsg.) (2012). *Ethik in der Medizin. Ein Studienbuch*. 4., erw. und vollst. durchges. Aufl. Stuttgart: Reclam.

III System und Organisation

10 Das System Rettungsdienst: medizin-, sozial- und rechtshistorische Perspektive auf die Genese des deutschen Rettungsdienstes

Bettina Braunschmidt

10.1 Warum ist Rettungsdienstgeschichte wichtig?

Sobald ethische, logistische und medizinische Voraussetzungen für eine präklinische Menschenrettung erfüllt waren – Jahrhunderte bevor das Wort *Rettungsdienst* überhaupt existierte –, haben sich Menschen der entsprechenden Aufgabe angenommen. Seither sind über zweieinhalb ereignisreiche Jahrhunderte vergangen, die es wert sind, erzählt und erforscht zu werden.

Die Geschichtswissenschaft bietet diverse Disziplinen, sich ihren Forschungsobjekten anzunähern. Im Fall der Rettungsdienstgeschichte bieten sich etwa eine medizinhistorische, sozialhistorische oder rechtshistorische Herangehensweise an. Je nach Perspektive lassen sich unterschiedliche Fragen stellen und neue Erkenntnisse gewinnen: *Wer waren die Agierenden? Wie wurde der frühe Rettungsdienst organisiert? Warum sieht der deutsche Rettungsdienst heute so aus und nicht anders?* Für den Kontext der Rettungswissenschaft hält die Geschichtsforschung den Methodenkoffer der *Wissenschafts- und Technikgeschichte* bereit. Unter dieser speziellen Lupe findet man viele Belege, wie wissenschaftlich-analytisches und evidenzbasiertes Vorgehen aus diversen Forschungsdisziplinen, meist jenseits der Medizin, Lösungen für praktische Herausforderungen und ganz neue Möglichkeiten hervorbrachte.

Diese Forschungstradition sowie das *Trial-and-Error-Prinzip* in der praktischen Anwendung haben sich von Beginn an gegenseitig ergänzt. Generationen von Sanitäterinnen und Sanitätern haben über Jahrhunderte neue Techniken und Erkenntnisse in ihre tägliche Arbeit integriert und tun dies bis heute. Vorliegender geschichtswissenschaftlicher Beitrag kann nur einen kleinen Einblick geben und ein paar Beispiele für Anwendung von Wissenschaft und Technik in der Entwicklung zum modernen Rettungsdienst nennen. Sie stammen unter anderem aus:

- Ethik
- Sozialwissenschaften
- Berufsdidaktik
- Didaktik in der Breitenausbildung
- Medizintechnik
- Fahrzeugbau
- Kommunikationstechnik
- Stadtplanung
- Naturwissenschaften
- Rescue Engineering
- (Notfall-)Medizin

Doch wo setzt man an, um einen ersten Überblick über die Rettungsdienstgeschichte zu bekommen? Löst man sich vom Begriff »Rettungsdienst« (Kessel, 2014, S. 59 f.) aus den 1960/70er Jahren und betrachtet die reine Rettungstätigkeit – nämlich zivile Notfallversorgung und Krankentransport –, tut sich ein großer Untersuchungszeitraum bis in die Mitte des 18. Jahrhunderts (Braunschmidt, 2019, S. 34) auf. Aus Gründen der Übersichtlichkeit kann die Zeitspanne in sieben Phasen eingeteilt werden, die sich auf wichtige Entwicklungsschritte oder historische Ereignisse beziehen.

10.1.1 Mitte 18. Jahrhundert bis Erster Weltkrieg

Zu Beginn dieser *Findungsphase*, ab Mitte des 18. Jahrhunderts, veröffentlichten Ärzte vermehrt Handbücher über Erste Hilfe nach damaligem medizinischen »Forschungsstand«. In europäischen Hafenstädten gründeten sich Rettungsgesellschaften und die Bevölkerung wurde gesetzlich zur Hilfeleistung angehalten. Die erste Rettungsgesellschaft war vermutlich die »Maaschappij tot redding van drenkelingen« im Jahr 1767. Dem alten Aberglauben, sogenannte *Scheintote* nicht berühren zu dürfen, setzte die neuartige Rettungsgesellschaft Geldprämien bei erfolgreichen Rettungen entgegen, finanziert aus einer Aktiengesellschaft (Weigel, 2002, S. 21). 1768 gründeten die italienischen Städte Venedig und Mailand eigene Rettungsgesellschaften und im selben Jahr die Hansestadt Hamburg, die wiederum Vorbild für Gründungen in weiteren deutschen Hafenstädten war. Die Hauptstädte Berlin und Wien folgten erst 1800 bzw. 1803 (Weigel, 2002, S. 22). Alle Rettungsgesellschaften zeichneten sich durch einen entscheidenden Ausrüstungsgegenstand aus: dem *Rettungskasten*. Die Kästen waren an strategisch wichtigen Orten in ihren jeweiligen Städten aufgestellt und mit Verbänden, Medikamenten und Decken ausgestattet, manchmal auch mit einem Handbuch. Der Rettungskasten im Schottischen Wrigglesworth beinhaltete sogar einen Blasebalg zur künstlichen Beatmung, allerdings auch einen Rauchklistier (Schmitt, 2012, S. 337). In der Regel war immer eine Person für den einwandfreien Zustand eines oder mehrerer Kästen verantwortlich und machte ihn bei Bedarf zugänglich. Die genaue Zusammenstellung der Ausrüstung unterschied sich von Standort zu Standort.

Zwingende Voraussetzungen für Lebensrettung

Entstammten die Rettungsgesellschaften und Fortschritte einem plötzlichen Gesinnungswandel? Nein, und auch nicht dem Zufall. Bis zu dieser Zeit hätte eine »Rettungskultur« schlicht keinen Sinn ergeben, doch im 18. Jahrhundert waren alle notwendigen wissenschaftlichen und politischen Voraussetzungen erfüllt. Hier ein paar Beispiele:

- *Ethik:* Krankheit und Tod wurden nicht mehr als göttliches Schicksal verstanden, sondern »durften« abgewendet werden. Dem Aberglauben, Sterbende und besonders Beinahe-Ertrunkene dürften nicht berührt werden, wurde entschlossen mit Aufklärung begegnet. Die Erste Hilfe war zwar noch kein feststehender Begriff, doch sie wurde vom vermeintlich »schädlichen« Eingreifen ins menschliche Schicksal zunächst zur moralischen, mancherorts sogar zur gesetzlichen Pflicht. Interessanterweise führten sowohl Geldbußen bei Unterlassen als auch Belohnungen für Rettungen zum Erfolg.
- *Medizin:* Die Dokumentation einer ersten erfolgreichen Wiederbelebung des englischen Bergarbeiters James Blair 1732 (Schmitt, 2012, S. 334), Veröffentlichungen über die Lagerung und des schonenden Transportes von Verletzten, die Abschaffung des schädlichen Aderlasses oder die Erfindung des Endotrachealtubus zur Intubation (Braunschmidt, 2019, S. 38) sind nur einige wenige Beispiele für den Entwicklungssprung des 18. Jahrhunderts in die moderne Medizin.
- *Naturwissenschaften:* Die Entdeckung des Sauerstoffs oder die Erforschung der menschlichen Physiologie von Atmungs- und Blutkreislauf hatten die Arbeit der Mediziner zusätzlich auf feste wissenschaftliche Füße gestellt. Überkommene Modelle, wie die Scheinwissenschaft der

Humoralpathologie (Viersäftelehre), waren nun nicht mehr nötig.
- *Stadtplanung:* Die Fortschritte in der Medizin führte in Konsequenz dazu, dass Kranke nicht mehr nur in Hospitälern gepflegt wurden, sondern in Krankenhäusern geheilt werden konnten. Die Entwicklung moderner Krankenhäuser gab einem Krankentransport erst ein sinnvolles Ziel (Braunschmidt, 2019, S. 51). Zusätzlich machten stetig wachsende Städte bald einen fahrenden Krankentransport nötig, der über das reine Tragen oder Schieben hinausging.

Seit Mitte des 19. Jahrhunderts betrieben große Städte neben den ersten Krankenhäusern zusätzlich eine *stationäre Notfallrettung* mit dezentralen *Unfallhilfsstellen*, teils mit Ärzten, mehrheitlich mit freiwilligen Helferinnen und Helfern besetzt. Wer weitere Behandlung benötigte, wurde per *Krankentransport* in eine Klinik gebracht. Die dafür verwendeten Räderbahnen und Kutschen wurden 1873 auf der Wiener Weltausstellung vorgestellt. Die Rettungsgesellschaften und Hilfsmittelproduzenten standen international in lebhaftem Austausch, zunächst auf den Weltausstellungen, dann auf eigenen Kongressen.

1878 veröffentlichte Robert Koch sein Buch »Über die Aetiologie der Wundinfectionskrankheiten« und beschrieb Bakterien als Krankheitserreger – mitten in einer Zeit der Cholera-Epidemien, die in den engen und hygienisch fragwürdigen Großstädten Europas grassierten. Zum Ende des 19. Jahrhunderts stellten sich die letzten großen (Cholera-)Seuchen der Großstädte als regelrechte *Katalysator* für den Infektionsschutz heraus. Rund um das Jahr 1890 wurden mehrere Gesetze und Verordnungen erlassen, die es infektiös Erkrankten verboten, öffentliche Droschken zu benutzen, deren Polster zwar bequem, aber schlicht nicht zu desinfizieren waren. Falls noch nicht vorhanden, bedurfte es nun eines organisierten Krankentransports mit desinfizierbaren Fahrzeugen samt Ausrüstung und geschultem Personal. Krankentransport in diesem Umfang benötigte außerdem eine ausgeklügelte Kommunikationsstruktur. In Großstädten wie Hamburg wurde dazu das Telegrafen- und Feuermeldenetz von Polizei und Feuerwehr genutzt (Braunschmidt, 2019, S. 178). Die Ausbildung des nichtärztlichen Personals des Krankentransports spielte, über reine Erste Hilfe hinaus, bis dahin noch eine untergeordnete Rolle. War davor hauptsächlich Hilfspersonal jeglicher (oder eben ohne) Qualifikation mit Aufgaben des Krankentransports betraut, wurden nun bestimmte Berufsgruppen (z. B. Desinfektoren, Hebammen oder Krankenpfleger) eingestellt und strukturiert ausgebildet (Senat der Freien und Hansestadt Hamburg, 1903–1913, S. 19). Friedrich von Esmarch veröffentlichte 1882 sein Lehr-Handbuch »Die erste Hülfe bei plötzlichen Unglücksfällen. Ein Leitfaden für Samariter-Schulen in fünf Vorträgen«, dem viele Auflagen folgen sollten. Die stationäre Notfallrettung an Rettungsstellen und Unfallhilfsstellen lag nach wie vor stark in der Hand ehrenamtlicher Helferinnen und Helfer und der gerade entstehenden Hilfsorganisationen, wie dem Roten Kreuz oder den Arbeiter-Samaritern.

1896 versuchte der frisch gegründete Deutsche Samariterbund und 1901 das »Zentralkomitee für das Rettungswesen« durch wissenschaftliche Fragebögen im ganzen Deutschen Reich den Stand des Rettungsdienstes zu erfassen. Die Ergebnisse dieser strukturierten Befragung flossen 1908 in den Entwurf der »Grundsätze für die Einrichtung des Krankenbeförderungswesens, der ersten Hilfe in Krankenhäusern und der ersten Versorgung Bewußtloser« des Reichsamts des Inneren ein (Medizinalkollegium, 1931–1938, S. 110 f.). Dies war ein erster ernsthafter Versuch einer Vereinheitlichung der Standards im frühen Rettungsdienst. Im selben Jahr fand der »Erste Internationale Kongress für das Rettungswesen« in Frankfurt am Main statt, hier wurde zum ersten Mal über die

Kompetenzen von Sanitäterinnen und Sanitätern in Abgrenzung zur ärztlichen Tätigkeit diskutiert (Hellenschmidt, 2010, S. 20), ohne jedoch ernsthaft an der Autorität der Ärzteschaft zu kratzen. Den Grundsätzen von 1908 folgten 1912 die »Grundsätze für die Ordnung des Rettungs- und Krankentransportwesens«. Darin waren erste Tätigkeitsdefinitionen formuliert sowie eine Verantwortung der Kommunen für ihre lokalen Rettungsangebote niedergeschrieben (Hellenschmidt, 2010, S. 21). Nur wenig nach dem »Zweiten Internationalen Kongress für Rettungswesen und Erste Hilfe« vom 9. bis 13. September 1913 in Wien brach der Erste Weltkrieg aus, der den fruchtbaren internationalen Austausch ebenso wie alle nationalen Vereinheitlichungsbemühungen und die Umsetzung der eben erst formulierten Grundsätze unterbrach.

10.1.2 Erster Weltkrieg bis 1926

In der *Individualisierungsphase* nach dem Ende des verheerenden Ersten Weltkriegs praktizierte jedes Land und sogar jeder Landkreis zunächst was nur irgendwie funktionierte, ohne wirklich an die Vorkriegsentwicklungen anknüpfen zu können. Der Bedarf an medizinischen Dienstleistungen war groß, aber die Umstände schwierig (Braunschmidt, 2019, S. 64 ff.). All dies förderte die systematische Entwicklung eines Rettungswesens nicht. Die einzigen echten Neuerungen jener Zeit entsprangen direkt ihrer militärischen Nutzung im Weltkrieg. Einschneidend war die flächendeckende Einführung von motorisierten Kraftwagen für den Krankentransport, der bis dahin noch meist mit Pferdekutschen bewerkstelligt wurde. Das Militär hatte im Kriegseinsatz jedoch genügend Erfahrung mit den Kraftfahrzeugen gesammelt, dass sich nun auch Feuerwehren und Hilfsorganisationen motorisierten. Noch hatte sich keine Antriebsart durchgesetzt, erst im Lauf der kommenden Jahre sollte sich der Verbrennungsmotor gegen Elektrofahrzeuge behaupten (Braunschmidt, 2019, S. 215). Ebenfalls von seiner militärischen Nutzbarkeit hatte eine kleine Erfindung des italienischen Physikers Guglielmo Mechese Marconi aus dem Jahr 1897 profitiert: Sein erstes Funkgerät hatte noch eine bescheidene Reichweite von fünf Kilometern, die jedoch bald zunahm. Nach dem Ersten Weltkrieg fand die Kommunikation per Funkwellen rasch Anwendung in der zivilen Gefahrenabwehr, insbesondere bei der Polizei (Braunschmidt, 2019, S. 189). Die Frequenzen waren noch nicht geschützt und man störte den gegenseitigen Funkverkehr regelmäßig. Bis zur flächendeckenden Ausstattung von Krankenfahrzeugen mit Funkgeräten und einer Funkrufnamensystematik sollte es dennoch noch Jahrzehnte dauern.

1926 fand in Amsterdam nach 13 Jahren wieder ein »Dritter internationaler Kongress für Rettungswesen und erste Hilfe bei Unfällen« statt. Dort wurden neuartige medizinische Apparate vorgeführt, wie das Beatmungsgerät »Pulmotor« der Lübecker Firma Draeger, der danach im Deutschen Reich weit verbreitet war. Man führte lebhafte Diskussionen: Ein schönes Beispiel für einen solchen Diskurs ist die Konkurrenz zweier Formen der künstlichen Beatmung in der Reanimation von Beinahe-Ertrunkenen. Damals waren die Silverster'sche Methode (Strecken und Beugen der Arme im Hohlkreuz) oder die Schäfer'sche Methode (Drücken der Lendenwirbelsäule in Bauchlage) die »Beatmungen der Wahl«. Was heute absurd erscheint, ist dennoch ein Beweis dafür, wie Evidenz alte Methoden durch effizientere ablöst, wenn sie sich als besser herausstellen: in diesem Fall die Belüftung der Lungen.

In Amsterdam wurde auch die Frage, wie Rettungsdienst in Zukunft in den Kommunen sinnvoll organisiert werden sollte, erörtert. Sogar über die Einführung einer Luftrettung wurde gesprochen, auch wenn eine geplante Flugschau entfallen musste. Aus dem Amsterdamer Kongress gingen konkrete

Empfehlungen hervor, die besonders den Ausbau der Küstenrettung und der breiten Ausbildung in Erster Hilfe betraffen. Außerdem sollten aktive Rettungskräfte durch stetige Fortbildung und Wettkämpfe weitergebildet werden (Medizinalkollegium, 1926, S. 51–54).

10.1.3 Die Jahre 1926 bis 1945

In den Folgejahren nahm immer mehr das Deutsche Rote Kreuz (DRK) eine Führungsposition in den Bereichen Rettung und Krankentransport ein und prägte damit eine regelrechte *Rotkreuzphase*. 1926, im Jahr des Amsterdamer Rettungskongresses, veröffentlichte das DRK die »Grundsätze für den planmäßigen Aufbau und die Ordnung im Rettungsdienst- und Krankenbeförderungswesen« (Hesse, 1940, S. 39). Bis zum Zweiten Weltkrieg fuhren noch deutsche Delegationen unterschiedlicher Organisationen zu weiteren »Internationalen Kongressen«, aber das Rote Kreuz dominierte spätestens seit 1928 den »Deutschen Zentralverband für Rettungswesen« und ab 1936 die »Reichsarbeitsgemeinschaft für Rettungswesen« (Braunschmidt, 2019, S. 68 f.).

1931 führte Deutschland eine weltweit einzigartige Norm für Krankenwagen ein. Der Fachnormenausschuss Krankenhaus (FANOK) veröffentlichte die DIN 32020 für »Krankenwagen für 4 liegende Kranke« und 1933 die DIN 13026 für »Krankenwagen für 2 liegende Kranke« (Gihl, 1986, S. 42).

1938 ordnete der Runderlass des, inzwischen nationalsozialistischen, Innenministers die »Wahrnehmung des gesundheitlichen Rettungsdienstes in allen seinen Teilgebieten« (Gihl, 1986, S. 46) dem DRK unter, 1942 folgte der »Erlass des Führers über die Vereinheitlichung des Krankentransports« (Gihl, 1986, S. 46). Bis Kriegsende gab es im Deutschen Reich neben dem Deutschen Roten Kreuz offiziell keine weiteren Rettungs- oder Krankentransportdienstleister mehr, alle anderen Rettungsorganisationen mussten Fahrzeuge und Ausrüstung dem Roten Kreuz überlassen. Praktisch ist der Erlass nie vollständig umgesetzt worden. Unter Kriegsbedingungen konnte der Krankentransport nur mühsam mit eingeschränkten Mitteln und Kommunikationsmöglichkeiten und nur unter Zwangsverpflichtung aufrechterhalten werden, teilweise mit tagelangen Wartezeiten für die Patientinnen und Patienten für einen Krankentransport. Aus Mangel an zivilen männlichen Sanitätern wurden vermehrt Frauen im mobilen Krankentransport eingesetzt (Braunschmidt, 2019, S. 144). Weibliches ehrenamtliches Personal war jedoch nicht neu, Frauen waren schon vorher bevorzugt in den stationären (ehrenamtlichen) Unfallhilfsstellen eingesetzt (Kessel, 2008, S. 56) worden und Hebammen und Pflegerinnen waren bevorzugte Berufsgruppen im frühen Krankentransport gewesen.

So wie das Automobil nach dem Ersten Weltkrieg vom Militär in der zivilen Rettung adaptiert wurde, war der Zweite Weltkrieg für die Luftrettung von entscheidender Bedeutung. Zwar gab es noch keine Hubschrauber, aber Ambulanzflüge durch Flugzeuge waren inzwischen militärischer Standard (Braunschmidt, 2019, S. 383). Auf diesen Erfahrungen konnte man, wenn auch mit einigen Jahren Verzögerung, um das Jahr 1960 die zivile Luftrettung per Rettungs- und Ambulanzhubschrauber aufbauen.

10.1.4 Die Jahre 1946 bis 1964

Alle Infrastruktur lag zu Kriegsende brach. Die Krankentransportfahrzeuge waren, ebenso wie die Unfallhilfsstellen und die Krankenhäuser, zerstört oder zu einem Großteil unbrauchbar. Das Personal war ebenfalls stark dezimiert. Es begann nun die *(Wieder-)Aufbauphase*, denn Notfallversorgung und Krankentransport waren gerade jetzt überlebenswichtig für die geschwächte Bevölkerung. Wie schon nach dem Ende des Ersten Weltkriegs mussten regional schnelle, individuelle und kreative Lösungen entwickelt und umgesetzt werden. Im Prinzip wurden alle Fahrzeuge zu Krankentransportwagen umgebaut, die noch fahrtüchtig waren, die jungen DIN-Normen für Fahrzeuge und Ausrüstung konnten aus allgemeinem Mangel nicht umgesetzt werden. Da das Deutsche Rote Kreuz nach 1945 vorerst verboten war, wurden die Helferinnen und Helfer entweder unter anderem Namen beschäftigt oder man bediente sich der noch funktionierenden zivilen Organisationen; in Hamburg war das zum Beispiel die Berufsfeuerwehr (Berufsfeuerwehr Hamburg, 1996, S. 1). Die Besatzungsmächte setzen in jeder Besatzungszone eigene Modelle um, teils nach Vorbild ihrer Herkunftsländer und zunächst ohne vertragliche Fixierung. In den Jahren zwischen dem Deutschlandvertrag 1955 und den ersten Landesrettungsdienstgesetzen 1972 entstand eine Regelungslücke, die durch Gewohnheit gefüllt wurde. Bis heute sind anhand der Landesrettungsdienstgesetze noch die alten Besatzungszonen sichtbar. Eine Vereinheitlichung, wie sie nach dem Ersten Weltkrieg zumindest noch theoretisch denkbar gewesen wäre, war nun de facto nicht mehr möglich.

Herausforderung Straßenverkehr

Mit dem Wirtschaftswunder nahm der Autoverkehr zu und brachte neue Herausforderungen mit sich. Das statistische Amt erhob eine alarmierend hohe Zahl an Verkehrstoten. Das Modell der stationären Unfallhilfsstellen und eines davon abgetrennten Krankentransports entsprach nicht mehr dem Bedarf. Die Notfallrettung musste auf die Straße zu den Verletzten. Nach und nach rückte man deshalb vom stationären Rettungsdienst ab zugunsten einer mobilen Unfallrettung. Internistische lebensbedrohliche Notfälle spielten bei der Bedarfsplanung eine untergeordnete Rolle. 1955 war eine erste moderne Spezialisierung in drei Fahrzeugtypen abgeschlossen:

Dem Krankenwagen für Krankentransporte wurde der *Unfallwagen* (UW) zur Traumaversorgung und der Neugeborenentransportwagen zur Seite gestellt (Braunschmidt, 2019, S. 224). Neu- und Frühgeborene konnten dank mobiler Transportinkubatoren mit den neuen Fahrzeugen direkt nach der Geburt aus der Geburtsklinik in spezialisierte Kinderkliniken gebracht werden. Die Nachfolgemodelle, sogenannte Babynotarztwagen (Baby-NAW), sind heute spezialisierte, aber verbreitete Rettungsmittel.

Der zunehmende Straßenverkehr führte nicht nur zu mehr Unfällen, er behinderte auch das Vorkommen der Rettungsfahrzeuge. Obwohl die Straßenverkehrsordnung seit 1956 Sonderrechte für *Unfallwagen* gewährte, setzten sich Blaulicht und Einsatzhorn nur langsam in der Notfallrettung durch (Braunschmidt, 2019, S. 241 f.).

Unfallverhütungsvorschriften (UVV), eine moderne Straßenverkehrsordnung (StVO) und weitere Faktoren führten in den folgenden Jahren schließlich wieder zu einem Rückgang der tödlichen Unfälle. Internistische Notfälle, in der Bedarfsplanung bisher vernachlässigt, waren nun häufiger als traumatische Einsätze und der *Unfallwagen* war irgendwann nicht mehr zeitgemäß. Engelbert Friedhoff, Chirurg und einer der Initiatoren des frühen Kölner Notarztwagens (1957), hatte die Unterscheidung zwischen Fahrzeugen für internistische und chirurgische Notfälle bereits 1962 öffentlich kritisiert (Friedhoff, 1962, S. 133). 1967 differenzierte sich durch die neue DIN 75080 die heutige Fahrzeugeinteilung in *Rettungswagen* (RTW) für internistische *und* chirurgische Notfälle, *Krankentransportwagen* (KTW) und *Notarztwagen* (NAW) heraus. Das entspricht schon fast den heutigen Fahrzeugtypen.

Das Rendezvous-System

In den Folgejahren hat der Notarztwagen jedoch an Bedeutung verloren, auch wenn er nicht völlig verschwunden ist. Im Prinzip handelt es sich dabei um einen Rettungswagen, wobei eine Notärztin oder ein Notarzt zur regulären Besatzung gehört. Nicht jeder Notfall benötigt jedoch notärztliche Behandlung, was während des Notrufs in der Leitstelle nicht immer sofort ersichtlich ist. Außerdem transportiert der NAW seine PatientInnen selbst in die Klinik. Selbst wenn auf dem Transport keine ärztliche Begleitung zwingend notwendig ist, kann die ÄrztIn den NAW nicht für einen anderen dringenden Einsatz verlassen. Aus diesem Bedarf an Flexibilität experimentierte die Stadt Köln 1968 mit ersten kleinen und schnelleren Notarztzubringer-Fahrzeugen, woraus sich in den folgenden 20 Jahren bundesweit das heutige Rendezvous-System entwickeln und durchsetzen sollte (Hellenschmidt 2010, S. 106): Rettungswagen und sogenannte Notarzt-Einsatzfahrzeuge (NEF) werden heute getrennt alarmiert und treffen sich an der Einsatzstelle. Die Besatzung eines Rettungswagens kann sich bei Bedarf einen initial nicht alarmierten Notarzt bestellen und auch wieder für einen dringenderen Einsatz freigeben. Gar nicht auf ärztliche Begleitung verzichten können IntensivpatientInnen, weshalb sich aus dem NAW vielerorts der Intensivtransportwagen (ITW) entwickelte.

Die bedarfsgerechte Weiterentwicklung der Notfallrettung brachte in den 1960er Jahren einen modernen Rettungsdienst hervor. Nun stand nicht mehr der schnellstmögliche Transport in die Klink (um jeden Preis) im Vordergrund. Notfallversorgung bedeutete nun die Herstellung der Transportfähigkeit von PatientInnen vor Ort, was Ausrüstung, Besatzung und Ausbildung noch stark verändern sollte.

10.1.5 Die Jahre 1964 bis 1977

1964 gründeten die Westdeutschen Ländervertreter und -vertreterinnen einen »Arbeitskreis Erstversorgung von Unfallverletzten«

und begannen damit die *Reformphase* (Kessel, 2014, S. 59). Aus dem Arbeitskreis entstand 1970 der »Bund-Länder-Ausschuss Rettungswesen«, der bis heute existiert und der 1972 die Vorlage für die Rettungsdienstgesetze der Länder veröffentlichte. Bayern hatte 1974 als erstes Bundesland ein solches Rettungsdienstgesetz, die restlichen westdeutschen Bundesländer zogen bald mit eigenen Gesetzen nach. Seit 1969 vereinte nun offiziell das Wort *Rettungsdienst* die dringende Notfallrettung und die nicht dringende Krankenbeförderung unter einem Begriff (Braunschmidt, 2019, S. 332). In Ostdeutschland entstand parallel bis 1976 eine einheitliche und zentral organisierte *Schnelle Medizinische Hilfe* (SMH), die gut funktionierte (Schmietendorf, 2006, S. 26).

Zur Verbesserung des *Notrufs* gab die Baden-Württembergische Björn Steiger Stiftung zu Beginn der 1970er Jahre »[…] eine wissenschaftliche Untersuchung zur Erforschung des Notrufsystems und seines Potentials in Auftrag.« (Braunschmidt, 2019, S. 181) Die Studie ergab, dass deutsche Autobahnen zu wenige bis keine Möglichkeiten zur Absetzung eines Notrufs bereithielten. Staatliche Notrufsäulen waren zu teuer, so kaufte die Stiftung selbst 400 TEDEKA-Notrufsäulen und installierte sie selbst. Für die Verbindung zu den Rettungsleitstellen, soweit sie vorhanden waren, mussten bis 1975 private Telefonanschlüsse aus der Umgebung genutzt werden, da Unfallmeldeanlagen keine Haushalte waren und keinen eigenen Anschluss haben durften. Noch bis 2002 wurden Steiger-Notrufsäulen aufgestellt, bis sie vom Mobilfunk abgelöst wurden (Braunschmidt, 2019, S. 185).

Das gescheiterte »Rettungssanitätergesetz«

Auf dem »Ersten Rettungskongress des Deutschen Roten Kreuzes« wurde 1966 die Forderung nach einem eigenständigen nichtärztlichen anerkannten Beruf des *Rettungssanitäters* aufgestellt. Die Gründe: Nach mehreren Jahren Dienst standen viele Sanitäter und vereinzelt auch Sanitäterinnen teils mit Rückenproblemen, ohne Arbeit und ohne echte Berufsausbildung da. Des Weiteren nützten die modern ausgerüsteten Rettungswagen nur wenig, wenn das Personal nicht professionell ausgebildet war (Riesenberger, 2002, S. 537 f.). Rückendeckung für das Rettungspersonal kam aus der Öffentlichkeit und von der Björn Steiger Stiftung. Der neu gegründete »Bund-Länder-Ausschuss Rettungswesen« beriet in seiner ersten Sitzung 1970 die »Schaffung des Berufsbildes des Notfallsanitäters« (Ausschuss »Rettungswesen«, 2006, S. 17) – nicht zu verwechseln mit der heutigen Berufsbezeichnung – und entwarf auf seiner zehnten Sitzung 1973 ein Gesetz über den »Beruf des Rettungssanitäters« – ebenfalls nicht zu verwechseln mit der heutigen Qualifikation. Der Vorschlag beinhaltete noch eine mehrjährige Berufsausbildung zum »Rettungssanitäter« (Ausschuss »Rettungswesen«, 2006, S. 18). 1974 legte die Bundesregierung dem Bundestag schließlich ein Gesetz zum Schutz der »Berufsbezeichnung des Rettungssanitäters« vor. Voraussetzung sollte ein Mindestalter von 17 Jahren und ein Volksschulabschluss sowie eine zweijährige Ausbildung mit anschließender Prüfung sein. Die Einzelheiten der Berufsausbildung standen noch nicht fest, aber die »[...] Aufgabe der Rettungssanitäter soll die Einleitung und Durchführung lebensrettender Maßnahmen bei der Übernahme von Notfallpatienten, die Beurteilung und Herstellung der Transportfähigkeit und die Beobachtung und Aufrechterhaltung der lebenswichtigen Körperfunktionen während des Transports zum Krankenhaus sein.« (Deutsches Zentralinstitut für Soziale Fragen und Senatsverwaltung für Integration, 1974, S. 36). Die Bundesregierung reagierte damit auf Forderungen aus Wissenschaft und Medizin. Man erhoffte sich, viele NotfallpatientInnen retten zu können, die bislang noch auf dem Transport verstarben. Das sogenannte »Rettungssanitätergesetz« scheiterte jedoch an der Frage, wer eine mehrjährige Berufsausbildung der Sanitäterinnen und Sanitäter bezahlen sollte (Nellessen, 2009, S. 101). Daraufhin einigte man sich 1977 auf eine Kompromisslösung, die wenig mit den ursprünglichen Entwürfen zu tun hatte, die aber bis heute gültig ist: Rettungssanitäterinnen und -sanitäter erhalten eine Qualifizierung (keine Berufsausbildung) über 520 Stunden (also drei Monate statt drei Jahre), zuständig sind die Bundesländer (nicht der Bund). Durch eine fehlende Berufsausbildung stützte sich der Rettungsdienst vielerorts noch lange auf das Ehrenamt.

10.1.6 1978 bis Mitte der 1990er Jahre

Trotz gescheitertem »Rettungssanitätergesetz« folgte eine Phase zunehmender Professionalisierung mit Gründung erster Berufsverbände, die sogenannte *Stabilisierungsphase* (Kessel, 2014, S. 59). Die Verbände waren noch recht klein, aber ein Zeichen zunehmenden Selbstbewusstseins der Mitglieder. Der heute nicht mehr existierende »Berufsverband für den Rettungsdienst« entsandte Sachverständige in relevante Ausschüsse oder machte Vorschläge für den späteren Beruf des *Rettungsassistenten* (Kessel, 2008, S. 121). 1989 wurde endlich das »Rettungsassistentengesetz« verabschiedet und damit der erste staatlich anerkannte Beruf in der Notfallrettung eingeführt. Die Ausbildung umfasste theoretischen Unterricht, Praktika in Krankenhäusern und auf Rettungswachen sowie eine staatliche Prüfung und dauerte zwei Jahre. Es blieb aber per Definition beim Assistenzberuf.

Das SAVE-Projekt

Porsche-Ingenieure und Mediziner führten zwischen 1975 und 1980 eine Testreihe durch, um den *optimalen Rettungswagen* zu entwerfen. Dieses *SAVE*-Projekt (*SAVE: Schnelle Ambulante Vorklinische Erstversorgung*) erhielt Förderung vom Bundesministerium für Forschung und Technologie (BMFT) und beteiligte alle deutschen Rettungsdienstorganisationen an den Praxistests (Bez & Mast, 1981, S. 9). Insgesamt wurden zwölf Transporter mehrerer Hersteller mit unterschiedlicher Ausstattung und Ausrüstung für begrenzte Zeit in Dienst gestellt. Die Nutzungsart war den teilnehmenden Test-Rettungsdiensten selbst überlassen (Bez & Mast, 1981, S. 38 f.). Die Fahrzeuge waren laut »Spiegel«-Artikel (»Schwankt und wackelt«, 1982, S. 90) bei den Organisationen nicht sonderlich beliebt, dennoch hat eine strukturierte Datenerhebung zu einer Reihe von Erkenntnissen geführt und vielerorts haben Neuerungen auf diese Weise ihren Weg in die Rettungswagen gefunden. Dazu gehörten z. B. der heute übliche Kofferaufbau, Defibrillatoren und Vakuummatratzen (Bez & Mast, 1981, S. 144). Insgesamt wurden in der anschließend veröffentlichten SAVE-Studie 10.299 Einsätze ausgewertet (Akermann et al., 1981, S. 10). Eine wichtige Schlussfolgerung aus dem Experiment:

> »Die Verkürzung des therapiefreien Intervalls […] kann nicht nur durch schnellere, leistungsstarke Fahrzeuge erreicht werden, sondern durch eine intensive Öffentlichkeitsarbeit zur Stärkung des Notfallbewußtseins und durch eine Vermehrung der Meldemöglichkeiten, z. B. bei Verkehrsunfällen auf der Straße.« (Akermann et al., 1981, S. 28).

Einführung des Defibrillators auf deutschen Rettungswagen

Es kam also auf eine möglichst schnelle Hilfe an, insbesondere beim akuten Herztod. Diese sehr häufige Todesursache hat nicht selten ein Kammerflimmern zur Ursache, das durch eine zeitnahe Stromtherapie in Kombination mit einer Herz-Lungen-Wiederbelebung behandelbar ist. Die Überlebenschancen sinken jedoch mit jeder Minute bis zum Beginn der Defibrillation. In den USA schon länger in Gebrauch, kam der *Automatische Externe Defibrillator* (AED) 1977 auf den deutschen Markt, ein Gerät für nichtärztliches Personal, das bei nichtschockbaren Herzrhythmusstörungen auch keinen Stromstoß abgibt. Es folgten Jahrzehnte wissenschaftlicher Studien, unzählige Testphasen und Kampagnen, insbesondere der Björn Steiger Stiftung (Braunschmidt, 2019, S. 258 ff.). 2001 rückte die Bundesärztekammer schließlich ab von ihrer Skepsis gegenüber nichtärztlicher Defibrillation hin zu einer Empfehlung für die Laiendefibrillation im Rahmen der Herz-Lungen-Wiederbelebung (Bundesärztekammer, 2001).

10.1.7 Mitte 1990er Jahre bis heute

Nachdem die Rahmenbedingungen der deutschen Widervereinigung ausgehandelt waren, begann eine *Neuordnungsphase*.[1] Nach der Wiedervereinigung wurde in den sogenannten Neuen Bundesländern die effiziente *Schnelle Medizinische Hilfe* (SMH) abgeschafft und das föderale westdeutsche Modell eingeführt.

1989 hatte der Bund eine Änderung des (Bundes-)Personenbeförderungsgesetzes beschlossen und die gewerblichen Krankentransporte unter die Kontrolle der Landesrettungsdienstgesetze gestellt, mit einer Übergangszeit bis 1992. Privatunternehmen stand und steht nun der Weg auf den lukrativen Krankentransport-Markt offen (Braunschmidt, 2019, S. 362).

Seit 1993 konnten NotärztInnen den Fachkundenachweis Rettungsdienst erwerben, der 2003 durch die Zusatzbezeichnung *Notfall-*

---

1 Die zeitliche Einteilung dieser Periode stammt zwar von Kessel (2014, S. 59 f.), die Bezeichnung *Neuordnungsphase* stammt jedoch von Braunschmidt (2018, S. 34).

medizin abgelöst wurde (Ernst, 2014, S. 12). Die Landesärztekammern regeln die Zulassung bis heute selbst und uneinheitlich.

2006 gründete sich der *Deutsche Berufsverband Rettungsdienst* (DBRD), der aktiv die Schaffung eines neuen Berufsbildes mitgestaltete: Das *Notfallsanitätergesetz* (NotSanG) von 2014 war bis heute die letzte große Reform im deutschen Rettungsdienst und erinnert inhaltlich stark an das »Rettungssanitätergesetz« von 1974. Die eingeschränkte Heilkundeerlaubnis in § 2a des NotSanG ist ein wichtiger Meilenstein in der Rettungsdienstgeschichte und weiterhin Gegenstand von Diskussionen. Da die Neuordnungsphase noch anhält, sind ihr Abschluss und ihre Bewertung durch zukünftige historische Forschung zu leisten.

10.2 Fazit

Der deutsche Rettungsdienst hat eine abwechslungsreiche und überraschend lange Entwicklung hinter sich. Es ist stets klug, aus der Vergangenheit zu lernen, und wie anfangs erwähnt, ergeben Teilaspekte spannende Forschungsfelder für die Geschichtswissenschaft, die im vorliegenden Text nur angedeutet werden können. Interessierten Lesenden sei die Literaturliste unten empfohlen, die andere Blickwinkel auf die Rettungsdienstgeschichte aufzeigen kann. Weitere Forschung mit anderen Schwerpunkten lohnt, insbesondere weil die meisten Chroniken des Rettungsdienstes sich bisher auf sogenannte *Pioniere* und ihre Leistungen beschränken, meist Ärzte mit unbestreitbar wertvollen Ideen und Verdiensten. Diese »Pioniererzählungen«, wie Nils Kessel sie nennt (Kessel, 2014, S. 63), bilden dennoch einen viel zu kleinen Ausschnitt der Rettungsdienstgeschichte ab, weil die Sanitäterinnen und Sanitäter und ihre Erfahrungen und Erkenntnisse darin nicht vorkommen. Doch auch sie sollten sich auf eine Tradition berufen können, auch auf eine Forschungstradition. Aus demselben Grund ist eine *Rettungsdienstgeschichte* auch mehr als nur ein Teilbereich der etablierten Medizingeschichte. Hier beobachtet man seit einigen Jahren die spannende Entwicklung einer Pflegegeschichte, nicht lange nach der Etablierung der akademischen Pflegewissenschaften. Auch in der Pflege beruft man sich mit der Erforschung der eignen Geschichte auf eine Tradition. Aus dieser Parallele zu verwandten Disziplinen lässt sich für den Rettungsdienst, die Rettungsdienstgeschichte und die Rettungswissenschaft viel lernen.

Was macht nun die Rettungsdienstgeschichte und eine Rettungswissenschaft so vielfältig (und kompliziert)? Rettungsdienst befindet sich immer an Schnittstellen: zwischen Bevölkerung und Klinik, zwischen Bund und Ländern, zwischen Grundversorgung und Katastrophenschutz, zwischen Militär und Zivilpersonen, zwischen Studium und Berufsausbildung, zwischen den verschiedensten wissenschaftlichen Disziplinen. Dieser Status *dazwischen* lässt sich zwar durch seine Geschichte teilweise herleiten, doch er macht ebenfalls deutlich, dass es bisher keine Wissenschaft gibt, die ihm gerecht wird, obwohl die Akteurinnen und Akteure aufgeschlossen gegenüber wissenschaftlichen Fragestellungen sind. Um ein Rettungsdienst-Thema zu bearbeiten, muss man sich noch aus so vielen Themen, Disziplinen und Methoden gleichzeitig bedienen, dass dringend spezifische Methoden für eigene Fragestellungen erarbeitet werden müssen. So wird die Zukunft des Rettungsdienstes vielleicht übersichtlicher, aber sicher nicht uninteressanter sein als seine Vergangenheit.

Literatur

Ausschuss »Rettungswesen« (Hrsg.) (2006). *40 Jahre Koordination im Rettungsdienst*. Witten: Mendel.

Braunschmidt, B. (2019). *Geschichte der Rettung: Die Entstehung des Hamburger Rettungsdienstes zu Wasser, zu Land und aus der Luft*. Berlin u. a.: GNT-Verlag.

Friedhoff, E. (1962). Ärztliche Anforderungen an den Krankenkraftwagen aus unfallmedizinischer Sicht. Aus dem St.-Antonius-Krankenhaus Köln-Bayenthal. Zentralblatt für Verkehrs-Medizin, Verkehrs-Psychologie und angrenzende Gebiete, 8, S. 133–138.

Gihl, M. (1986). *Rettungsfahrzeuge: Von der Krankenkutsche zum Notarztwagen*. Kohlhammer-Edition Feuerwehr. Stuttgart: Kohlhammer.

Hellenschmidt, C. (2010). *Der DRK-Krankentransport 1943–1945: Vorgeschichte, Entstehung, Organisation und Auswirkungen bis in die Gegenwart*. Schriftenreihe Studien zur Zeitgeschichte: Bd. 75. Hamburg: Dr. Kovač.

Kessel, N. (2008). *Geschichte des Rettungsdienstes 1945–1990: Vom »Volk von Lebensrettern« zum Berufsbild »Rettungsassistent/in«*. Medizingeschichte im Kontext: Bd. 13. Frankfurt am Main u. a.: Peter Lang.

Kessel, N. (2014). *Pionierjahre: Historische Gründungsmythen von Notfallmedizin und Rettungsdienst*. In: Jenki, M., Ellebrecht, N., Kaufmann, S. (Hrsg.) *Zivile Sicherheit: Bd. 7. Organisationen und Experten des Notfalls: Zum Wandel von Technik und Kultur bei Feuerwehr und Rettungsdiensten* (S. 51–68). Münster: LIT.

Nellessen. K.-W. (2009). *Krankentransport und Rettungsdienst im Kreis Aachen 1816–2006: Geschichte einer kommunalen Dienstleistung*. Aachen: Verlag Mainz.

Riesenberger D. (2002). *Das Deutsche Rote Kreuz: Eine Geschichte 1864–1990*. Paderborn: Schöningh.

Schmietendorf H. (2006). *Historische Wurzeln und aktuelle Entwicklungen im Rettungsdienst der Stadt Magdeburg*. Dissertation. Magdeburg: Otto-von-Guericke-Universität Magdeburg.

Schmitt C. (2012). *Rettung und Wiederbelebung Verunglückter, 1740–1840. Mit besonderer Berücksichtigung der Atmungs- und Beatmungsgeräte sowie anderer Hilfsmittel*. (Marburger Schriften zur Medizingeschichte, 47). Frankfurt am Main u. a.: Peter Lang.

Weigel J (2002). *100 Jahre organisierte Wasserrettung in Berlin*. Berlin: Kupfergraben.

Quellen

Akermann, S., Rath, H., Sefrin, P., Bez, U. (1981). Teil 2: Medizinische Notfallausrüstung SAVE. In: Bundesministerium für Forschung und Technologie (Hrsg.) *Rettungs- und Notarztwagen SAVE: Phase 3 Konstruktion und Erprobung. Entwicklung und Erprobung eines modernen Rettungswagens* (Grundsatzfragen der Sicherheitsforschung und Sicherheitstechnik Forschungsbericht KT 7715, o. S.): Dr. Ing. h. c. F. Porsche AG.

Berufsfeuerwehr Hamburg (1996). *Fünfzig Jahre Rettungsdienst der Feuerwehr Freie und Hansestadt Hamburg 1946–1996*. Hamburg: ohne Verlag.

Bez, U. & Mast, P. (1981). Teil 1: Entwicklung und Erprobung eines modernen Rettungswagens. In: Bundesministerium für Forschung und Technologie (Hrsg.) *Rettungs- und Notarztwagen SAVE: Phase 3 Konstruktion und Erprobung. Entwicklung und Erprobung eines modernen Rettungswagens* (Grundsatzfragen der Sicherheitsforschung und Sicherheitstechnik Forschungsbericht KT 7715, o. S.): Dr. Ing. h.c. F. Porsche AG.

Bundesärztekammer (2001). *Empfehlung der Bundesärztekammer zur Defibrillation mit automatisierten externen Defibrillatoren (AED) durch Laien*. Deutsches Ärzteblatt, 98(18), S. A 1211.

Der Spiegel (Hrsg.) (1982). *Schwankt und wackelt. Das Bonner Forschungsministerium wirft Millionen aus für einen Krankenwagen, für den es kaum Interessenten gibt*. In: Der Spiegel 36, Nr. 15 vom 11.04.1982, S. 87–90.

Deutsches Zentralinstitut für Soziale Fragen und Senatsverwaltung für Integration, Arbeit und Soziales Landes Berlin (Hrsg.) (1974). *Rettungssanitäter*. Soziale Arbeit, 23(1), S. 36.

Ernst, M. (2014). *Prospektive Erhebung zur medikamentösen Ausbildung von Notärzten und Rettungsdienstfachpersonal in Deutschland*. Inauguraldissertation. Gießen: Justus-Liebig-Universität Gießen.

Hesse, E. (1940). *Das Rettungswesen in der Geschichte und die spätere Entwicklung im Deutschen Reich*. (Veröffentlichungen aus dem Gebiete des Volksgesundheitsdienstes. Schriftenreihe aus dem Arbeitsgebiet der Abteilung Volksgesundheit des Reichsministeriums des Inneren, LIV. Band, 4. Heft). Berlin: Schoetz.

Medizinalkollegium (1926). *Internationaler Kongreß für Rettungswesen und erste Hilfe bei Unfällen in Amsterdam*. Staatsarchiv Hamburg 352-3_II N 1 Nr. 222.

Medizinalkollegium (1931–1938). *Krankentransportwesen 1931–1938*. Staatsarchiv Hamburg 352-3_IIN3, Band 2.

Senat der Freien und Hansestadt Hamburg (1903–1913). *Erhebung über das Rettungs- und Krankentransportwesen in den Gemeinden. Einheitliche Regelung des Rettungs- und Krankentransportwesens.* Staatsarchiv Hamburg 111-1_19915.

Zusätzliche weiterführende Literatur

Rettungsdienstgeschichte

Pfütsch, P. (2020). *Notfallsanitäter als neuer Beruf im Rettungsdienst: Ein Überblick über Entwicklungen und Tendenzen.* Wiesbaden: Springer. https://doi.org/10.1007/978-3-658-30742-4

Praußée-Stangl, A. (2007). *Entstehung und Entwicklung von Notarztdiensten in Nordrhein-Westfalen.* Studien zur Zeitgeschichte, Bd. 58. Hamburg: Dr. Kovač.

Geschichte des Deutschen Roten Kreuzes mit Teilbereich Rettungsdienst

Brinckmann, A. (2014). *Beständig im Wandel: Die Geschichte des Roten Kreuzes in Hamburg 1864–1990.* Bremen: Edition Temmen.

Morgenbrod, B. & Merkenich, S. (2008). *Das Deutsche Rote Kreuz unter der NS-Diktatur 1933–1945. Mit einem Geleitwort von Rudolf Seiters und einem Vorwort von Hans Mommsen.* Paderborn: Schöningh.

Feuerwehrgeschichte

Herden, R.B. (2005). *Roter Hahn und Rotes Kreuz: Chronik der Geschichte des Feuerlösch- und Rettungswesens. von den syphonari der römischen Kaiser über die dienenden Brüder der Hospitaliter-Ritterorden bis zu Feuerwehren und Katastrophenschutz, Sanitäts- und Samariterdiensten in der ersten Hälfte des 20. Jahrhunderts.* Diskussionspapiere der Hochschule für öffentliche Verwaltung in Kehl: 2004/2. Books on Demand.

11 Quo vadis Rettungsdienst? Bestandsaufnahme, Herausforderungen und innovative Entwicklungsmöglichkeiten

Stefanie Popp und Michael Garkisch

Der Rettungsdienst selbst stellt, neben den niedergelassenen VertragsärztInnen im ambulanten Bereich und den Notaufnahmen der Kliniken im stationären Bereich, einen von drei Akteuren der deutschen Notfallversorgung dar (Sachverständigenrat zur Begutachtung der Entwicklung im Gesundheitswesen, 2014, 2018). Nicht erst durch die Sars-CoV-2-Pandemie ist der Rettungsdienst oft an die Grenzen der Belastbarkeit gestoßen. Bereits vor der Pandemie wurde dieser durch die Leitstelle immer häufiger alarmiert (Messerle & Appelrath, 2018). Jedoch ist die Zahl der ›echten Notfälle‹, die dazu führt, dass die PatientIn unverzüglich medizinische und pflegerische Betreuung benötigt, nicht gestiegen (Behringer et al., 2013). Dabei hätten viele genau dieser PatientInnen im niedergelassenen Bereich durch Bereitschaftspraxen der Kassenärztlichen Vereinigungen (KV) behandelt werden können, die für Nicht-NotfallpatientInnen zuständig sind (Barjenbruch, 2015; Gries et al., 2017). In diesem Beitrag erfolgt zunächst eine Bestandsaufnahme zu den Grundlagen des Rettungswesens und den relevanten Rahmenbedingungen (▶ Kap. 11.1). Im zweiten Teil werden die aktuellen Herausforderungen (▶ Kap. 11.2) und deren Lösungsansätze (▶ Kap. 11.3) dargestellt. Die Schilderungen des Beitrags werden im Rahmen eines Fazits (▶ Kap. 11.4) zusammengefasst.

11.1 Grundlagen des Rettungswesens

Die Aufgaben und Strukturen sind in den jeweiligen Rettungsdienstgesetzen der Länder geregelt. In diesen Gesetzen sind auch die Zeiten zwischen dem Eingang des Notrufes und dem Eintreffen des ersten Rettungsmittels bei der PatientIn, die sogenannte Hilfsfrist, verankert. Diese Zeiten variieren je nach Bundesland zwischen 12 und 18 Minuten (Neubauer et al., 2010). Weitere Unterschiede ergeben sich in der Besetzung der Rettungsmittel und der materiellen Ausstattung ebendieser (Schneider et al. 2010). Im Jahr 2021 waren 79.191 sozialversicherungspflichtig Beschäftigte im Bereich Rettungsdienst in ganz Deutschland angestellt (Bundesagentur für Arbeit, 2021).

11.1.1 Tätige im Rettungswesen

Das Rettungswesen (Rettungsdienst und Integrierte Leitstellen) ist Teil der öffentlich organisierten nichtpolizeilichen Gefahrenabwehr und gehört zur staatlichen Daseinsvorsorge. Der Rettungsdienst wird unterteilt in Notfallrettung und Krankentransport (Bundesärztekammer, 2018c; Ministerium des Innern des Landes Nordrhein-Westfalen, 2018). Die Integrierten Leitstellen (ILS) kommen noch als Tätige hinzu.

Rettungsdienst

An der bodengebundenen Notfallrettung, die den Schwerpunkt des Rettungswesens bildet, sind folgende Einsatzmittel beteiligt (Zander, 2010):

- *RTWs* (Rettungstransportwagen) werden eingesetzt, um NotfallpatientInnen zu transportieren. Die Ausstattung umfasst ein umfangreiches medizinisches Equipment
- *NAWs* (Notarztwagen) unterscheiden sich zum RTW darin, dass eine ÄrztIn immer zur Besatzung gehört.
- *NEFs:* Ein Notarzteinsatzfahrzeug transportiert die ÄrztIn zum Einsatz und stellt kein Transportmittel für PatientInnen dar. Es verfügt aber trotzdem über eine umfangreiche medizinische Ausrüstung.
- weitere Spezialfahrzeuge
- Die RTHs (Rettungshubschrauber) (Zander, 2010) sind Teil der Luftrettung. Die Träger sind beispielsweise Bundespolizei, ADAC und DRF-Luftrettung.

Die Einsatzmittel werden wiederum mit ärztlichem und nichtärztlichem Fachpersonal besetzt (Bundesärztekammer, 2018c). Der Beifahrer des RTWs muss immer ein RettAss oder ein NotSan sein. Der Fahrer des RTWs muss beispielsweise in Bayern laut BayRDG ein geeigneter Fahrer sein. Die medizinische Qualifikation wird im Art. 12 Abs. 2 BayRDG nicht genannt. Der Fahrer des NEFs muss in Bayern beispielsweise mindestens ein Rettungssanitäter (RettSan) sein, diese Weiterbildung umfasst 520 Stunden (Bayerische Staatskanzlei, 2008); in Baden-Württemberg jedoch ein Rettungsassistent (RettAss), zweijährige Ausbildung, oder ein Notfallsanitäter (NotSan), dreijährige Ausbildung (Baden-Württembergisches Ministerium für Arbeit und Soziales, 2010; Braig, 2007; Ziegenfuß, 2017).

Ein RTH ist immer mit einer PilotIn, HEMS (Helicopter Emergency Medical Service, RettAss mit spezieller Ausbildung für die Luftrettung) und einer NotärztIn besetzt (ADAC Luftrettung, o. A.). Die Hauptaufgabe des RTHs besteht darin, die NotärztIn mit ihrer Ausrüstung so schnell wie möglich an die Einsatzstelle zu bringen. Weitere Aufgaben sind der Transport der PatientIn zum nächstgeeigneten Krankenhaus und Verlegungen von PatientInnen zwischen Kliniken (Hellmich, 2010). Die Berg-, Wasser- und Seenotrettung bilden Spezialgebiete der Notfallrettung (Beske et al., 2001).

Der Rettungsdienst hat die Aufgabe, die flächen- und bedarfsgerechte sowie hilfsfristorientierte Versorgung der Bevölkerung mit Leistungen der Notfallrettung sicherzustellen (Koch et al., 2008). Hierbei ist die sogenannte Hilfsfrist entscheidend: Die Hilfsfrist beschreibt als Plangröße, in welcher Zeit adäquate Hilfe am Einsatzort eintreffen muss. Diese Zeiten unterscheiden sich jedoch nicht nur nach Bundesland, sondern auch nach Region: In den urbanen Gebieten ist diese Frist geringer als im ländlichen Raum (Gretenkort et al., 2016).

Die Notfallrettung hat primär drei Aufgaben (Bundesärztekammer, 2018c; Koch et al., 2008; Zander, 2010):

1. Bei dem NotfallpatientInnen am Einsatzort lebensrettende Sofortmaßnahmen zu ergreifen oder Maßnahmen durchzuführen, um schwere gesundheitliche Schädigungen zu verhindern
2. Herstellung der Transportfähigkeit oder Aufrechterhaltung dieser
3. Transport der PatientIn unter ständiger Betreuung zum nächstgelegenen, geeigneten Krankenhaus

Ein weiterer Teil des Rettungswesens, aber nicht Teil der Notfallrettung, ist der qualifizierte Krankentransport. Die Notfallrettung und der Krankentransport lassen sich anhand der Dringlichkeit des Transportes der PatientIn und hinsichtlich der Anforderungen an die Qualifikation des Personals und der materiellen Ausstattung der Fahrzeuge unterscheiden (Zander, 2010). Beim Krankentransport steht die Betreuung und Beförderung von PatientInnen, die keine NotfallpatientInnen sind, im Mittelpunkt. Dafür bereitgestellt werden KTWs: Der Krankentransportwagen verfügt über eine geringe medizinische Ausrüstung, da der Transport der PatientInnen im Vordergrund steht (Zander, 2010). Der KTW ist mit nichtärztlichem Rettungsdienstfachpersonal besetzt (Bundesärztekammer, 2018c; Zander, 2010).

Auch Teil des Rettungswesens ist die notärztliche Versorgung. In den meisten Bundesländern haben die Landesregierungen diesen Sicherstellungsauftrag inne, welcher oft an Krankenhäuser übergeben wird (Beske et al., 2001). Die NotärztIn wird dann alarmiert, wenn das zugrunde liegende Meldebild dies vorgibt oder das Personal des RTWs diese nachalarmiert (Gretenkort et al., 2016). Es ist anzumerken, dass es dafür einen festgelegten Indikationskatalog gibt, der genau vorgibt, wann eine NotärztIn zu alarmieren ist (Gretenkort et al., 2016).

Integrierte Leitstelle

Das Bindeglied zwischen Rettungsdienst und Krankenhaus, aber auch zwischen dem NotfallpatientInnen und dem Rettungsdienst, sind die Integrierten Leitstellen (ILS). Unter der Nummer der Integrierten Leitstelle sind sowohl Feuerwehr als auch der Rettungsdienst zu erreichen (Bayerisches Staatsministerium des Innern und für Integration, o. A.). Neben der Alarmierung von Rettungsdienst und Feuerwehr nimmt die ILS auch Aufgaben im Katastrophenschutz wahr (Hackstein et al., 2015). Ihre Aufgabe ist neben der Annahme der Notrufe der Hilfesuchenden, erreichbar über die 112, die Alarmierung der Einsatzkräfte und die Begleitung der Einsätze sowie der Informationsaustausch zwischen Rettungsdienst und Krankenhaus (Bayerisches Staatsministerium des Innern und für Integration, o. A.; Kumpch & Luiz, 2011). In den Integrierten Leitstellen wird auf Grundlage des Meldebildes über die Notwendigkeit eines Notarzteinsatzes entschieden. Zudem sind die ILS ständig über die Auslastung des Rettungsdienstes und der Kliniken informiert. Das Ziel ist es, jeder NotfallpatientIn so schnell wie möglich mit geeigneten Rettungsmitteln zu helfen und Fehleinsätze zu vermeiden (Beske et al., 2001). Die DisponentInnen geben dem Anrufer, wenn nötig, Anweisungen zur Versorgung der PatientIn (Kappus, 2010). Bei Feststellen keines dringlichen Behandlungsbedarfes wird der Hilfesuchende an seine HausärztIn oder den Bereitschaftsdienst verwiesen (Kappus, 2010).

Die originären Dienstleistungen der ILS sind die Disposition von (Arntz & Kreimeier, 2010):

- Zeitkritischem Hilfeersuchen (Notrufe)
- Sekundärtransporten
- Brand- und Katastrophenschutz
- Krankentransporten
- Verlegungstransporten

Die Abfrage von Notrufen erfolgt nach standardisierten, verbindlichen Vorgaben, welche in die Wahl der Alarmierung des richtigen Rettungsmittels mündet (Arntz & Kreimeier, 2010; Kappus, 2010; Kumpch & Luiz, 2011). Jedoch können bei der Abfrage der Notrufe regionale Unterschiede erkannt werden. Seit Jahren werden die Notrufabfrageprotokolle, die in den USA entwickelt worden sind, auch im deutschsprachigen Raum eingesetzt. Jedoch existiert in Deutschland weder eine bundesweit einheitliche noch standardisierte Abfrage (Baumann et al., 2009).

11.1.2 Rechtliche Rahmenbedingungen des Rettungswesens

Gemäß den Artikeln 30, 70, 72, 74 und 83 des Grundgesetzes ist das Rettungswesen Angelegenheit der Bundesländer (Grundgesetz für die Bundesrepublik Deutschland, 2017). Jedes Bundesland hat eigene rechtliche Regelungen zur Durchführung des Rettungsdienstes getroffen: Rettungsdienstgesetze, Richtlinien, Erlasse und/oder Verordnungen für den Rettungsdienst, Feuerwehrgesetzgebung, Vereinbarungen über den Ausbau und die Durchführung des Krankentransportes und Rettungsdienstes (Katzenmeier & Schrag-Slavu, 2010; Lissel, 2001). Es ist zu erwähnen, dass sich die einzelnen Gesetze stark ähneln, im Detail aber unterschiedlich sind (gerade bei der Besetzung der Fahrzeuge und der Hilfsfristen) (Braig, 2007). Unterschiede gibt es ferner bei den Aufgaben der Leitstellen, wie auch bei der Kooperation mit der Kassenärztlichen Vereinigung (Roth et al., 2017).

Die Träger des Rettungsdienstes haben verschiedene Möglichkeiten, um die Durchführung zu organisieren. Diese sind (Zander, 2010):

- Selbst den Rettungsdienst betreiben
- Die Feuerwehr betreibt den Rettungsdienst
- Übertragung der Notfallrettung und Krankentransporte auf freigemeinnützige Hilfsorganisationen (Deutsches Rotes Kreuz, Malteser Hilfsdienst, Johanniter und Arbeiter Samariter Bund) oder auf private Unternehmen durch öffentlich-rechtliche Verträge

11.1.3 Finanzierung des Rettungswesens

Finanzierung Rettungsdienst

Die Finanzierung des Rettungsdienstes folgt, außer in Brandenburg, in ganz Deutschland dem dualen System (Beske, 2016). Die laufenden Kosten werden von der gesetzlichen Krankenversicherung (GKV), der privaten Krankenversicherung (PKV) oder den Selbstzahlern getragen. Je nach Finanzierungsmodell rechnet der Erbringer der Leistung (Hilfsorganisationen oder private Unternehmen) direkt mit den Kostenträgern ab. Es existiert aber auch das Modell, dass der Träger (Landkreis oder kreisfreie Städte) mit den Kostenträgern abrechnet und das Geld an die Leistungserbringer weiterreicht (Zander, 2010).

Die Abrechnungsmodelle unterscheiden sich ebenfalls je nach Bundesland. In Bayern werden z. B. alle Einsätze und Krankentransporte, die durch Hilfsorganisationen oder private Rettungsdienstorganisationen erfolgen, der Zentralen Abrechnungsstelle (ZAST) gemeldet (Bayerisches Rotes Kreuz, 2018; Grewe, 2018). Diese rechnet eine verhandelte Pauschale mit den Kostenträgern ab. Der Rettungsdienst erhält nur einen geringeren Betrag, der den tatsächlich entstandenen Kosten entspricht. Die Vorhaltung des Rettungsdienstes ist durch öffentlich-rechtliche Verträge festgelegt und wird durch die Sozialversicherungsträger refinanziert, unabhängig von der Anzahl der Einsätze (Bayerisches Rotes Kreuz, 2018). Der Rest der Pauschale wird für eine Querfinanzierung des Rettungsdienstes in den ländlichen Regionen verwendet (Grewe, 2018). In anderen Bundesländern, z. B. in Nordrhein-Westfalen, erfolgt die Abrechnung direkt mit den Krankenkassen. Im Vorfeld wurden Gebührensätze vereinbart. Die Investitionskosten werden von den Bundesländern erstattet (Beske et al., 2001). Je nach Bundesland werden unterschiedliche Investitionskosten übernommen. Baden-Württemberg zahlt Investitionen in Gebäude, in technische und organisatorische Entwicklungen. Dagegen zahlt Bayern Investitionen in medizinische Großgeräte und Transportfahrzeuge (Beske et al., 2001).

Die Vergütung der erbrachten Rettungsdienstleistungen erfolgt retrospektiv nach Einzelleistungsvergütung nach § 60 SGB V als ›Fahrtkosten‹. Damit § 60 SGB V in Kraft tritt, müssen nach § 133 SGB V entweder die Entgelte durch Landesrecht oder Kommunalrecht festgelegt sein oder die Erbringer der Leistungen schließen Verträge mit den Krankenkassen (SGB, 2018). Darüber hinaus werden beispielsweise in Bayern die Kosten für die Ausbildung von Personal oder für das Beschaffen von neuen Fahrzeugen und medizinischen Geräten von den Krankenkassen mitgetragen (Bayerische Staatskanzlei, 2008).

Im Jahre 2019 sind Kosten von rund 5,864 Milliarden Euro im Bereich Rettungsdienst angefallen (Statistisches Bundesamt, 2021). Dabei entfielen rund 85 % der Kosten auf die Notfallrettung (RTW, NEF und RTH) und 15 % auf den Bereich Krankentransport (Bundesministerium für Gesundheit, 2017). Die Kosten für die Luftrettung werden für jeden Standort einzeln mit den Sozialversicherungsträgern ausgehandelt. Im gleichen Zug werden auch die Entgelte für die Mitwirkung der ÄrztInnen vereinbart (Bayerische Staatskanzlei, 2008).

Der Bundesrechnungshof hat 2018 die öffentlichen Ausgaben für den Rettungsdienst kritisiert, da die Ausgaben der Krankassen seit Jahren für diesen Bereich stark angestiegen sind. Hinzu kommt, dass die Länder und Kommunen die Kosten zulasten der Krankenkassen verschoben haben (Deutsches Ärzteblatt, 2018).

Finanzierung der Integrierten Leitstellen

Die Finanzierung der Leitstellen unterscheidet sich je nach Bundesländern. In Bayern schließen die Betreiber der ILS mit den Sozialversicherungsträgern Vereinbarungen über die voraussichtlichen Kosten (Bayerische Staatskanzlei, 2008). Dabei geht es um die Kosten, die bei der Betreibung der Leitstellen entstehen. Die Kosten für die Errichtung einer Leitstelle und die Kosten für die Hardware werden vom Land in Form der staatlichen Investitionskostenerstattung getragen (Bayerisches Staatsministerium des Innern und für Integration, o. J.). In NRW können die Kreise die anteiligen Kosten für die Inanspruchnahmen der Leitstellen auf die Träger der Rettungswachen umlegen, wenn diese keine Entgelte erheben (Gesetz über den Rettungsdienst sowie die Notfallrettung und den Krankentransport durch Unternehmer (Rettungsgesetz NRW – RettG NRW) von 2022).

11.1.4 Zahlen, Daten und Fakten zur Entwicklung der Inanspruchnahme des Rettungsdienstes

Waren es 2000/2001 noch 4,4 Millionen Rettungsdiensteinsätze, wovon 2,1 Millionen unter Einsatz einer NotärztIn stattfanden, stieg die Zahl 2012/2013 schon auf 6,3 Millionen (2,8 Millionen mit NotärztIn). Auch in diesem Bereich kann also eine deutliche Zunahme von Einsätzen verzeichnet werden. Dabei ist beim Einsatzaufkommen des Rettungsdienstes festzustellen, dass die tatsächlichen Notfälle nicht im selben Maße angestiegen sind. Dieser Umstand kann an der DRK-internen Analyse der Einsätze abgelesen werden: Nur 22,2 % aller Einsätze waren Notfalleinsätze entsprechend der Rettungsdienstgesetze (Sefrin, 2018). Das zeigt sich auch darin, dass die sogenannten ›sonstigen Notfälle‹ in prägnanter Weise zunehmen, während die klassischen Einsätze, wie Arbeitsunfälle oder Herzinfarkt, gleichbleiben oder gar sinken (Bohn, 2018).

Die Einsatzrate pro 1.000 Einwohner lag bei 147 Einsätzen. Im Zeitraum 2012/13 wurden 12 Millionen Einsätze mit insgesamt 14,3 Millionen Einsatzfahrten durchgeführt (Schmiedel & Behrendt, 2015). 52 % der Einsätze sind Notfalleinsätze. Zu zwei Fünftel aller Notfälle wird eine NotärztIn hinzugeführt, 48 % sind Krankentransporte. 8,4 Millionen Einsatzfahrten werden mit Sonderrecht bei der Anfahrt durchgeführt (Schmiedel & Behrendt, 2015). Für 2012/13 konnte festgestellt werden, dass die Notfalleinsätze mit und ohne NotärztIn keine Wochenperiodik aufweisen (Schmiedel & Behrendt, 2015).

Das Einsatzaufkommen verteilt sich folgendermaßen auf die Rettungsmittel (Schmiedel & Behrendt, 2015):

- RTW 57 %
- KTW 24 %
- NEF 18 %
- NAW und RTH/ITH unter 1 %

Auch im Bereich der Luftrettung liegt eine Steigerung des Einsatzaufkommens vor. Im Jahre 2020 lag die Zahl der Einsätze bei 39.971 (DRF-Luftrettung, 2021). Zusätzlich flogen die Rettungshubschrauber des ADAC 2021 von 26 Luftrettungsstandorten zu 52.234 Einsätzen (ADAC Luftrettung, 2022). Die retrospektive Betrachtung der Einsätze des Christoph 41 aus dem Jahre 2014 liefert erste Hinweise darauf, dass sich auch bei den Einsatzarten der Luftrettung Veränderungen innerhalb der letzten 25 Jahre ergeben haben. So nahmen die traumatischen Notfälle signifikant ab. Die Anzahl der vital bedrohten PatientInnen stieg an und die versorgten PatientInnen sind deutlich älter geworden (Viergutz et al., 2014). In den Jahren 1987–1992 waren es insgesamt 5.123 Einsätze, davon 64,7 % traumatologische Einsätze. 2006–2011 waren es 5.721 Einsätze, wovon 50,4 % traumatologisch waren (Viergutz et al., 2014).

11.1.5 Gründe für die gestiegene Inanspruchnahme

Das IGES-Institut hat herausgefunden, dass ein Zusammenhang zwischen Arztdichte und Anzahl der Einsätze existiert. Bezogen auf die Fachärzte zeigt sich, dass die Anzahl der Fahrten je Versicherten höher ist, je geringer die Facharztdichte ist. Bei den HausärztInnen erweist sich die Anzahl von Fahrten mit dem Grund einer Krankenhausbehandlung als umso höher, je geringer die Hausarztdichte ist (IGES Institut GmbH, 2014). Auch künftig wird davon ausgegangen, dass es zu einer höheren Auslastung der Rettungsmittel kommen kann (Lowthian et al., 2011; Messerle & Appelrath, 2018; Prückner & Bayeff-Filloff, 2018). Folgende Punkte können hier exemplarisch aufgeführt werden (Bader et al., 2018):

- Gesellschaftliche Alterung und damit verbunden eine mögliche Zunahme von Notarzteinsätzen in Altenheimen
- Veränderung in der sozialen Unterstützung, z. B. Zunahme der Single-Haushalte
- Leichte Zugänglichkeit zur rettungsdienstlichen Versorgung
- Zunehmendes Gesundheitsbewusstsein
- Schlechtere Zugänglichkeit der Primärversorgung
- Zunahme der Einweisungen in Kliniken
- Abnahme der Selbstverantwortung und der Subsidiarität verbunden mit einer gestiegenen Erwartungshaltung

11.2 Aktuelle Herausforderungen des Rettungsdienstes

In diesem Kapitel werden die aktuellen Herausforderungen des Rettungsdienstes vorgestellt. Die Herausforderungen, welche in der nachfolgenden Abbildung 11.1 zusammengefasst werden, lassen sich in fünf Punkte gruppieren: Berufsstand; Struktur, Verzahnung und Prozesse; Vergütung; System Leitstellen sowie PatientInnen.

11 Quo vadis Rettungsdienst?

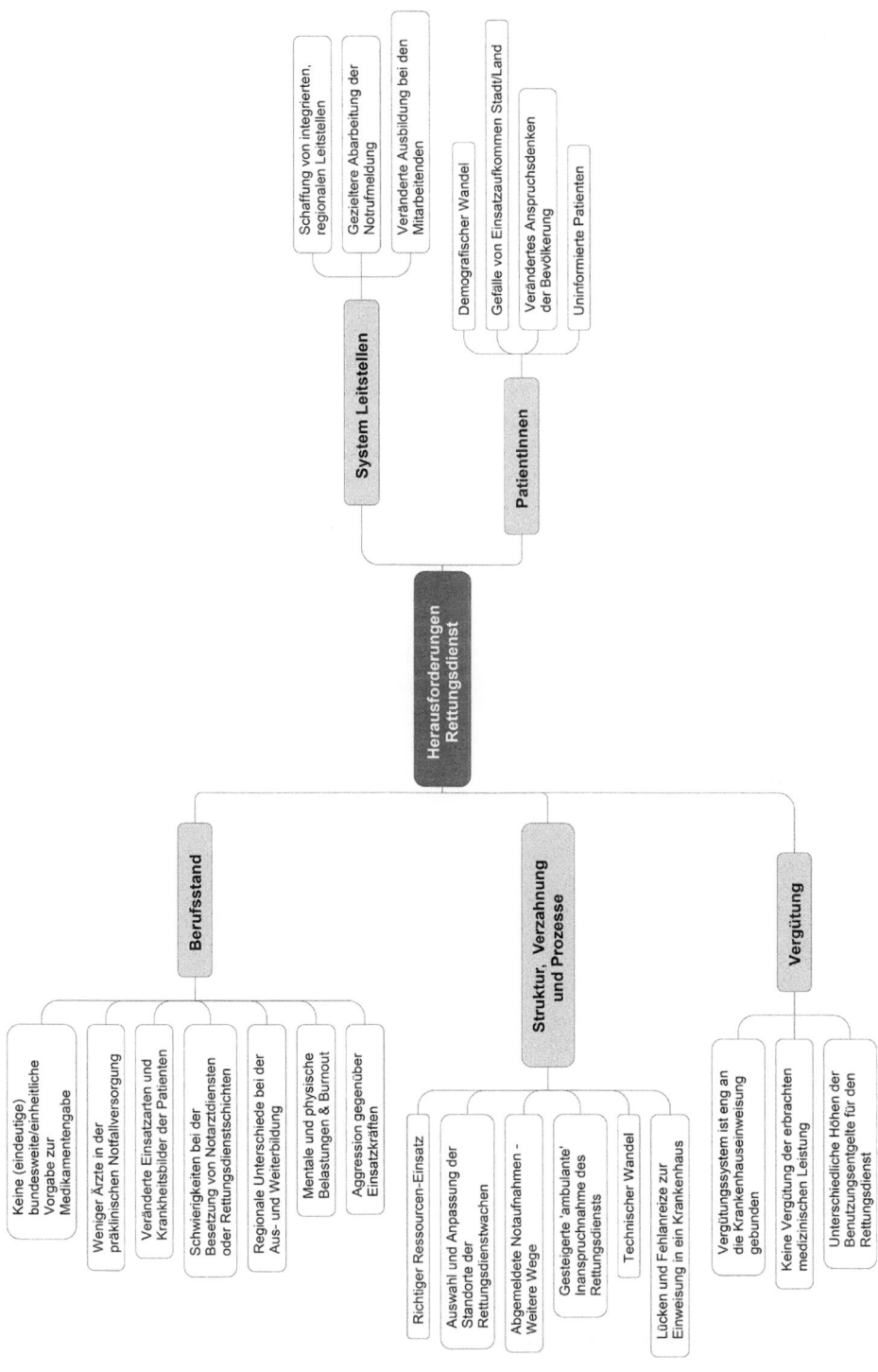

Abb. 11.1: Herausforderungen im Rettungsdienst (eigene Darstellung)

11.2.1 Berufsstand

Zunächst einmal ist zu erwähnen, dass das Notfallsanitätergesetz (NotSanG) 2014 zu einer »Zeitenwende« in der Notfallversorgung geführt hat. Die Maßnahmen, die im § 4 Abs. 2 Nr. 1c genannt werden, sind Maßnahmen, die durch die Ausbildung sicher erlernt werden. Diese heilkundlichen Maßnahmen sind innerhalb eines Bundeslandes einheitlich (Bayerisches Staatsministerium des Innern und für Integration, o. J.). Im § 4 Abs. 2 Nr. 2c werden weitere heilkundliche Maßnahmen beschrieben, die eigenständig durchgeführt werden dürfen bzw. delegiert werden können. Diese werden vom Ärztlichen Leiter Rettungsdienst jeweils im Kreisverband festgelegt. Daher unterscheiden sich diese innerhalb eines Bundeslandes (Bayerisches Staatsministerium des Innern und für Integration, o. J.).

Durch den neuen gesetzlichen Rahmen kam es grundsätzlich durch die Erweiterung der Kompetenzen der NotfallsanitäterIn und zu einer Eröffnung für Verbesserungen in der PatientInnenversorgung. Hier ist insbesondere die Gabe von Schmerzmitteln zu nennen, die in der Notfallversorgung einen hohen Bedarf hat. In diesem Kontext laufen derzeit die Übergangsfristen. Noch gibt es keine bundeseinheitlichen Vorgaben, welche Medikamente und invasive Maßnahmen durch die NotfallsanitäterIn durchgeführt werden dürfen. Jedes Bundesland und jeder Rettungsdienstträger entscheidet selbst (Bohn, 2018).

In Deutschland haben im Jahre 2018 einige Ärztekammern die Voraussetzungen für die Tätigkeit als NotärztIn heraufgesetzt. Die Fachkunde Rettungsdienst (80-Stunden-Kurs oder 10 Fahrten mit lebensrettenden Sofortmaßnahmen) wurde am 31.12.2018 durch die Zusatzbezeichnung Notfallmedizin abgelöst (Brenn, 2019; Cavus & Dröges, 2011; Schmitz-Eggen, 2018). Die Zusatzweiterbildung Notfallmedizin umfasst einen 80-Stunden-Kurs. Zusätzlich müssen 50 Einsätze auf einem NEF oder RTH absolviert werden. Bei diesen Einsätzen müssen mindestens 20 Notfallversorgungen mit notfall- bzw. intensivmedizinischem Handeln erfolgen (welche Maßnahmen durchgeführt werden müssen, ist genau vorgegeben). Um diese Zusatzweiterbildung überhaupt absolvieren zu dürfen, muss eine mindestens sechsmonatige Weiterbildung im Bereich der Intensivmedizin, Anästhesiologie oder der Notaufnahme nachgewiesen werden können (Bayerische Landesärztekammer, 2004, 2008). Durch das Heraufsetzen der Voraussetzungen werden in Zukunft weniger ÄrztInnen in der präklinischen Notfallversorgung tätig werden (Cavus & Dröges, 2011).

Eine große Herausforderung für die am Rettungsdienst beteiligten Berufsstände (z. B. NotärztIn, NotfallsanitäterIn, RettungssanitäterIn) sind die veränderten Einsatzarten und Krankheitsbilder der PatientInnen. So nehmen die Einsätze, die zwar vordergründig zuerst eine akute notfallmedizinische Alarmierung auslösen, sekundär aber beispielsweise einen palliativmedizinischen Therapieansatz erforderlich machen, zu (Wiese et al., 2007). Ferner gibt es auch vermehrt Einsätze bei Empfindlichkeitsstörungen. Prognosen gehen davon aus, dass die Notarztalarmierungen bundesweit auf 2,15 Millionen im Jahr 2050 ansteigen werden. 1994 waren es noch 1,48 Millionen. Auch die Notarztrate wird sich im gleichen Zeitraum von 18,28 Notarztalarmierungen pro 1.000 Einwohner auf 28,59 pro 1.000 Bürger erhöhen. Bei dieser Prognose sind allerdings nur die Steigerungen aufgrund der Alterung der Bevölkerung miteinbezogen, nicht die veränderten Nachfragestrukturen (Behrendt & Runggaldier, 2009). NotärztInnen sind zudem durch ihre Weiterbildung »Notfallmedizin« für die Versorgung von Schwerstkranken/Schwerstverletzten ausgebildet und nicht für die Lenkung der PatientInnen zwischen den Sektoren (Bernhard et al., 2006; Reifferscheid et al., 2015) oder für psychische Erste Hilfe (Behrendt & Runggaldier, 2009).

Bedingt durch den Ärzte- und Fachkräftemangel wird die Besetzung von Notarztdiensten oder Rettungsdienstschichten immer schwieriger (Flake et al., 2018; Hofer & Voelckel, 2014). Hinzu kommen die Probleme bei der Nachwuchsgewinnung (Umlauf, 2018). Ferner ist die Arbeit im Rettungsdienst eine körperlich anstrengende Arbeit und es ist fraglich, ob eine Berufstätigkeit bis 67 Jahren überhaupt möglich ist (Lackner et al., 2009).

In der Aus- und Fortbildung von ärztlichem und nichtärztlichem Personal im Rettungsdienst (Gretenkort et al., 2016) gibt es regionale Unterschiede. Nahezu täglich wechseln die Teamzusammensetzungen ohne gemeinsames Training (Gretenkort et al., 2016).

Der Umstand, dass gerade im Rettungsdienst die Ausnahmesituation Alltag ist, führt dazu, dass es vermehrt zu Belastungen und Burn-out kommt (Hering & Beerlage, 2004). Grund dafür ist, dass plötzliche Stresssituationen auftreten und eine Konfrontation mit den belastenden Themen Schmerz, Leid und Tod häufig ist. Aber auch die Arbeitszeitgestaltung und die Einsatzfrequenz beeinflussen die empfundene Belastung (Heringshausen et al., 2010).

Konstant beträgt die Anzahl von Einsätzen, die durch eine psychische Störung bedingt sind, 10 bis 15 % (160.000–290.000 PatientInnen pro Jahr). PatientInnen mit psychischen Symptomen sind gegenüber Einsatzkräften besonders häufig aggressiv. Auch intoxikierte PatientInnen (Einfluss von Alkohol und/oder Rauschmittel) zeigen in hohem Maße Gewaltbereitschaft. Oftmals reagieren die Angehörigen der PatientInnen ebenfalls aggressiv (Pajonk & D´Amelio, 2008). Laut Studien sind 72 bis 78 % der MitarbeiterInnen in Gesundheitseinrichtungen Opfer von verbalen Angriffen geworden, 28 % sogar von massiver Gewalt durch PatientInnen oder durch deren Angehörige (Ziegenfelder, 2017).

Diese Arbeitsumstände wie auch die Schichtarbeit führen zu besonderen mentalen Belastungen. Hinzu kommt die körperliche Belastung durch das Tragen und Heben in den Einsätzen, die ebenfalls eine Herausforderung darstellt (Hering & Beerlage, 2004; Heringshausen et al., 2010).

Infolge des Fachkräftemangels kann die Nachfrage nach Rettungsdienstpersonal nicht in dem benötigten Umfang gestillt werden, was zu einer hohen Anzahl an Überstunden und zur Unzufriedenheit des Personals führt. Das Ergebnis ist ein Anstieg des Krankenstandes und der Personalfluktuation (Flake et al., 2018; Umlauf, 2018).

Die Frage nach der Qualität und der Quantität des Rettungsdienstpersonals wird immer stärker gestellt werden, denn eine Notfallmedizin auf höchstem Niveau ist nur mit ausreichend hochqualifiziertem und motiviertem Personal möglich (Helm et al., 2017).

11.2.2 Struktur, Verzahnung und Prozesse

Eine der größten Herausforderungen des Rettungsdienstes ist es, die Ressourcen richtig einzusetzen, um in Notfallsituationen immer schnell reagieren zu können. Aus diesem Grund ist ein besonderes Augenmerk auf die richtige Auswahl und Anpassung der Standorte der Rettungsdienstwachen zu legen (Werners & Wiesche, 2018). Als Parameter für die Bemessung der Kapazität, für die Leistungsvorgaben und für die Planung der Standorte der Rettungsmittel gilt die Hilfsfrist, die nicht immer eingehalten werden kann. Aus medizinischer Sicht ist aber nicht die Zeit bis zum Eintreffen des ersten Rettungsmittels relevant, sondern die gesamte Spanne vom Eintreten des Notfalles bis zum Beginn der Therapie (Lackner et al., 2009; Sachverständigenrat für die Konzertierte Aktion im Gesundheitswesen, 2003).

Bei Abmeldung von Notaufnahmen aufgrund von Überlastung oder wegen mangelnder Bettenkapazitäten kann nicht mehr die nächstgelegene geeignete Notaufnahme angefahren werden. Stattdessen müssen weitere Strecken zurückgelegt werden (Fleischmann, 2013). Dies hat zur Folge, dass in dieser Zeit die Rettungsmittel nicht für andere Einsätze zur Verfügung stehen, was nicht nur Zeit- und

Kapazitätsverluste für den Rettungsdienst bedeutet, sondern auch negative Auswirkung auf die rasche Versorgung anderer PatientInnen hat (Matt et al., 2015). Gleichzeitig reduzieren sich die ambulanten Strukturen wie die »rund um die Uhr hausärztliche Versorgung« und die Anzahl der FachärztInnen (Helm et al., 2017).

Bei gleichzeitiger Zunahme von ambulanten Leistungen (Günther et al., 2017; Morse, 2013) nehmen auch ambulante Kontakte (ambulanter Kontakt mit dem Rettungsdienst sind Einsätze ohne NotärztIn, auf die kein Transport folgt (Günther et al., 2017)) mit dem Rettungsdienst zu. Dies kann als weiteres Indiz dafür betrachtet werden, dass andere Versorgungsformen angebracht wären (Günther et al., 2017).

Faktisch gibt es auf der Prozessebene Lücken und Fehlanreize zur Einweisung in ein Krankenhaus (Greiner & Thüsing, 2014) und es fehlen zudem praktikable Handlungsalternativen wie: Notfalleinweisung in Pflegeeinrichtungen, ausreichende Versorgung durch ambulante Dienste sowie geeignete Klinikstrukturen, um kurzzeitig PatientInnen zu überwachen und vitale Bedrohungen auszuschließen (Sachverständigenrat für die Konzertierte Aktion im Gesundheitswesen, 2003).

11.2.3 Vergütung

Das aktuelle Vergütungssystem ist eng an die Beförderung in ein Krankenhaus gebunden (Greiner & Thüsing, 2014). Es wird nur die Transportleistung vergütet (SGB, 2018) und es findet keine Vergütung der erbrachten medizinischen Leistungen statt (Sachverständigenrat zur Begutachtung der Entwicklung im Gesundheitswesen, 2018). Überdies werden gerade in Bayern jedes Jahr im Voraus die Benutzungsentgelte vereinbart. Dies bedeutet, dass die Anzahl der Einsätze, die bezahlt werden, gedeckelt ist. Werden die Fahrzeuge darüber hinaus alarmiert, werden diese Einsätze nicht extra vergütet (Bayerische Staatskanzlei, 2008).

Da die Benutzungsentgelte für den Rettungsdienst auf Landesebene (Landesgesetz über den Rettungsdienst sowie den Notfall- und Krankentransport (Rettungsdienstgesetz – RettDG), 2005), aber auch teilweise auf kommunaler Ebene vereinbart werden, ist die Höhe nicht nur je Bundesland unterschiedlich, sondern auch teilweise in jedem Landkreis oder in jeder Stadt verschieden (Kreisverband Coburg, 2013; Landeshauptstadt Hannover, 2013; Magistrat Stadt Frankfurt am Main, 2013). In Hannover betrugen im Jahr 2014 die Entgelte für einen Notfalleinsatz 317 Euro in Frankfurt 413 Euro. 2017 lagen die Entgelte in Lübeck bei 693,55 Euro (Landeshauptstadt Hannover, 2013; Magistrat Stadt Frankfurt am Main, 2013). In Bayern betragen seit dem 01.11.2013 die Entgelte für einen Notfalleinsatz 635 Euro (Kreisverband Coburg, 2013).

11.2.4 Entwicklungen auf PatientInnenseite

Die demografische Entwicklung ist eine der größten Herausforderungen in Bezug auf die PatientInnenversorgung (Behrendt & Runggaldier, 2009). Diese ist als ein Grund für den Anstieg der Einsätze zu nennen (Veser et al., 2015). Verschiedene Studien haben gezeigt, dass der Rettungsdienst durch ältere Personen häufiger alarmiert wird als durch junge Personen (Behrendt & Runggaldier, 2009; Lowthian et al., 2011; Prückner et al., 2008). Die Situation wird in Deutschland dadurch verkompliziert, dass der demografische Wandel nicht gleichmäßig auf das Land verteilt ist, sondern der Anteil von älteren Menschen im ländlichen Raum höher ist als in den urbanen Zentren (Statistisches Bundesamt, 2012; Veser et al., 2015). Dies bedeutet, dass das Einsatzaufkommen im ländlichen Raum, bezogen auf geriatrische Erkrankungen, stärker zunehmen wird als in den Städten (Veser et al., 2015). Veser et al. sagen für Bayern bis zum Jahr 2032 eine Zunahme der Rettungswagen-

Dispositionen um 21 % vorher – allein aufgrund des demografischen Wandels. Hierfür benötigt es in den Regionen eine Langzeitplanung, um dieser Nachfragesteigerung gerecht zu werden. Weiter bedarf es altersgruppenspezifische Innovationen in der Notfallmedizin (Veser et al., 2015).

Hinzu kommt das veränderte Anspruchsdenken der Bevölkerung. Auch bei Alltagskrisen, Akutfällen und Befindlichkeitsstörungen wird unmittelbare Hilfe erwartet. Da diese jedoch nicht immer durch den Bereitschaftsdienst oder die niedergelassenen ÄrztInnen garantiert werden kann, wird hierfür von den PatientInnen der Rettungsdienst oder die Notaufnahme herangezogen (Günther & Hasseler, 2018; Sefrin, 2018). Auch zu erwähnen ist die nicht ausreichende Differenzierung zwischen Akutfällen und Notfällen. Diese hat zur Folge, dass der Anteil der Notfälle, für die der Rettungsdienst konzipiert wurde, abnimmt. Hierdurch besteht die Gefahr, dass die PatientInnen, bei denen kein Notfall vorliegt, nicht optimal versorgt werden, da der Rettungsdienst und die MitarbeiterInnen nicht für diese Fälle vorbereitet sind. Das Gleiche gilt für vital bedrohte PatientInnen, da sich die Fähigkeiten zur Durchführung von lebensrettenden Maßnahmen durch langes Nichtanwenden reduzieren können (Bohn, 2018).

Die Ausführungen machen deutlich, dass es auch durch veränderte PatientInnenstrukturen (zu erwarten ist eine Zunahme von immer älteren PatientInnen, wodurch es zu einem vermehrten Auftreten von Krankheitsbildern wie Herz-Kreislauf-Erkrankungen, Atmung, ZNS und Stoffwechselstörungen kommt (Behrendt & Runggaldier, 2009)) zu einem veränderten Einsatzaufkommen kommt. Die Zunahme von nicht lebensbedrohlichen Einsätzen gibt hier schon erste Hinweise darauf, dass die Notfallrettung nicht zureichend in die Gesundheitsversorgung integriert ist (Günther & Hasseler, 2018). Dies führt zu einer Zunahme von Fehlinanspruchnahmen (Flake et al., 2018). Die Versorgung von vital Bedrohten/Schwerstverletzten darf aber nicht aus dem Blick oder ins Hintertreffen geraten (Bernhard et al., 2006). Darüber hinaus können NotfallpatientInnen häufig keine oder nicht ausreichende Informationen über Vorerkrankungen oder aktuelle Medikation bereitstellen (Burghofer & Lackner, 2006).

Da bei den Krankentransporten keine Hilfsfrist existiert, werden die Auslastungen in diesem Bereich nicht in Gutachten erfasst. Die Folge ist eine sehr hohe Auslastung der KTWs, verbunden mit einer langen Wartezeit für die PatientInnen (Grewe, 2018).

Der Rettungsdienst befindet sich im Spannungsfeld zwischen Unter- und Überversorgung. Für den Rettungsdienst besteht nur die Möglichkeit, die PatientIn in ein Klinikum zu transportieren oder nicht (Günther & Hasseler, 2018).

11.2.5 Leitstellen

Die Leitstellen haben kaum Chancen, Hilfesuchende, bei denen kein Notfall vorliegt, an andere Strukturen weiterzuleiten (Günther & Hasseler, 2018). Die ILS haben sich in der vergangenen Zeit zu Anlaufstellen für alle Arten von Hilfeersuchen entwickelt. Der Großteil der Anrufe wird durch einen medizinisch Hilfesuchenden begründet. Die Ursache hierfür liegt darin, dass die Notrufnummer 112 vierundzwanzig Stunden täglich erreichbar und die Nummer in der Bevölkerung gut bekannt ist. Die ILS hat einen großen Einfluss auf den effizienten Einsatz von Rettungsmitteln und auf die nachfolgenden, therapeutischen Prozessabläufe. Jedoch steigt die Zahl von Hilfeersuchen, bei denen nur weniger schwere Gesundheitsstörungen zugrunde liegen, erheblich (Lechleuthner & Schürmann-Lipsch, 2018). Die AnruferInnen können durch diesen Kontakt mit der Leitstelle Zugangsbeschränkungen wie Terminvergaben im niedergelassenen Bereich umgehen, denn im Rettungsdienst besteht nur eine geringe Steuerungsmöglichkeit. Hinzu kommt, dass sich in vielen Rettungsdienstbereichen die Lenkung der Hilfeersuche ohne Einflussnahme und ungesteuert etabliert hat (Günther & Hasseler, 2018).

Nicht in ganz Deutschland werden strukturierte Abfragesysteme bei Notrufen verwendet, obwohl bekannt ist, dass durch dieses System die Prozess- und Ergebnisqualität prinzipiell gesteigert werden kann (Kumpch & Luiz, 2011). Die internen Organisationsstrukturen (damit sind die Personalbemessung, Qualifikation und Vergütung gemeint, aber auch die Trägerschaft und die technische Ausstattung (Hackstein et al., 2015)) einer ILS sind äußerst heterogen (Hackstein et al., 2015). Auch die Größe des Gebietes, für das die ILS zuständig sind, ist bundesweit sehr unterschiedlich. So gibt es in Brandenburg nur noch Regionalleitstellen (Hildebrand, 2006). In Bayern hingegen verfügt jeder Rettungsdienstbereich über eine ILS (Bayerisches Staatsministerium des Innern und für Integration, o. A.).

Die rasante Entwicklung der Informationstechnologie führt im Bereich der ILS dazu, dass immer mehr Möglichkeiten der Alarmierung bestehen, wie z. B. Ersthelfer-Apps. Der Anstieg der Anrufe und eine zunehmend multikulturelle/multilinguale Bevölkerung stellen Herausforderungen dar, die dazu führen, dass die Anforderungen an die MitarbeiterInnen in der ILS steigen (Lechleuthner & Schürmann-Lipsch, 2018). Immer mehr Systeme, wie z. B. Behandlungskapazitätsnachweise und Rückmeldesysteme (Kaufmann & Kanz, 2012), müssen bedient werden und neue Aufgaben wie Telefonreanimation kommen dazu (Bernhard et al., 2012).

Ein Wandel der Rolle der ILS wird sich in der nächsten Zeit abzeichnen: weg von der reinen Abwicklung von Einsätzen hin zur Rolle als Informationsbrokers durch die Vernetzung aller Akteure und die Abrufung der gespeicherten Informationen (Kaufmann, 2018). Treiber dieser Entwicklung sind technische Innovationen, Verbesserungsmaßnahmen, wie z. B. digitalisierte Einsatzmeldungen, GPS-Tracking oder Behandlungskapazitätsnachweis (Kaufmann et al., 2015), und der gesellschaftliche Wandel (Innovationen in diesem Bereich sind Notruf-Apps, Kat-Warn oder Twitter/Facebook) (Kaufmann et al., 2015). Hinzu kommen die Anforderungen bei besonderen Einsatzlagen wie Terroranschlägen und Amokläufen. Sie erfordern einen besonders schnellen Informationsaustausch zwischen allen beteiligten Akteuren. Dies muss geplant und organisiert sein (Gries et al., 2005).

Die Belastung durch die Aufgaben, die von emotionaler und psychischer Art sind, der hohe Verantwortungsdruck und die Angst vor Fehlern stellen mitunter große Herausforderungen für die DisponentInnen dar. Hinzu kommt die ständige Weiterentwicklung der Technik, welche eine Chance, aber auch eine Herausforderung darstellt, z. B. potenzielle Fehlfunktionen der Technik (Hoppe et al., 2008).

11.3 Lösungsansätze

Die Darstellung der erarbeiteten Lösungsansätze in diesem Kapitel 11.3 und in der Abbildung 11.2 beruhen sowohl auf einer internationalen Literaturrecherche (Quelle: entsprechende Literatur) als auch auf den Ergebnissen von 43 ExpertInnen-Interviews anlässlich einer Master-Thesis aus dem Jahr 2019 (ExpertInnen-Interviews aus Popp, 2019) sowie auf einem Workshop mit Mitarbeitenden der Notfallversorgung (Workshop-Ergebnisse aus Popp, 2019).

11 Quo vadis Rettungsdienst?

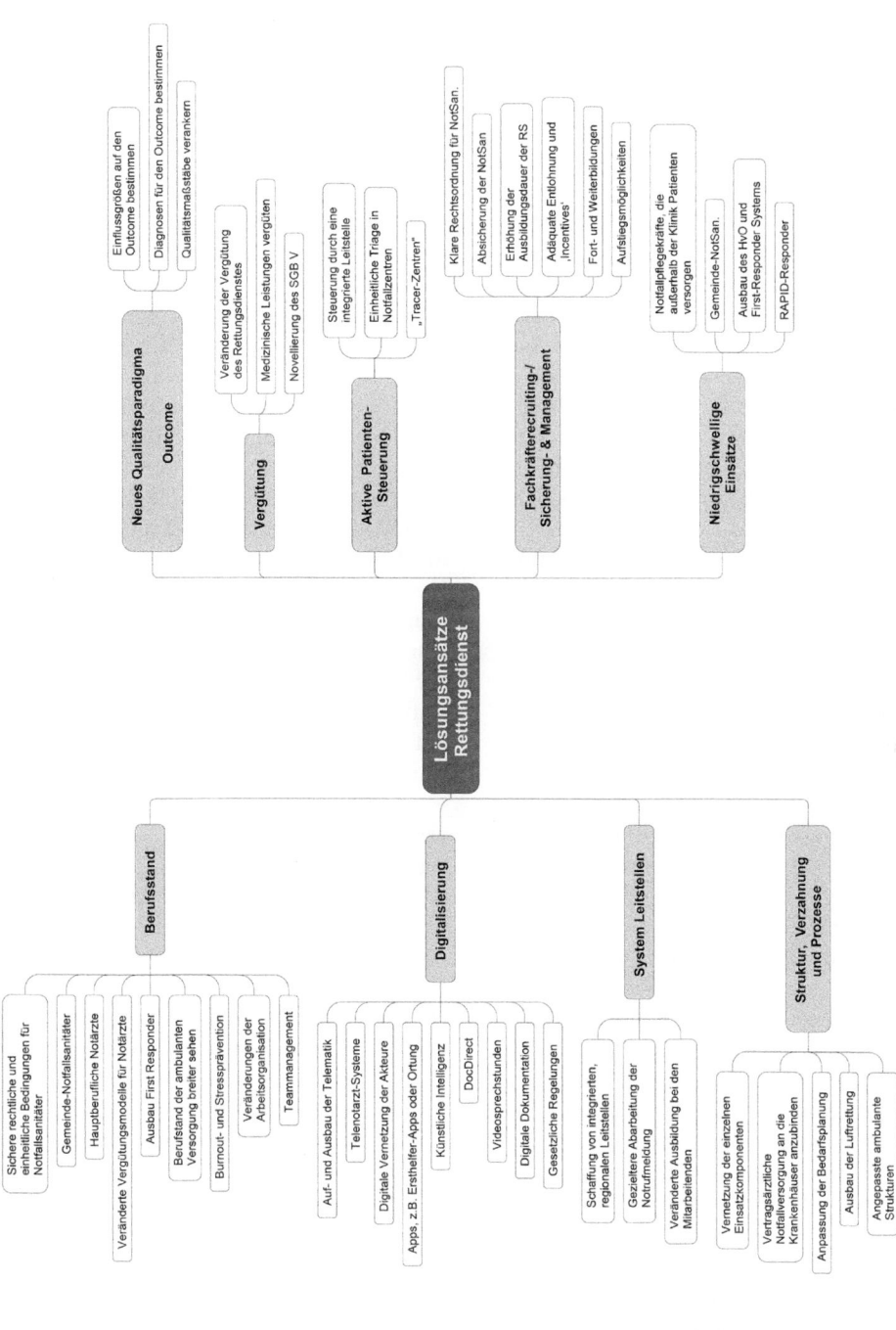

Abb. 11.2: Lösungsansätze für den Rettungsdienst (eigene Darstellung)

11.3.1 Berufsstand

Im Kontext der NotfallsanitäterInnen braucht es zunächst einmal sichere rechtliche und einheitliche Bedingungen, die durch den Gesetzgeber geschaffen werden. Zum Beispiel, welche heilkundlichen Maßnahmen durch Delegation bzw. eigenständig durchgeführt werden dürfen. Dazu benötigt es klare rechtliche Vorgaben, was bei Komplikationen passiert. Aber die Rechtssicherheit muss sich auch auf die Inhalte und Anwendungsvoraussetzungen beziehen, damit NotfallsanitäterInnen, Arbeitgeber und Rettungsdienstträger möglichst große Sicherheit haben. Denn es gab auch Kündigungen seitens des Arbeitgebers und Klagen gegen RettungsassistentInnen, wenn sie invasive Maßnahmen auf Grundlage der Notkompetenz (es gab einen Notkompetenzkatalog, in dem alle Maßnahmen aufgenommen wurden, die ein RettAss in einem gerechtfertigten Notstand durchführen kann (Lechleuthner & Neupert, 2015)) vor Eintreffen der NotärztIn durchführen. Da durch das NotSanG Maßnahmen vorgeschrieben sind, die in einer Notstandslage durchgeführt werden müssen, benötigt es eine klare Rechtsordnung, wann die NotfallsanitäterInnen konkrete Maßnahmen an PatientInnen durchführen dürfen und wie sich die Verantwortung auf die ärztlichen Leiter Rettungsdienst übertragen lässt (Lechleuthner & Neupert, 2015).

Aufgrund der Rechtsunsicherheit und Mangel an Alternativen wird häufig bei fraglichem Hilfeersuchen ein RTW oder Notarzt zu den PatientInnen geschickt. Hierfür wäre es eine Lösung, dass in diesen Fällen eine Gemeinde-NotfallsanitäterIn (Gemeinde-NotSan) mit einem Fahrzeug, das ähnlich eines NEFs ausgestattet ist, disponiert von der ILS, zu der PatientIn fährt. So wird nicht unnötig ein Rettungsmittel gebunden und die Hilfesuchende kann vor Ort versorgt werden. Sollte eine ÄrztIn oder ein Rettungsmittel nötig sein, kann dieses durch die Gemeinde-NotSan nachgefordert werden. Hierdurch können mehr als 65 % der PatientInnen zu Hause belassen werden und mussten keinem Klinikum zu einer Behandlung zugeführt werden. Das Aufgabenspektrum bezieht sich nur auf Einsätze, die nicht von der ILS als Notfälle identifiziert wurden. Die Gemeinde-NotSan hat neben der Sichtung vor Ort auch eine Behandlungs- und Zuweisungskompetenz (Flake et al., 2018). Auch besteht die Möglichkeit, dass diese durch Rettungsdienstpersonal nachgefordert wird, wenn festgestellt wird, dass sie für die Hilfesuchende nicht zuständig sind, jedoch diese eine ambulante, nichtärztliche Versorgung benötigt. Hierfür bedarf es nicht nur der richtigen Kommunikation gegenüber der PatientIn, sondern auch die klare Definition, wann eine Nichtzuständigkeit des Rettungsdienstes vorliegt und wann angemessene Möglichkeiten der Weiterbehandlung durch das Rettungsdienstpersonal eingeleitet werden können (Günther & Hasseler, 2018). Das Konzept ähnelt dem Community-Paramedic-System. Bei diesem System konnte nachgewiesen werden, dass der Einsatz dieses Paramedic, verbunden mit Aufklärungsarbeit, dazu führt, dass die nicht indizierten Notrufe abgenommen haben (Agarwal et al., 2017).

Hauptberufliche NotärztInnen sind eine weitere Chance, um dem Notarztmangel zu begegnen (Schlechtriemen et al., 2003). Zudem muss der Dienst als NotärztIn durch veränderte Vergütungsmodelle in Bereichen mit geringem Einsatzaufkommen attraktiver gestaltet werden. Dies kann z. B. durch das Heraufsetzen der Bereitschaftspauschale geschehen (Institut für Notfallmedizin und Medizinmanagement & Klinikum der Universität München, 2010).

Eine Möglichkeit, um das therapiefreie Intervall – vor allem im ländlichen Raum, in zeitkritischen Fällen oder bei langer Anfahrtszeit – zu minimieren, stellt das Konzept der First Responder dar (Sachverständigenrat für die Konzertierte Aktion im Gesundheitswesen, 2003). Die First Responder stellen ein Bindeglied zwischen der spontanen Ersten

Hilfe durch Zeugen und dem Rettungsdienst dar. Sie helfen, um das therapiefreie Intervall zu verkürzen (Bayerisches Rotes Kreuz, 2017; Sachverständigenrat für die Konzertierte Aktion im Gesundheitswesen, 2003). An Wichtigkeit gewinnen diese insbesondere bei einem Herz-Kreislauf-Stillstand. Bei dieser Indikation außerhalb eines Klinikums ist ein rascher Beginn der Laienreanimation wichtig, um das Auftreten eines Hirnschadens durch Sauerstoffmangel zu vermeiden und damit verbunden Tod oder Pflegebedürftigkeit zu verhindern (Waha et al., 2017). Das Outcome für die PatientIn kann bedingt durch das frühere Einsetzen der Reanimation, z. B. durch First Responder, verbessert werden (Altemeyer et al., 2003; Gross et al., 2018). Durch den frühzeitigen Beginn von Basismaßnahmen verdoppelt bzw. vervierfacht sich die Überlebenschance der Betroffenen (Rettungsdienstausschuss Bayern, 2017).

Weitere (neue) Gruppen des Berufsstands müssen in die ambulante Versorgung mit einbezogen werden. Bei einer immer weiter alternden Gesellschaft sollten Palliativ-Teams und Pflegekräfte in die Alarmierung mit eingebunden werden. Hierfür benötigt es allerdings eine genaue Abfrage bei den Leitstellen (Wiese et al., 2007). Ferner besteht auch die Möglichkeit, älters qualifiziertes Rettungsdienstpersonal in der Notaufnahme und im Überwachungsbereich einzusetzen, wenn deren Einsatz bedingt durch das Alter oder körperliche Einschränkungen im externen Rettungsdienst nicht mehr möglich ist (Lackner et al., 2009).

Um das Risiko für Burn-out und Belastungen der Einsatzkräfte herabzusetzen, benötigt es neben den Möglichkeiten der Einsatznachbesprechung auch primärpräventive Angebote (Stressmanagement) und Veränderungen auf Ebene der Arbeitsorganisation und Arbeitsbedingungen (Hering & Beerlage, 2004). Darunter fallen z. B. transparente Entscheidungsfindungen oder das Einbeziehen von betroffenen Einsatzkräften bei Entscheidungen. Regelmäßige Teamtreffen und Besprechungen sind ebenfalls sinnvoll (Hering & Beerlage, 2004). Um den körperlichen Belastungen durch das Tragen und Heben entgegenzuwirken, muss ein betriebliches Gesundheitsmanagement eingeführt werden. Zuerst sollen zusammen mit den MitarbeiterInnen Belastungen identifiziert werden, um daraus ein Präventions-Maßnahmenbündel zu etablieren (Schmitt, 2018). Diese können z. B. ergonomische Unterstützungsinstrumente (Treppensteigen, elektrohydraulische Tragen und Tragestuhllifte), aber auch die monetäre Unterstützung im Bereich Fitness/Sport und kostenloses Wasser und Obst auf den Wachen sein (Schmitt, 2018).

Aus- und Weiterbildungen in Puncto Deeskalation und Krisenmanagement können helfen, der steigenden Aggressivität und Gewalt gegenüber Rettungskräften entgegenzutreten (Pajonk & D´Amelio, 2008). Dies kann durch eine mehrstufige Schulung geschehen, die die Themen interkulturelle Kompetenz, Situationsbewusstsein, Kommunikationstraining und Deeskalationstraining beinhaltet. Die Grundlage muss allerdings immer der Eigenschutz sein (Ziegenfelder, 2017).

11.3.2 Digitalisierung

Bedingt durch die rasanten Entwicklungen in der Medizintechnik haben sich auch die Möglichkeiten des Monitorings von NotfallpatientInnen im Laufe der letzten Jahre verändert. Da diese Entwicklungen weiter anhalten, werden die Behandlungs- und Überwachungsmöglichkeiten von PatientInnen weiter zunehmen (Al-Shaqsi, 2010).

Die Telematik kann in der präklinischen Versorgung in vielen Bereichen angewendet werden: Verbesserung der Meldung und des Meldebildes (z. B. automatisches Notrufsystem in Autos), Diagnostik und Therapie (z. B. Telenotarzt), Zugriff auf PatientInnendaten (z. B. Notfalldaten auf der eGK) und die Verbindung von Schnittstellen (Nowakowski & Fischer, 2015) (z. B. NIDA-Pad = Notfall-

Informations- und Dokumentationsassistenten, das NIDA-Pad ist ein Touchpad, über das die RettungsdienstmitarbeiterInnen zum einen die Dokumentation elektronisch vornehmen können, zum anderen aber auch die Vitalparameter, EKG und Fotos an die aufnehmende Klinik schicken (Raths, 2014).

Unter Telematik wird die Vernetzung verschiedener IT/digitaler Systeme verstanden. Hierdurch wird es möglich, Informationen aus den unterschiedlichsten Bereichen zu verknüpfen (gematik GmbH, 2019). Eine weitere Chance der Telematik ist die telemedizinische Anbindung des Rettungsdienstes an die Notaufnahmen. Hierüber können die Rettungsteams wichtige PatientInneninformationen wie EKG, Vitalparameter, aber auch Unfallbilder an die Kliniken schicken. Neben der Minimierung des Informationsverlustes erhalten die Notfallteams der Kliniken frühzeitig, vor Eintreffen der PatientIn, aussagekräftige Informationen über diese und können nach relevanten PatientInnendaten im Kliniksystem suchen (Eder et al., 2018).

Um der Herausforderung der steigenden Notarzteinsätze sowie dem Problem der nicht besetzten Notarztschichten entgegenzutreten, ist die Einführung der TelenotärztIn sinnvoll: Hierbei befindet sich die NotärztIn in der ILS und wird über eine Webcam direkt in den RTW zugeschaltet. Weiter können PatientInnendaten und Vitalparameter an die ÄrztIn weitergeleitet werden (Nowakowski & Fischer, 2015). Aufgrund der Bedeutung in der Literatur und in der Praxis soll diese nachfolgend näher betrachtet werden: Durch die TelenotärztIn kann den Problemen der verlängerten Eintreffzeiten und steigenden Einsatzzahlen der NotärztInnen sowie dem Mangel an qualifizierten NotärztInnen entgegengewirkt werden. Ebenfalls kann die Zeit bis zum Eintreffen einer NotärztIn überbrückt werden und gerade im ländlichen Raum können die Probleme von längeren Anfahrtswegen der NEFs und nicht besetzten Notarztschichten kompensiert werden (Rossaint et al., 2017). Eine Anbindung an Stroke Units oder das Herzkatheterlabor ist auch möglich (Brokmann et al., 2014; Nowakowski & Fischer, 2015). ExpertInnen von Maximalversorgern können zugeschaltet werden, um bei Sonder- und Spezialfällen das geeignete Vorgehen und die richtige Zielklinik zu wählen (Klumpp et al., 2016; Nowakowski & Fischer, 2015). Auch ermöglicht die Telenotarztanbindung, das nichtärztliche Rettungsdienstpersonal bei der Diagnostik und Therapiefindung zu unterstützen (Uniklinik RWTH Aachen, o. J.; Metelmann et al., 2018).

Darüber hinaus gibt es zunehmend auch noch die Möglichkeiten, Ersthelfer via Apps zu einer Reanimation zu alarmieren (Caputo et al., 2017). Durch Caputo et al. konnte gezeigt werden, dass durch app-basierte Dienste nicht nur der Teil der LaienhelferInnen deutlich erhöht werden konnte, sondern auch die Ersthelfer/First Responder schneller am Einsatzort waren als durch die reine Alarmierung per SMS (Caputo et al., 2017). Hierdurch kann die No-Flow Time deutlich reduziert werden. In Modellversuchen ist der geschulte Ersthelfer innerhalb von vier Minuten an der Einsatzstelle. Da bei einem Herz-Kreislauf-Stillstand die Überlebenschance um 10 % pro Minute abnimmt, bedeutet das schnelle Eintreffen eine bessere Überlebenschance für die PatientIn. In Deutschland erleiden ca. 75.000 Menschen pro Jahr einen Herz-Kreislauf-Stillstand. Hiervon können jedoch nur 5.000 Menschen mit neurologischen Funktionen entlassen werden, die gut erhalten sind (Jörg, 2018).

Eine weitere App, die dazu beitragen kann, das Outcome für SchlaganfallpatientInnen zu verbessern, ist die Schlaganfall-App. Über diese können durch eine anwesende Person anhand des FAST-Testes (Face, Arms, Speech, Time) die Funktionen der Mimik, Sprache und Arme überprüft werden (Österreichisches Rotes Kreuz, o. J.).

Auch das Thema der Künstlichen Intelligenz (KI) im Rettungsdienst gewinnt an Bedeutung (Acid et al., 2004; Kirubarajan et al., 2020; Photis & Grekousis, 2012). Wenngleich sich aus einer Analyse von Studien zu KI in der Notfallversorgung konstatieren lässt, dass – im Vergleich zur stationären Notfallversorgung und Medizin, z. B. Notaufnahmen, – im Setting Rettungsdienst nur ca. 10 % der KI-Anwendung stattgefunden hat (Kirubarajan et al., 2020). KI kann beispielsweise zur Vorhersage von Notfällen eingesetzt werden. Bereits heute ist es möglich, Notfälle örtlich vorherzusagen. Dabei zeigt eine Studie, das 68,9 % der vorhergesagten Notfallereignisse näher als 150 m an den tatsächlichen Ereignissen liegen (Grekousis & Liu, 2019). Eng damit verbunden könnte ein neues Paradigma der Standortermittlung von Rettungswachen und Stellplätzen sein. Durch aufbereitete Daten aus dem Rettungsdienst und der damit verbundenen räumlich-zeitlichen Clusterung von Ereignissen kann der Standort einer Rettungswache nach ganz neuen Kriterien festgelegt werden (Photis & Grekousis, 2012).

Die Triage von PatientInnen in der prähospitalen Versorgung ist eine schwierige Aufgabe und sowohl in der Einsatzzentrale als auch im Rettungswagen werden verbesserte Instrumente zur Risikobewertung benötigt, um zwischen PatientInnen mit niedrigem und hohem Risiko zu unterscheiden (Spangler, Hermansson, Smekal, & Blomberg, 2019).

Ebenfalls ist eine Verbesserung der Triage von NotfallpatientInnen (Farahmand et al., 2017) sowie eine genauere Vorhersage des Schweregrads einer Verletzung möglich (Kang et al., 2020). In Punkt Verbesserung von Diagnosen ist der Einsatz ebenfalls denkbar. In der Notfallrettung kann KI eingesetzt werden, um Daten von EKGs (besser) zu interpretieren und die PatientIn der besten Versorgung/Medikamenten zuzuführen (Forberg et al., 2012).

Die Verfügbarkeit von Smartwatches auf PatientInnenseite (und die damit verbundenen Themen tragbare Sensoren, mobile Konnektivität, mobile Gesundheitstechnologien) nimmt immer mehr zu. Auch dies kann mit künstlicher Intelligenz verknüpft werden. Durch die Vielfalt an Speicherung von Gesundheitsdaten ist es heute bereits möglich, dass eine Smartwatch eigenständig ein Rettungsmittel alarmiert, wenn z. B. ein Sturz oder Schlafanfall vorliegt (Bat-Erdene & Saver, 2021).

Kasten 11.1: Einsatzmöglichkeiten von Künstlicher Intelligenz im Rettungsdienst

Einsatzmöglichkeiten von künstlicher Intelligenz im Rettungsdienst

- Verwendung als »Frühwarn-Tool«
- Standortfragen von Rettungswachen
- Unterstützung bei der Diagnose
- Eigenständige Alarmierung von Rettungsmitteln, z. B. über Smartwatches
- Genaue Vorhersage des Schweregrads einer Verletzung
- Triage
- …

Ferner sollten die folgenden digitalen Anwendungen für eine Umsetzung in Betracht gezogen werden (ExpertInnen-Interviews aus Popp, 2019):

- DocDirekt
- Videosprechstunde
- Telemedizin (ähnlich der TelenotärztIn)
- App, in der die PatientIn ihre Symptome und Beschwerden eingeben kann und daraufhin als Ergebnis gesagt bekommt, an welche AnsprechpartnerIn sie sich wenden soll
- Notfall-Apps, durch welche die PatientInnen geortet werden können
- Digitale Unterstützer bei der Dokumentation (durch Spracherkennung
- PatientInnendaten, Allergien, Medikamente und Vorerkrankungen auf der elektronischen Gesundheitskarte speichern

Zusammenfassend kann angemerkt werden, dass durch die Nutzung und Verbreitung von digitalen Anwendungen nicht nur unnötige Transporte vermieden werden können, sondern auch unnötige Klinikaufenthalte (Hex et al., 2015). Digitale Anwendungen können ebenso dazu beitragen, schnell eine qualitativ hochwertige Versorgung zur Verfügung zu stellen (Driessen et al., 2016; Gillespie et al., 2019; Gillespie et al., 2016; Hofmeyer et al., 2016) und die Akteure zu entlasten. Für den Ausbau der Digitalisierung im Rettungsdienst werden neben der technischen Anbindung auch die rechtlichen Voraussetzungen benötigt (Metelmann et al., 2018). Durch die Änderung der Musterberufsordnung der Bundesärztekammer 2018 wurde bereits das Fernbehandlungsverbot aufgeweicht. War es früher den ÄrztInnen nicht gestattet, medizinische Behandlung und Beratung ausschließlich aus der Ferne oder virtuell durchzuführen, wurde dieses Fernbehandlungsverbot 2018 aufgeweicht (Bundesärztekammer, 2018b). Es gilt zwar immer noch der persönliche Kontakt zwischen ÄrztIn und PatientIn als Goldstandard, trotzdem dürfen sie nun im Einzelfall ausschließlich über Kommunikationsmedien behandeln und beraten (Bundesärztekammer, 2018b, 2018a).

11.3.3 System Leitstelle

In vielen Fällen wird die Schaffung von integrierten regionalen Leitstellen (erreichbar über eine bundesweit einheitliche Rufnummer) angeführt. Je nach Gesundheitszustand und Anliegen wählen die Leitstellen dann die bestmögliche Versorgung. Darunter fallen auch Terminvergaben in Praxen oder Notaufnahmen sowie Koordination von Hausbesuchen und Rettungsdiensteinsätzen. Dadurch, dass eine Einstufung nach Schweregrad und Dringlichkeit vorgenommen wird, wird es möglich, nicht nur eine bestmögliche Erreichbarkeit anzubieten, sondern auch eine gezielte Steuerung zu der bestehenden Versorgung (Bundesärztekammer, 2017; Sachverständigenrat zur Begutachtung der Entwicklung im Gesundheitswesen, 2018). (Hierfür müssen die Abfragesysteme in den ILS zu einer telefonischen oder virtuellen Beratungsstelle weiterentwickelt werden, wobei zusätzlich in bestimmten Situationen eine ärztliche Entscheidung per Telemedizin oder Telefon herbeigeführt werden kann (Günther & Hasseler, 2018). Die ILS entwickeln sich somit zu Hilfeleistungszentren weiter (Schäfer & Koch, 1999). In der Leitstelle Lahn-Dill-Kreis (Hessen) gab es von 1999–2014 einen Arzt, der nicht nur den Bereitschaftsdienst koordinierte, sondern auch am Telefon medizinische Beratungen vornehmen konnte. Obendrein waren die IT-Systeme zwischen dem Arzt und der ILS miteinander verbunden, sodass die Daten und Informationen einfach von einer Zuständigkeit zur anderen verschoben werden konnten. Trotzdem war die Zuständigkeit klar definiert. Alle Anrufe auf der 112 wurden von den DisponentInnen für Feuerwehr und Rettungsdienst abgearbeitet, bis eine Entscheidung, entweder für den Einsatz eines RTW oder RTW und NEF oder, wenn die Situation harmloser war, als der Anrufer einschätzte, die Übergabe an die 116 117, getroffen wurde (Deutscher Ärzteverlag GmbH & Ärzteblatt, 2013).

Um die Anzahl der Einsätze, bei denen es sich nicht um Notfälle nach den Rettungsdienstgesetzen handelt, zu reduzieren, benötigt es in den Leitstellen eine gezieltere Abarbeitung der Notrufmeldung. Dafür braucht es standardisierte Notfallprotokolle (Sefrin et al., 2015) und ein bundeseinheitliches System zur Notrufabfrage, das ein konstant hohes Niveau der Informationsabfrage zum Ziel hat und eine möglichst hohe Qualität der Unterstützung der AnruferInnen liefert (Luiz et al., 2019).

Zudem benötigt es eine veränderte Ausbildung bei den MitarbeiterInnen der ILS, um den gestiegenen Herausforderungen und Anforderungen Rechnung zu tragen. Eine Lösung ist es, den Disponenten als normalen Ausbildungsberuf zu etablieren (Lechleuthner & Schürmann-Lipsch, 2018).

11.3.4 Struktur, Verzahnung und Prozesse

Um den Informationsverlust gerade bei der Versorgung von schwer verletzten/erkrankten PatientInnen an den Schnittstellen zu vermeiden, hat sich die Vernetzung der einzelnen Einsatzkomponenten (Rettungsdienst/Schockraum, OP, Intensivstation und Notaufnahme) als zielführend erwiesen. So können die Ressourcen effektiver genutzt und die PatientInnenversorgung qualitativ hochwertiger gestaltet werden. Eine Möglichkeit, dies zu erreichen, ist das IVENA-Programm (ein webbasierter Interdisziplinärer VErsorgungsNAchweis). Dabei werden nicht nur die freien und belegten Versorgungskapazitäten nachgewiesen, sondern es findet über die ILS die Dokumentation und Zuweisung von PatientInnen statt. Durch das System entfallen die zeitaufwendigen Anrufe der ILS bei den Kliniken, um Kapazitäten der Versorgung abzufragen. Die ILS müssen nun nicht mehr nachfragen, ob eine PatientIn aufgenommen werden kann, sondern weisen diese direkt zu und übermitteln die Verdachtsdiagnose, Alter und Dringlichkeit unmittelbar an das Klinikum (Auhuber et al., 2012).

Eine weitere Möglichkeit, die auch schon während der Ausarbeitung des Gesetzes zur integrierten Versorgung aufkam, aber nicht im Gesetz verankert wurde, ist die Option, die vertragsärztliche Notfallversorgung an die Krankenhäuser anzubinden (Baur & Böcker, 2001). Da der Standort der Rettungswachen streng nach Hilfsfristkriterien ausgewählt wird, ist die Verlegung dieser Wachen an die Kliniken nur in den seltensten Fällen möglich. Allerdings kann der Standort des NEFs an die Kliniken erfolgen. Somit kann die Besatzung des NEFs in der einsatzfreien Zeit Dienst in der Notaufnahme tun. Zudem ist die Besatzung Teil der innerklinischen Notfallmedizin und würde den gleichen Vorgaben folgen (Altemeyer et al., 2007).

Die Zunahme der Einsätze zwingt ebenfalls dazu, die Bedarfsplanung des Rettungsdienstes anzupassen. Gerade durch die nicht indizierten Einsätze kommt es zu einer Steigerung der benötigten Rettungsmittel und des Personals (Flake et al., 2018). Auch der Ausbau der Luftrettung und dabei die Chance des 24-Stunden-Betriebs der Luftrettungszentren ist ein möglicher Lösungsansatz (Cavus & Dröges, 2011). Zudem benötigt es bessere ambulante Strukturen, damit nicht der Rettungsdienst als Lückenbüßer für fehlende ambulante Strukturen herhalten muss (Sefrin et al., 2015).

11.3.5 Neues Qualitätsparadigma Outcome

Der Begriff der »Qualität« wird unterschiedlich definiert. Eine Definition hängt eng mit dem Verständnis zusammen, wo und zu welchem Zeitpunkt im Prozess Qualität gemessen wird. Die Begriffe im Prozess variieren in der Sozial- und Gesundheitswirtschaft zwischen Input, Output, Outcome und Impact (Bernet & Gmür, 2015). Bisherige Ansätze der Qualität im Rettungsdienst fokussierten sich (lediglich) auf den Punkt des Qualitätsmanagements und einer damit verbundenen Zertifizierung (Lohs et al., 2018). Im Sinne einer ganzheitlichen und zukunftsfähigen Betrachtung ist aber wohl eher der Ansatz des Outcome zielführender. Auf den Outcome im Rettungsdienst haben verschiedene Faktoren eine Auswirkung, welche in nachfolgendem Kasten dargestellt und im Folgenden näher ausgeführt werden.

Kasten 11.2: Einflussfaktoren auf den Outcome im Rettungsdienst

Einflussgrößen auf den Outcome im Rettungsdienst

- Personelle Besatzung
- Verfügbarkeit der Rettungsmittel, z. B. Rettungshubschrauber
- Dauer des Eintreffens von Rettungsmitteln (»Hilfsfrist«)
- Regionale Unterschiede, z. B. Stadt-Land-Disparitäten
- Unterschiedliche Notfallversorgungssysteme
- Unterschiedliche Ausstattung der Rettungsmittel
- Organisationsstrukturen des Rettungsdienstes
- …

Zunächst einmal können Krankheitsbild/Diagnosen betrachtet werden. Im Kontext der internationalen Forschung sind hierbei die sogenannten Tracer-Diagnosen von besonderer Relevanz: Schädel-Hirn-Trauma, Polytrauma, Schlaganfall, Kreislaufstillstand, ST-Hebungsinfarkt und Sepsis (Fischer et al., 2016; Funada et al., 2019; Oostema et al., 2014; Perkins & Cooke, 2012). Ferner hat auch die personelle Besetzung eines Rettungsmittels Einfluss auf die Überlebensrate von schwer verletzten PatientInnen, z. B. bei einem Schädel-Hirn-Trauma (Pakkanen et al., 2016).

Auch der Fakt, ob ein Rettungshubschrauber zu der Versorgung von Polytrauma-PatientInnen eingesetzt wurde, hat eine Auswirkung auf die Überlebensrate dieser PatientInnen (Giannakopoulos et al., 2013; Ringburg et al., 2007). Eine Studie, die Daten aus den USA und Kanada betrachtet, hat gezeigt, dass es aufgrund von regionalen Unterschieden zu verschiedenen Überlebensraten nach einem Herzstillstand kommt. Dabei war einer der Faktoren, der die Überlebensrate beeinflusst hat, wie die Notfallversorgung organisiert ist.

Aber auch, ob es sich um eine ländliche oder urbane Region handelt und wie die Versorgungsdichte mit Kliniken ist, hat einen Einfluss auf die Überlebensrate (Nichol et al., 2008).

Auf den Outcome von lebensbedrohlich Verletzten hat auch die Zeit, bis der Rettungsdienst bei der PatientIn eintrifft, Einfluss. So konnte in den USA in einer einjährigen Studie festgestellt werden, dass die Überlebenschance höher ist, wenn das Rettungsmittel in einer Zeit unter acht Minuten eintrifft (Blanchard et al., 2012). Jedoch besteht in Deutschland eine sehr unterschiedliche Hilfsfrist. Diese variiert je nach Bundesland zwischen 8 und 18 Minuten (Neubauer et al., 2010).

11.3.6 Anpassung der Vergütungsstrukturen

Durch die Veränderung der Vergütung des Rettungsdienstes entfällt der Anreiz, die PatientIn immer ins Krankenhaus zu transportieren. Dies kann dadurch geschehen, dass nicht nur die Transportleistung, sondern auch die medizinische Leistung vergütet wird und NotärztInnen und NotfallsanitäterInnen auch PatientInnen bei möglichen Fehleinsätzen ambulant behandeln dürfen (Sachverständigenrat zur Begutachtung der Entwicklung im Gesundheitswesen, 2018). Hierfür muss eine Novellierung des SGB V stattfinden. Der Rettungsdienst soll ein eigenständiger Leistungsbereich werden (ExpertInnen-Interviews aus Popp, 2019). Bei der Novellierung des SGB V im Bereich Rettungsdienst muss genau festgelegt werden, welche Kosten durch die Bundesländer und welche durch die Kostenträger getragen werden müssen (ExpertInnen-Interviews aus Popp, 2019).

11.3.7 Aktive PatientInnensteuerung

Das oberste Ziel ist es, dass die richtige PatientIn an der richtigen Stelle versorgt wird.

Dies kann nur dadurch gewährleistet werden, dass eine aktive Steuerung der PatientInnen (ExpertInnen-Interviews aus Popp, 2019) durch das System stattfindet (Buerke et al., 2017).

Zum einen lässt sich das durch die Schaffung einer Integrierten Leitstelle erreichen (ExpertInnen-Interviews aus Popp, 2019). Diese Leitstelle ist sowohl unter der Nummer 116 117 als auch unter 112 erreichbar (ExpertInnen-Interviews aus Popp, 2019). Dort wird durch eine Telefontriage die Dringlichkeit der Versorgung festgestellt und die PatientIn an die richtige Versorgungsebene verwiesen (ExpertInnen-Interviews aus Popp, 2019). Die Notrufabfrage folgt dabei einem klaren Abfrageschema (Grusd & Kramer-Johansen, 2016), welches durch Algorithmen ständig verbessert wird, um die PatientIn wirklich in die richtige Versorgungsebene zu lenken (ExpertInnen-Interviews aus Popp, 2019). Zum anderen wird auch eine telefonische, medizinische Beratung in der ILS angeboten (The Capital Region of Denmark, o. A.). Die ILS muss sich, in langsamen Schritten, zu einer Gesundheitsleitstelle weiterentwickeln, welche alle Lagen koordiniert, die die PatientInnen in den jeweiligen Situationen bewegen (ExpertInnen-Interviews aus Popp, 2019). Hierfür benötigt es ferner beispielsweise auch Zugriff auf weitere Berufsgruppen wie Palliativteams und Pflegekräfte (Wiese et al., 2007).

Für alle PatientInnen, die nicht über die ILS oder den Rettungsdienst gesteuert werden, findet in der Anlaufstelle/im Notfallzentrum eine Triage statt. In allen Bereichen Rettungsdienst, der ZNA und der Anlaufstelle wird ein einheitliches Triage-System angewendet, welches die PatientIn nach Dringlichkeit einstuft. Hierdurch können die Ressourcen besser zugeordnet und effektiver genutzt werden (Buerke et al., 2017). Jedoch müssen Maßnahmen ergriffen werden, damit keine PatientInnen aufgrund zu langer Wartezeit ungesehen das Notfallzentrum wieder verlassen. Dies ermöglichen z. B. IT-gestützte Triage-Systeme, in denen nicht nur die Daten schneller eingegeben werden, sondern auch die stationäre Aufnahme und damit der Zugang zur Pflege beschleunigt werden kann (Chan et al., 2005). Weiterhin benötigt es bauliche und/oder organisatorische Maßnahmen, damit der Exit-Block vermieden wird (ExpertInnen-Interviews aus Popp, 2019). Diese sind:

- Aufnahme der elektiven PatientInnen nicht über die ZNA (Behar et al., 2018)
- Ausreichend Personal in den nachgeordneten Stationen, im Intensivbereich und im OP (ExpertInnen-Interviews aus Popp, 2019)
- Kurzlieger-Stationen mit Monitoring (Bernhard et al., 2012; Eiff, 2011)
- Der Bereich der ZNA muss räumlich an den hohen Bedarf angepasst werden, auch bei Notfallzentren (ExpertInnen-Interviews aus Popp, 2019).

Bei den sogenannten Tracer-Diagnosen gibt es bereits verbindliche Zeiten, bis zu welchen die PatientInnen den klinischen Erstkontakt mit einer ÄrztIn haben müssen (Buerke et al., 2017; Fischer et al., 2016). Diese PatientInnen dürfen nur in spezielle Zentren gebracht und dort behandelt werden, welche genau auf diese Diagnosen ausgelegt sind (Auhuber et al., 2012; ExpertInnen-Interviews aus Popp, 2019; Quentin, 2016).

11.3.8 Modernes Fachkräftemanagement und Recruiting

Dem Fachkräftemangel muss in allen Bereichen der Notfallversorgung entgegengewirkt werden. Hierfür sind die verschiedensten Schritte nötig. Zu überlegen ist, ob die Ausbildung des nichtärztlichen Personals drei Jahre lang die gleiche ist und dann ein Jahr lang die Spezialisierung für den Bereich Rettungsdienst, Notaufnahme oder Normalstation erfolgen sollte. Dies ist bereits in Schweden der Fall (Björnstig, 2004; Haner et al., 2015) und wird auch hierzulande von ExpertInnen gefordert (ExpertInnen-Interviews aus Popp, 2019).

Die Ausbildungsdauer der RettSan muss erhöht (auf ein bis zwei Jahre) und zu einem Ausbildungsberuf werden. Nicht nur, um das Wissen der MitarbeiterInnen zu vergrößern, sondern auch, um die Höhe der Vergütung verbessern zu können. Ferner ist es erforderlich, die Ausbildung und Befugnisse der NotSan bundeseinheitlich zu regeln (ExpertInnen-Interviews aus Popp, 2019).

Es muss eine adäquate Entlohnung der NotSan und des anderen Rettungsdienstpersonals stattfinden, gerade auch, um diese für die schlechte Work-Life-Balance zu entschädigen und die NotSan für das Risiko und die Verantwortung zu bezahlen, die sie übernehmen müssen. Um neues Personal überhaupt zu gewinnen, werden in Zukunft weitere finanzielle Anreizsysteme benötigt (ExpertInnen-Interviews aus Popp, 2019).

Zur Begegnung des Personalmangels benötigt es darüber hinaus mehr und bessere Fortbildungen sowie eine bessere, verlässlichere Planung der Dienste und Aufstiegsmöglichkeiten. Ebenfalls gilt es, den Beruf in der Öffentlichkeit besser und häufiger zu präsentieren, für jüngere Menschen zugänglicher und interessanter zu machen und Weiterqualifizierungen anzubieten (MPG, Hygiene etc.) (Workshop-Ergebnisse aus Popp, 2019). Eine Verbesserung der MitarbeiterInnenvergütung ist darüber hinaus durch folgende Punkte möglich (Workshop-Ergebnisse aus Popp, 2019):

- Arbeitsstunden reduzieren
- Erhöhung des Urlaubsanspruchs
- Leistungsorientierte Bezahlung
- Zulagenerhöhung

11.3.9 Grundlage für niedrigschwellige Einsätze schaffen

Durch den Wegfall von sozialem Gefüge und der Zunahme von Unsicherheiten benötigt es neue Konzepte für niedrigschwellige Einsätze. Hierdurch können alle Akteure entlastet werden (ExpertInnen-Interviews aus Popp, 2019). Dabei sind verschiedene Konzepte nötig und möglich:

- Notfallpflegekräfte, die außerhalb der Klinik PatientInnen versorgen, z. B. als Unterstützung des Hausbesuchsdienstes in den Altenheimen (Ismail et al., 2013) oder auch selbstständig im Notfallzentrum (Mason et al., 2014)
- Einsatz von Gemeinde-NotSan, die zum einen durch die ILS alarmiert werden, wenn kein Einsatzgrund für einen RTW besteht, aber dem Hilfeersuchen trotzdem nachgegangen werden muss. Zum anderen können diese medizinische Maßnahmen übernehmen, die z. B. nach einem Klinikaufenthalt nötig sind (Huang et al., 2018; Patterson et al., 2016)
- Ausbau des HvO und First-Responder-Systems, um die Zeit des therapiefreien Intervalls zu verkürzen. Hierfür benötigt es finanzielle Unterstützung von Seiten der Kostenträger und der Regierung.
- Gerade im ländlichen Raum könnten RAPID-Responder eingeführt werden, die wie die HvOs das therapiefreie Intervall verkürzen, jedoch hauptamtlich besetzt sind und weitreichende Kompetenzen und Ausstattungen haben (Frischknecht-Christensen, 2016).
- Einrichtung eins Netzes von ErsthelferInnen, die per SMS oder App alarmiert werden (Altemeyer et al., 2003; Gross et al., 2018; Jörg, 2018; The Capital Region of Denmark, o. A.)

11.4 Fazit

Der Beitrag zeigt neben den Herausforderungen auch innovative Lösungsansätze für das Rettungswesen auf. Zuallererst ist zu erwähnen, dass das Rettungswesen eine höchst professionelle Branche darstellt, die täglich versucht, Menschen in medizinischen Situationen Hilfestellungen anzubieten. Mit Hinblick auf die Argumentationsgrundlage, z. B. auch in Richtung Politik oder Kostenträger, benötigt es vermehrte Forschung in puncto Wirkung und Qualität des Rettungsdienstes, aber auch in Sachen Akzeptanz neuer Technologien oder Innovationen.

Um den Besonderheiten des Rettungswesens Rechnung zu tragen, soll dieser als ein eigenständiger Leistungsbereich in der Sozialgesetzgebung aufgenommen werden. Darüber hinaus muss jedoch auch Raum für Innovationen und digitale Anwendungen wie die flächenmäßige Einführung von TelenotärztInnen stattfinden. Entsprechende finanzielle Ressourcen für Modellprojekte wären hier hilfreich.

Ebenfalls sind Reflexionen aus der Pandemie wichtig. Nicht erst durch die Sars-CoV-2-Pandemie haben die Herausforderungen für Organisationen und Mitarbeitende des Rettungswesens zugenommen. Auf Ebene der Organisationen und des Managements wurde von einem Normalbetrieb in den Krisenbetrieb umgeschaltet. Die Zusammenarbeit erfolgte zumeist abseits von der betrieblichen Ablauf- und Aufbauorganisation in interdisziplinären Führungsstäben. Erfahrungen sollten daraus gewonnen werden, ob die daraus resultierenden Ergebnisse auch für die Zukunft des Rettungsdienstes interessant sein könnten. Die zunehmenden Belastungen sollten auch thematisiert werden: Vor der Sars-Cov-2-Pandemie lagen diese primär an der Zunahme der Einsätze und der steigenden Anzahl der zu übernehmenden Dienste, bedingt durch den Fachkräftemangel. In der Pandemie hat sich die physische und psychische Belastung der MitarbeiterInnen noch einmal verstärkt. Diese liegt nicht nur an dem Mehraufwand durch zeitaufwändige Desinfektionsmaßnahmen und dem Arbeiten in Schutzkleidung, sondern auch an der Angst vor einer Ansteckung und eine daraus resultierende Gefahr für Familienangehörige. Dazu kamen längere Fahrtwege, da oft das nächstgelegene/ geeignete Krankenhaus abgemeldet war und so keine PatientInnen mehr aufgenommen wurden. Bedingt durch diese Faktoren werden Maßnahmen zur Personalgewinnung, aber auch zur Personalbindung immer wichtiger. Hier benötigt es zukunftsweisende Ansätze, welche von und für die Mitarbeitenden entwickelt werden.

Zu guter Letzt benötigt es sektorenübergreifende Versorgungskonzepte, welche den Rettungsdienst in einer integrierten Versorgungskette zum Wohle der PatientIn sehen.

Literatur

Acid, S., Campos, L.M. de, Fernández-Luna, J.M. et al. (2004). *A comparison of learning algorithms for Bayesian networks: A case study based on data from an emergency medical service.* Artificial Intelligence in Medicine, 30(3), 215–232. https://doi.org/10.1016/j.artmed.2003.11.002

ADAC Luftrettung (o. A.). *ADAC Luftrettung: Unsere Crew.* Zugriff am 01.01.2023 unter: https://luftrettung.adac.de/crew/

ADAC Luftrettung (2019). *ADAC Luftrettung. Startseite.* Zugriff am 01.01.2023 unter: https://luftrettung.adac.de/

ADAC Luftrettung (2022). *Einsätze der ADAC Luftrettungsstationen 2021.* Zugriff am 01.01.2023 unter: https://luftrettung.adac.de/einsatzbilanz-2021/

Agarwal, G., Angeles, R., Pirrie, M. et al. (2017). *Effectiveness of a community paramedic-led health assessment and education initiative in a seniors' residence building: The Community Health Assessment Program through Emergency Medical Services (CHAP-EMS).* BMC Emergency Medicine, 17(1), 8. https://doi.org/10.1186/s12873-017-0119-4

Al-Shaqsi, S. (2010). *Models of International Emergency Medical Service (EMS) Systems.* Oman Medical

Journal, 25(4), 320–323. https://doi.org/10.5001/omj.2010.92

Altemeyer, K.H., Dirks, B., Schindler, K.H. (2007). *Die Zentrale Notaufnahme als Mittelpunkt zukünftiger Notfallmedizin*. Notfall + Rettungsmedizin, 10(5), 325–328. https://doi.org/10.1007/s10049-007-0933-4

Altemeyer, K.H., Schlechtriemen, T., Reeb, R. (2003). *Rettungsdienst in Deutschland: Bestandsaufnahme und Perspektiven*. Notfall & Rettungsmedizin, 6(2), 89–101. https://doi.org/10.1007/s10049-003-0537-6

Arntz, H.-R. & Kreimeier, U. (2010). *Die Leitstelle als Zentrale der »chain of survival«*. Notfall + Rettungsmedizin, 13(2), 101–103. https://doi.org/10.1007/s10049-009-1238-6

Auhuber, T., Schweigkofler, U., Mangelmann, T., Hoffmann, R. (2012). *Das Unplanbare planen: Notfallmanagement: Instrumente zur Schnittstellenoptimierung zwischen Präklinik und Klinik*. KU Gesundheitsmanagement, (10), 26–29.

Baden-Württembergisches Ministerium für Arbeit und Soziales (Hrsg.) (2010). *Landesrecht BW RDG | Landesnorm Baden-Württemberg | Gesamtausgabe | Gesetz über den Rettungsdienst (Rettungsdienstgesetz – RDG) in der Fassung vom 8. Februar 2010 | gültig ab: 19.11.2009*. Zugriff am 01.01.2023 unter: http://www.landesrecht-bw.de/jportal/?quelle=jlink&query=RettDG+BW&psml=bsbaweprod.psml&max=true&aiz=true

Bader, K., Bernhard, M., Gries, A. et al. (2018). *Entwicklung bodengebundener Notarzteinsätze im Stadtgebiet Leipzig von 2003 bis 2013 [Development of ground-based physician-staffed emergency missions in the city of Leipzig from 2003 to 2013]*. Der Anaesthesist, 67(3), 177–187. https://doi.org/10.1007/s00101-017-0393-2

Barjenbruch, M. (2015). *Die Notfallversorgung braucht gleiche Spielregeln für alle [Emergency care needs the same game plan for all]*. MMW Fortschritte der Medizin, 157(13), 17. https://doi.org/10.1007/s15006-015-3330-9

Bat-Erdene, B.-O. & Saver, J.L. (2021). *Automatic Acute Stroke Symptom Detection and Emergency Medical Systems Alerting by Mobile Health Technologies: A Review*. Journal of Stroke and Cerebrovascular Diseases: The Official Journal of National Stroke Association, 30(7), 105826. https://doi.org/10.1016/j.jstrokecerebrovasdis.2021.105826

Baumann, A., Sellin, S., Breckwoldt, J. (2009). *Standardisierte Notruf-Abfragesysteme für die Leitstelle*. Notfallmedizin Up2date, 4(03), 261–277. https://doi.org/10.1055/s-0029-1186093

Baur, A. & Böcker, K. (2001). *Integrierte Versorgung in Deutschland: potemkinsches Dorf oder Zukunft des Gesundheitswesens?* In: Salfeld, R. & Wettke, J. (Hrsg.) *Die Zukunft des deutschen Gesundheitswesens: Perspektiven und Konzepte* (S. 7–8). Berlin, Heidelberg: Springer.

Bayerische Landesärztekammer (2004). *Richtlinien über den Inhalt der Weiterbildung*.

Bayerische Landesärztekammer (2008). *Weiterbildungsordnung für die Ärzte Bayerns vom 24. April 2004 i. d. Fassung der Beschlüsse vom 14. Oktober 2007 Abschnitt C, 24. Notfallmedizin, Stand 01.01.2008*.

Bayerische Staatskanzlei (2008). *BayRDG: Bayerisches Rettungsdienstgesetz (BayRDG). Vom 22. Juli 2008 (GVBl. S. 429), BayRS 215-5-1-I (Art. 1–56) – Bürgerservice*. Zugriff am 01.01.2023 unter: http://www.gesetze-bayern.de/Content/Document/BayRDG

Bayerisches Rotes Kreuz (2017). *Helfer vor Ort*. Zugriff am 01.01.2023 unter: https://www.brk.de/bereitschaften/fachdienste-der-brk-bereitschaften/helfer-vor-ort/

Bayerisches Rotes Kreuz (2018). *Finanzierung*. Zugriff am 01.01.2023 unter: https://www.rettungsdienst.brk.de/rettungsdienst/wissenswertes/finanzierung.html

Bayerisches Staatsministerium des Innern und für Integration (o. A.). *Integrierte Leitstellen*. Zugriff am 01.01.2023 unter: http://www.notruf112.bayern.de/ils

Bayerisches Staatsministerium des Innern und für Integration (o. J.). *Rettungsdienst in Bayern*. Zugriff am 01.01.2023 unter: http://www.bayerisches-innenministerium.de/sus/rettungswesen/index.php

Behar, B.I., Guth, C., Salfeld, R. (2018). *Modernes Krankenhausmanagement*. Berlin, Heidelberg: Springer. https://doi.org/10.1007/978-3-662-57540-6

Behrendt, H. & Runggaldier, K. (2009). *Ein Problemaufriss über den demographischen Wandel in der Bundesrepublik Deutschland*. Notfall + Rettungsmedizin, 12(1), 45–50. https://doi.org/10.1007/s10049-008-1082-0

Behringer, W., Buergi, U., Christ, M., Dodt, C. & Hogan, B. (2013). *Fünf Thesen zur Weiterentwicklung der Notfallmedizin in Deutschland, Österreich und der Schweiz*. Notfall + Rettungsmedizin, 16(8), 625–626. https://doi.org/10.1007/s10049-013-1821-8

Bernet, P. & Gmür, M. (2015). *Leistungs- und Erfolgsmessung in Sozialen und Gesundheits-NPO*. Verbands-Management, 41(2), 24–33. Zugriff am 01.01.2023 unter: https://doc.rero.ch/record/322755

Bernhard, M., Hilger, T., Sikinger, M. et al. (2006). *Patientenspektrum im Notarztdienst. Was hat sich in den letzten 20 Jahren geändert? [Spectrum of patients in prehospital emergency services. What has *changed over the last 20 years?]*. Der Anaesthesist, 55(11), 1157–1165. https://doi.org/10.1007/s00101-006-1106-4

Bernhard, M., Kaufmann, T., Kumle, B. et al. (2012). *Notaufnahmestation in der Zentralen Notaufnahme*. Notfall & Rettungsmedizin, 15(5), 436–442. https://doi.org/10.1007/s10049-012-1574-9

Beske, F. (2016). *Perspektiven des Gesundheitswesens* (S. 40). Berlin, Heidelberg: Springer. https://doi.org/10.1007/978-3-662-48941-3

Beske, F., Hallauer, J.F., Bechtel, H. (2001). *Das Gesundheitswesen in Deutschland: Struktur, Leistung, Weiterentwicklung*. 3., völlig neu bearb. und erw. Aufl., Nachdr. Köln: Dt. Ärzte-Verl.

Björnstig, U. (2004). *Pre-Hospital Emergency Care in Sweden*. IATSS Research, 28(2), 24–31. https://doi.org/10.1016/S0386-1112(14)60105-9

Blanchard, I.E., Doig, C.J., Hagel, B.E. et al. (Hrsg.) (2012). *Emergency medical services response time and mortality in an urban setting*. Vol. 16. https://doi.org/10.3109/10903127.2011.614046

Bohn, A. (2018). *Rettungsdienst 2018: Status und Perspektive*. Notfallmedizin Up2date, 13(01), 5–7. https://doi.org/10.1055/a-0523-5284

Braig, U. (2007). *Zivilrechtliche Aspekte rettungsdienstlicher Einsätze*. Medizinrecht in Forschung und Praxis: Vol. 9. Hamburg: Kovač. Zugriff am 01.01.2023 unter: http://www.verlagdrkovac.de/978-3-8300-3169-7.htm

Brenn, J. (2019). *Übergangsregelungen zur Fachkunde Rettungsdienst*. Zugriff am 01.01.2023 unter: https://www.aekno.de/page.asp?pageID=18762

Brokmann, J.C., Czaplik, M., Bergrath, S. et al. (2014). *Telemedizin*. Notfall + Rettungsmedizin, 17(3), 209–216. https://doi.org/10.1007/s10049-013-1791-x

Buerke, M., Hasenfuß, G., Hiddemann, W., Sieber, C.C. (2017). *Internistische Notfälle an der Schnittstelle von ambulant und stationär [Internal emergency cases at the interface of outpatient and inpatient]*. Der Internist, 58(9), 881–882. https://doi.org/10.1007/s00108-017-0304-2

Bundesagentur für Arbeit (Hrsg.) (2021). *Anzahl der sozialversicherungspflichtig Beschäftigten im Rettungsdienst in Deutschland in den Jahren von 2012 bis 2018*. Zugriff am 01.01.2023 unter: https://de.statista.com/statistik/daten/studie/520484/umfrage/sozialversicherungspflichtig-beschaeftigte-im-rettungsdienst-in-deutschland/

Bundesärztekammer (2017). *(Politische) Rahmenbedingungen einer sektorenübergreifenden Versorgung in Notfallpraxen und Notaufnahmen – Argumentationspapier Stand 28.04.2017*. Zugriff am 01.01.2023 unter https://www.bundesaerztekammer.de/fileadmin/user_upload/BAEK/Politik/Programme-Positionen/2017-05-09_Rahmenbedingungen_Versorgung_in_Notfallpraxen_und_Notaufnahmen-Anregungen_mit_Deckblatt.pdf

Bundesärztekammer (2018a). *(Muster-)Berufsordnung für die in Deutschland tätigen Ärztinnen und Ärzte*. Zugriff am 01.01.2023 unter: https://www.bundesaerztekammer.de/fileadmin/user_upload/_old-files/downloads/MBO_08_20112.pdf

Bundesärztekammer (2018b). *Änderung § 7 Abs. 4 MBO-Ä (Fernbehandlung)*. Zugriff am 01.01.2023 unter: https://www.bundesaerztekammer.de/fileadmin/user_upload/_old-files/downloads/pdf-Ordner/MBO/Synopse_MBO-AE_zu_AEnderungen___7_Abs._4.pdf

Bundesärztekammer (2018c). *Rettungswesen*. Zugriff am 01.01.2023 unter: https://www.bundesaerztekammer.de/aerzte/versorgung/notfallmedizin/rettungswesen/

Bundesministerium für Gesundheit (2017). *Gesetzliche Krankenversicherung. Endgültige Rechnungsergebnisse 2016*. Zugriff am 01.01.2023 unter: https://www.bundesgesundheitsministerium.de/fileadmin/Dateien/3_Downloads/Statistiken/GKV/Finanzergebnisse/KJ1_2016.pdf

Burghofer, K. & Lackner, C.K. (2006). *Tun und Lassen in der Notfallmedizin*. Notfall + Rettungsmedizin, 9(8), 685–690. https://doi.org/10.1007/s10049-006-0870-7

Caputo, M.L., Muschietti, S., Burkart, R. et al. (2017). *Lay persons alerted by mobile application system initiate earlier cardio-pulmonary resuscitation: A comparison with SMS-based system notification*. Resuscitation, 114, 73–78. https://doi.org/10.1016/j.resuscitation.2017.03.003

Cavus, E. & Dröges, V. (2011). *Ärztemangel: Wird die Notfallmedizin selbst zum Notfall?* Notfallmedizin Up2date, 6(03), 173. https://doi.org/10.1055/s-0031-1280148

Chan, T.C., Killeen, J.P., Kelly, D., Guss, D.A. (2005). *Impact of rapid entry and accelerated care at triage on reducing emergency department patient wait times, lengths of stay, and rate of left without being seen*. Annals of Emergency Medicine, 46(6), 491–497. https://doi.org/10.1016/j.annemergmed.2005.06.013

Deutsches Ärzteblatt (2018). *Bundesrechnungshof kritisiert teuren Rettungsdienst*. Zugriff am 01.01.2023 unter: https://www.aerzteblatt.de/nachrichten/91731/Bundesrechnungshof%e2%80%90kritisiert%e2%80%90teuren%e2%80%90Rettungsdienst

DRF-Luftrettung (2021). *Jahresbilanz 2020 der DRF-Gruppe: Herausforderungen und Erfolge in der Corona-Pandemie*. Zugriff am 01.01.2023 unter: https://www.drf-luftrettung.de/8/de/news/jahresbilanz-2020

Driessen, J., Bonhomme, A., Chang, W. et al. (2016). *Nursing Home Provider Perceptions of Telemedicine for Reducing Potentially Avoidable Hospitalizations*. Journal of the American Medical Directors Association, 17(6), 519–524. https://doi.org/10.1016/j.jamda.2016.02.004

Eder, P.A., Dormann, H., Krämer, R.M. et al. (2018). *Telemedizinische Voranmeldung durch den Rettungsdienst bei Schwerverletzten: Fallbericht eines Verkehrsunfalls*. Notfall + Rettungsmedizin, 22, 37–44. https://doi.org/10.1007/s10049-018-0436-5

Eiff, W.v. (2011). *Die Perspektive der Krankenhausführung: Management an der Schnittstelle von Medizin und Ökonomie*. In: Eiff, W.v., Dodt, C., Brachmann, M. et al. (Hrsg.) *Management der Notaufnahme: Patientenorientierung und optimale Ressourcennutzung als strategischer Erfolgsfaktor* (S. 19–25). Stuttgart: Kohlhammer.

Farahmand, S., Shabestari, O., Pakrah, M. et al. (2017). *Artificial Intelligence-Based Triage for Patients with Acute Abdominal Pain in Emergency Department; a Diagnostic Accuracy Study*. Advanced Journal of Emergency Medicine, 1(1), e5. https://doi.org/10.22114/ajem.v1i1.11

Fischer, M., Kehrberger, E., Marung, H. et al. (2016). *Eckpunktepapier 2016 zur notfallmedizinischen Versorgung der Bevölkerung in der Prähospitalphase und in der Klinik*. Notfall + Rettungsmedizin, 19(5), 387–395. https://doi.org/10.1007/s10049-016-0187-0

Flake, F., Schmitt, L., Oltmanns, W. et al. (2018). *Das Konzept Gemeindenotfallsanitäter/in*. Notfall + Rettungsmedizin, 21(5), 395–401. https://doi.org/10.1007/s10049-018-0426-7

Fleischmann, T. (2013). *Stadt – Land – Schluss? Notfallversorgung auf dem Land: Situation, Herausforderungen und neue Modelle*. KU Gesundheitsmanagement, (1), 25–27.

Forberg, J.L., Khoshnood, A., Green, M. et al. (2012). *An artificial neural network to safely reduce the number of ambulance ECGs transmitted for physician assessment in a system with prehospital detection of ST elevation myocardial infarction*. Scandinavian Journal of Trauma, Resuscitation and Emergency Medicine, 20(1), 8. https://doi.org/10.1186/1757-7241-20-8

Frischknecht-Christensen, E. (2016). EMS DENMARK. Zugriff am 01.01.2023 unter: https://etsc.eu/wp-content/uploads/Erika-F.-Christensen-EMS-in-Denmark.pdf

Funada, A., Goto, Y., Okada, H. et al. (2019). *Impact of prehospital epinephrine administration and quality of cardiopulmonary resuscitation on neurologically intact survival in out-of-hospital cardiac arrest patients with non-shockable rhythm*. European Heart Journal, 40(Supplement_1). https://doi.org/10.1093/eurheartj/ehz748.0458

gematik GmbH (2019). *Telematikinfrastruktur – das sichere Netz für alle*. Zugriff am 01.01.2023 unter: https://www.gematik.de/telematikinfrastruktur/

Giannakopoulos, G.F., Kolodzinskyi, M.N., Christiaans, H.M.T. et al.. (2013). *Helicopter Emergency Medical Services save lives: Outcome in a cohort of 1073 polytraumatized patients*. European Journal of Emergency Medicine: Official Journal of the European Society for Emergency Medicine, 20 (2), 79–85. https://doi.org/10.1097/MEJ.0b013e328352ac9b

Gillespie, S.M., Moser, A.L., Gokula, M. et al. (2019). *Standards for the Use of Telemedicine for Evaluation and Management of Resident Change of Condition in the Nursing Home*. Journal of the American Medical Directors Association, 20(2), 115–122. https://doi.org/10.1016/j.jamda.2018.11.022

Gillespie, S.M., Shah Manish N., Wasserman, E.B. et al. (2016). *Original Research: Reducing Emergency Department Utilization Through Engagement in Telemedicine by Senior Living Communities*. Telemedicine and E-Health, 22, 10–13. https://doi.org/10.1111/odi.12558

Greiner, W. & Thüsing, G. (2014). *Sicherstellung der akutstationären Versorgung*. Symposium »Bedarfsgerechte Versorgung« 30. September 2014, Berlin.

Grekousis, G. & Liu, Y. (2019). *Where will the next emergency event occur? Predicting ambulance demand in emergency medical services using artificial intelligence*. Computers, Environment and Urban Systems, 76, 110–122. https://doi.org/10.1016/j.compenvurbsys.2019.04.006

Gretenkort, P., Beneker, J., Dörges, V. et al. (2016). *Strukturänderungen in der präklinischen Notfallmedizin – Standortbestimmung 2016*. Der Notarzt, 32(06), 264–270. https://doi.org/10.1055/s-0042-120489

Grewe, T. (2018). *350 Millionen im Jahr: So finanziert sich der Rettungsdienst*. Zugriff am 01.01.2023 unter: http://www.nordbayern.de/region/nuernberg/350-millionen-im-jahr-so-finanziert-sich-der-rettungsdienst-1.8345752

Gries, A., Bernhard, M., Dirks, B. (2005). *Leitbild für die Leitstelle — Gefahren im Einsatz — Notfallmedizin im DRG-Zeitalter*. Notfall + Rettungsmedizin, 8(5), 358–363. https://doi.org/10.1007/s10049-005-0747-1

Gries, A., Bernhard, M., Helm, M. et al. (2017). *Zukunft der Notfallmedizin in Deutschland 2.0 [Future of emergency medicine in Germany 2.0]*. Der Anaesthesist, 66(5), 307–317. https://doi.org/10.1007/s00101-017-0308-2

Gross, B., Schanderl, F., Staedt, N., Elsner, C. (2018). *App-basierte Systeme zur Ersthelferalarmie-*

rung. Notfall + Rettungsmedizin, 6, e28581. https://doi.org/10.1007/s10049-018-0518-4

Grundgesetz für die Bundesrepublik Deutschland, Bundesgesetzblatt Teil III (2017).

Grusd, E. & Kramer-Johansen, J. (2016). *Does the Norwegian emergency medical dispatch classification as non-urgent predict no need for pre-hospital medical treatment? An observational study.* Scandinavian Journal of Trauma, Resuscitation and Emergency Medicine, 24(65), 1–8. https://doi.org/10.1186/s13049-016-0258-8

Günther, A. & Hasseler, M. (2018). *Integrierte Versorgungskonzepte – Neue Ansätze für die prähospitale Versorgung.* In: Neumayr, A., Baubin, M., Schinnerl, A. (Hrsg.) *Herausforderung Notfallmedizin* (S. 37–49). Berlin, Heidelberg: Springer.

Günther, A., Schmid, S., Bruns, A. et al. (2017). *Ambulante Kontakte mit dem Rettungsdienst.* Notfall + Rettungsmedizin, 20(6), 477–485. https://doi.org/10.1007/s10049-017-0268-8

Hackstein, A., Lenz, W., Marung, H. (2015). *Personalqualifikation in der Leitstelle.* Notfall + Rettungsmedizin, 18(7), 553–559. https://doi.org/10.1007/s10049-015-0048-2

Haner, A., Örninge, P., Khorram-Manesh, A. (2015). *The role of physician-staffed ambulances: the outcome of a pilot study.* Journal of Acute Disease, 4(1), 63–67. https://doi.org/10.1016/S2221-6189(14)60086-X

Hellmich, C. (2010). *Qualitätsmanagement und Zertifizierung im Rettungsdienst: Grundlagen – Techniken – Modelle – Umsetzung.* Berlin, Heidelberg: Springer. https://doi.org/10.1007/978-3-642-02170-1

Helm, M., Gliwitzky, B., Gries, A. et al. (2017). *Herausforderungen für die Zukunft der prähospitale Notfallmedizin.* Notfall + Rettungsmedizin, 20 (7), 567–569. https://doi.org/10.1007/s10049-017-0336-0

Hering, T. & Beerlage, I. (2004). *Arbeitsbedingungen, Belastungen und Burnout im Rettungsdienst.* Notfall & Rettungsmedizin, 7(6), 415–424. https://doi.org/10.1007/s10049-004-0681-7

Heringshausen, G., Karutz, H., Brauchle, G. (2010). *Wohlbefinden, Lebenszufriedenheit und Work-Family-Konflikt bei Einsatzkräften im Rettungsdienst.* Notfall & Rettungsmedizin, 13(3), 227–233. https://doi.org/10.1007/s10049-010-1313-z

Hex, N., Tuggey, J., Wright, D., Malin, R. (2015). *Telemedicine in care homes in Airedale, Wharfedale and Craven.* Clinical Governance: An International Journal, 20(3), 146–154. https://doi.org/10.1108/CGIJ-07-2015-0022

Hildebrand, E. (2006). *Effizientere Notrufbearbeitung durch integrierte Regionalleitstelle.* Notfall + Rettungsmedizin, 9(5), 473–477. https://doi.org/10.1007/s10049-006-0839-6

Hofer, G. & Voelckel, W.G. (2014). *Stellenwert der Hubschrauberrettung [Importance of helicopter rescue].* Medizinische Klinik, Intensivmedizin und Notfallmedizin, 109(2), 95–99. https://doi.org/10.1007/s00063-013-0306-3

Hofmeyer, J., Leider, J.P., Satorius, J. et al. (2016). *Implementation of Telemedicine Consultation to Assess Unplanned Transfers in Rural Long-Term Care Facilities, 2012-2015: A Pilot Study.* Journal of the American Medical Directors Association, 17(11), 1006–1010. https://doi.org/10.1016/j.jamda.2016.06.014

Hoppe, A., Hozbecher, F., Kockrow, R. (2008). *Die Ausnahmesituation als Arbeitsalltag: Beanspruchungsanalyse von Arbeitsplätzen in Feuerwehrleitstellen exemplarisch dargestellt am Beispiel der Leitstelle Lausitz in Cottbus.* Zentralblatt Für Arbeitsmedizin, (58), 142–147.

Huang, Y.-H., Ma, L., Sabljak, L.A., Puhala, Z.A. (2018). *Development of sustainable community paramedicine programmes: A case study in Pennsylvania.* Emergency Medicine Journal: EMJ, 35 (6), 372–378. https://doi.org/10.1136/emermed-2017-207211

IGES Institut GmbH (2014). *Forschungsvorhaben zur Umsetzung des § 221b Absatz 2 SGB V: Evaluierung der Auswirkungen von Zuschlägen zur Förderung der vertragsärztlichen Versorgung in unterversorgten Gebieten (§ 87a Absatz 2 Satz 3 SGB V).* Abschlussbericht, Berlin.

Institut für Notfallmedizin und Medizinmanagement & Klinikum der Universität München (2010). *Untersuchung zum Notarztdienst und arztbegleiteten Patiententransport in Bayern.* Zugriff am 01.01.2023 unter: https://www.innenministerium-bayern.de/assets/stmi/sus/rettungswesen/id3_27_veroeffentlichungen_notarztstudie_20130222.pdf

Ismail, S.A., Gibbons, D.C., Gnani, S. (2013). *Reducing inappropriate accident and emergency department attendances: A systematic review of primary care service interventions.* The British Journal of General Practice: The Journal of the Royal College of General Practitioners, 63(617), e813–20. https://doi.org/10.3399/bjgp13X675395

Jörg, J. (2018). *Digitalisierung in der Medizin.* Berlin, Heidelberg: Springer. https://doi.org/10.1007/978-3-662-57759-2

Kang, D.-Y., Cho, K.-J., Kwon, O. et al. (2020). *Artificial intelligence algorithm to predict the need for critical care in prehospital emergency medical services.* Scandinavian Journal of Trauma, Resuscitation and Emergency Medicine, 28(1), 17. https://doi.org/10.1186/s13049-020-0713-4

Kappus, S. (2010). *SMAP – Standardisierte medizinische Notrufabfrage in der Rettungsleitstelle der*

Feuerwehr Hamburg. Notfall + Rettungsmedizin, 13(8), 789–794. https://doi.org/10.1007/s10049-010-1343-6

Katzenmeier, C. & Schrag-Slavu, S. (2010). *Rechtsfragen des Einsatzes der Telemedizin im Rettungsdienst: Eine Untersuchung am Beispiel des Forschungsprojektes Med-on-@ix*. Kölner Schriften zum Medizinrecht: Vol. 2. Berlin: Springer.

Kaufmann, F. von (2018). *Leitstelle der Zukunft: Projekt Leitstelle 2020+ der integrierten Leitstelle München*. In: Neumayr, A., Baubin, M., Schinnerl, A. (Hrsg.) *Herausforderung Notfallmedizin* (S. 97–105). Berlin, Heidelberg: Springer.

Kaufmann, F. von & Kanz, K.-G. (2012). *Die Rolle der Leitstelle im Prozess der präklinischen Versorgung*. Notfall & Rettungsmedizin, 15(4), 289–299. https://doi.org/10.1007/s10049-011-1505-1

Kaufmann, F. von, Kiening, S., Morhart-Klute, V., Schmid, F. (2015). *Technik als Voraussetzung für eine effizientere Prozessabwicklung in der Leitstelle*. Notfall + Rettungsmedizin, 18(7), 573–580. https://doi.org/10.1007/s10049-015-0064-2

Kirubarajan, A., Taher, A., Khan, S., Masood, S. (2020). *Artificial intelligence in emergency medicine: A scoping review*. Journal of the American College of Emergency Physicians Open, 1(6), 1691–1702. https://doi.org/10.1002/emp2.12277

Klumpp, M., Raida, A., Boehm, D., Juhra, C. (2016). *Hilfe von den Besten: Telemedizinische Unterstützung der praeklinischen Maximalversorgung – Problemanalyse und Konzeptansatz*. KU Gesundheitsmanagement, (6), 28–30.

Koch, B., Wendt, M., Lackner, C.K., Ahnefeld, F.-W. (2008). *Herausforderungen an die Notfallversorgung der Zukunft: »Regional Health Care« (RHC)*. Notfall + Rettungsmedizin, 11(7), 491–499. https://doi.org/10.1007/s10049-008-1065-1

Kreisverband Coburg (Hrsg.) (2013). *Rettungsdienst – BRK Kreisverband Coburg*. Zugriff am 01.01.2023 unter: https://brk-coburg.de/index.php/angebote/rettungsdienst

Kumpch, M. & Luiz, T. (2011). *Integrierte Leitstelle als Logistikzentrale*. Notfall & Rettungsmedizin, 14(3), 192–196. https://doi.org/10.1007/s10049-010-1398-4

Lackner, C.K., Wendt, M., Ahnefeld, F.W., Koch, B. (2009). *Von der Rettungskette zum akutmedizinischen Netzwerk*. Notfall & Rettungsmedizin, 12(1), 25–31. https://doi.org/10.1007/s10049-008-1114-9

Landeshauptstadt Hannover (2013). *Vereinbarung über die Erhebung von Entgelten im Rettungsdienst gemäß § 15 des Niedersächsischen Rettungsdienstgesetzes.*

Lechleuthner, A. & Neupert, M. (2015). *Tätigkeit als Notfallsanitäter im öffentlichen Rettungsdienst.* Notfall + Rettungsmedizin, 18(5), 413–420. https://doi.org/10.1007/s10049-015-0039-3

Lechleuthner, A. & Schürmann-Lipsch, J. (2018). *Mitteilungen des BV ÄLRD*. Notfall + Rettungsmedizin, (21), 640–642.

Lissel, P.M. (2001). *Strafrechtliche Verantwortung in der präklinischen Notfallmedizin*. Zugl.: Tübingen, Univ., Diss., 2000. Europäische Hochschulschriften Reihe 2, Rechtswissenschaft: Vol. 3125. Frankfurt am Main: Lang.

Lohs, T., Wnent, J., Jakisch, B. (2018). *Dokumentation und Qualitätsmanagement im Rettungsdienst*. Notfallmedizin Up2date, 13(04), 391–406. https://doi.org/10.1055/a-0587-8830

Lowthian, J.A., Cameron, P.A., Stoelwinder, J.U. et al. (2011). *Increasing utilisation of emergency ambulances*. Australian Health Review: A Publication of the Australian Hospital Association, 35 (1), 63–69. https://doi.org/10.1071/AH09866

Luiz, T., Marung, H., Pollach, G., Hackstein, A. (2019). *Implementierungsgrad der strukturierten Notrufabfrage in deutschen Leitstellen und Auswirkungen ihrer Einführung [Degree of implementation of structured answering of emergency calls in German emergency dispatch centers and effects of the introduction in daily practice]*. Der Anaesthesist. Advance online publication. https://doi.org/10.1007/s00101-019-0570-6

Magistrat Stadt Frankfurt am Main (2013). *Benutzungsentgelte im Rettungsdienstbereich Frankfurt am Main.*

Mason, S., Mountain, G., Turner, J. et al. (2014). *Innovations to reduce demand and crowding in emergency care; a review study*. Scandinavian Journal of Trauma, Resuscitation and Emergency Medicine, 22, 55. https://doi.org/10.1186/s13049-014-0055-1

Matt, D., Siller, M., Prantl, M. (2015). *Patientenorientierte und effiziente Notfallversorgung durch Lean Hospital in Südtiroler Krankenhäusern*. Das Krankenhaus. (6), 555–561.

Messerle, R. & Appelrath, M. (2018). *Die Zukunft der Notfallversorgung in Deutschland [The future of emergency care in Germany]*. Der Urologe. Ausg. A, 57(8), 927–929. https://doi.org/10.1007/s00120-018-0695-2

Metelmann, C., Metelmann, B., Bartels, J. et al. (2018). *Was erwarten Mitarbeiter der Notfallmedizin vom Telenotarzt?* Notfall + Rettungsmedizin, 7(5), e36796. https://doi.org/10.1007/s10049-018-0520-x

Morse, A. (2013). *Emergency admissions to hospital: managing the demand*. (No. HC 739). National Audit Office. London: The Stationery Office. Zugriff am 01.01.2023 unter: https://www.nao.org.uk/reports/emergency-admissions-hospitals-managing-demand/

Neubauer, G., Beivers, A., Wick, A. (2010). *Qualitäts- und Effizienzsteigerung in der Notfallversorgung durch integrierte Leitstellen.* Das Krankenhaus, 102(5), 433–438.

Nichol, G., Thomas, E., Callaway, C.W. et al. (2008). *Regional variation in out-of-hospital cardiac arrest incidence and outcome.* JAMA, 300(12), 1423–1431. https://doi.org/10.1001/jama.300.12.1423

Nowakowski, N. & Fischer, F. (2015). *Telematikanwendungen in der präklinischen Notfallmedizin in Deutschland – Einsatzmöglichkeiten und Herausforderungen.* Der Notarzt, 31(04), 177–183. https://doi.org/10.1055/s-0034-1387679

Oostema, J.A., Nasiri, M., Chassee, T., Reeves, M.J. (2014). *The quality of prehospital ischemic stroke care: Compliance with guidelines and impact on in-hospital stroke response.* Journal of Stroke and Cerebrovascular Diseases: The Official Journal of National Stroke Association, 23(10), 2773–2779. https://doi.org/10.1016/j.jstrokecerebrovasdis.2014.06.030

Österreichisches Rotes Kreuz (Hrsg.) (o. J.). *Rotes Kreuz: Schlaganfall.* Zugriff am 01.01.2023 unter: https://www.roteskreuz.at/site/erste-hilfe/erste-hilfe-im-detail/erste-hilfe-tipps/schlaganfall/

Pajonk, F.-G., & D´Amelio, R. (2008). *Psychosozialer Notfall: Erregungszustände, Aggression und gewalttätiges Verhalten im Notarzt- und Rettungsdienst.* AINS (Fachzeitschrift Für Anästhesiologie, Intensivmedizin, Notfallmedizin Und Schmerztherapie), (7-8), 514–521.

Pakkanen, T., Virkkunen, I., Kämäräinen, A. et al. (2016). *Pre-hospital severe traumatic brain injury – comparison of outcome in paramedic versus physician staffed emergency medical services.* Scandinavian Journal of Trauma, Resuscitation and Emergency Medicine, 24, 62. https://doi.org/10.1186/s13049-016-0256-x

Patterson, D.G., Coulthard, C., Garberson, L.A. et al. (2016). *What Is the Potential of Community Paramedicine to Fill Rural Health Care Gaps?* Journal of Health Care for the Poor and Underserved, 27(4A), 144–158. https://doi.org/10.1353/hpu.2016.0192

Perkins, G.D. & Cooke, M.W. (2012). *Variability in cardiac arrest survival: The NHS Ambulance Service Quality Indicators.* Emergency Medicine Journal: EMJ, 29(1), 3–5. https://doi.org/10.1136/emermed-2011-200758

Photis, Y.N. & Grekousis, G. (2012). *Locational planning for emergency management and response: an artificial intelligence approach.* International Journal of Sustainable Development and Planning, 7(3), 372–384. https://doi.org/10.2495/SDP-V7-N3-372-384

Popp, S. (2019). *Notfall, Notfallversorgung?!* Unveröffentlichte Masterarbeit, Friedrich-Alexander-Universität Erlangen-Nürnberg.

Prückner, S., Luiz, T., Steinbach-Nordmann, S. et al. (2008). *Notfallmedizin – Medizin für eine alternde Gesellschaft. Beitrag zum Kontext von Notarzteinsätzen bei alten Menschen [Emergency medicine – medicine for an ageing society. A contribution to the context of emergency missions for elderly people].* Der Anaesthesist, 57(4), 391–396. https://doi.org/10.1007/s00101-008-1333-y

Prückner, S. & Bayeff-Filloff, M. (2018). *Einsatz- und Strukturdaten im Rettungsdienst Bayern: Ergebnisse und Konsequenzen.* In: Neumayr, A., Baubin, M., Schinnerl, A. (Hrsg.) *Herausforderung Notfallmedizin* (S. 221–231). Berlin, Heidelberg: Springer. https://doi.org/10.1007/978-3-662-56627-5_20

Quentin, W. (2016). *Internationale Strukturen der Notfallversorgung.* Armut und Gesundheit, Berlin.

Raths, A. (2014). *Telemedizin hält Einzug im Rettungswagen.* Bayerische Staatszeitung, o. S. Zugriff am 01.01.2023 unter: https://www.bayerische-staatszeitung.de/staatszeitung/kommunales/detailansicht-kommunales/artikel/telemedizin-haelt-einzug-im-rettungswagen.html

Reifferscheid F., Marung, H., Breuer, G. et al. (2015). *Zusatzweiterbildungsordnung Notfallmedizin.* Anästhesiologie und Intensivmedizin, 56, 729–733.

Rettungsdienstausschuss Bayern (2017). *Konzept zur Verbesserung der Bereitschaft und Fähigkeit von Laien, bei Herz-Kreislauf-Stillstand einfache lebensrettende Basismaßnahmen durchzuführen.* Zugriff am 01.01.2023 unter: https://www.aelrd-bayern.de/images/stories/pdf/rda/Empfehlung_Erste_Hilfe.pdf

Rieser, S. (2013). *Bereitschaftsdienst im Lahn-Dill-Kreis: Wo Ärzte nachts gut schlafen.* Deutsches Ärzteblatt, 110(9), A366–A368. Zugriff am 01.01.2023 unter: https://www.aerzteblatt.de/archiv/134936/Bereitschaftsdienst-im-Lahn-Dill-Kreis-Wo-Aerzte-nachts-gut-schlafen

Ringburg, A.N., Spanjersberg, W.R., Frankema, S.P.G. et al. (2007). *Helicopter emergency medical services (HEMS): Impact on on-scene times.* The Journal of Trauma, 63(2), 258–262. https://doi.org/10.1097/01.ta.0000240449.23201.57

Rossaint, R., Wolff, J., Lapp, N. et al. (2017). *Indikationen und Grenzen des Telenotarztsystems.* Notfall + Rettungsmedizin, 20(5), 410–417. https://doi.org/10.1007/s10049-016-0259-1

Roth, K., Baier, N., Henschke, C. et al. (2017). *Rechtliche Rahmenbedingungen in der präklinischen Notfallversorgung.* Notfall + Rettungsmedizin, 20(3), 237–250. https://doi.org/10.1007/s10049-016-0214-1

Sachverständigenrat für die Konzertierte Aktion im Gesundheitswesen (2003). *Gutachten 2003 des*

Sachverständigenrates für die Konzertierte Aktion im Gesundheitswesen: Finanzierung, Nutzerorientierung und Qualität. Zugriff am 01.01.2023 unter: https://www.svr-gesundheit.de/fileadmin/Gutachten/Gutachten_2003/Kurzfassung_2003.pdf

Sachverständigenrat zur Begutachtung der Entwicklung im Gesundheitswesen (2014). *Gutachten 2014: Akutstationäre Versorgung Notfallversorgung im ländlichen Raum.* Zugriff am 01.01.2023 unter: https://www.svr-gesundheit.de/index.php?id=516

Sachverständigenrat zur Begutachtung der Entwicklung im Gesundheitswesen (2018). *Bedarfsgerechte Steuerung der Gesundheitsversorgung.* Zugriff am 01.01.2023 unter: https://www.svr-gesundheit.de/fileadmin/Gutachten/Gutachten_2018/Gutachten_2018.pdf

Schäfer, S. & Koch, B. (1999). *Strukturen der präklinischen Notfallversorgung.* Notfall & Rettungsmedizin, 2(8), 496–499. https://doi.org/10.1007/s100490050183

Schlechtriemen, T., Lackner, C.-K., Moecke, H. et al. (2003). *Sicherung der flächendeckenden Notfallversorgung: notwendige Strukturverbesserungen.* Notfall & Rettungsmedizin, 6(6), 419–428. https://doi.org/10.1007/s10049-003-0591-0

Schmiedel, R. & Behrendt, H. (2015). *Leistungen des Rettungsdienstes 2012/13: Analyse des Leistungsniveaus im Rettungsdienst für die Jahre 2012 und 2013 = Performance of the rescue services 2012/13* Berichte der Bundesanstalt für Straßenwesen Reihe M: Heft 260. Bergisch-Gladbach: Bundesanstalt für Straßenwesen.

Schmitt, L. (2018). *Betriebliches Gesundheitsmanagement im Rettungsdienst – Ein Muss.* In: Neumayr, A., Baubin, M., Schinnerl, A. (Hrsg.) *Herausforderung Notfallmedizin* (S. 54–62). Berlin, Heidelberg: Springer.

Schmitz-Eggen, L. (2018). *Nordrhein-Westfalen hebt Notarzt-Qualifikation an.* Zugriff am 01.01.2023 unter: https://www.rettungsdienst.de/news/nordrhein-westfalen-hebt-notarzt-qualifikation-an-56387

Schneider, T., Wolcke, B., Böhmer, R. (2010). *Taschenatlas Notfall & Rettungsmedizin: Kompendium für den Notarzt.* 4. Aufl. Berlin, Heidelberg: Springer. https://doi.org/10.1007/978-3-642-01051-4

Sefrin, P. (2018). *Neuordnung der Notfallversorgung im ambulanten/präklinischen Bereich.* Der Notarzt, 34(03), 132–139. https://doi.org/10.1055/a-0604-2527

Sefrin, P., Händlmeyer, A., Kast, W. (2015). *Leistungen des Notfall-Rettungsdienstes.* Der Notarzt, 31(04), S34–S48. https://doi.org/10.1055/s-0035-1552705

SGB (2018). *Sozialgesetzbuch mit Sozialgerichtsgesetz: Textausgabe mit ausführlichem Sachverzeichnis* (47., neu bearbeitete Aufl., Stand 19. Dezember 2017, Sonderausgabe). dtv Beck-Texte im dtv: Vol. 5024. München: dtv.

Spangler, D., Hermansson, T., Smekal, D., Blomberg, H. (2019). *A validation of machine learning-based risk scores in the prehospital setting.* PloS One, 14(12), e0226518. https://doi.org/10.1371/journal.pone.0226518

Statistisches Bundesamt (2012). *Alter im Wandel.* Zugriff am 01.01.2023 unter: https://www.destatis.de/DE/Themen/Gesellschaft-Umwelt/Bevoelkerung/Bevoelkerungsstand/Publikationen/Downloads-Bevoelkerungsstand/alter-im-wandel-0010017129004.pdf?__blob=publicationFile

Statistisches Bundesamt (2021). *Gesundheitsausgaben in Deutschland nach Einrichtung in den Jahren 2013 bis 2019.*

The Capital Region of Denmark (o. A.). *Ambulances.* Zugriff am 01.01.2023 unter: https://www.regionh.dk/english/Healthcare-Services/Emergency-Medical-Services/Copenhagen-Emergency-medical-services/Pages/Ambulances.aspx

Umlauf, J. (2018). *Immer mehr Einsätze, immer weniger Personal: Ist der Rettungsdienst in Bayern auf Kante genäht? Experten im Landtag sehen dunkle Wolken am Horizont.* Bayerische Staatszeitung. o. S. Zugriff am 01.01.2023 unter: https://www.bayerische-staatszeitung.de/staatszeitung/landtag/detailansicht-landtag/artikel/immer-mehr-einsaetze-immer-weniger-personal.html

Uniklinik RWTH Aachen (o. J.). *Telenotarztdienst im Rettungsdienst Stadt Aachen.* Zugriff am 01.01.2023 unter: https://www.ukaachen.de/kliniken-institute/klinik-fuer-anaesthesiologie/klinik/notfallmedizin/telenotarztdienst-im-rettungsdienst-stadt-aachen/

Veser, A., Sieber, F., Groß, S., Prückner, S. (2015). *The demographic impact on the demand for emergency medical services in the urban and rural regions of Bavaria, 2012-2032.* Zeitschrift Für Gesundheitswissenschaften = Journal of Public Health, 23(4), 181–188. https://doi.org/10.1007/s10389-015-0675-6

Viergutz, T., Rohrer, O., Weiss, C. et al. (2014). *Einsatzspektrum eines Rettungshubschraubers. Veränderung in einem süddeutschen Ballungsgebiet in den letzten 25 Jahren [Spectrum of missions for a rescue helicopter. Changes in a south German urban area over the last 25 years].* Der Anaesthesist, 63 (12), 932–941. https://doi.org/10.1007/s00101-014-2380-1

Waha, S. de, Desch, S., Eitel, I. et al. (2017). *Prognostische Bedeutung der Laienreanimation bei extrahospitalem Herz-Kreislauf-Stillstand [Prognos-*

tic importance of bystander efforts in out-of-hospital cardiac arrest]. Medizinische Klinik, Intensivmedizin und Notfallmedizin, 112(8), 737–740. https://doi.org/10.1007/s00063-017-0327-4

Werners, B. & Wiesche, L. (2018). *Bedarfsplanung für kommunale Rettungsdienste*. In: Pfannstiel, M. A., Focke, A., Mehlich, H. (Hrsg.) *Management von Gesundheitsregionen IV* (S. 31–43). Wiesbaden: Springer Fachmedien.

Wiese, C., Bartels, U., Ruppert, D. et al. (2007). *Notärztliche Betreuung von Tumorpatienten in der finalen Krankheitsphase [Treatment of oncology patients in the final stadium of disease by prehospital emergency physicians]*. Der Anaesthesist, 56 (2), 133–140. https://doi.org/10.1007/s00101-006-1129-x

Zander, F. (2010). *Die Auswirkungen des Unionsrechts auf den deutschen Rettungsdienst*. Zugl.: Augsburg, Univ., Diss., 2010. Schriftenreihe Schriften zum Bau- und Vergaberecht: Vol. 8. Hamburg: Kovač. Zugriff am 01.01.2023 unter: http://www.verlagdrkovac.de/978-3-8300-5406-1.htm

Ziegenfelder, R. (2017). *Gewalt gegen Rettungsdienstpersonal*. Retten!, 6(01), 12–16. https://doi.org/10.1055/s-0042-114130

Ziegenfuß, T. (2017). *Notfallmedizin*. Berlin, Heidelberg: Springer. https://doi.org/10.1007/978-3-662-52775-7

12 Grenzüberschreitender Rettungsdienst: trotz offener Grenzen ein Arbeitsumfeld mit Barrieren

Robert Konrad

12.1 Einleitung

Deutschland besitzt zu neun Nachbarstaaten eine gemeinsame Grenze, mit einer Gesamtlänge von 3.876 km. Die längste Ländergrenze besitzt Deutschland zu Österreich und Tschechien mit je 818 km. Die Grenzlinie zu Dänemark mit 68 km Länge ist die kürzeste (Statistisches Bundesamt (Destatis), 2019a). Von den 16 Bundesländern grenzen zehn an einen oder mehrere europäische Staaten. Da ist es nachvollziehbar, wenn das Bedürfnis einer grenzüberschreitenden Zusammenarbeit wächst, um die vermehrt auftretenden Erkrankungen und medizinischen Notfälle oder gar Katastrophen ländergrenzenübergreifend bewältigen zu können. Die zahlreichen Grenzübergänge in Form von Wander-/Fahrradwegen, Autostraßen und Eisenbahnlinien stellen die regionalen Rettungsdienste und Verwaltungsbehörden vor so manche Herausforderung, wenn es um die medizinische und rettungsdienstliche Absicherung geht. Besonders im länderübergreifenden Güter- und Warenverkehr kommt es auf den Transitstrecken und in den Grenzregionen vermehrt zu Unfallereignissen. Im Jahr 2018 wurden deutschlandweit 4.808 Unfälle mit ausländischen FahrerInnen von Güterkraftfahrzeugen gemeldet (Statistisches Bundesamt (Destatis), 2019b). Im Beitrag wird der Frage nachgegangen, welche Forschungsfelder und Herausforderungen sich damit für eine Rettungswissenschaft ergeben.

12.2 Deutschland und seine Außengrenzen

12.2.1 Grenzüberschreitende Gesundheitsversorgung

Auch wenn durch die Grenzöffnungen allen EU-BürgerInnen das Recht auf Freizügigkeit und medizinische Behandlung ohne Verlust der Sozialleistungen gewährt wird, zeigen das politische Vorgehen und die Beschlüsse gerade in der Corona-Pandemie gravierende Einschränkungen. Einzugsbereiche grenznaher Kliniken sowie Einsatzgebiete grenznaher Rettungsdienststandorte enden weiterhin meist am Grenzbaum. Dort wo täglich tausende PendlerInnen und TouristInnen die Grenze überqueren, endet die mögliche grenzüberschreitende medizinische Versorgung, obwohl ein geeignetes Krankenhaus, eine FachärztIn oder sonstige medizinische Hilfe nur wenige Kilometer entfernt sind oder sich sogar in Sichtweite befinden.

Um das »Hindernis« Grenze als Chance zu sehen, wird durch die INTERREG[1]-Projekte seit 1990 versucht, die Zusammenarbeit zwischen Regionen und ihren territorialen, sozialen und wirtschaftlichen PartnerInnen zu fördern. Auch wenn der Schutz und die Verbesserung der Gesundheit weiterhin in der Verantwortung der Staaten verbleiben, gibt es eine gemeinsame Zuständigkeit im Bereich der öffentlichen Gesundheit zwischen EU und ihren Mitgliedsstaaten. Diese ergibt sich durch den Vertrag von Lissabon (Artikel 168) von 2007[2] und die Richtlinie 2011/24[3] über die Ausübung der Patientenrechte in der grenzüberschreitenden Gesundheitsversorgung. Ziel der grenzüberschreitenden Zusammenarbeit im Gesundheitsbereich ist die Förderung der Mobilität von PatientInnen und Angehörigen aller Gesundheitsberufe durch leichtere Grenzübertrittmöglichkeiten. Des Weiteren soll durch die Nutzung gemeinsamer Ausrüstung, Dienstleistungen und medizinischer Einrichtungen der Zugang zu hochwertiger Gesundheitsversorgung an der Grenze und grenzüberschreitend verbessert werden (Delecosse et al., 2017).

12.2.2 Grenzgänger und Grenzpendler

Der nationale und internationale Arbeitsmarkt und die Einführung der Arbeitnehmerfreizügigkeit bringen es mit sich, dass besonders in den Grenzregionen Grenzgänger[4] und Grenzpendler[5] ein zusätzliches Einsatzgeschehen für den Rettungsdienst darstellen. So hat sich die Zahl der in Deutschland arbeitenden Grenzpendler zwischen 2010 (< 69.000) und 2019 (> 191.000) fast verdreifacht. 2019 waren die größten Ländergruppen Polen mit 69.000 Grenzpendlern, gefolgt von Frankreich mit 36.000 und Tschechien mit 34.000 Grenzpendlern (IAB, 2020). Diese kehren entweder täglich oder mindestens einmal pro Woche in ihr Heimatland zurück. Viele haben wegen des Arbeitsplatzes einen zweiten Wohnsitz in Deutschland gemeldet. Auch wenn der Grenzpendler im Beschäftigungsstaat versicherungspflichtig ist (Anstellung in einer deutschen Firma) und auf alle Leistungen der Krankenversicherung Anspruch hat, kann er sowohl im Tätigkeitsstaat als auch im Wohnstaat behandelt werden (Haufe, 2021).

12.2.3 Tourismus

Deutschland hat 2019 das zehnte Mal in Folge das Rekordergebnis von 89,9 Millionen internationalen Übernachtungen erzielt. So war Deutschland vor der Corona-Pandemie das Reiseland Nummer eins als Kulturreiseziel für EuropäerInnen, als weltweit internationales Messeziel, als internationales Tagungs- und Kongressziel in Europa, als Städtereiseziel der EuropäerInnen und Reiseziel für europäische

---

1 INTERREG: Gemeinschaftsinitiative des Europäischen Fonds für regionale Entwicklung (EFRE) mit eingebetteten Programmen in die Europäische Territoriale Zusammenarbeit (ETZ)
2 Vertrag von Lissabon zur Änderung des Vertrags über die Europäische Union und des Vertrags zur Gründung der Europäischen Gemeinschaft (2007). In: Amtsblatt der Europäischen Union, 2007/C 306/01. Zugriff am 17.12.2022 unter: https://eur-lex.europa.eu/legal-content/DE/TXT/HTML/?uri=OJ:C:2007:306:FULL&from=DE
3 Richtlinie 2011/24/EU des Europäischen Parlaments und des Rates vom 9. März 2011 über die Ausübung der Patientenrechte in der grenzüberschreitenden Gesundheitsversorgung (2011). In: Amtsblatt der Europäischen Union, L 88/45. Zugriff am 17.12.2022 unter: https://eur-lex.europa.eu/legal-content/DE/TXT/PDF/?uri=CELEX:02011L0024-20140101

---

4 ArbeitnehmerInnen mit Wohnsitz in Deutschland und Arbeitsplatz im benachbarten Ausland
5 ArbeitnehmerInnen mit Wohnsitz im benachbarten Ausland und Arbeitsplatz in Deutschland

Luxusreisen. Übernachtungen ausländischer Gäste sind seit 1993 um 55,2 Millionen gestiegen. Bis 2030 könnten bei einem durchschnittlichen Wachstum von 3,5 % pro Jahr um die 121,5 Millionen Übernachtungen möglich sein (Deutsche Zentrale für Tourismus e.V., 2020). Ein großer Teil davon kommt direkt aus den Nachbarländern und wird, soweit es medizinisch vertretbar ist, eine Rückführung oder einen Transport in ein heimatnahes und muttersprachiges Krankenhaus bevorzugen (Hörhammer, 2017).

12.3 Rahmenabkommen und Kooperationsvereinbarungen an den deutschen Außengrenzen

Bei den Rahmenabkommen Rettungsdienst und den allgemeinen Abkommen für die grenzüberschreitende Zusammenarbeit handelt es sich um Regelungen und Vorgaben, die eine grundlegende Basis der Zusammenarbeit schaffen. Diese Abkommen werden dann meist durch regionale Kooperationsabkommen konkretisiert und notwendige Vorgehensweisen detaillierter geregelt (▶ Tab. 12.1).

12.3.1 Übersicht Verträge mit angrenzenden Ländern

Tab. 12.1: Vertragswerke zwischen Deutschland und den angrenzenden Ländern (eigene Zusammenstellung, Stand: April 2021)[6]

Vertragswerk	Länder
Rahmenabkommen	• Polen • Tschechien • Frankreich • Luxemburg • Belgien (allg. Abkommen) • Niederlande (allg. Abkommen)
Kooperationsvereinbarung	• Polen • Tschechien • Belgien • Niederlande
Regionale Absprachen	• Österreich • Schweiz • Dänemark

---

6 Die Quellen der einzelnen Verträge sind nachfolgend der Tabelle alle im Text aufgelistet und in den Fußnoten angegeben.

12.3.2 Informationen zu den Anrainerstaatenverträgen

Das »Rahmenabkommen zwischen der Bundesrepublik Deutschland und der Republik *Polen* über die grenzüberschreitende Zusammenarbeit im Rettungsdienst« wurde am 21. Dezember 2011 in Warschau unterzeichnet und trat am 28. Mai 2013 in Kraft.[7] Eine Kooperationsvereinbarung wurde am 29. September 2020 in Stettin unterschrieben. Mit ihr wird die grenzüberschreitende Zusammenarbeit im Rettungsdienst zwischen dem Landkreis Vorpommern-Greifswald und dem Wojewodschaftsamt Stettin geregelt (Froitzheim, 2020). Die für Dezember 2019 angesetzte Unterzeichnung des Kooperationsvertrages im Kreis Oder-Spree (Gubin-Guben) wurde von polnischer Seite verschoben und ist zum Zeitpunkt der Erstellung dieses Beitrags noch nicht unterzeichnet (Schröder, 2019).

Das »Rahmenabkommen zwischen der Bundesrepublik Deutschland und der *Tschechischen Republik* über die grenzüberschreitende Zusammenarbeit im Rettungsdienst« wurde am 4. April 2013 in Pilsen unterzeichnet und trat am 18. Juli 2014 in Kraft.[8] Am 2. Oktober 2016 wurde im tschechischen Karlsbad die »Kooperationsvereinbarung über die grenzüberschreitende Zusammenarbeit im Rettungsdienst zwischen Bayern und den tschechischen Bezirken Karlsbad, Pilsen und Südböhmen« unterzeichnet. Die Kooperationsvereinbarung zwischen Sachsen und Tschechien wurde am 25. November 2015 in Pilsen unterzeichnet und ist am 1. Januar 2016 in Kraft getreten. Auf tschechischer Seite wurden die Bezirke Karlovy Vary (Karlsbad), Liberec (Reichenberg) und Usti nad Labem (Aussig) in den Vertrag eingebunden (Sächsische Staatskanzlei, 2015).

Zwischen der Bundesrepublik Deutschland und der *Republik Österreich* wurde bis 2021 kein Rahmenabkommen über die grenzüberschreitende Zusammenarbeit im Rettungsdienst unterzeichnet. Hier finden nur regionale Absprachen zwischen den Landkreisen und Rettungsdienstanbietern statt. Für die paritätische Besetzung und den regelhaften grenzüberschreitenden Einsatz des Rettungshubschraubers »Europa-Christoph 3« in Suben/Österreich besteht ein Abkommen zwischen Oberösterreich und Bayern.

Ein Vertragswerk zwischen Deutschland und der *Schweiz* gibt es bis heute nicht. Die informelle grenzüberschreitende Kooperation im Rettungsdienst basiert auf lokalen Absprachen mit den angrenzenden Kantonen Aargau, Basel-Stadt und Basel-Land.

Seit dem 22. Juli 2005 besteht ein in Weil am Rhein unterzeichnetes »Rahmenabkommen zwischen der Regierung der Bundesrepublik Deutschland und der *Regierung der Französischen Republik* über die grenzüberschreitende Zusammenarbeit im Gesundheitswesen«,[9] das auch im Artikel 1 den Rettungsdienst zwischen Deutschland und Frankreich miteinschließt.

Das »Abkommen zwischen dem *Großherzogtum Luxemburg* und dem Land Rheinland-Pfalz über die Grenzüberschreitende Notfallrettung« wurde am 05. Oktober 2020 in Grevenmacher-Mertert unterzeichnet.[10]

Als Grundlage für die Zusammenarbeit gilt das am 19. Juli 1996 unterzeichnete und

---

7 Bundesgesetzblatt (BGBl.), Teil II 2013, Nr. 19 vom 23.07.2013, S. 998 ff.
8 Bundesgesetzblatt (BGBl.), Teil II 2015, Nr. 24 vom 31.08.2015, S. 1091 ff.
9 Bundesgesetzblatt (BGBl.), Teil II 2006, Nr. 32 vom 21.12.2006, S. 1332 ff.
10 Abkommen zwischen dem Großherzogtum Luxemburg und dem Land Rheinland-Pfalz über die grenzüberschreitende Notfallrettung (2020). Mémorial A n° 876 de 2020. In: Legilux. Zugriff am 22.12.2022 unter: https://www.stradalex.lu/fr/slu_src_publ_leg_mema/toc/leg_lu_mema_202011_876/doc/mema_etat-leg-agd-2020-10-30-a876-jo

zum 1. September 1998 in Kraft getretene »Abkommen zwischen dem Land Nordrhein-Westfalen, der Wallonischen Region und der Deutschsprachigen Gemeinschaft *Belgiens* über grenzüberschreitende Zusammenarbeit zwischen Gebietskörperschaften und anderen offiziellen Stellen«.[11] Hierzu wurde am 28. Mai 2009 im belgischen Sankt Vith das zum 1. Juni 2009 in Kraft getretene Rettungsdienstabkommen zwischen dem Königreich Belgien und Rheinland-Pfalz unterzeichnet.[12]

Der grenzüberschreitende Vertrag mit den *Niederlanden* wurden auf Grundlage des »Abkommens zwischen der Bundesrepublik Deutschland, dem Land Niedersachsen, dem Land Nordrhein-Westfalen und dem Königreich der Niederlande über grenzüberschreitende Zusammenarbeit zwischen Gebietskörperschaften und anderen öffentlichen Stellen«[13] vom 23. Mai 1991 abgeschlossen. Aufgrund dessen wurde am 1. März 2002 eine öffentlich-rechtliche Vereinbarung zwischen der Stadt Aachen, dem Kreis Aachen, dem Kreis Heinsberg, dem GGD-OZL (NL), der GGD-ZZL (NL), der Streekgewest Westelijke Mijnstreekk (NL) und der CPA Zuid-Limburg (NL) über die grenzüberschreitende Zusammenarbeit im öffentlichen Rettungsdienst geschlossen.[14]

Eine Kooperationsvereinbarung zur grenzüberschreitenden Zusammenarbeit im öffentlichen Rettungsdienst zwischen Deutschland und *Dänemark* existiert nicht. Dennoch funktioniert der grenzüberschreitende Rettungsdienst durch regionale Absprachen vorbildlich und kann sogar als Idealmodell einer Zusammenarbeit bezeichnet werden. So hat die Region Süddänemark ein Abkommen mit der Stadt Flensburg (1996) und mit dem Kreis Nordfriesland (2002) über den möglichen grenzüberschreitenden Einsatz von deutschen Rettungsmitteln. Das 2005 geschlossene Abkommen zwischen der DRF-Luftrettung und der Region Süddänemark wurde 2017 erneuert. Der Einsatz von dänischen Rettungswägen in Deutschland ist nur für den Massenanfall von Verletzten (MANV) vorgesehen (Siemen & Achner, 2019).

---

11 Gesetz- und Verordnungsblatt (GV), GV.NW. 1996, Nr. 33 vom 16.08.1996, S. 255 ff.
12 Ministerium des Innern und für Sport des Landes Rheinland-Pfalz (Hrsg.) (2009). Rettungsdienstabkommen zwischen dem Königreich Belgien und Rheinland-Pfalz unterzeichnet. Zugriff am 17.12.2022 unter: https://mdi.rlp.de/de/service/pressemitteilungen/detail/news/detail/News/rettungsdienstabkommen-zwischen-dem-koenigreich-belgien-und-rheinland-pfalz-unterzeichnet-1/
13 Bundesgesetzblatt (BGBl.), Teil II 1993, Nr. 17 vom 26.05.1993, S. 843 ff.
14 https://www.emric.info/de/professionals/rechtsgrundlage/regelrettung-rettungsdienst, Zugriff am 20.04.2021.

12.4 Rechtliche Probleme bei grenzüberschreitenden Einsätzen

In den nachfolgenden Ausführungen sind überwiegend Praxisbeispiele aus den Projekten und Verträgen mit Tschechien sowie Polen herangezogen. Das Rahmenabkommen zwischen Deutschland und Tschechien von 2013, gefolgt von der Kooperationsvereinbarung Bayern und Tschechien von 2016 bilden zur Veranschaulichung der rechtlichen Probleme eine gute Grundlage. Ergänzt werden die Ausführungen u. a. aus regionalen Kooperationsverträgen an der deutsch-polnischen Grenze.

12.4.1 Sprachenproblematik

Im Urlaub oder auf Kurzreisen sind für TouristInnen oft nur wenige Wörter der jeweiligen Landessprache ausreichend. Der Rest lässt sich mit gegenseitigem Verständnis oder einem Lächeln meist kompensieren. Im medizinischen Bereich sind detaillierte Fremdsprachenkenntnisse und ein ausreichender Fachwortschatz essenziell. Denn wo es um Leben und Tod geht, wirkt sich ein Missverständnis unter Umständen fatal aus. Es können Einsatzteams nicht miteinander kommunizieren, PatientInnen oder Angehörige nicht befragt, PatientInnen nicht ausreichend aufgeklärt, Medikamentenpläne oder andere wichtige Dokumente nicht verstanden werden. Nur selten sprechen die RettungsdienstmitarbeiterInnen in den Grenzgebieten beide Landessprachen und so wird auf Englisch ausgewichen. Dies stellt jedoch ein nicht zu unterschätzendes Risiko dar, da es sich dann für beide Seiten um eine Fremdsprache handelt.

Die Ansätze, um die Sprachhürde zu minimieren, sind in den verschiedenen betrachteten Grenzprojekten unterschiedlich. Einige haben eine E-Learning-Plattform entwickelt, auf der fremdsprachliche Grundlagen und grenzüberschreitende Fachkommunikation gelehrt wird (InGRiP, 2019b). In anderen Projekten werden Sprachkurse abgehalten, internationale Anamnesebögen[15] eingesetzt, Kommunikationskarten mit Piktogrammen oder zweisprachige Protokolle entwickelt (Oberpfalz Echo, 2017). Die Euregio Egrensis in Marktredwitz/Oberfranken entwickelte in einer bilateralen ExpertInnengruppe aus VertreterInnen der Leitstellen, Rettungsdienste und ÄrztInnen beider Länder ein Praxiswörterbuch Rettungsdienst[16], das auf den Rettungsmitteln und in den Leitstellen in gedruckter sowie digitaler Form vorgehalten wird. Darin hat man versucht, den gesamten PatientInnenversorgungsweg, beginnend mit der Anrufannahme in der Leitstelle bis zur PatientInnenübergabe in der Klinik, abzubilden (Euregio Egrensis, 2018). Ein weiterer Lösungsansatz könnte das Telenotarztsystem sein. Da besonders im Grenzgebiet sehr viele medizinische Fachkräfte und ÄrztInnen aus dem Nachbarland kommen, könnte man jederzeit bei Bedarf darauf zurückgreifen.

12.4.2 Gesetze und Vorschriften

Das Thema »grenzüberschreitender Rettungsdienst« ist in den meisten Rettungsdienstgesetzen der grenznahen Bundesländer zu finden. Dennoch regeln in den seltensten Fällen die bereits abgeschlossenen grenzüberschreitenden Kooperationsvereinbarungen die auftretenden grenzüberschreitend-rechtlichen

---

15 Medi-Learn
16 Euregio Egrensis (Hrsg.) (2018). Praxiswörterbuch Rettungsdienst. Download unter: https://www.euregio-egrensis.de/Rettungsdienst.htm

Fragestellungen bis ins Detail. Abänderungen und Ergänzungen sind oft das Ergebnis von vielen Sitzungen, langwierigen Gutachten und neuen Verhandlungen mit politischen Entscheidungsträgern beider Länder. In vielen Fällen bedarf es sogar einer anschließenden Gesetzesänderung. So ist z. B. das Ein- oder Ausführen von Betäubungsmitteln durch den Rettungsdienst nach Betäubungsmittelgesetz (BtMG)[17] genehmigungspflichtig. Eine Ausnahme besteht nur nach Betäubungsmittel-Außenhandelsverordnung (BtMAHV)[18], wenn diese Ein- und Ausfuhr durch eine ÄrztIn erfolgt (Kramer, 2020). Wird eine PatientIn über die Grenze transportiert, müssen alle zollrechtlichen Vorschriften wie Visum, Geldmengenregelungen, Gegenstände, die als Schmuggelgut gelten und im Gepäck verstaut sind, maximale Mitnahmemengen oder sonstige geltende Vorschriften, wie z. B. nach dem Infektionsschutzgesetz, eingehalten werden. Zu beachten sind auch, sofern nicht in der Kooperationsvereinbarung gesondert geregelt, die im Ausland geltenden Vorschriften zu Sonderrechtsfahrten, Führerscheinklassen (Helferführerschein[19]), Vignette oder Mautbox.

12.4.3 Berufszulassung

Wird man auf dem territorialen Gebiet eines anderen Staates beruflich als Fachkraft tätig, muss dafür eine Berufsausübungserlaubnis vorliegen. Dies kann ein in diesem Land geltender Berufsabschluss sein oder eine Urkunde, die die Gleichwertigkeit mit einem ausländischen Berufsabschluss bestätigt. Weiterhin muss man sich an die in dieser Region geltenden medizinischen Versorgungsstandards und Regelungen für diesen Beruf halten. Umgangen werden kann dies, wenn die Berufszulassung, geltender Versorgungsstandard, Kompetenzen und rechtliche Zuständigkeit während einer Versorgung in den Kooperationsverträgen explizit geregelt sind. Möglich wäre auch, eine Regelung bezüglich der A1-Bescheinigungen zu treffen. Nach dem Sozialgesetzbuch (SGB) IV[20] benötigt jeder Arbeitnehmer, der nach einer Entsendung durch den nationalen Arbeitgeber vorübergehend im EU-Ausland tätig wird, ein Dokument, dass er während der Entsendung gemäß Art. 12 Abs. 1 Verordnung (EG) Nr. 883/2004 weiterhin dem Recht des Entsendestaats unterliegt (Kramer, 2020).

12.4.4 Dokumentation

Nicht zu unterschätzen und dringend empfohlen ist die strikte Einhaltung des Datenschutzes sowie die Dokumentationspflicht nach § 294 SGB V, § 630 f. Bürgerliches Gesetzbuch (BGB) und den Vorgaben in den jeweiligen Landesrettungsdienstgesetzen. Die vielen unterschiedlichen Dokumentationsvorgaben, teilweise schon regional unterschiedlich, machen eine Standardisierung für den grenzüberschreitenden Rettungsdienst sehr schwer. Auch wenn vieles zunehmend über digitale Dokumentationssysteme läuft und die Grundstrukturen der Erfassungsmasken auch übersetzt werden können, sind die individuellen Dokumentationen nicht einfach so eins-zu-eins mit Google Translate oder anderen Übersetzungsprogrammen, schon aus Datenschutzgründen, zu übersetzen.

Zu klären ist auch das Vorgehen bei Anwendung der NotfallsanitäterInnen-Kompetenzen, Todesfeststellung, erfolgloser PatientInnenversorgung und deren genaue Dokumentation auf außerdeutschem Staatsgebiet.

---

17 § 3 Abs. 1 Nr. 1 und § 11 Abs. 2 S. 1 BtMG
18 § 15 Abs. 1 Nr. 1 S. 1 BtMAHV
19 Auch Feuerwehrführerschein genannt; Sonderform – erlaubt nur das Führen von Einsatzfahrzeugen in dieser Gewichtsklasse

20 § 106 Abs. 1 S. 1 SGB IV

Gerade in der grenzüberschreitenden medizinischen Zusammenarbeit kann es jederzeit zu späteren Nachfragen durch die Versicherung, durch die weiterbehandelnden ÄrztInnen oder Nachfragen zu eventuellen abrechnungsrelevanten Entscheidungen kommen. Besonders wenn die berufsrechtlichen Details nicht klar im Abkommen beschrieben sind, ist eine sehr gute und detaillierte Dokumentation bei eventuellen späteren Klagen gegen die NotärztIn oder das Rettungsdienstpersonal entscheidend. Des Weiteren sollte auch aus Qualitätssicherungsgründen im grenzüberschreitenden Gesundheitsbereich der Dokumentation ein hoher Stellenwert zukommen. Ein Lösungsansatz könnten die immer mehr in die medizinische Behandlung eingebundene künstliche Intelligenz (KI) sowie die Telemedizin (Luiz, 2021) sein.

Es bleibt abzuwarten, inwieweit in zukünftigen Projekten im Bereich der Big Data und Datenübertragung, der elektronischen Patientenakte und der KI die internationale Durchlässigkeit und europaweite Datenverfügbarkeit mit einbezogen oder umgesetzt wird.

12.5 Grenzüberschreitende medizinische Versorgung im Grenzgebiet

12.5.1 Bevölkerungsdichte

Sieht man sich die Grenzregionen beidseits der Grenzen an, so finden sich meist ländlich geprägte Gegenden mit einer niedrigen Bevölkerungsdichte. Weiter kommt die teils schlechtere regionale wirtschaftliche Lage und der Wegzug der jüngeren Bevölkerung dazu. Trotz der mittlerweile jahrelangen offenen Grenzen gelten viele Grenzregionen innerhalb der EU als Problemregionen und kämpfen nach wie vor mit den Standortnachteilen durch die jahrzehntelang geschlossenen Grenzen. Lassen sich entlang der Grenzen keine touristischen Gebiete oder geschichtlichen Sehenswürdigkeiten vorweisen, leidet nicht nur die wirtschaftliche Entwicklung, sondern auch unter Umständen die medizinische Versorgung. Die teils verkehrstechnisch schlecht erschlossenen Gebiete, langen Anfahrtswege für den Rettungsdienst, regionalen Klinikschließungen und die Bildung von Schwerpunktkrankenhäusern im Landesinneren kosten wertvolle Zeit bei der medizinischen Versorgung und Notfallrettung. Besonders im Grenzbereich könnte also eine Kooperation von Rettungsdiensten und medizinischen Versorgungseinheiten gemeinsame Ressourcen nutzen und zu einer schnelleren Versorgung der PatientIn führen.

12.5.2 EU-Versorgungsauftrag

Auch wenn, wie bereits beschrieben (▶ Kap. 12.2.1), der Schutz und die Verbesserung der Gesundheit weiterhin in der Verantwortung der Staaten verbleiben, gibt es eine gemeinsame Zuständigkeit im Bereich der öffentlichen Gesundheit zwischen EU und ihren Mitgliedsstaaten. Einen Zugang zur Gesundheitsversorgung im Ausland erhält man im Rahmen der EU-Verträge, sofern eine grenzüberschreitende berufliche Tätigkeit besteht, ein vorübergehender Aufenthalt oder eine geplante Behandlung vorliegen.

Nimmt man z. B. das Westböhmische Bäderdreieck[21] an der bayerisch-tschechischen Grenze mit vielen hunderten, meist deutschen, Kurgästen sowie das bayerisch-oberpfälzische Sibyllenbad mit seinen zahlreichen tschechischen Gästen zeigen sich deutliche Probleme in der Umsetzung. Auch wenn die Kurbäder nur wenige Kilometer von der Grenze und den Kliniken in Deutschland bzw. Tschechien entfernt sind, werden die deutschen Gäste in ein tschechisches Krankenhaus und umgekehrt verbracht. Dies führte bis 2019 dazu, dass sich die Kurgäste bei einem erforderlichen Krankenhausaufenthalt auf eigene Kosten mit dem Rettungswagen an die Grenze haben fahren lassen. So fanden an manchen Grenzübergängen zu jeder Tageszeit und Wetterlage 300–400 PatientInnenübergaben pro Jahr zwischen dem tschechischen und deutschen Rettungsdienst statt (Lettenbauer, 2018). Eine direkte Alarmierung deutscher Rettungsmittel lassen die Klauseln des Kooperationsvertrages zwischen Bayern und Tschechien nicht zu, da zuerst die landeseigenen Rettungsmittel ausgeschöpft sein müssen. Ein direkter Transport durch ein tschechisches Rettungsmittel in ein grenznahes deutsches Krankenhaus ist in den tschechischen Gesetzen nicht vorgesehen. Eine Interhospitalverlegung von Tschechien nach Deutschland stellt eine Auslandsrückholung dar, die nicht in den Aufgabenbereich des öffentlich-rechtlichen Rettungsdiensts Bayern fällt und auch wegen der gleichwertigen Versorgungsmöglichkeit in Tschechien sehr schwer durchsetzbar ist. So wurde durch jede Übergabe an der Grenze die deutsche Krankenversicherung mit Einsatzkosten belastet, obwohl dieser Fall eigentlich in die Zuständigkeit der Auslandskrankenversicherung fällt. Umso wichtiger ist es, in den Kooperationsvereinbarungen solche Fragestellungen zu bearbeiten und eine für beide Seiten patientInnenorientierte Lösung zu finden.

12.5.3 Kliniklandschaft

Eine weitere Herausforderung stellt die grenzüberschreitende klinische Versorgung dar. In den seltensten Fällen gibt es Kooperationen oder grenzüberschreitende Versorgungspläne für die Regelversorgung, den Großschadens- oder Katastrophenfall. Oftmals kennen die Rettungsdienste des angrenzenden Landes nicht einmal die Kliniken und deren Versorgungsschwerpunkte. Gerade im Grenzbereich können durch die Klinikschließungen und/oder der sehr ländlichen Struktur Anfahrtswege zu Spezialzentren oder in das nächstgelegene und geeignete Krankenhaus ein Vielfaches der üblichen Transportzeit bedeuten.

Hierzu ist eine praxisorientierte Lösung aus dem bayerisch-tschechischen grenzüberschreitenden Projekt »Koordinationskonzept Grenzüberschreitender Rettungsdienst Bayern-Tschechien« hervorzuheben. Innerhalb des Projektes wurde ein zweisprachiger Klinikatlas erstellt, der die gesamten Kliniken (inkl. Spezialkliniken, Druckkammern, Verbrennungsbetten) in einem festgelegten Bereich beidseits der Grenze beinhaltet. Diverse Übersichtskarten, verschiedene Tabellen und Angaben von Adressdaten für jede Klinik, Telefonnummern, GPS-Koordinaten, Rettungsleitstellenzugehörigkeit, Versorgungsschwerpunkte, zeitliche Verfügbarkeit von medizinischen Einrichtungen sowie sonstige Besonderheiten erleichtern es dem jeweiligen Rettungsdienst, eine geeignete Klinik jenseits der Grenze zu finden (Oberpfalz Echo, 2017).

---

21 Marienbad, Karlsbad, Franzensbad

12.5.4 Grenzüberschreitende Luftrettung

Was für die Regionen mit bereits funktionierender grenzüberschreitender Luftrettung[22] selbstverständlich ist, bleibt für andere Regionen ein sehnlicher Wunsch. In den grenzüberschreitenden Rettungsdienstprojekten wurde die Notwendigkeit der Zusammenarbeit auch in der Luftrettung sehr wohl erkannt, aber die Rahmenabkommen sehen dies nicht vor und es scheitert oftmals an den gesetzlichen Hürden. Enge Gespräche für eine unterstützende grenzüberschreitende Luftrettung werden aktuell in den Landkreisen Vorpommern-Greifswald/Märkisch-Oberland und der polnischen Wojewodschaft Westpommern geführt.

Die größten Probleme sind u. a. der fehlende rechtliche Rahmen für die grenzüberschreitende Luftrettung, offene Versicherungsfragen, unklare Einsatzfinanzierung und operative Herausforderungen, wie z. B. die fehlenden Hinderniskarten für Außenlandungen, Tankmöglichkeiten und die Steuerbefreiung des Kerosins (InGRiP, 2019a). Kommt z. B. ein Hubschrauber aus Tschechien (durch Militär in der Grenzregion gestellt) nach Deutschland, so ist der Einsatzradius sehr begrenzt, da er nur auf Militärgelände zum Tanken landen darf. Ein weiterer Punkt ist die fehlende Kommunikationsmöglichkeit mit der einsatzkoordinierenden Leitstelle und dem Rettungsdienstpersonal vor Ort. Das führt z. B. besonders im Bereich der Bergrettung zu Problemen, da eine eventuelle Windenrettung nicht mit den lokalen Bergrettern durchgeführt werden kann. Des Weiteren sind auch die Finanzierung der Einsatzkosten und die Haftpflichtversicherung des ärztlichen und nichtärztlichen Personals ungeklärt.

12.6 Grenzüberschreitende Einsatzplanung und -koordination durch die beteiligten Leitstellen

12.6.1 Einsatzannahme und Einsatzweitergabe

Das beschriebene Sprachenproblem (▶ Kap. 12.4.1) trifft auch auf viele der grenznahen Leitstellen zu. Der Wunsch der Politik und der Betreiber wäre, an 365 Tagen 24 Stunden lang Personal mit entsprechenden Fremdsprachenkenntnissen zur Verfügung zu haben. Auch wenn es durch das Leitstellennetzwerk oftmals möglich ist, eine Kollegin oder einen Kollegen mit entsprechenden Sprachkenntnissen hinzuzuschalten, verstreicht wertvolle Zeit. Außerdem kennt der- bzw. diejenige oftmals nicht das Einsatzgebiet, eventuelle regionale Besonderheiten oder die verfügbaren Rettungsmittel.

Je nach Rahmenabkommen oder Kooperationsvereinbarung ist die anrufannehmende Stelle nicht grundsätzlich in der einsatzleitenden Funktion. Muss ein Einsatzauftrag mündlich oder schriftlich an die einsatzleitende fremdsprachige Leitstelle weitergegeben werden, muss er für diese klar verständlich sein. Die Übermittlung findet je nach Absprache und technischer Einrichtung meist per zweisprachigem Faxformular statt. Die Integrierte Leitstelle Nordoberpfalz in Weiden benutzt z. B. seit 2018 eine von einem Mitarbeiter der Leitstelle Pilsen programmierte Desktoplösung, die im Rahmen eines grenzüberschreitenden INTERREG-Projektes entstand (Be-

---

22 Christoph Europa 1 – Würselen, Christoph Europa 2 – Rheine, Christoph Europa 3 – Suben, Christoph Europa 5 – Niebüll, div. Rega-Standorte, AAA und AP3, LAR

zirk Oberpfalz, 2019). Das browserbasierte Programm Babylon-2 ermöglicht es, alle gängigen Einsatzgeschehen in einem gemeinsam festgelegten Abfrageschema durchzugeben. Beim Senden werden alle eingetragenen Informationen ins tschechische bzw. deutsche gespiegelt und der Einsatzort auf einer im Programm integrierten Übersichtskarte angezeigt. Die Plattform löst zusätzlich noch weitere länderübergreifende Probleme, u. a. das der Einsatzmittelabfrage, Klinikabfrage und Klinikvorverständigung. Durch einen festgelegten Abfragealgorithmus können benötigte Rettungsmittel, Diagnosen, PatientInnenanzahl, Wunschklinik und voraussichtliche Eintreffzeit eingegeben sowie bestätigt werden.

12.6.2 Datenübertragung/ Funkverbindung

Nicht alle an Deutschland angrenzenden Länder haben denselben Digitalfunkstandard. Belgien, Dänemark, die Niederlande und Luxemburg arbeiten wie Deutschland mit dem TETRA-System.[23] Österreich ist gerade im Roll-Out und Polen plant das TETRA-Netz einzuführen. Frankreich, die Schweiz und Tschechien arbeiten mit dem mit TETRA nicht kompatiblen Nachfolgersystem TETRAPOL[24] (BDBOS, 2021). Eine grenzüberschreitende Verbindung ist bis heute, trotz eines positiven Pilotprojektes im Jahr 2010 (BDBOS, 2011) zwischen Deutschland und Schweden, nicht umgesetzt. Nach der HCM-Vereinbarung[25] von 2005 dürfen Sendeanlagen eines Staates nur eine gewisse Strecke in das Nachbarland abstrahlen, um gegenseitige schädliche Störungen im festen Funkdienst und im mobilen Landfunkdienst zu verhindern. Dadurch können die Einsatzkräfte, je nach Einsatzort, nicht mehr mit ihrer Heimatleitstelle kommunizieren. Eventuelle Einsatzmittelnachforderungen, Einsatznachfragen oder eine durchgehende Einsatzdokumentation sind dadurch nur noch schwer möglich. Nicht vergessen werden darf bei einem grenzüberschreitenden Einsatz die Betriebserlaubnis der BOS-Funkgeräte. Diese endet üblicherweise an den deutschen Außengrenzen und würde ein Abschalten sowie Entfernen der Kennungskarte erfordern. Dennoch ist die Nutzung von Frequenzen bzw. Endgeräten im Grenzbereich außerhalb Deutschlands grundsätzlich möglich, die aber nur in enger bilateraler Abstimmung mit den zuständigen Stellen und auf den dafür vorgesehenen Rufgruppen erfolgt. Der Funkverkehr mittels Digitalfunk-BOS im grenznahen Ausland und eine Benutzung des deutschen Digitalfunk-BOS-Netzes im regulären Betrieb durch deutsche Einsatzkräfte mit deren Digitalfunkendgeräten ist nur im Rahmen der gesetzlichen Regelungen und Befugnisse legitimiert und möglich.[26] Dennoch ist ein zukünftiger grenzüberschreitender digitaler Funkverkehr bereits in Arbeit. Die Implementierung des Digitalfunks in den österreichischen Bundesländern Tirol und Salzburg ist bereits abgeschlossen, wobei sich Vorarlberg und Oberösterreich noch in der Umstellungsphase befinden. Da z. B. durch die Polizei Österreich einsatztaktisch noch der Analogfunk genutzt wird, ist eine länderübergreifende polizeiliche Kommunikation hier nur durch das Aufschalten der analogen Funkkreise auf den Digitalfunk der Polizei Bayern möglich. Dies führt aber dazu, dass die Verschlüsselung und Störungssicherheit des Di-

---

23 Terrestrial Trunked Radio (TETRA)
24 Weiterentwicklung von TETRA
25 Harmonised Calculation Method = HCM, Bundesnetzagentur für Elektrizität, Gas, Telekommunikation, Post und Eisenbahnen (Hrsg.) (1998–2018). HCM Vereinbarung. Zugriff am 17.12.2022 unter: http://www.hcm-agreement.eu/

26 E-Mail der Autorisierten Stelle Bayern (AS BY) vom 16.04.2021, nach persönlicher Anfrage durch den Verfasser

gitalfunks dadurch nicht mehr gegeben ist. Eine solche Aufschaltung muss von beiden Seiten aktiviert werden. Die Schweizer und österreichischen Polizeiboote auf dem Bodensee sind alle mit einem deutschen Digitalfunk-Endgerät ausgestattet. Zusätzlich stehen allen Hilfsorganisationen auf den Endgeräten im TETRA-Netz die DMO[27]-Funkgruppen zur Verfügung. Hier können für den grenzüberschreitenden Sicht-Funkverkehr oder an Einsatzstellen auch die EURO-DMO-Rufgruppen genutzt werden. Hierzu findet in manchen Regionen zu Österreich oder auch zu Tschechien ein gegenseitiger leihweiser Austausch von Funkgeräten statt.[28] In einem Pilotprojekt testet aktuell die Regierung von Oberfranken die GINA[29]-App für die Kommunikation bei grenzüberschreitenden Einsätzen der Feuerwehr (Landkreis Wunsiedel, 2019).

12.6.3 Grenzüberschreitende Einsatzkarten

Trotz der digitalen Verfügbarkeit von grenzüberschreitendem Kartenmaterial wird man dieses in vielen grenznahen Leitstellen vergeblich suchen. Als Grund werden die vom Betreiber zu übernehmenden hohen Lizenz- und Updatekosten sowie der aktuell noch sehr begrenzte Bedarf genannt. Wenn man Glück hat, ist ein mehrerer Kilometer breiter Streifen des angrenzenden Staates mit abgebildet, dieser aber meist als Foto und nicht mit digitalen Daten hinterlegt. Dies führt dazu, dass grenznahe Adressen und Einsatzpunkte nicht gefunden oder eingegeben werden können. Bei der Einsatzdatenübermittlung kann es auch hier zu Problemen kommen, sofern das aktuelle Karten-Update oder die erforderliche Länderkarte im System des Rettungsmittels fehlen. Will man dem Wunsch nachkommen das nächste verfügbare und geeignete Rettungsmittel zum Einsatz zu alarmieren, müssen beide Leitstellen wissen, welche Fahrzeuge gerade in der Nähe und verfügbar sind. Ohne eine gemeinsame oder erweiterte Einsatzkarte mit für beide Seiten verarbeitbaren Trackinginformationen zu den Rettungsmitteln lässt sich keine patientInnenorientierte Einsatzplanung und Alarmierung sicherstellen. Sehr oft werden von den zusammenarbeitenden Leitstellen verschiedene Kartensysteme mit meist unterschiedlichem Kartenmaßstab verwendet.

12.7 Grenzüberschreitender MANV und Katastropheneinsatz

12.7.1 Staatsvertrag zur gegenseitigen Hilfe im Katastrophenfall

Reichen die eigenen Ressourcen bei besonderen Ereignissen nicht mehr aus, kann eine staatsgrenzenübergreifende Hilfe angefordert werden. Die Notwendigkeit von gegenseitiger Hilfe und grenzüberschreitenden Abkommen wurde bereits in den 1970er Jahren erkannt. Das erste bilaterale Abkommen wurde im Februar 1977 mit der Republik Frankreich abgeschlossen und galt als Muster für alle nachfolgenden Verträge. Mit dem letzten Abkommen im September 2000 mit Tschechien verfügt Deutschland nun mit allen Nachbarstaaten über ein bilaterales Hilfeleistungsabkommen (Molitor, 2010).

---

27 Direct Mode Operation = DMO
28 Bayerischer Landtag, Drucksache 18/12025 vom 22.01.2021
29 Geographic Information Assistant (GINA)

Eine Grundlage für die grenzüberschreitende Zusammenarbeit bietet auch das Europäische Rahmenübereinkommen von Madrid aus dem Jahr 1980. Es beschreibt im Artikel 1:

> »Jede Vertragspartei verpflichtet sich, die grenzüberschreitende Zusammenarbeit zwischen den Gebietskörperschaften in ihrem eigenen Zuständigkeitsbereich und den Gebietskörperschaften im Zuständigkeitsbereich anderer Vertragsparteien zu erleichtern und zu fördern. Sie bemüht sich, den Abschluss der dazu erforderlich werdenden Vereinbarungen unter Beachtung der jeweiligen verfassungsrechtlichen Bestimmungen der einzelnen Vertragsparteien zu fördern.«[30]

Die bilateralen Abkommen sind Verträge, die in nationales Recht überführt und in Form eines Gesetzes verabschiedet sind. Dadurch können die bilateralen Vereinbarungen nicht durch eine EU-Regelung für den Katastrophenschutz außer Kraft gesetzt werden, da diese vorrangig sind (Molitor, 2010). Die 2002 im Bundesgesetzblatt veröffentlichte Vereinbarung mit Tschechien[31] regelt z. B. nach Artikel 1 »[...] die Bedingungen der freiwilligen Hilfeleistung bei Katastrophen und schweren Unglücksfällen auf dem Hoheitsgebiet des anderen Vertragsstaates. Die Hilfe wird auf Grund eines Hilfegesuches gewährt.« Die bilateralen Abkommen beinhalten u. a. Ausführungen zu Begriffsbestimmungen, Zuständigkeiten für die Entgegennahme von Hilfeersuchen, Entschädigung und Schadensersatz sowie einsatzbezogene Regelungen, wie z. B. Koordination, Ein- und Ausfuhrbestimmungen oder Grenzübertritt und Aufenthalt. Eine Besonderheit weist das Abkommen mit Tschechien auf. Es enthält zusätzlich noch Regelungen zum Schutz personenbezogener Daten.

12.7.2 Herausforderungen im Einsatz

In den seltensten Fällen wird der Grund einer grenzüberschreitenden Alarmierung ein Hilfeersuchen nach dem Katastrophenschutzgesetz sein. Im täglichen Geschehen wird vielmehr zuerst ein Hilfeersuchen über die Kooperationsvereinbarungen und das Rahmenabkommen Rettungsdienst stattfinden. Dies führt dazu, dass die Einsatzkräfte bei einem fließenden Übergang von Rettungsdienst zur Katastrophenlage mit zwei verschiedenen Verträgen, die komplett andere rechtliche Maßstabe, Kompetenzen und Vorgehen beinhalten, konfrontiert werden. Selbst ein grenzüberschreitender Einsatz bei einem Massenanfall von Verletzten (MANV-Lage) mit Einbindung von Katastrophenschutzeinheiten bedarf einer guten Vorbereitung, der Absprache und Kenntnisse über das Nachbarland.

Meist werden nur Teile der Einheiten (Geräte, Material, Mannschaft) zur Unterstützung alarmiert, die sich dann ggf. ohne gewohnte Kommunikationsstrukturen zurechtfinden müssen. Empfehlenswert ist es, bei jedem Grenzübertritt einen Dienstausweis und/oder sonstige Ausweispapiere mitzuführen, auch wenn dies die eine oder andere Kooperationsvereinbarung nicht erfordert. Zusätzlich können schon im Vorfeld vorbereitete und aktuell gehaltene Beladungslisten und zollrelevante Dokumente, am besten in mehreren Sprachen, für einen kurzfristig notwendigen Grenzübertritt von Katastrophenschutzeinheiten nützlich und zeitsparend sein. In den grenzüberschreitenden Übungen hat sich gezeigt, dass es in gemeinsamen Einsätzen nicht so einfach ist, ein einheitliches Vorgehen und gemeinsame Strukturen zu etablieren. Die verschiedenen staatlichen Strukturen im Rettungsdienst und Katastrophenschutz ergeben ein unterschiedliches Vorgehen und verschiedene Zuständigkeiten im Bereich der Einsatzleitung. Diese führen meist zu einem parallelen Bearbeiten des

---

30 Bundesgesetzblatt (BGBl.), Teil II 1981, Nr. 34 vom 06.11.1981, S. 966 ff.
31 Bundesgesetzblatt (BGBl.), Teil II 2002, Nr. 31 vom 21.08.2002, S. 1874 ff., geändert durch Art. 147 der Verordnung vom 19. Juni 2020 (BGBl. I S. 1328)

Einsatzes ohne wirkliche gemeinsame Kommunikation und Zusammenarbeit. Gerade bei den fremdsprachigen Anrainerstaaten ergeben sich durch die Sprachproblematik mit weiteren Einsatzkräften, die fremdsprachigen Dokumente und mangelnde Kommunikationsmöglichkeit über TETRA-Funk zusätzliche Stressfaktoren, die nicht immer kompensiert werden können.

12.7.3 Weitere Formen der Zusammenarbeit

Oftmals wird in den Verträgen noch das weitere staatenübergreifende Zusammenarbeiten im Katastrophenfall geregelt. Der Artikel 13 im Vertrag zwischen der Bundesrepublik Deutschland und der Tschechischen Republik über die gegenseitige Hilfeleistung bei Katastrophen und schweren Unglücksfällen[32] fordert z. B. unter anderem die »[…] Vorbereitung und Durchführung von Hilfeleistungen [….]« nach den Inhalten des Vertrages. Weiterhin fordert er eine Zusammenarbeit in »[…] Vorhersage, Vorbeugung und Bekämpfung der Folgen von Katastrophen und schweren Unglücksfällen durch den Austausch von praktischen Erfahrungen und Informationen wissenschaftlicher und technischer Art«. Sicherzustellen sei dies den Vertragsparteien »[…] durch Studienaufenthalte für Fachkräfte, Forschungsprogramme und Fachkurse, einschließlich der Zusammenarbeit der einschlägigen Ausbildungseinrichtungen, sowie Durchführung von gemeinsamen Übungen« bei denen die Inhalte des Vertrages einzuhalten sind.

Eine praktische Anwendung fanden diese weiteren Formen der Zusammenarbeit (Artikel 13) bei der gemeinsamen Bekämpfung der Covid-19-Pandemie (Bayerische Staatsregierung, 2021). Für diese grenzübergreifende Zusammenarbeit fordert der Vertrag (Art. 13, Abs. 1c) den »[…] Austausch von Informationen über Gefahren und Folgen von Katastrophen und schweren Unglücksfällen, die sich auf das Hoheitsgebiet des anderen Vertragsstaates ausbreiten können; der gegenseitige Informationsaustausch umfasst auch die Übermittlung von Messdaten« sowie die »Untersuchung der Ursachen von Katastrophen und schweren Unglücksfällen«.

12.8 Der Blick in die Zukunft – welchen Herausforderungen müssen wir uns stellen?

Oftmals zeigt sich erst in der praktischen Umsetzung der Verträge, welche Punkte abgeändert und angepasst werden müssen. Meist ist nur ein Standardfall für das grenzüberschreitende Hilfeersuchen beschrieben, das dem täglichen medizinischen Alltagsgeschehen nicht gerecht wird. So wurde z. B. in der Kooperationsvereinbarung mit Tschechien ein Hilfeersuchen an die andere Partei nur dann angedacht, wenn alle Ressourcen von landeseigenen Rettungsmitteln ausgeschöpft sind. Hier ist der Einsatz des nächsten verfügbaren und geeigneten Rettungsmittels nicht vorgesehen. Dies führte bei einigen Einsätzen im Grenzgürtel dazu, dass ein freies geeignetes Rettungsmittel der anderen Partei innerhalb weniger Minuten am Einsatz hätte sein können, aber aufgrund der Regelungen ein landeseigenes Rettungsmittel anfahren musste und somit erst eine

---

32 Bundesgesetzblatt (BGBl.), Teil II 2002, Nr. 31 vom 21.08.2002, S. 1874 ff., geändert durch Art. 147 der Verordnung vom 19. Juni 2020 (BGBl. I S. 1328)

spätere Versorgung der PatientIn möglich war. Selbst wenn die Parteien die Vorschriften und Regeln des anderen Staates kennen, sind die gesetzlichen Hürden dadurch nicht auszuhebeln. Das gemeinsame Vorgehen für die tägliche Praxis muss zu ruhigen Zeiten aufgebaut und regelmäßig in verschiedenen Situationen gemeinsam geübt werden, um dann in Extremsituationen die für die PatientIn beste Entscheidung treffen zu können. Die Universität Passau, die sich im Rahmen eines INTERREG-V-Projektes mit den rechtlichen Fragestellungen im grenzüberschreitenden Einsatzkontext bei Blaulichtorganisationen beschäftigt hat, empfiehlt, das als Verwaltungsabkommen abgeschlossene Rahmenabkommen auf Praxistauglichkeit zu überprüfen, Notwendiges anzupassen und als Gesetz zu ratifizieren (Kramer, 2020).

Die weiter wachsende grenzüberschreitende Mobilität sowie die Arbeitnehmerfreizügigkeit nach Artikel 45 AEUV[33] erfordert auch eine engere Zusammenarbeit im Gesundheitssektor. Die Corona-Pandemie hat allen Ländern deutlich gezeigt, dass bei der medizinischen Versorgung der Bevölkerung Engpässe und Mängel vorherrschen können und die Ausarbeitung von Lösungsansätzen schnellstens stärkere Beachtung finden muss. Eine grenzüberschreitende Zusammenarbeit in der Gesundheitsversorgung, bei Gesundheitsdienstleistungen und ggf. sogar in einer (teilweise) gemeinsamen Ausbildung bei den Gesundheitsfachberufen erlaubt gemeinsam vorhandene Ressourcen zu nutzen oder sogar auszubauen. Vielleicht kann man damit dem bestehenden Fachkräftemangel und den drohenden Klinikschließungen in den Grenzregionen entgegenwirken und den gesetzlich vorgegebenen Versorgungsauftrag gegenüber der Bevölkerung flächendeckend sicherstellen.

Literatur

Bayerische Staatsregierung (Hrsg.) (2021). *Videokonferenz mit Tschechiens Außenminister / Bayern und Tschechien auch während Pandemie in engem Austausch / Europaministerin Huml: »Corona hat unseren freundschaftlichen Beziehungen keinen Abbruch getan.«* Zugriff am 20.05.2021 von Bayern.de – Pressemitteilungen unter: https://www.bayern.de/videokonferenz-mit-tschechiens-aussenminister-bayern-und-tschechien-auch-waehrend-pandemie-in-engem-austausch-europaministerin-huml-corona-hat-unseren-freundschaftlichen-beziehungen-kein-

BDBOS (Hrsg.) (2011). *Test zur grenzüberschreitenden Kommunikation Deutschland – Schweden.* Zugriff am 07.04.2021 von Pressemitteilungen unter: https://www.bdbos.bund.de/SharedDocs/Downloads/DE/Pressemitteilungen/CBC_Test/101124_hintergrundinformation_cbc_test.pdf?_blob=publicationFile&v=2

BDBOS (Hrsg.) (2021). *Digitalfunk in Europa.* Zugriff am 07.04.2021 von Digitalfunk BOS unter: https://www.bdbos.bund.de/DE/Digitalfunk_BOS/Digitalfunk_in_Europa/digitalfunk_in_europa_node.html

Bezirk Oberpfalz (Hrsg.) (2019). *Glänzendes Ergebnis für den Rettungsdienst.* Zugriff am 20.05.2021 von Bezirk Oberpfalz – Pressemeldungen unter: https://www.bezirk-oberpfalz.de/pressemeldungen/2019/glaenzendes-ergebnis-fuer-den-rettungsdienst

Delecosse, E., Leloup, F., Lewalle, H. (2017). *Grenzüberschreitende Zusammenarbeit in Gesundheitsfragen in Europa: Theorie und Praxis.* Hrsg. von der Europäischen Union. Luxemburg: Amt für Veröffentlichungen der Europäischen Union. doi: 10.2776/271537

Deutsche Zentrale für Tourismus e. V. (Hrsg.) (2020). *Zahlen, Daten, Fakten 2019.* Zugriff am 04.04.2021 von Marktforschung der DZT unter: https://www.germany.travel/media/pdf/dzt_marktforschung/DZT_ZahlenFlyer_Mai2020_DE.pdf

Euregio Egrensis (Hrsg.) (2018). *Tschechisch für den Rettungsdienst.* Zugriff am 06.04.2021 von Grenzüberschreitende Aktivitäten unter: https://www.euregio-egrensis.de/Rettungsdienst.htm

Froitzheim, A. (2020). *Kooperationsvereinbarung zum grenzüberschreitenden Rettungsdienst unterzeichnet.* Zugriff am 28.04.2021 von Landkreis

---

33 Vertrag über die Arbeitsweise der Europäischen Union (AEUV), bis zum 30.11.2009 bekannt als Vertrag zur Gründung der Europäischen Gemeinschaft (EGV)

Vorpommern-Greifswald unter: https://www.kreis-vg.de/Kurzmen%C3%BC/Startseite/Kooperationsvereinbarung-zum-grenz%C3%BCberschreitenden-Rettungsdienst-unterzeichnet.php?object=tx,3079.5&ModID=7&FID=3079.15471.1

Haufe (Hrsg.) (2021). *Grenzgänger / Sozialversicherung*. Zugriff am 04.04.2021 von Haufe Personal Office Platin unter: https://www.haufe.de/personal/haufe-personal-office-platin/grenzgaenger-sozialversicherung_idesk_PI42323_HI726955.html

Hörhammer, S. (2017). *Grenzüberschreitender Rettungsdienst: Wer hilft im Notfall?* Zugriff am 20.05.2021 von da Hog'n – Rundumadum unter: https://www.hogn.de/2017/04/25/1-da-hogn-geht-um/nachrichten-niederbayern/grenzueberschreitender-rettungsdienst-tschechien-bayern-furth-im-wald-robert-konrad-projektleiter-interview/96200

IAB (Hrsg.) (2020). *Grenzpendler aus dem Ausland: Mehr Beschäftigte mit ausländischem Wohnort*. Zugriff am 03.04.2021 von Presseinformation des Instituts für Arbeitsmarkt- und Berufsforschung vom 7.4.2020 unter: https://www.iab.de/de/informationsservice/presse/presseinformationen/kb0920.aspx

InGRiP (Hrsg.) (2019a). *Internationale Luftrettungskonferenz*. Zugriff am 05.04.2021 von Luftrettung unter: https://www.medizin.uni-greifswald.de/ingrip/de/luftrettung/internationale-luftrettungskonferenz/

InGRiP (Hrsg.) (2019b). *Sprachschulung*. Zugriff am 06.04.2021 von Sprachschulung/E-Learning unter: https://www.medizin.uni-greifswald.de/ingrip/de/sprachschulung-elearning/

Kramer, U. (2020). *Empfehlungen zum Grenzüberschreitenden Rettungsdienst*. Abgerufen am 06.04.2021 von Die gemeinsame Grenzregion Böhmen-Bayern: Überwinden der rechtlichen Hindernisse in den Bereichen Verwaltung, Wirtschaft, Soziales und Gesundheit unter: https://www.ird.uni-passau.de/fileadmin/dokumente/fakultaeten/jura/lehrstuehle/kramer/Empfehlungen_Rettungsdienst.pdf

Landkreis Wunsiedel (Hrsg.) (2019). *GINA – Feuerwehren im Landkreis testen digitale Anwendung*. Zugriff am 07.04.2021 von Bürgerservice – News – 2019 unter: https://www.landkreis-wunsiedel.de/buergerservice/news/2019/gina-feuerwehren-im-landkreis-testen-digitale-anwendung

Lettenbauer, S. (2018). *Grenzüberschreitende Rettungshilfe – Verständigen mit Händen, Füßen und Fax*. Zugriff am 20.05.2021 von Deutschlandfunk Kultur – Länderreport – Archiv unter: https://www.deutschlandfunkkultur.de/grenzueberschreitende-rettungshilfe-verstaendigen-mit.1001.de.html?dram:article_id=420857

Luiz, T. (2021). *Digitalisierung im Rettungsdienst*. In: Dormann, F., Klauber, J., Kuhlen, R. (Hrsg.) *Qualitätsmonitor 2020* (S. 119–139). Berlin: MWV Medizinisch Wissenschaftliche Verlagsgesellschaft.

Molitor, F.J. (2010). *Katastrophenschutz der EU/bilaterale Abkommen*. In: Luiz, T., Lackner, C., Peter, H., Schmidt, J. (Hrsg.) *Medizinische Gefahrenabwehr. Katastrophenmedizin und Krisenmanagement im Bevölkerungsschutz* (S. 30–35). München: Urban & Fischer.

Oberpfalz Echo (Hrsg.) (2017). *»Grenzenlos helfen«: BRK Rettungsteams stärken deutsch-tschechische Zusammenarbeit*. Zugriff am 05.04.2021 von Buntes unter: https://www.oberpfalzecho.de/beitrag/grenzenlos-helfen-brk-rettungsteams-staerken-deutsch-tschechische-zusammenarbeit/

Sächsische Staatskanzlei (Hrsg.) (2015). *Rettungsdienst im Notfall ohne Grenzen*. Zugriff am 20.05.2021 von Medienservice – News unter: https://www.medienservice.sachsen.de/medien/news/200804

Schröder, D. (2019). *Kompliziert statt einfacher: Vereinbarung über deutsch-polnische Rettungseinsätze*. Märkisches Medienhaus GmbH & Co. KG. Zugriff am 28.04.2021 von Nachrichten-Brandenburg unter: https://www.moz.de/nachrichten/brandenburg/komplizierter-statt-einfacher-vereinbarung-ueber-deutsch-polnische-rettungseinsaetze-49181170.html

Siemen, H. & Achner, K. (2019). *Analyse und Empfehlungen zur grenzüberschreitenden medizinischen Erstversorgung im Rettungsdienst*. INTERREG5A-Projekt »Gefahrenabwehr ohne Grenzen 2.0«. Tinglev: Europäische Union.

Statistisches Bundesamt (Destatis) (Hrsg.) (2019a). *Geografie und Klima*. In: *Statistisches Jahrbuch 2019. Deutschland und Internationales* (S. 14). Wiesbaden.

Statistisches Bundesamt (Destatis) (Hrsg.) (2019b). *Verkehrsunfälle. Unfälle von Güterkraftfahrzeugen im Straßenverkehr 2018. 2.1: Unfälle unter Beteiligung von Güterkraftfahrzeugen 1992 – 2018* (S. 82–83). Zugriff am 04.04.2021 unter: https://www.destatis.de/DE/Themen/Gesellschaft-Umwelt/Verkehrsunfaelle/Publikationen/Downloads-Verkehrsunfaelle/unfaelle-gueterkraftfahrzeuge-5462410187004.pdf?__blob=publicationFile

IV Versorgung

13 Versorgungsforschung im Rettungsdienst – eine thematische Einführung und Skizzierung aktueller Chancen und Möglichkeiten für die rettungswissenschaftliche Forschung

Patrick Ristau

13.1 Warum Versorgungsforschung?

Bedarfsgerechtigkeit stellt eine wichtige Prämisse für die Versorgung der Bevölkerung mit Gesundheitsleistungen dar: Jede BürgerIn bzw. Versicherte soll im Sinne der Bedarfsgerechtigkeit jene Gesundheitsversorgung erhalten, die ihrem Bedarf – gemessen an möglichst objektiven Kriterien – entspricht. Die bedarfsgerechte Versorgung sollte sich dabei in erster Linie am Schweregrad einer Krankheit oder Behinderung und nicht bspw. am Wohnort, dem Geschlecht oder Einkommen der PatientIn orientieren. Entsprechend stellt die generelle Erreichbarkeit von Gesundheitsleistungen ein maßgebliches Element der Bedarfsgerechtigkeit dar (Sachverständigenrat zur Begutachtung der Entwicklung im Gesundheitswesen [SVR Gesundheit], 2014).

An dieser Stelle setzt die Versorgungsforschung an: Sie verfolgt das Ziel, möglicherweise bestehende Unter-, Über- und Fehlversorgungen im Gesundheitswesen zu verhindern. Hierzu werden Ursachen und Wirkungen der Versorgungsprozesse und der strukturellen Rahmenbedingungen untersucht und analysiert (Pfaff & Schrappe, 2011), wobei es eines multiperspektivischen und interdisziplinären Blicks auf den Forschungsgegenstand bedarf.

Pfaff (2003, S. 13) definiert Versorgungsforschung als »ein fachübergreifendes Forschungsgebiet, das die Kranken- und Gesundheitsversorgung und ihre Rahmenbedingungen beschreibt und kausal erklärt, zur Entwicklung wissenschaftlich fundierter Versorgungskonzepte beiträgt, die Umsetzung neuer Versorgungskonzepte begleitend erforscht und die Wirksamkeit von Versorgungsstrukturen und -prozessen unter Alltagsbedingungen evaluiert.«

Der Evaluation unter Alltagsbedingungen, also jenen Bedingungen, die tatsächlich im Gesundheitswesen vorherrschen, kommt dabei besondere Bedeutung zu: Versorgungsforschung beschäftigt sich mit diesen unter dem Begriff der *Effectiveness*, der relativen Wirksamkeit unter realen Bedingungen. Hierzu gehört beispielsweise ein – anders als in klinischen Studien – zufälliges und beispielsweise aufgrund des Alters, Geschlechts und Vorliegens von Vorerkrankungen heterogenes PatientInnenkollektiv. Hingegen bildet die *Efficacy* die absolute Wirksamkeit unter kontrolliert-klinischen Bedingungen ab. Dass sich Effectiveness und Efficacy möglicherweise unterscheiden, liegt auf der Hand. Dieser Unterschied wird auch als Efficacy-Effectiveness-Gap (EEG) bezeichnet (Pfaff & Schrappe, 2011).

In Anlehnung an Nordon et al. (2016), welche die EEG im Rahmen von Arzneimittelstudien untersucht und kategorisiert haben, lassen sich drei Konzepte zur Konzeptualisierung der Efficacy-Effectiveness-Gap voneinander abgrenzen: Hiernach kann die EEG entweder mit

a) den tatsächlichen Begebenheiten im Gesundheitswesen in Abgrenzung zu klinisch-kontrollierten Studienbedingungen,
b) den zur Effektmessung eingesetzten Methoden oder

c) einer komplexen Interaktion zwischen Intervention und möglicherweise vorliegenden Kontextfaktoren erklärt werden.

Während die beiden ersten Konzepte vor allem auf ein Entweder-Oder von klinischen bzw. realen Bedingungen und der sich daraus ergebenden Konsequenzen abzielen, bietet insbesondere das dritte Konzept einen zusätzlichen wissenschaftlich relevanten und spannenden Zugang zur Identifizierung von relevanten Kontextfaktoren im Zusammenhang mit der gesundheitlichen Versorgung (Nordon et al., 2016). An dieser Stelle ist jedoch auch festzuhalten, dass es bisher kaum Studien über das tatsächliche Ausmaß der Efficacy-Effectiveness-Gap gibt (Amler et al., 2015). Dies trifft insbesondere auf die Versorgung im rettungsdienstlichen Kontext zu. Vorhandene Studien aus anderen Versorgungskontexten widerlegen oder bestätigen eine a priori angenommene EEG (Jäger et al., 2015; Phillips et al., 2020).

Festzuhalten ist, dass die komplexen Wechselbeziehungen zwischen Interventionen und Kontextfaktoren ihrerseits in zukünftige klinisch-kontrollierte Studien einfließen können und sollten, um dort eine bessere – da realitätsnähere – Schätzung von Effektgrößen zu ermöglichen (Nordon et al., 2016).

13.2 Versorgungswissenschaftliche Grundlagen

Die oben erwähnten Alltagsbedingungen, die sich von den Bedingungen klinisch-kontrollierter Studien möglicherweise gravierend unterscheiden können und unter denen die medizinische Versorgung stattfindet, stellen eine Art Black Box dar. Um sich diesen zunächst abstrakt zu nähern und das Versorgungssystem generell untersuchbar zu machen, schlägt Pfaff (2003) das in Abbildung 13.1 illustrierte systemtheoretische Modell vor (▶ Abb. 13.1).

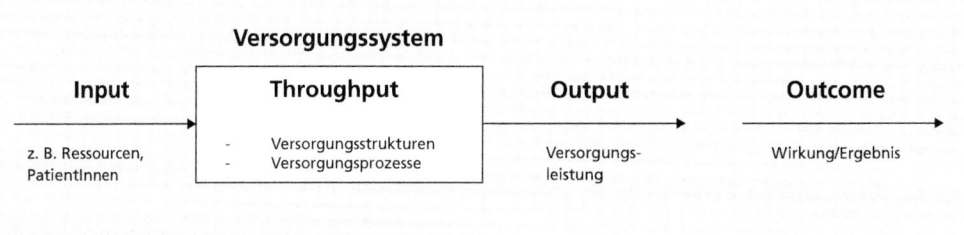

Abb. 13.1: Das systemtheoretische Modell des Versorgungssystems (Pfaff, 2003, S. 15)

Die *Black Box Versorgungssystem*, in der Versorgungsstrukturen und -prozesse den Input in Form von Ressourcen und PatientInnen in Output, bestehend aus den verschiedenen Versorgungsleistungen, verwandeln, bildet den zentralen Forschungsgegenstand. Daneben kommt auch dem Outcome, dem Produkt aus In-, Through- und Output, insbesondere vor dem Hintergrund von Bestrebungen zur Qualitätsoptimierung, besondere Bedeutung zu.

Hieraus ergeben sich verschiedene Determinanten des Versorgungssystems: Zunächst kann das Versorgungssystem durch verschiedene Inputs beeinflusst werden. Weiterhin hängt die Versorgungsleistung von den Versorgungsstrukturen und -prozessen ab. Und schließlich stehen Outcome und Output in direkter Verbindung miteinander (Neugebauer et al., 2007).

Das hier vorgestellte struktur- und handlungstheoretische Modell des Versorgungssystems bietet konkrete Ansätze zur Erforschung der Kranken- und Gesundheitsversorgung in den verschiedenen Einrichtungen des Gesundheitssystems mit Fokus auf Struktur- und Prozess-, vor allem aber Ergebnisqualität und über die künstlich geschaffenen Sektorengrenzen hinweg. Ziel ist, hieraus einen Beitrag zur Optimierung des Gesundheitswesens abzuleiten (Neugebauer et al., 2007).

Im Kontext der Rettungswissenschaft ist das Versorgungssystem nicht nur auf die Leistungen des Rettungsdienstes an sich zu beschränken. So setzt sich die komplexe Versorgungsrealität aus einer Vielzahl von AkteurInnen und Institutionen zusammen, sodass sich der Fokus je nach konkretem Untersuchungsgegenstand und Forschungsfrage unterscheidet. Mal sind es beispielsweise die Schnittstellen zwischen der ambulanten Versorgung durch HausärztInnen in Altenpflegeheimen und der Versorgung durch den Rettungsdienst im Kontext von ungeplanten Einweisungen ins Krankenhaus (Pulst et al., 2021), ein anderes Mal kann der Fokus beispielsweise auf dem Zusammenspiel von Leitstellen, die telefonische Anleitung zur Reanimation leisten, und der Laienreanimationsquote sowie dem Outcome der PatientInnen liegen (Metelmann et al., 2019).

Der Versorgungsforschung stehen dabei – sowohl aufgrund ihrer Interdisziplinarität als auch aus Gründen der Gegenstandsangemessenheit – verschiedenste methodische Zugänge und Datenquellen zur Verfügung, die im Folgenden skizziert werden sollen (Neugebauer, 2011).

13.2.1 Datenquellen für die Versorgungsforschung

Für die Versorgungsforschung in der Rettungswissenschaft steht eine Vielzahl von Datenquellen zur Verfügung. Ihr konkreter Nutzen richtet sich nach der jeweiligen Fragestellung, die untersucht werden soll. So können beispielsweise im Rahmen von randomisiert-kontrollierten Studien (RCT) hochwertige Primärdaten erhoben werden, Routine- und Abrechnungsdaten der Krankenkassen können für gesundheitsökonomische Evaluationen und Daten der Rettungsleitstellen für die rettungsdienstliche Bedarfsplanung genutzt werden. Registerdaten spielen eine große Rolle bei populationsbezogenen Fragestellungen und der Identifizierung seltener Phänomene, wohingegen Evidenzsynthesen Fragestellungen auf Basis der vorhandenen und verfügbaren Literatur beantworten.

Selbstverständlich lassen sich diese Datenquellen miteinander kombinieren. Doch ebenso wie für die im Folgenden skizzierten Forschungsansätze gilt auch für die möglichen Datenquellen: Die Forschungsfrage legt das spätere Vorgehen in Bezug auf Datensammlung und -auswertung fest – und nicht umgekehrt.

13.2.2 Versorgungsepidemiologische Ansätze

Bei der Versorgungsepidemiologie handelt es sich um die versorgungsforschungsbezogene Anwendung epidemiologischer Fragestellungen. Sie zählt damit zu den quantitativen Herangehensweisen. Zu unterscheiden sind deskriptive von analytischen Designs. Während erstere beispielsweise Inzidenzen, Prävalenzen und Risikofaktoren beschreiben, fokussieren letztere auf Korrelationen bzw. Assoziationen mit einer a priori festgelegten Hypothese (Hoffmann et al., 2011; Neugebauer, 2011).

Versorgungsepidemiologische Studien können je nach Fragestellung und Erkenntnisinteresse sowohl auf der Populationsebene als auch auf der Ebene von Kohorten oder sogar auf Ebene einzelner Personen stattfinden (Hoffmann et al., 2011). Als Beispiele seien hier europaweite Studien zum Überleben nach außerklinischem Herz-Kreislauf-Stillstand (Gräsner et al., 2020) ebenso angeführt wie Untersuchungen zu den Versorgungskontakten in Notfallaufnahmen (Michael et al., 2021) oder dem Gesundheitszustand von Rettungsfachpersonal (Möckel et al., 2021). Das Deutsche Netzwerk Versorgungsforschung (DNVF) hat Mindeststandards zur Durchführung von versorgungsepidemiologischen Studien in einem Memorandum formuliert (Pfaff et al., 2009). Zudem bilden versorgungsepidemiologische Untersuchungen häufig auch den Ausgangspunkt für weitere Studien, wie z. B. Health Technology Assessments (HTAs) oder gesundheitsökonomische Analysen (Hoffmann et al., 2011).

13.2.3 Evidenzsynthesen in der Versorgungsforschung

Systematische Reviews und Metasynthesen stellen ein nützliches Werkzeug dar, wenn es darum geht, die Wirksamkeit und Sicherheit von Interventionen zu beurteilen. Sie ermöglichen eine transparente Zusammenfassung und kritische Bewertung der Ergebnisse aus verschiedenen Einzelstudien und bieten sich vor allem dann an, wenn bisher noch keine Evidenzsynthese zur spezifischen Fragestellung erfolgt ist.

Beispielhafte Fragestellungen untersuchen den möglichen Benefit eines Hubschraubertransports beim ischämischen Schlaganfall (Tal & Mor, 2021) oder den einer Anwendung von Tourniquets bei lebensbedrohlichen Blutungen (Hossfeld et al., 2018).

Systematische Reviews als eine Form der Literaturübersichtsarbeiten folgen dabei definierten Vorgehensweisen in Bezug auf die Methodik, Bewertung der Studien und Darstellung der Ergebnisse. Als wohl bekanntestes Vorgehen sei an dieser Stelle auf das PRISMA-2020-Statement verwiesen (Page et al., 2021).

Systematische Reviews umfassen zudem eine kritische Bewertung der eingeschlossenen Studien in Form von Critical Appraisals. Die hierfür wohl am häufigsten verwendeten Checklisten stammen aus dem CASP-Programm (Critical Appraisal Skills Programme [CASP], 2021). Nachdem die aus verschiedenen Datenbanken extrahierte und in das Systematische Review einzuschließende Evidenz identifiziert wurde, kann diese im Rahmen von Meta-Synthesen unter Einsatz statistischer Methoden mit dem Ziel der Generierung neuer Erkenntnisse kumuliert werden.

Darüber hinaus existiert je nach Fragestellung und Zielsetzung eine Vielzahl weiterer methodischer Varianten für systematische Literaturübersichtsarbeiten: Beispielsweise bieten sich Scoping Reviews an, wenn zunächst eine Orientierung über den Stand der Literatur erlangt werden soll, die Literatur eine große Heterogenität aufweist und damit für ein Systematisches Review nicht geeignet ist oder wenn Forschungsergebnisse gebündelt bzw. Forschungslücken aufgedeckt werden sollen (Elm et al., 2019). Ein Critical Appraisal kann hier demzufolge nicht stattfinden. Als beispielhafte Arbeit sei hier das Scoping Review von AlShammari et al. (2018) genannt, in welchem die Kernkompetenzen von Auszubildenden im Rettungsdienst beschrieben und im internationalen Vergleich gegenübergestellt werden.

Liegen jedoch bereits hochwertige Evidenzsynthesen in Form von Reviews vor, bietet sich die Durchführung eines Umbrella Reviews, eines Reviews von Reviews, an. Hierdurch kann die bereits in verschiedenen Übersichtsarbeiten vorhandene Evidenz noch einmal mehr kondensiert und dadurch auf ein noch höheres Evidenzlevel gebracht werden (Aromataris et al., 2015). So haben beispielsweise De Freitas und KollegInnen (2018) verschiedene Systematische Reviews zur Verbesserung des PatientInnendurchlaufs in Notaufnahmen identifizieren und synthetisieren können. Abbildung 13.2 bietet eine Entscheidungshilfe zur Durchführung der verschiedenen Review-Typen – nicht nur in der Versorgungsforschung (▶ Abb. 13.2).

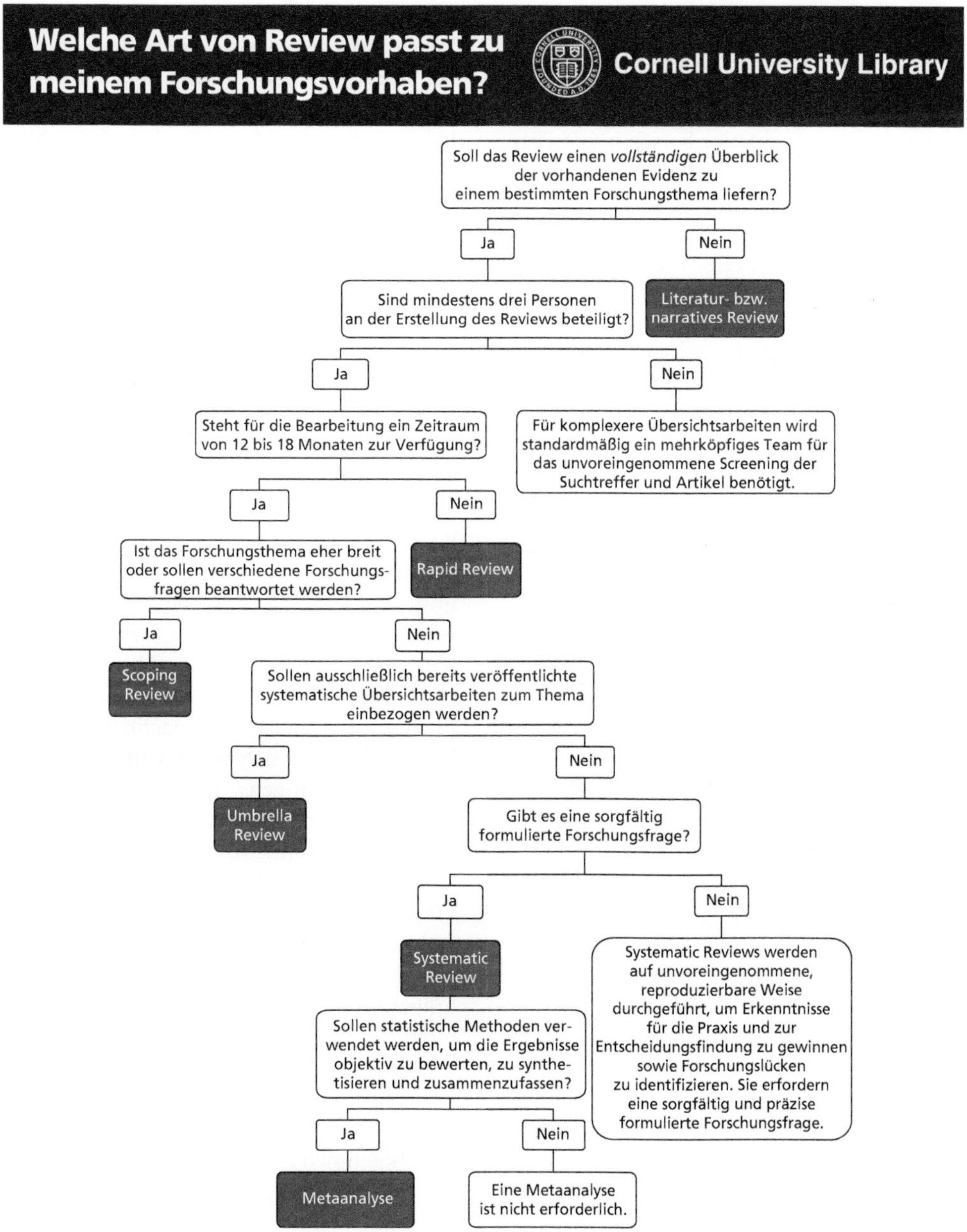

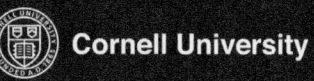

Abb. 13.2: Welche Art von Review passt zu meinem Forschungsvorhaben? (Cornell University Library, 2019). *What Type of Review Is Right for You?* © Library Communications. Zugriff am 18.12.2022 unter: https://cornell.app.box.com/s/tfgvuicvsn9s58g7c0akxh0cmcuifbbo/file/573873815952. Dieses Werk wurde unter der Lizenz »Creative Commons Namensnennung 4.0 International« (CC BY 4.0) veröffentlicht: https://creativecommons.org/licenses/by/4.0/deed.de, Übersetzung ins Deutsche durch den Autor)

13.2.4 Qualitative Ansätze in der Versorgungsforschung

In der deutschsprachigen Versorgungsforschung spielen qualitative Forschungsansätze bisher eine eher nachgeordnete Rolle, wenngleich sie sich steigender Beliebtheit – sei es als rein qualitative Projekte oder im Rahmen von Mixed-Methods-Ansätzen – erfreuen (Nöst et al., 2015). Ihr Fokus liegt auf dem Menschen und seinem sozialen Umfeld. Entsprechend stellen soziale bzw. sozial-psychologische Phänomene und das Erleben Betroffener den Gegenstandsbereich der qualitativen Forschung dar (Meyer & Flick, 2011).

Die qualitativen Annahmen, Zugänge und Methoden unterscheiden sich dabei nicht von denen anderer Disziplinen. Qualitative Forschung bewegt sich im Bereich des interpretativen Paradigmas. Dieses versteht – vereinfacht gesagt – menschliche Interaktion als aktive und kreative Aushandlungs- und Deutungsprozesse. Es ist als Gegenpol zum normativen Paradigma zu verstehen, welches mittels quantitativ-standardisierender Forschung eine außerhalb der individuellen Interpretationen zugrundeliegende objektive Realität unterstellt (Lamnek & Krell, 2016).

Zur Unterscheidung und Abgrenzung dieser Paradigmen dient folgendes Beispiel: Die Zeit, die Menschen in einer Notaufnahme auf ihre Behandlung warten, kann entweder gemessen werden, sodass sich Aussagen zur genauen Wartezeit treffen lassen. Diese Messwerte können bspw. als Mittelwert, Median und Standardabweichung dargestellt werden (normatives Paradigma). Alternativ können dieselben Menschen zu ihrem Erleben befragt werden. Hierzu würden sich Interviews oder zum Teil auch schriftliche Befragungen eignen. Die so gewonnenen Aussagen könnten einen tiefen Einblick in die hocheigenen Gefühle und Gedanken der Befragten offenbaren (interpretatives Paradigma).

Prinzipiell benötigt qualitative Forschung textbasierte Informationen. Diese können bspw. aus Interviews, Beobachtungen oder Dokumenten stammen. In der Versorgungsforschung scheinen sich verschiedene Formen des Interviews bzw. Fokusgruppendiskussionen als Erhebungsmethoden relativer Beliebtheit zu erfreuen (Meyer & Flick, 2011; Nöst et al., 2015).

Auf das qualitative Interview als die Erhebungsmethode qualitativer Forschung soll im Folgenden näher eingegangen werden. Zunächst ist es grundsätzlich vom quantitativen Interview, welches zum Beispiel in der Marktforschung häufig anzuwenden ist, abzugrenzen. Bei diesen handelt es sich in aller Regel um strukturierte Interviews. Das heißt, dass die Fragen und in der Regel auch deren Reihenfolge strikt in einem Interviewleitfaden vorgegeben sind. In der qualitativen Forschung kommen hingegen je nach Fragestellung und methodischem Zugang semistrukturierte und unstrukturierte, d. h. offene Interviews zur Anwendung. Abbildung 13.3 zeigt die verschiedenen Interviewtypen (▶ Abb. 13.3).

Generell zielen qualitative Interviews auf Phänomene, die sich versprachlichen lassen. Hierbei kann es sich sowohl um subjektive Sinnzuschreibungen, subjektive Konzepte und (Alltags-)Theorien oder auch um narrative bzw. biographische Prozesse handeln. Außerdem können Positionierungen er- und hinterfragt werden (Lamnek & Krell, 2016).

Interviews sind hingegen nicht für Fragestellungen geeignet, die auf konkrete Handlungen zielen. So ist es beispielsweise nicht möglich, Auszubildende danach zu fragen, wie sie in einer hypothetischen Krisensituation reagieren würden, ohne vorher schon einmal in dieser Situation gewesen zu sein. Hier böten sich ethnografische Zugänge bzw. eine teilnehmende Beobachtung an. Weiterhin sind Interviews nicht geeignet, um kollektive Handlungs- und Deutungsmuster zu erfragen. Hier sei auf Fokusgruppen und Gruppendiskussionen verwiesen. Ob Interviews hingegen zwingend von Angesicht zu Angesicht geführt werden müssen oder auch am Telefon bzw. im Rahmen einer Videokonferenz stattfinden können, ist Gegenstand aktueller Diskussionen (Ristau et al., 2021). Im Folgenden werden semistrukturierte und unstrukturierte Interviews auf Basis ihres generellen Ablaufs vorgestellt.

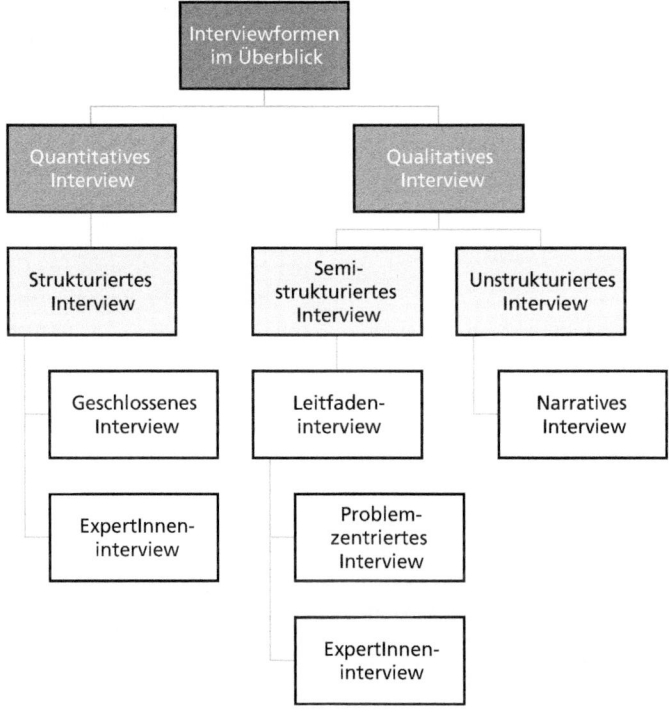

Abb. 13.3: Interviewformen im Überblick (eigene Darstellung)

Beim leitfadengestützten Interview (auch: leitfadengesteuertes Interview) handelt es sich um ein semistrukturiertes Interview, in dem die Fragen, aber nicht die Antwortmöglichkeiten vorgegeben sind. Entsprechend können die InterviewpartnerInnen frei berichten, kommentieren und erklären. Für gewöhnlich bildet eine Narration oder eine Beschreibung den Erzählstimulus. Hieran schließen sich dann thematisch geordnete, aber offen gestaltete Fragenkomplexe an. Zur Ausgestaltung und Pretestung des Leitfadens sei auf das SPSS-Prinzip verwiesen (Helfferich, 2011). Beim problemzentrierten Interview handelt es sich ebenso wie beim ExpertInneninterview um spezialisierte Zugänge, bei denen entweder ein sehr klar umrissenes Interessensgebiet abgefragt werden soll oder bei denen aufgrund ihrer ExpertInneneigenschaft eine bestimmte Personengruppe in ihrer ExpertInnenrolle befragt werden soll (Gläser & Laudel, 2010; Witzel, 2000).

Dem gegenüber stehen die unstrukturierten Interviews, welche auf einen Leitfaden verzichten und in ihrer Gestaltung und Durchführung frei sind. Zu ihnen gehören auch die narrativen bzw. biographischen Interviews. Im Fokus stehen Abschnitte aus der Lebensgeschichte der interviewten Person, um hieraus beispielsweise Prozessstrukturen im Lebenslauf ableiten zu können (Lamnek & Krell, 2016).

Beide Interviewformen sind generell auch zur Beantwortung versorgungswissenschaftlicher Fragestellungen geeignet. Die Wahl richtet sich – ebenso wie die der Auswertungsmethode – nach Forschungsfragestellung und -gegenstand.

Zur methodologischen Herangehensweise seien neben den qualitativen Inhaltsanalysen (siehe hierzu ▶ Kap. 4) die drei wesentlichen Richtungen genannt:

- Grounded Theory
- Phänomenologie
- Ethnografie

Je nach Forschungsziel fällt die Wahl auf einen dieser drei Zugänge. Während es bei der Grounded Theory um menschliche Interaktionen in sozialen Prozessen geht, untersucht die Phänomenologie die Erfahrungen des täglichen Lebens. Die Ethnografie hingegen richtet ihr Augenmerk auf Lebensweisen und Verhaltensmuster in einer Kultur. Entsprechend unterscheiden sich die methodischen Herangehensweisen: Während bei der Grounded Theory beispielsweise Datenerhebung und -auswertung abwechselnd und zyklisch geschehen, haben Forschungstagebücher und Feldnotizen im Rahmen der Phänomenologie und teilnehmende Beobachtungen im Rahmen der Ethnografie einen hohen Stellenwert.

Beispielhaft sei an dieser Stelle eine Auswahl an einschlägigen Studien stellvertretend für die oben genannten Zugänge und zu deren Vertiefung genannt: So hat Quernheim (2013) mittels einer Grounded Theory das Erleben der Wartezeiten auf eine Operation und die Reaktion der PatientInnen auf OP-Verschiebungen untersucht. Walton und KollegInnen (2020) erforschten im Rahmen einer phänomenologischen Arbeit die Herausforderungen und Erfahrungen, die Notaufnahmen zu Beginn der COVID-19-Pandemie gemacht haben. Und schließlich untersuchten Pavedahl et al. (2021) in einer ethnografischen Studie, inwieweit die grundlegenden Pflegebedürfnisse von PatientInnen in Notaufnahmen erfüllt werden.

13.2.5 Zum Stellenwert von medizinischen Registern in der Versorgungsforschung

Bei einem medizinischen Register handelt es sich um die »möglichst aktive, prospektive, standardisierte Dokumentation von Beobachtungseinheiten zu vorab festgelegten, aber im Zeitverlauf erweiterbaren Fragestellungen, für die ein präziser Bezug zur Zielpopulation darstellbar ist« (Stausberg et al., 2020, S. 41).

Medizinische Register sind daher *das* zentrale Instrument der Versorgungsforschung, wenn es darum geht, versorgungswissenschaftliche Fragestellungen der Gesundheitsversorgung unter Alltagsbedingungen zu untersuchen (Stausberg et al., 2020). Dabei können sie verschiedene Zielsetzungen verfolgen. Diese sind Tabelle 13.1 zu entnehmen (▶ Tab. 13.1).

Die Akut- und Notfallmedizin steht verglichen mit anderen medizinischen Disziplinen vor der besonderen Herausforderung, dass klassische klinische Studien häufig nicht oder nur unter immensem Aufwand durchgeführt werden können. Aus diesem Grund haben Register einen besonderen Stellenwert für die versorgungswissenschaftliche Forschung: Mit ihnen lassen sich insbesondere Aussagen zur Versorgungsqualität treffen und die notfallmedizinische Bedarfs- und Versorgungsplanung anhand der erhobenen Daten optimieren. Weiterhin ermöglichen sie das vom Gesetzgeber über die Sektorengrenzen hinweg geforderte Qualitätsmanagement (Wnent et al., 2022).

Mittlerweile haben sich einige notfallmedizinische Register im deutschsprachigen Raum etabliert. Beispielsweise stehen mit dem Deutschen Reanimationsregister der DGAI, dem TraumaRegister der DGU oder den Deutschen Schlaganfall-Registern spezialisierte Register zur Erfassung, zum Benchmarking und zum Qualitätsmanagement verschiedener Notfallsituationen zur Verfügung

(Gräsner et al., 2014; TraumaRegister DGU, 2014; Wiedmann et al., 2014). Daneben existieren beispielsweise mit dem AKTIN-Notaufnahmeregister (Brammen et al., 2022) Register, die einen Überblick über das Versorgungsgeschehen in spezifischen Settings liefern.

Tab. 13.1: Zielsetzungen von medizinischen Registern in der Versorgungsforschung (in Anlehnung an Stausberg et al., 2020)

Zielsetzung von Registern	Beispielhafte Möglichkeiten zur Nutzung
Evaluation der Wirksamkeit unter Alltagsbedingungen	• Übertragbarkeit der Ergebnisse von klinischen Studien in die Versorgungsroutine (Effectiveness) • Generierung von Langzeitdaten • Quantifizierung der Efficacy-Effectiveness-Gap
Ökonomische Evaluation	• Erhebung von u. a. Inanspruchnahmeverhalten und patientInnenrelevanten Outcomes als Grundlage für Kosten-Effektivitäts- bzw. Kosten-Nutzen-Analysen
Unterstützung der Versorgungsplanung	• Abbildung von Erkrankungshäufigkeiten und gesundheitlichem Bedarf auf der Nachfrageseite • Darstellung relevanter Größen auf der Angebotsseite wie z. B. von Leistungsdaten oder -vorhaltungen
Unterstützung klinischer Forschung	• Formulierung von randomisiert- kontrollierten Studien (RCTs) auf Basis von Erkenntnissen zu möglichen Hypothesen oder Fallzahlen aus medizinischen Registern • Durchführung von registerbasierten RCTs
Unterstützung der Nutzenbewertung	• Informationsquelle bei der Zulassung, bei der Nutzenbewertung und im Rahmen von Post-Marketing-Studien von Arzneimitteln und Medizinprodukten
Unterstützung von Qualitäts- und PatientInnensicherheitsforschung	• Erfüllen der gesetzlichen Vorgaben zur Qualitätssicherung durch strukturierte Vergleiche mit anderen Institutionen und Rückmeldung an die Behandelnden • Identifizierbarkeit seltener Ereignisse und Komplikationen durch hohe Fallzahlen und lange Laufzeiten
Beschreibung epidemiologischer Zusammenhänge und Unterschiede	• Zurverfügungstellung aktueller Evidenz zur Krankheitslast, zu Risiko- und prognostischen Faktoren, welche ihrerseits in Versorgungsforschung und -planung einfließen

Für gewöhnlich stellen notfallmedizinische Register ihren Interessensgruppen – den teilnehmenden Einrichtungen, der (Fach-)Öffentlichkeit sowie der Wissenschaft – in regelmäßigen Abständen Berichte und Ergebnisse zur Verfügung. Das jeweilige Berichtsformat ist dabei abhängig von der adressierten Interessensgruppe (Stausberg et al., 2020).

So stellt beispielsweise das Deutsche Reanimationsregister den teilnehmenden Rettungsdiensten und Kliniken neben den ausführlichen Jahresauswertungen monatlich bzw. quartalsweise Zwischenauswertungen zur Verfügung (Ristau & Gräsner, 2022). Aus den eingegebenen Datensätzen konnten sogar eigene prädiktive Scores entwickelt werden, die als zusätzliche Benchmarking-Größe zur Verfügung stehen (Gräsner et al., 2011; Seewald et al., 2020). Darüber hinaus werden öffentliche Jahresberichte in zwei Varianten angeboten: zum einen für die Fachöffentlichkeit in einer wissenschaftlichen

Fachzeitschrift (Fischer et al., 2022), zum anderen in einer laienverständlichen und optisch ansprechenden Version (Seewald et al., 2022).

> **Kasten 13.1:** Zusätzliche Informationen des Bundesministeriums für Gesundheit
>
> **Information**
>
> Das Bundesministerium für Gesundheit möchte den Zugang zu den Daten medizinischer Register und deren Nutzung fördern und hat zu diesem Zweck ein Gutachten zur medizinischen Registerlandschaft in Deutschland und internationalen Best-Practice-Beispielen erstellen lassen (Technologie- und Methodenplattform für die vernetzte medizinische Forschung e. V. [TMF] & BQS Institut für Qualität und Patientensicherheit GmbH [BQS], 2021). In diesem Zusammenhang ist auch eine detaillierte Datenbank medizinischer Register in Deutschland entstanden, welche unter https://www.bundesgesundheitsministerium.de/fileadmin/Dateien/5_Publikationen/Gesundheit/Berichte/REG-GUT-2021-Anhang-M_Registerdatenbank_2021-10-29.xlsx (Zugriff am 18.12.2022) zur Verfügung steht.

Zu beachten ist hierbei, dass nicht alle medizinischen Register, die notfallmedizinisch relevante Daten enthalten, auch originär der Notfallmedizin zugeordnet werden. Ein Blick in die Register angrenzender Fachgebiete lohnt in jedem Fall. Ob und inwieweit Register-Rohdaten für Forschungszwecke nicht beteiligten ForscherInnen und Institutionen zur Verfügung gestellt werden, regeln die Register dabei – sofern nicht gesetzlich festgelegt – beispielsweise in Form von Publikationsordnungen selbst (Deutsches Reanimationsregister, 2019).

Weiterhin ist festzuhalten, dass Register- und Kohortenstudien bzw. RCTs ihr jeweils eigenes Einsatzgebiet haben und daher nicht beliebig gegeneinander austauschbar sind. Daher ist auch keine dieser Methoden einer anderen überlegen, da die Art des Erkenntnisgewinns deutlich voneinander abweicht (Neugebauer & Stausberg, 2016).

13.2.6 Seminar- und Studienangebote zur Vertiefung

Zum Kennenlernen oder Vertiefen der oben beschriebenen Erhebungs- und Auswertungsmethoden bietet das Deutsche Netzwerk Versorgungswissenschaften e. V. (DNVF) jedes Jahr eine Spring School mit verschiedenen Workshopangeboten für AnfängerInnen und Fortgeschrittene an. Daneben sei insbesondere in Zusammenhang mit der Durchführung von Evidenzsynthesen auf das reichhaltige Angebot von Cochrane Deutschland bzw. des Deutschen Netzwerks Evidenzbasierte Medizin e. V. (DNEbM) verwiesen. Im Rahmen der qualitativen bzw. quantitativen Sozialforschung bieten beispielsweise das GESIS-Leibniz-Institut für Sozialwissenschaften in Mannheim und das Institut für Qualitative Forschung in Berlin regelmäßig Workshops und Seminare an.

Weiterhin bieten einige Hochschulen und Universitäten aus dem deutsch- und englischsprachigen Raum die Möglichkeit, einzelne Module ihrer Studiengänge zu belegen. Darüber hinaus bieten spezialisierte Studiengänge, beispielsweise in Versorgungsforschung, Public Health oder Gesundheitswissenschaften, ihren AbsolventInnen attraktive Beschäftigungsmöglichkeiten und Einsatzfelder.

13.3 Fazit für die rettungswissenschaftliche Praxis

Die Versorgungsforschung bietet aufgrund ihrer interprofessionellen Ausrichtung und der Vielzahl an zur Verfügung stehenden Datenquellen und Auswertungsmethoden ideale Voraussetzungen zur Durchführung rettungswissenschaftlicher Projekte und Forschungsvorhaben. Dabei bedient sie sich sowohl quantitativer – und hier insbesondere versorgungsepidemiologischer Zugänge – als auch in zunehmendem Maße qualitativer Methoden. Darüber hinaus stehen verschiedenste Möglichkeiten der Evidenzsynthese in Form von systematischen Übersichtsarbeiten zur Verfügung.

Für die Rettungswissenschaft ist zu wünschen, dass diese etablierten Zugänge und Methoden zur Erforschung der Notfallversorgung unter Realbedingungen genutzt werden, um die Versorgung der PatientInnen in Akut- und Notfallsituationen verstehen und verbessern zu können.

Literatur

AlShammari, T., Jennings, P.A., Williams, B. (2018). *Emergency Medical Services Core Competencies: A Scoping Review*. Health Professions Education, 4 (4), 245–258. https://doi.org/10.1016/j.hpe.2018.03.009

Amler, N., Zottmann, D., Bierbaum, M., Schöffski, O. (2015). *Efficacy-Effectiveness-Gap – Extent, Causes And Implications*. Value in Health, 18(7), A567. https://doi.org/10.1016/j.jval.2015.09.1864

Aromataris, E., Fernandez, R., Godfrey, C.M. et al. (2015). *Summarizing systematic reviews: methodological development, conduct and reporting of an umbrella review approach*. International journal of evidence-based healthcare, 13(3), 132–140. https://doi.org/10.1097/XEB.0000000000000055

Brammen, D., Greiner, F., Kulla, M. et al. (2022). *Das AKTIN-Notaufnahmeregister – kontinuierlich aktuelle Daten aus der Akutmedizin: Ergebnisse des Registeraufbaus und erste Datenauswertungen aus 15 Notaufnahmen unter besonderer Berücksichtigung der Vorgaben des Gemeinsamen Bundesausschusses zur Ersteinschätzung [AKTIN – The German Emergency Department Data Registry – real-time data from emergency medicine: Implementation and first results from 15 emergency departments with focus on Federal Joint Committee's guidelines on acuity assessment]*. Medizinische Klinik, Intensivmedizin und Notfallmedizin, 117(1), 24–33. https://doi.org/10.1007/s00063-020-00764-2

Cornell University Library (2019). *What Type of Review Is Right for You?* © Library Communications. Zugriff am 18.12.2022 unter: https://cornell.app.box.com/s/tfgvuicvsn9s58g7c0akxh0cmcuifbbo/file/573873815952

Critical Appraisal Skills Programme (CASP) (Hrsg.) (2021). *CASP CHECKLISTS – CASP – Critical Appraisal Skills Programme*. Zugriff am 18.12.2022 unter: https://casp-uk.net/casp-tools-checklists/

Deutsches Reanimationsregister (Hrsg.) (2019). *Publikationsrichtlinie: zur Publikation von Ergebnissen aus dem Deutschen Reanimationsregister*. Zugriff am 18.12.2022 unter: https://www.reanimationsregister.de/publikationsrichtlinie.html

Elm, E. von, Schreiber, G., Haupt, C.C. (2019). *Methodische Anleitung für Scoping Reviews (JBI-Methodologie)*. Zeitschrift für Evidenz, Fortbildung und Qualität im Gesundheitswesen, 143, 1–7. https://doi.org/10.1016/j.zefq.2019.05.004

Fischer, M., Wnent, J., Gräsner, J. T. et al. (2022). *Jahresbericht des Deutschen Reanimationsregisters: Außerklinische Reanimation 2021*. Anästhesiologie & Intensivmedizin, 63(6), V116–V122. https://doi.org/10.19224/ai2022.v116

Freitas, L. de, Goodacre, S., O'Hara, R. et al. (2018). *Interventions to improve patient flow in emergency departments: an umbrella review*. Emergency medicine journal: EMJ, 35(10), 626–637. https://doi.org/10.1136/emermed-2017-207263

Gläser, J. & Laudel, G. (2010). *Experteninterviews und qualitative Inhaltsanalyse als Instrumente rekonstruierender Untersuchungen*. 4. Aufl. Wiesbaden: VS Verlag für Sozialwissenschaften.

Gräsner, J.-T., Meybohm, P., Lefering, R. et al. (2011). *ROSC after cardiac arrest–the RACA score to predict outcome after out-of-hospital cardiac arrest*. European heart journal, 32(13), 1649–1656. https://doi.org/10.1093/eurheartj/ehr107

Gräsner, J.-T., Seewald, S., Bohn, A. et al. (2014). *Deutsches Reanimationsregister: Wissenschaft und Reanimationsforschung [German resuscitation registry: science and resuscitation research]*. Der Anaesthesist, 63(6), 470–476. https://doi.org/10.1007/s00101-014-2324-9

Gräsner, J.-T., Wnent, J., Herlitz, J. et al. (2020). *Survival after out-of-hospital cardiac arrest in Europe – Results of the EuReCa TWO study*. Resuscitation, 148, 218–226. https://doi.org/10.1016/j.resuscitation.2019.12.042

Helfferich, C. (2011). *Die Qualität qualitativer Daten: Manual für die Durchführung qualitativer Interviews.* 4. Aufl. Wiesbaden: VS Verlag für Sozialwissenschaften. https://doi.org/10.1007/978-3-531-92076-4

Hoffmann, W., van den Berg, N., Fendrich, K. (2011). *Epidemiologische Methoden.* In: Pfaff, H., Neugebauer, E.A.M., Glaeske, G., Schrappe, M. (Hrsg.) *Lehrbuch Versorgungsforschung: Systematik – Methodik – Anwendung* (S. 269–276). Stuttgart: Schattauer.

Hossfeld, B., Lechner, R., Josse, F. et al. (2018). *Prähospitale Anwendung von Tourniquets bei lebensbedrohlichen Extremitätenblutungen: Eine systematische Übersichtsarbeit [Prehospital application of tourniquets for life-threatening extremity hemorrhage: Systematic review of literature].* Der Unfallchirurg, 121(7), 516–529. https://doi.org/10.1007/s00113-018-0510-y

Jäger, A., Amler, N., Bierbaum, M., Schöffski, O. (2015). *Quantifying The Efficacy-Effectiveness-Gap Using The Example of Metformin.* Value in Health, 18(7), A618–A619. https://doi.org/10.1016/j.jval.2015.09.2161

Lamnek, S. & Krell, C. (2016). *Qualitative Sozialforschung: Mit Online-Materialien.* 6., vollständig überarbeitete Aufl. Weinheim, Basel: Beltz.

Metelmann, B., Metelmann, C., Schneider, L. et al. (2019). *Anstieg der Laienreanimationsrate in Deutschland geht mit vermehrter Telefonreanimation einher.* Der Notarzt, 35(06), 323–328. https://doi.org/10.1055/a-1039-3693

Meyer, T. & Flick, U. (2011). *Methoden der qualitativen Forschung.* In: Pfaff, H., Neugebauer, E.A.M., Glaeske, G., Schrappe, M. (Hrsg.) *Lehrbuch Versorgungsforschung: Systematik – Methodik – Anwendung* (S. 296–302). Stuttgart: Schattauer.

Michael, M., Al Agha, S., Böhm, L. et al. (2021). *Alters- und geschlechtsbezogene Verteilung von Zuführung, Ersteinschätzung, Entlassart und Verweildauer in der zentralen Notaufnahme.* Notfall + Rettungsmedizin. Vorab-Onlinepublikation. https://doi.org/10.1007/s10049-021-00895-9

Möckel, L., Gerhard, A., Mohr, M. et al. (2021). *Prevalence of pain, analgesic self-medication and mental health in German pre-hospital emergency medical service personnel: a nationwide survey pilot-study.* International Archives of Occupational and Environmental Health, 94(8), 1975–1982. https://doi.org/10.1007/s00420-021-01730-x

Neugebauer, E.A.M. (2011). *Methoden: Einführung.* In: Pfaff, H., Neugebauer, E.A.M., Glaeske, G., Schrappe, M. (Hrsg.) *Lehrbuch Versorgungsforschung: Systematik – Methodik – Anwendung* (S. 266–268). Stuttgart: Schattauer.

Neugebauer, E.A.M., Pfaff, H., Schrappe, M., Glaeske, G. (2007). *Versorgungsforschung – Konzept, Methoden und Herausforderungen.* In: Kirch, W., Badura, B., Pfaff, H. (Hrsg.) *Prävention und Versorgungsforschung* (S. 81–94). Berlin, Heidelberg: Springer. https://doi.org/10.1007/978-3-540-73042-2_4

Neugebauer, E.A.M. & Stausberg, J. (2016). *Was Register leisten können und was nicht: Sicht der AG Register des Deutschen Netzwerks Versorgungsforschung e. V. (DNVF) [What can and cannot be achieved by registries: Perspective of the registry working group of the German Network of Health Services Research].* Der Unfallchirurg, 119(6), 493–500. https://doi.org/10.1007/s00113-016-0176-2

Nordon, C., Karcher, H., Groenwold, R.H.H. et al. (2016). *The »Efficacy-Effectiveness Gap«: Historical Background and Current Conceptualization.* Value in health: the journal of the International Society for Pharmacoeconomics and Outcomes Research, 19(1), 75–81. https://doi.org/10.1016/j.jval.2015.09.2938

Nöst, S., Bozorgmehr, K., Längst, G. et al. (2015). *Ausmaß der Anwendung Qualitativer Methoden in der Versorgungsforschung. Eine Überblicksarbeit.* https://doi.org/10.3205/15dkvf080

Page, M.J., McKenzie, J.E., Bossuyt, P.M. et al. (2021). *The PRISMA 2020 statement: an updated guideline for reporting systematic reviews.* Systematic reviews, 10(1), 89. https://doi.org/10.1186/s13643-021-01626-4

Pavedahl, V., Holmström, I.K., Summer Meranius, M. et al. (2021). *Fundamentals of care in the emergency room – An ethnographic observational study.* International emergency nursing, 58, 101050. https://doi.org/10.1016/j.ienj.2021.101050

Pfaff, H. (2003). *Versorgungsforschung: Begriffsbestimmung, Gegenstand und Aufgaben.* In: Pfaff, H., Schrappe, M., Lauterbach, K.W., Engelmann, U., Halber, M. (Hrsg.) *Gesundheitsversorgung und Disease Management: Grundlagen und Anwendungen der Versorgungsforschung* (S. 13–23). Bern: Hans Huber.

Pfaff, H., Glaeske, G., Neugebauer, E.A.M., Schrappe, M. (2009). *Memorandum III: Methoden für die Versorgungsforschung (Teil I) [Memorandum III: »Methods for Health Services Research« (Part 1)].* Gesundheitswesen, 71(8-9), 505–510. https://doi.org/10.1055/s-0029-1234066

Pfaff, H. & Schrappe, M. (2011). *Einführung in die Versorgungsforschung.* In: Pfaff, H., Neugebauer, E.A.M., Glaeske, G., Schrappe, M. (Hrsg.) *Lehrbuch Versorgungsforschung: Systematik – Methodik – Anwendung* (S. 2–7). Stuttgart: Schattauer.

Phillips, C.M., Parmar, A., Guo, H. et al. (2020). *Assessing the efficacy-effectiveness gap for cancer therapies: A comparison of overall survival and toxicity between clinical trial and population-based, real-world data for contemporary parenteral cancer therapeutics.* Cancer, 126(8), 1717–1726. https://doi.org/10.1002/cncr.32697

Pulst, A., Fassmer, A.M., Schmiemann, G. (2021). *Unplanned hospital transfers from nursing homes: who is involved in the transfer decision? Results from the HOMERN study.* Aging clinical and experimental research, 33(8), 2231–2241. https://doi.org/10.1007/s40520-020-01751-5

Quernheim, G. (2013). *Warten und Durchhalten: Das Patientenerleben bei OP-Verzögerung und -Verschiebung.* (Witten/Herdecke, Univ., Diss., 2013). Bern: Huber. http://elibrary.hogrefe.de/9783456953076/U1

Ristau, P. & Gräsner, J.-T. (2022). *CPR-Erfolg messbar machen: Das Deutsche Reanimationsregister als Qualitätsmanagementinstrument.* Rettungsdienst, 45(5), 16–21.

Ristau, P., Helbig, R., Gebauer, A. et al. (2021). *Wenn das Vor-Ort-Interview unmöglich wird: qualitative Interviews per Internet und Telefon in der Pflege- und Gesundheitswissenschaft: Herausforderungen und Chancen (nicht nur) während der COVID-19-Pandemie.* Pflegewissenschaft, 23(1), 55–67. https://doi.org/10.3936/11974

Sachverständigenrat zur Begutachtung der Entwicklung im Gesundheitswesen (Hrsg.) (2014). *Bedarfsgerechte Versorgung: Perspektiven für ländliche Regionen und ausgewählte Leistungsbereiche.* Zugriff am 18.12.2022 unter: https://www.svr-gesundheit.de/fileadmin/Gutachten/Gutachten_2014/Langfassung2014.pdf

Seewald, S., Ristau, P., Fischer, M. et al. (2022). *Öffentlicher Jahresbericht 2021 des Deutschen Reanimationsregisters: Cardiac Arrest Center 2021.* Nürnberg: Deutsches Reanimationsregister. Zugriff am 18.12.2022 unter: https://www.reanimationsregister.de/downloads/oeffentliche-jahresberichte/cardiac-arrest-center/187-cac-oeffentlicher-jahresbericht-2020/file.html

Seewald, S., Wnent, J., Lefering, R. et al. (2020). *CaRdiac Arrest Survival Score (CRASS) – A tool to predict good neurological outcome after out-of-hospital cardiac arrest.* Resuscitation, 146, 66–73. https://doi.org/10.1016/j.resuscitation.2019.10.036

Stausberg, J., Maier, B., Bestehorn, K. et al. (2020). *Memorandum Register für die Versorgungsforschung: Update 2019 [Memorandum Registry for Health Services Research: Update 2019].* Gesundheitswesen, 82(3), e39–e66. https://doi.org/10.1055/a-1083-6417

Tal, S. & Mor, S. (2021). *The impact of helicopter emergency medical service on acute ischemic stroke patients: A systematic review.* The American journal of emergency medicine, 42, 178–187. https://doi.org/10.1016/j.ajem.2020.02.021

Technologie- und Methodenplattform für die vernetzte medizinische Forschung e.V. (TMF) & BQS Institut für Qualität und Patientensicherheit GmbH (2021). *Gutachten zur Weiterentwicklung medizinischer Register zur Verbesserung der Dateneinspeisung und -anschlussfähigkeit: Erstellt für das Bundesministerium für Gesundheit.* Zugriff am 18.12.2022 unter: https://www.bundesgesundheitsministerium.de/fileadmin/Dateien/5_Publikationen/Gesundheit/Berichte/REG-GUT-2021_Registergutachten_BQS-TMF-Gutachtenteam_2021-10-29.pdf

TraumaRegister DGU (Hrsg.) (2014). *20 years TraumaRegister DGU: development, aims and structure.* Injury, 45 Suppl 3, S6–S13. https://doi.org/10.1016/j.injury.2014.08.011

Walton, H., Navaratnam, A.V., Ormond, M. et al. (2020). *Emergency medicine response to the COVID-19 pandemic in England: a phenomenological study.* Emergency medicine journal: EMJ, 37(12), 768–772. https://doi.org/10.1136/emermed-2020-210220

Wiedmann, S., Heuschmann, P.U., Hillmann, S. et al. (2014). *Qualität der Behandlung des akuten Schlaganfalls: Auswertung evidenzbasierter Indikatoren von 260.000 Patientendaten.* Deutsches Ärzteblatt International, 111(45), 759–765. https://doi.org/10.3238/arztebl.2014.0759

Witzel, A. (2000). *The Problem-centered Interview.* Forum Qualitative Sozialforschung / Forum: Qualitative Social Research, 1(1). https://doi.org/10.17169/fqs-1.1.1132

Wnent, J., Trentzsch, H., Lefering, R. (2022). *Register in der Notfallmedizin.* Notfall + Rettungsmedizin. Vorab-Onlinepublikation. https://doi.org/10.1007/s10049-022-00984-3

14 PatientInnensicherheit im Rettungsdienst: Entwurf für eine gelebte Praxis

Philipp Dahlmann

14.1 Einleitung

Dieser Beitrag dient als Diskussionsgrundlage für die Fragen rund um eine für den modernen Rettungsdienst anzuwendende PatientInnensicherheit. Mithilfe rettungswissenschaftlicher Überlegungen sollen etablierte (klinische) Konzepte in das Berufsfeld Rettungsdienst überführt werden. Neben einer Praktikabilität, ergo Anwendbarkeit, des Theorie-Praxis-Transfers ist insbesondere die Frage der hierfür notwendigen Kompetenzen von Bedeutung. PatientInnensicherheit ist dabei mehr als ein Konzept mit nur einer Form der Umsetzung. Vielmehr handelt es sich um ein Phänomen, welches mehrere Denkströmungen und verschiedene (Selbst-)Verständnisse beinhaltet. Im Ursprung handelt es sich um die Minimierung von Sterblichkeit bei Operationen im globalen Süden. Mit einigen Checklisten zur Kontrolle und verbindlichen Standards im Umgang mit Komplikationen wurde gegengesteuert (WHO, 2020). Neben dieser Entwicklung, welche sich in einem postkolonialen Kontext abspielte, sind vor allem die Luftfahrt sowie die Medizinethik[1] ausschlaggebend (Deutscher Ethikrat, 2016). Im Folgenden soll nun eine Verdichtung rund um das Phänomen PatientInnensicherheit erfolgen und zu einer für diese Arbeit brauchbaren Definition führen.

Dabei wird zuerst die Luftfahrt eine Rolle spielen und die Komponenten »menschliches Versagen« und »Fehlerkette« sowie deren pädagogische Beantwortung mithilfe von Kompetenzen – speziell der Sozialkompetenz wie bspw. Crew Resource Management (Rall & Oberfrank, 2015). Es folgt ein Blick auf das klinische Setting am Beispiel der Notfallmedizin, welche der rettungsdienstlichen Versorgung am ähnlichsten ist. Die Entwicklungen und der Umgang mit PatientInnensicherheit sowie der Transfer unter Berücksichtigung von bildungswissenschaftlichen Theorien steht dabei im Vordergrund.[2] Hier findet auch der Aspekt Resilienz adäquate Berücksichtigung. Daher generiert sich die Frage: Wie kann PatientInnensicherheit gelebt werden und welche didaktischen Antworten werden benötigt?

Als nächste Perspektive rückt die PatientIn selbst in den Vordergrund. Unter Berücksichtigung verschiedener Rechtsgrundlagen, Qualitätsrahmen und Reportsysteme (bspw. Critical Inzidenz Report System, CIRS) soll neben der sogenannten »Fehlerkultur« in Organisationen und Strukturen eine Umset-

---

1 Weitere Infos zu Medizinethik: https://www.ethikrat.org/fileadmin/Publikationen/Stellungnahmen/Archiv/Stellungnahme_Selbstbestimmung_und_Fuersorge_am_Lebensende.pdf, Zugriff am 17.11.2020

2 Weitere Infos zu Patientenrechten: https://www.oesterreich.gv.at/themen/gesundheit_und_notfaelle/patientenrechte/Seite.3700200.html#Wille, Zugriff am 20.12.2021

zung zum Schutz von PatientInnen erfolgen (Brindley & Cardinal, 2017).

An diese Vorgehensweise anschließend erfolgt nun der Wechsel vom Blick auf die PatientIn hin zum aktiven Blick der PatientInnen (Subjekt) selbst. Dabei steht das Arzt-Patienten-Verhältnis im Mittelpunkt (Williams, 2005). Von den Entwicklungen von einem paternalistischen Modell über das informative Modell hin zum interpretativen und deliberativen Modell soll die Autonomie der PatientIn diskutiert werden. Anschließend wird das nun gewonnene große Panorama zur PatientInnensicherheit wieder aufgegriffen und hin zum Berufsbild NotSan verdichtet. Neben den bereits aufgezählten Bausteinen wird ein weiterer wichtiger Aspekt, vielleicht sogar das Fundament selbst: die patientInnenzentrierte Versorgung, beschrieben und diskutiert. Dieser Abschluss ergibt sich aus der Logik, dass das patientInnenzentrierte Versorgungsmodell bereits im Kontext von Notfall- und Rettungsmedizin Umsetzung erfährt.

14.2 PatientInnensicherheit und pädagogische Konsequenzen

Neben diesen Komponenten von PatientInnensicherheit stellt sich immer wieder die Frage nach der pädagogischen Konsequenz: Welche Bildungs- bzw. pädagogischen Ansätze benötigt eine umfassende Antwort auf die notwendige Umsetzung von PatientInnensicherheit für das Berufsbild NotSan, d. h. wie sollte zukünftig die Ausbildung zum NotSan gestaltet werden? Ist das duale Modell der Berufsbildung noch ausreichend oder müssen unterstützend Bezugswissenschaften in einem akademischen Kontext und Setting ergänzt werden? Auch stellt sich die Frage, inwiefern das Berufsfeld und -bild eine eigene Rettungswissenschaft und Lehre mit entsprechender Fachdidaktik benötigt, um umfassend auf die Herausforderung, welche eine tatsächlich gelebte PatientInnensicherheit mit sich bringt, eingehen zu können. Daran schließt auch eine vertiefte Diskussion über die notwendige methodische wie auch didaktische Dimension an. Wie, womit, wodurch und von wem sollen die Inhalte gelehrt werden? Neben dem bereits etablierten Simulationstraining, welches vordergründig auf Kompetenzen abzielt, ist möglicherweise eine Erweiterung aus bildungs- und berufswissenschaftlicher Perspektive notwendig (NKLM, 2021). Um hier ein kurzes Beispiel zu geben: Verantwortung, Respekt und (politische) Integrität sind Eckpfeiler von PatientInnensicherheit (Beauchamp & Childress, 2009). Hierbei handelt es sich aber nicht um via kompetenzbezogene Trainings zu erreichende Ziele. Vielmehr stellt sich die Frage, inwiefern allgemeinbildende und auch ethische Diskurse im gelebten Lernprozess umsetzbar werden. Eine mögliche Antwort könnte eine diesbezügliche Fachdidaktik darstellen. Um diese Frage vollumfänglich beantworten zu können, reicht dieser Beitrag nicht aus. Vielmehr sollen fachlich fundierte Diskussionsbeiträge entstehen.

14.2.1 Crew Resource Management – Faktor Mensch

Crew Resource Management (CRM) ist historisch gesprochen eine Antwort auf vermeidbare Unfälle in der Luftfahrt.

»Der *Faktor Mensch* spielt bei über 70 % aller Zwischenfälle inner- und außerhalb der Medizin eine wesentliche oder beitragende Rolle und steht deshalb im Zentrum der Bemühungen, die Handlungssicherheit von Menschen in komplexen Arbeitswelten zu erhöhen.« (Rall & Lackner, 2010, S. 350)

Als vermeidbar gelten die Unfälle daher, da es sich nicht wie in der Anfangszeit um technische oder bauliche Zwischenfälle bzw. Abstürze handelt. Diese Probleme konnten mithilfe sogenannter Redundanzsysteme weitestgehend behoben werden. Ursächlich »schuld« war die Cockpitcrew, ergo »menschliches Versagen«, welche aufgrund schlechter Kommunikation bzw. falscher Motive Entscheidungen traf, die zu Unfällen führten.

Mehrere dieser Abstürze in den 1970er und 1980er Jahren bewogen die NASA, dem öffentlichen Druck folgend, ein Programm zu starten, um menschlichem Versagen im Cockpit entgegenzuwirken.

»›Human Factors‹, also *menschliche Faktoren*, umfassen all jene Faktoren, welche die Sicherheit und Leistungsfähigkeit von Menschen vor allem in komplexen Situationen oder Systemen bestimmen. Grundsätzlich können dies positive (der Sicherheit förderliche) oder negative (die Sicherheit limitierende) Eigenschaften sein.« (Rall & Lackner, 2010, S. 350)

Neben dem sogenannten Standard Operation Procedere (SOP)[3], das auch für den NotSan etabliert ist (siehe 2c-Maßnahmen-SOPs), waren es Checklisten, klare Kommunikationsregeln, Vetorecht und Entscheidungsfindungsmodelle, welche die Sicherheit erhöhten (▶ Abb. 14.1).

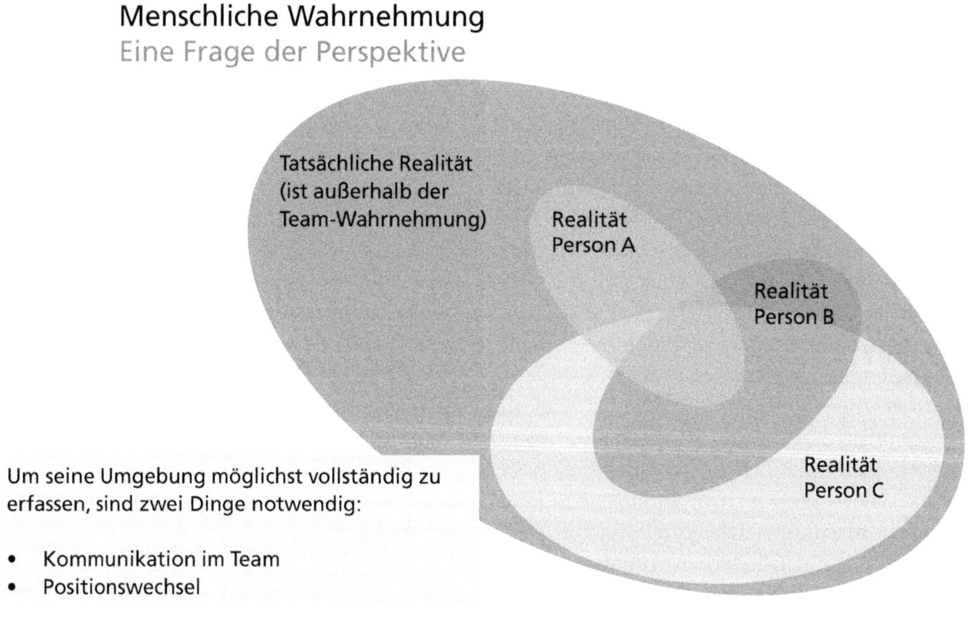

Menschliche Wahrnehmung
Eine Frage der Perspektive

Tatsächliche Realität (ist außerhalb der Team-Wahrnehmung)

Realität Person A

Realität Person B

Realität Person C

Um seine Umgebung möglichst vollständig zu erfassen, sind zwei Dinge notwendig:

- Kommunikation im Team
- Positionswechsel

Abb. 14.1: Einflussfaktoren rund um Human Factors/Faktor Mensch (eigene Darstellung)

Nach und nach übernahmen immer mehr Airlines dieses Konzept, bis dieses schlussendlich institutionalisiert wurde (Helmreich et al., 1999). Aus der modernen Notfallmedi-

---

3 SOP: autorisiertes, dokumentiertes Verfahren oder eine Reihe von Verfahren, Arbeitsanweisungen und Prüfanweisungen für Produktion und Kontrolle

zin sind diese Bausteine heutzutage nicht mehr wegzudenken, selbst wenn sie bisher noch nicht vollständig etabliert sind (Rall & Lackner, 2010). Im NotSanG (APrVo), ergo der Ausbildungsgrundlage für NotSan, sind diese Bereiche mittels der geforderten Sozialkompetenz teilweise abgedeckt. Dies gilt es aber weiterhin kritisch zu evaluieren, da sich aus einer fachlichen Prüfung noch keine sicheren Handlungen ableiten lassen. Demnach gilt es aus rettungswissenschaftlicher Perspektive bspw. Kommunikationsmodelle in Prüfungen auf notwendige Handlungen bzw. »does« (vgl. Wass et al., 2001) hin zu etablieren und zu evaluieren. In Bayern ist ein Teil des schriftlichen Staatsexamens (aus insgesamt sechs Teilen) ausschließlich den Themen Kommunikation, Sicherheit und Qualitätsmanagement gewidmet. Da sowohl der Rettungsdienst als auch die Notfallmedizin allerdings nur in Teilen der Situation in einem Cockpit ähneln, wurde hier ein neuer differenzierter Weg eingeschlagen. Das Notfallteam versteht sich dabei eben als solches und sollte nach Aspekten des Team Resource Managements (TRM) zusammenarbeiten. Eine effektive Methode, dieses TRM-Modell zu stärken, stellt das Simulationstraining dar. Hierbei werden Teams mit kritischen Situationen konfrontiert.

> »Entgegen der allgemeinen Vorstellung trainieren die Crews im Simulator nicht alleine das Fliegen. Ein wesentlicher Anteil des Trainings entfällt auf menschliche Faktoren, wie Kooperation, Kommunikation und das Verhalten bei kritischen Ereignissen (Wetterbedingungen, Turbinenausfall, Vogelschlag etc.).« (Marx, 2017, S. 7)

In die Notfallmedizin übertragen finden ebenfalls, wenn auch angepasste, Simulationen statt. Hierbei gilt es, neben den sogenannten Hard Skills (bspw. Anlage eines intravenösen Zuganges) vor allem Soft Skills bzw. nicht technische Fähigkeiten zu trainieren und moderiert zu reflektieren (Flentje et al., 2018). Der lerntheoretische Hintergrund bezieht sich dabei auf eine nachhaltige Lernerfahrung. Lernerfahrungen jedes Einzelnen sind für einen ganzheitlichen Prozess von Erfahrung, Denken und Verhalten entscheidend (Müller et al., 2020). Im Kontext der Kompetenzen, welche die NotSan entwickeln soll, scheint dies eine wirkmächtige Methode zu sein, welche auch auf die Resilienz der AnwenderInnen abzielt.

14.2.2 PatientInnensicherheit und evidenzbasierte Notfallmedizin

> »Die Aufgabe der Heilbehandlung schließt das erfolgreiche Bemühen um eine fehler- und schadensfreie ärztliche Behandlung und medizinische Gesundheitsversorgung ein.« (Europarat, 2006, Übersetzung des Autors)

Dieses Zitat aus dem Europarat verdeutlicht die Aktualität von PatientInnensicherheit. Neben dieser allgemeinen Formulierung findet sich sowohl im NotSanG als auch in den geforderten Zertifikaten (QM-Systemen) der Rettungsdienstbetreiber die Aufforderung, PatientInnensicherheit als Ziel zu begreifen und umzusetzen. Mithilfe der EBNM, der auch der NotSan folgen muss, und aktuellen wissenschaftlichen Erkenntnissen aus Leitlinien und Fachgesellschaften wird bereits ein Teilaspekt der PatientInnensicherheit gewährt. »Die AWMF und ihre Fachgesellschaften treten für eine wissenschaftlich begründete, patientenzentrierte Medizin ein« (Nothacker et al., 2019, S. 63). Dabei ist es wichtig, dass der Rettungsdienst bzw. NotSan die individuelle Situation der PatientInnen erfasst und gemäß seinen Kompetenzen eine gültige Versorgung beginnt und diese bis zur Übergabe an die ÄrztIn aufrechterhält (Grätz et al., 2022). Inwiefern dies, gerade im Kontext der EbM, möglich ist, gilt es zu hinterfragen. Im Kontext der Rechtssicherheit für NotSan ist es nicht immer möglich, die notwendige (invasive) Versorgung gegenüber der PatientIn zu gewährleisten.

Festzuhalten bleibt: Die PatientIn hat einen Anspruch auf eine zielgerichtete und somit sichere Behandlung, gerade auch in Notfällen. »Sowohl einer Unter-, Über- als auch einer Fehlversorgung ist entgegenzutreten« (Nothacker et al., 2019, S. 63). Dabei sind im Sinne der PatientInnensicherheit sowohl pädagogische als auch didaktische Aspekte zu berücksichtigen, um dies so stressresistent wie möglich und so durchgängig wie nötig zu gewährleisten. Die Gefahr von Fehlern in Notsituationen ist entsprechend hoch, da sowohl Stress (in Form von Zeitdruck) als auch Komplexität (dynamische Situation) den Faktor Mensch negativ beeinflussen (Marx, 2017, S. 80). Die (Aus-)Bildung muss daher diesen Umständen gerecht werden.

Gemäß dem »Masterplan Medizinstudium 2020« liegt der Fokus auf Kompetenzen, welche fächerübergreifend erworben werden sollen (Bundesministerium für Bildung und Forschung, 2017). Das CanMEDS-Rollenmodell (Frank et al., 2015) setzt dabei die ExpertIn ins Zentrum von Fähigkeiten, Fertigkeiten und Haltungen. Besonderes Augenmerk wird beim kompetenzbasierten Lernen und Handeln auf wissenschaftliche Kompetenzen (evidenzbasiert) und auf die Kommunikation mit allen Beteiligten gelegt. Neben diesen bereits erwähnten Herausforderungen spielen weitere Problemstellungen eine wichtige Rolle. So mehren sich die Einsätze, bei welchen kein Notfall vorliegt und eine Hilfeleistung bzw. ambulante Versorgung adäquat ist. »Im solidarisch finanzierten Gesundheitssystem ist zudem eine angemessene, effiziente und gerechte Verwendung der zur Verfügung gestellten Mittel geboten.« (Nothacker et al., 2019, S. 63)

Im Sinne der geforderten PatientInnensicherheit ist dies ebenfalls bei der Ausgestaltung des Kompetenzmodells für professionalisierte NotSan zu berücksichtigen.

14.2.3 PatientInnenzentrierte Versorgung und PatientInnenautonomie

»Die Respektierung der Autonomie des Kranken stellt die grundlegendste Maxime ärztlichen Handelns dar. Die Respektierung der Autonomie ist jedoch nicht gleichzusetzen mit der unhinterfragten Befolgung eines Patientenwillens.« (Maio, 2016, S. 8)

Die patientInnenzentrierte Versorgung ist ein Modell aus der klinischen Medizin. Dabei handelt es sich ursprünglich nicht um ein Akutversorgungskonzept. Durch den Wandel hin zu mehr subakuten und auch chronischen Versorgungen im rettungsdienstlichen Kontext bleibt die Herausforderung, patientInnenzentrierte Ansätze mit in dieses Handeln zu integrieren (Nothacker et al., 2019). Im Sinne einer offenen Debatte bieten sich Überlegungen an, inwiefern dieses Modell einen Beitrag zur Professionalisierung der NotSan beitragen kann (Christ et al., 2017). Grundsätzlich steht hier die PatientIn im Mittelpunkt des Gesundheitssystems (Schmitten et al., 2016). Diskussionen fanden hierzu bereits auf dem Emergency Medical Service Kongress 2019 im Rahmen eines WHO-Vortrags statt (Dahlmann et al., 2022).

Im Kern steht der PatientIn eine aktive Rolle zu. Es handelt es sich demnach auch um einen Paradigmenwechsel, weg von einem paternalistischen Verständnis hin zu einem deliberativen bzw. patientInnenzentrierten Ansatz (Ammicht Quinn, 2014). Sicher ist in kritischen Akutsituationen, wie einer spritzenden Blutung, sofortiges proaktives Handeln notwendig. Die Krux hierbei ist es, diese seltene Situation zu erkennen und auch unverzüglich zu reagieren. Sobald es aber der Zustand der PatientIn wieder zulässt, z. B. nach einer lebensrettenden Stabilisierung, ist das Gesamtbild der Situation und des Kontextes wieder zu berücksichtigen. Die PatientIn sollte also so bald als möglich wieder in ihrer Rolle als Subjekt aktiv am weiteren

Vorgehen beteiligt werden (Fishkin, 2009). Gerade in weniger akuten Situationen kann dieser Ansatz bereits von Beginn an verfolgt werden.

> »Aus der Fallbeschreibung wird deutlich, dass bei diesem Einsatz die im Rettungsdienst übliche Folge von Versorgung vor Ort – Herstellen der Transportfähigkeit – Transport in eine Notfallaufnahme nicht ohne Weiteres ›abgearbeitet‹ werden kann. Eine Vorbereitung auf solche Einsatzsituationen findet in den aktuell angebotenen Ausbildungscurricula nur unzureichend Berücksichtigung (Harding, 2016, S. 23).«

Ziel der patientInnenzentrierten Versorgung ist demnach (Maio, 2016):

- Zugang zur Versorgung (Gesundheitssystem)
- Kontinuität und Transition
- Einbindung des persönlichen/sozialen Umfeldes
- Emotionale Unterstützung leisten
- Herstellung eines (körperlichen) Komforts (bspw. Schmerzlinderung)
- Information und Education (Aufklärung, bspw. um die eigene Verantwortung zu stärken)
- Koordination und Integration von Versorgung (Multiprofessionalität)
- »Shared decision making«[4] bzw. gemeinschaftliches Entscheiden (Davidson et al., 2007)

Diese Punkte aus »8 principles of patient-centered care« (Beauchamp & Childress, 2019) beschreiben ein normatives Modell im Umgang mit der PatientIn und der Interaktion zwischen dieser und der versorgenden Struktur, somit auch dem Rettungsdienst.[5] Als Frage stellt sich, welche Kompetenzen NotSan im Einsatz benötigen, um diesen Punkten gerecht zu werden. Im Sinne der demographischen Herausforderungen, welche den Rettungsdienst bereits erfassen, scheint das patientInnenzentrierte Konzept eine Antwort darzustellen (Riedel, 2015). Gerade im Kontext der Eigenverantwortung seitens der PatientInnen, aber auch anderer Professionen, könnte hierbei eine Stärkung der Resilienz erfolgen. Darüber hinaus formt sich auch im gesellschaftlichen Kontext ein (medizinisch-)ethischer Anspruch bzw. eine solche Haltung (Krieter, 2016). Dieser Anspruch leitet sich aus Werten sowie weiteren Aspekten ab und summiert sich in der Moralvorstellung. In diesem Zusammenhang ergibt sich auch eine entsprechende Herausforderung für die Akteure im Rettungsdienst. So gilt es, neben passenden Definitionen über berufliche Handlungsfelder sowohl medizinische und pflegerische Handlungsempfehlungen als auch fürsorgeethische Empfehlungen zu generieren, welche für (zukünftige) NotSan auch situativ angemessen praktizierbar sind. Dabei leitet sich die Pflege, Betreuung und Versorgung aus dem Konzept der Fürsorge ab (Riedel, 2013). Daraus lässt sich ein Ausbildungsanspruch ableiten:

1. »die Definition, Entwicklung und Vermittlung von Kompetenzen zum Umgang mit moralischen Herausforderungen
2. die Beschäftigung mit handlungsleitenden Prinzipien und einem Berufsethos des Rettungsdienstes
3. die Auseinandersetzung mit der Rolle des Rettungsdienstes im Kontext gesellschaftlicher Wertvorstellungen« (Gabel, ▶ Kap. 9.1)

---

4 Weitere Infos: WHO (2018). *71st World Health Assembly. summary records of committees, reports of committees.* Genf, 21–26 Mai 2018. World Health Organization. Zugriff am 29.12.2022 unter: https://apps.who.int/iris/handle/10665/325993

5 Weitere Infos: Hatt, K. (2020). *The gatekeepers: How EMS will save the U.S. healthcare system.* In: EMS1.com. Zugriff am 29.12.2022 unter: https://www.ems1.com/et3/articles/the-gatekeepers-how-ems-will-save-the-us-healthcare-system-kprmWtPTfWiuSFTY/

Dies ist daher von Bedeutung, weil tradierte Grundsätze und implizierte Wertvorstellungen im rettungsdienstlichen Handeln kritisch hinterfragt werden sollten. Im gesellschaftlichen Wandel unter Einfluss aller Aspekte – sowohl aus Technik und Wissenschaft als auch eines epistemischen Wandels – kann dieser Grundsatz aber nicht immer kontextunabhängig praktiziert werden (Blank-Gorki et al., 2020). Kontrovers dabei ist, dass die Möglichkeiten auf der einen Seite, aber auch die Frage nach Therapiezielen auf der anderen Seite im Spannungsfeld von Legalität, Ökonomie, Effizienz oder Kosten von Handlungsweisen verortet sind (Janssens et al., 2012). Wenn in diesem Feld eine rettungsdienstlich professionelle Handlung standardmäßig gewährt sein soll, sollte demnach eine adäquate Verankerung im Curriculum stattfinden (Padberg, 2016). Dieser Ansatz könnte auch den Stress der NotSan im Kontext schwieriger Entscheidungen bzw. Handlungen reduzieren, da trainierte Methoden bzw. Handlungskompetenzen vorrätig wären (Blank-Gorki et al., 2020). Einen inhaltlichen Ansatz hierfür bietet der »Algorithmus Ethik in der Notfallmedizin« (Krieter, 2016, S. 39).

Bisher fällt auf, dass sich die rettungsdienstliche Praxis auf Bewältigungsstrategien der Berufserfahrung bzw. der damit einhergehenden Routine bezieht.

> »Im Sinne einer Nutzbarmachung von Wissen aus der Rettungspraxis wird mit diesem Vorgehen jedoch eine doppelte Chance vertan. Erstens erschwert der Rückzug auf Berufserfahrungen, dass Diskurse über moralische Herausforderungen geführt und Umgangsweisen gerade durch jüngere Generationen kritisch hinterfragt werden können. Zweitens wird dazu tendiert, moralisches Zweifeln zu pathologisieren und Gewissenskonflikte als nebensächlich zu deklarieren.« (Gabel, ▶ Kap. 9.3.1)

Als entscheidend lässt sich festhalten, dass die Notwendigkeit zur Diskussion gegeben ist. (Medizin-)Ethik und deren Überlegungen gelten als moralisch und rechtlich erforderlich sowie als gewünscht (Matzner & Ammicht Quinn, 2015). Eine Diskussion im Kontext einer (akademischen) Ausbildung kann als erster Schritt verstanden werden. Auf dieser Grundlage sollten dann entsprechende praxisbezogene Handlungsempfehlungen generiert werden. Sollten sich im Kontext einer wissenschaftlichen Evaluierung Anpassungen ergeben, wäre den Akteuren im Sinne eines »Empowerment« geholfen. Ziel ist demnach ein offener, liberaler und somit angemessener Diskurs über ethische Praktiken sowie deren theoretischen Hintergrund. Dies sollte sowohl im Laufe der Ausbildung als auch im Kontext eines lebenslangen Lernens geschehen.

Kasten 14.1: Arbeitsdefinition »PatientInnensicherheit im Rettungsdienst«

- PatientInnensicherheit ist ein vielschichtiges Konzept, welches unter Berücksichtigung »menschlicher Faktoren« versucht, Fehler zu vermeiden. Ein Hauptaugenmerk wird dabei auf soziale und kommunikative Kompetenzen gerichtet.
- CRM-/TRM-(Aus-)Bildungen verschränken Fertigkeiten und Fähigkeiten (Moleküle) des Teams zu einer möglichst resilienten und redundanten Teamperformance.
- Evidenzbasierte Medizin ist integraler Bestandteil von PatientInnensicherheit.
- PatientInnenzentrierte Versorgung als Teil von PatientInnensicherheit stärkt die Position der zu behandelnden PatientIn im Sinne eines »deliberativen« Modells.

14.3 Zusammenfassung

Die Rolle von PatientInnensicherheit kann als zentral angesehen werden. Sowohl juristisch als auch gesellschaftlich hat sich der Anspruch an eine solche verfestigt. Ein entsprechender Transfer in die rettungsdienstliche Praxis erfolgt nur zaghaft und spiegelt sich zuerst im Kontext der Notfall- und Intensivmedizin wider. Wichtige kommunikative Aspekte aus dem Bereich Team Resource Management wurden dennoch in das neue Berufsbild NotSan implementiert.

Es lässt sich festhalten, dass jedoch zentrale Bausteine der »8 principles of patient-centered care« kaum eine Rolle spielen. Daher erschien es hilfreich, eine erweiterte Definition von PatientInnensicherheit im Feld des Rettungsdienstes zu konzipieren und diese aus einer rettungswissenschaftlichen Perspektive weiterzuentwickeln. Zentral ist dabei das deliberative Verhältnis zwischen PatientIn und Versorgendem. Der PatientIn ist hierbei eine aktive und selbstbestimmte Rolle zugedacht, um im Sinne einer Entscheidungsfindung ihre Autonomie zu wahren. Dabei wird der NotSan einiges an Reflexionsfähigkeit abverlangt, da sie in Akutsituationen nach wie vor gemäß dem »mutmaßlichen Willen« agieren muss. Darüber hinaus ist es aber in weniger zeitkritischen Phasen umso wichtiger, der PatientIn als ExpertIn und BeraterIn bei der Krisenbewerkstelligung behilflich zu sein. Auch hier ist im Sinne der geforderten PatientInnensicherheit ein reflektierter Akteur vonnöten, der neben evidenzbasierten medizinischen Interventionen auch kommunikative sowie psychosoziale Hilfestellungen leisten kann. Um diesem Anspruch gerecht zu werden, rückt die (Medizin-)Ethik mit in den Vordergrund einer professionellen rettungsdienstlichen Praxis. Dabei zeigt sich, dass neben der Reflexionsfähigkeit auch die Fähigkeit zu einem »Clincial Reasoning«, zum Begründen seiner Handlungen, eine zentrale Rolle einnimmt. Der hierfür zu schaffende Rahmen ist geprägt von einer Fehlerkultur, welche die erwähnten Handlungen fordert, aber auch fördert.

Literatur

Ammicht Quinn, R. (Hrsg.) (2014): *Sicherheitsethik.* Wiesbaden: Springer VS. doi: 10.1007/978-3-658-03203-6

Beauchamp, T.L. & Childress, J.F. (2009). *Principles of Biomedical Ethics.* 6. Aufl. Oxford: Oxford University Press.

Beauchamp, T.L. & Childress, J.F. (2019). *Principles of Biomedical Ethics.* 8. Aufl. Oxford: Oxford University Press.

Blank-Gorki, V., Breuer, F., Fegert, A.-K. et al. (2020). *Komplexe Gefahren- und Schadenslagen mit Kindern und Jugendlichen: Häufigkeit in Deutschland und Analyse psychosozialer Versorgungsstrukturen.* Notfall Rettungsmed, 23, 364–369. https://doi.org/10.1007/s10049-019-00653-y

Brindley, P.G. & Cardinal, P. (Hrsg.) (2017). *Optimizing Crisis Resource Management to Improve Patient Safety and Team Performance. A handbook for all acute care health professionals.* Royal College of Physicians and Surgeons Canada.

Bundesministerium für Bildung und Forschung (Hrsg.) (2017). *»Masterplan Medizinstudium 2020«.* Zugriff am 13.01.2023 unter: https://www.bmbf.de/bmbf/shareddocs/kurzmeldungen/de/masterplan-medizinstudium-2020.html

Christ, M., von Auenmüller, K., Grett, M. et al. (2017). Stellenwert der Patientenverfügung in der Postreanimationsbehandlung. DMW – Deutsche Medizinische Wochenschrift, 142(14), e95–e99. https://doi.org/10.1055/s-0043-100052

Dahlmann, P., Böbel, S., Frieß, C., Neuerer, M. (2022). *Bildungsperspektive Notfallsanitäter:in: Interdisziplinärer Diskurs zu Ausbildung, beruflicher Praxis und Herausforderungen im Berufsfeld Rettungsdienst.* Bundesgesundheitsblatt – Gesundheitsforschung – Gesundheitsschutz, 65(10), 1059–1066. https://doi.org/10.1007/s00103-022-03574-3

Davidson, J.E., Powers, K., Hedayat, K.M. et al. (2007). *Clinical practice guidelines for support of the family in the patient-centered intensive care unit: American College of Critical Care Medicine Task Force 2004–2005.* Crit Care Med, 35(2), 605–622.

Deutscher Ethikrat (Hrsg.) (2016). *Patientenwohl als ethischer Maßstab für das Krankenhaus. Stellung-*

nahme. Berlin. Zugriff am 13.01.2023 unter: https://www.ethikrat.org/fileadmin/Publikationen/Stellungnahmen/deutsch/stellungnahme-patientenwohl-als-ethischer-massstab-fuer-das-krankenhaus.pdf

Europarat (Hrsg.) (2006). *Committee of Ministers. Recommendation Rec(2006)7 of the Committee of Ministers to member states on management of patient safety and prevention of adverse events in health care.* Zugriff am 29.12.2022 unter: https://search.coe.int/cm/Pages/result_details.aspx?ObjectID=09000016805ae8b5

Fishkin, J.S. (2009). *When the People Speak: Deliberative Democracy and Public Consultation.* Oxford: Oxford University Press.

Flentje, M., Eismann, H., Sieg, L. et al. (2018). *Simulation als Fortbildungsmethode zur Professionalisierung von Teams.* Anästhesiol Intensivmed Notfallmed Schmerzther, 53(01), 20–33.

Frank, J.R., Snell, L., Sherbino, J. (Hrsg.) (2015). *CanMEDS 2015. Physician Competency Framework.* Ottawa: Royal College of Physicians and Surgeons of Canada.

Grätz, M., Herrmann, T., Kegel, M. et al. (2022). *Spezielle Rolle der Pflege in der Notaufnahme.* In: Dietz-Wittstock, M., Kegel, M., Glien, P., Pin, M. (Hrsg.) *Notfallpflege – Fachweiterbildung und Praxis* (S. 71–87). Berlin, Heidelberg: Springer. https://doi.org/10.1007/978-3-662-63461-5_5

Harding, U. (2016). *Der medizinische Notfall.* In: Salomon, F. (Hrsg.) *Praxishandbuch Ethik in der Notfallmedizin. Orientierungshilfen für kritische Entscheidungen* (S. 17–25). Berlin: Medizinisch Wissenschaftliche Verlagsgesellschaft.

Helmreich, R.L., Merritt, A.C., Wilhelm, J.A. (1999). *The Evolution of Crew Resource Management Training in Commercial Aviation.* Journal of Aviation Psychology, 9(1), 19–32.

Janssens, U., Burchardi, H., Duttge, G. et al. (2012). *Therapiezieländerung und Therapiebegrenzung in der Intensivmedizin.* DIVI, 3, 103–107.

Krieter, H. (2016). *Ethische Herausforderungen in der präklinischen Notfallmedizin.* In: Salomon, F. (Hrsg.) *Praxishandbuch Ethik in der Notfallmedizin. Orientierungshilfen für kritische Entscheidungen* (S. 37–44). Berlin: Medizinisch Wissenschaftliche Verlagsgesellschaft.

Maio, G. (2016). *Ethische Entscheidungsfindung in der Notfallmedizin – eine Einführung.* In: Salomon, F. (Hrsg.) *Praxishandbuch Ethik in der Notfallmedizin. Orientierungshilfen für kritische Entscheidungen* (S. 1–16). Berlin: Medizinisch Wissenschaftliche Verlagsgesellschaft.

Matzner, T. & Ammicht Quinn, R. (2015). *Sicherheitsethik in der Anwendung: Ein Praxistest gesellschaftlicher Begleitforschung.* In: Zoche, P., Kaufman, S., Arnold, H. (Hrsg.) *Sichere Zeiten? Gesellschaftliche Dimensionen der Sicherheitsforschung* (S. 297–334). Berlin: LIT.

Marx, D. (2017). *FaktorMensch®. Sicheres Handeln in kritischen Situationen.* 2. Aufl. Kiel: Medi-Learn.

Müller, H.-J., König, H., Prescher, T. (2020) *Arbeitsprozessorientierung in der Berufsausbildung von Notfallsanitäter/innen.* Notfall Rettungsmed, 23, 1–15, https://doi.org/10.1007/s10049-019-0612-2

NKLM (2021). *Nationaler Kompetenzbasierter Lernzielkatalog Medizin (NKLM) des Fakultätentages (MFT) und die Gesellschaft für Medizinische Ausbildung (GMA). Version 2.0* Zugriff am 13.01.2023 unter: https://nklm.de/zend/objective/list/orderBy/@objectivePosition/studiengang/Info

Nothacker, M., Busse, R., Elsner, P. et al. (2019). *Medizin und Ökonomie – Maßnahmen für eine wissenschaftlich begründete, patientenzentrierte und ressourcenbewusste Versorgung.* Dermatologie in Beruf und Umwelt, 67, 63–72. https://doi.org/10.5414/DBX00341

Padberg, J. (2016). *Ethische Probleme in der Notaufnahme.* In: Salomon, F. (Hrsg.) *Praxishandbuch Ethik in der Notfallmedizin. Orientierungshilfen für kritische Entscheidungen* (S. 45–54). Berlin: Medizinisch Wissenschaftliche Verlagsgesellschaft.

Rall, M. & Oberfrank, S. (2015). *Simulationsbasiertes Lernen im Team (Teamkommunikation).* In: Gausmann, P., Henninger, M., Koppenberg, J. (Hrsg.) *Patientensicherheitsmanagement* (S. 98–105). Berlin, Boston: Walter de Gruyter.

Rall, M. & Lackner, C.K. (2010). *Crisis Resource Management (CRM). Der Faktor Mensch in der Akutmedizin.* Notfall Rettungsmed, 13, 349–356. doi: 10.1007/s10049-009-1271-5

Riedel, A. (2013). *Ethische Reflexion und Entscheidungsfindung im professionellen Pflegehandeln realisieren.* Ethik in der Medizin, 25, 1–4. doi: 10.1007/s00481-012-0236-2

Riedel, A. (2015). *Ethische Herausforderungen in der Pflege.* In: Marckmann, G. (Hrsg.) Praxisbuch Ethik in der Medizin (S. 89–102). Berlin: Medizinisch Wissenschaftliche Verlagsgesellschaft.

Schmitten in der, J., Rixen, S., Marckmann, G. (2016). *Wahrung der Patienten-Selbstbestimmung in der Notfallmedizin durch vorausschauende Behandlungsplanung (Advance Care Planning).* In: Salomon, F. (Hrsg.) *Praxishandbuch Ethik in der Notfallmedizin. Orientierungshilfen für kritische Entscheidungen* (S. 85–100). Berlin: Medizinisch Wissenschaftliche Verlagsgesellschaft.

Wass, V., Van der Vleuten, C., Shatzer, J. (2001). *Assessment of clinical competence.* The Lancet, 357

(9260), 945–949, https://doi.org/10.1016/S0140-6736(00)04221-5

WHO (Hrsg.) (2020). Safe surgery. Zugriff am 21.11.2020 unter: https://www.who.int/teams/integrated-health-services/patient-safety/research/safe-surgery

Williams, J.R. (2005). *Handbuch der ärztlichen Ethik*. Ferney-Voltaire Cedex: Weltärztebund/The World Medical Association WMA. Zugriff am 29.12.2022 unter: https://www.wma.net/wp-content/uploads/2016/11/ethics_manual_german.pdf

15 Nahtstelle Präklinik – Klinik: Rolle der Notaufnahmen

Sebastian Grau, Berthold Petri, Tobias Schilling und Alexander Krohn

15.1 Schnittstelle Präklinik – Klinik: Anspruch und Wirklichkeit

Der Schnittstelle präklinische Notfallversorgung und klinische Notfallversorgung kommt essenzielle Bedeutung nicht nur für die optimale PatientInnenversorgung zu. Der Bereich der Notfallmedizin unterliegt einem erheblichen Wandel und sowohl medizinisches Personal als auch PatientInnen müssen sich auf einen Wandel der Versorgungsstruktur einstellen. Steigende PatientInnenzahlen, veränderte Inanspruchnahme durch die Bevölkerung, veränderte Versorgungsmöglichkeiten und zunehmende Spezialisierung der Medizin sind Herausforderungen der Notfallmedizin. Der Bereich der Zentralen Notaufnahme macht erhebliche Entwicklungen durch, wird komplexer und unterliegt auf der anderen Seite zunehmend ökonomischem Druck. Neben neuen Berufsbildern und veränderten Versorgungsstrukturen sind Vorgaben zur Triagierung und Ressourcenzuteilung (Allokation) relevante Themen.

Politik und Gesetzgeber greifen aktuell in diese Bereiche ein, um eine Verbesserung zu erzielen. So wurden im GBA-Beschluss (G-BA, 2020) ein gestuftes System von Notfallstrukturen eingeführt sowie entsprechende Mindestvoraussetzungen definiert. Nichtsdestotrotz sind auch die Ressourcen der Akut- und Notfallmedizin begrenzt und in vielen Bereichen kommt es zumindest passager zur Unterversorgung. Insbesondere in solchen Spannungsbereichen können Prozessoptimierungen helfen, Überlastungen abzufedern.

Im Folgenden sind Theorien, mögliche Umsetzungen und Probleme der Schnittstelle präklinische und klinische Notfallversorgung dargestellt. Im Kapitel erfolgen die Darstellung der Struktur der jeweiligen Teilbereiche, die Analyse und Reflexion sowie Lösungsansätze zur Verbesserung. Ein Schwerpunkt ist die strukturierte PatientInnenübergabe und deren mögliche Umsetzung.

15.2 Arbeitsfeld Notaufnahme

Um sich mit einer Schnittstelle zu befassen, ist als Erstes die Kenntnis und Perspektive beider Seiten wichtig. Im Folgenden soll die Situation in der Notaufnahme beschrieben werden.

Die Notaufnahme ist für viele PatientInnen eine zentrale Anlaufstelle im Notfall, die PatientInnenzahlen der Notaufnahme steigen stetig an. Ob die Notaufnahme für alle PatientInnen die richtige Anlaufstelle ist, ist Gegenstand aktueller Diskussionen. Für »leichte« Notfälle sind die HausärztIn und die Notarztpraxen der Kassenärztlichen Vereinigung (KV) zuständig. Der Versuch, leicht kranke PatientInnen an die HausärztIn oder die Notarztpraxen zu verweisen, lässt sich jedoch nicht so einfach umsetzen. Das Kernproblem ist, dass von einem Symptom oder dem subjektiven Empfinden, ein Notfall zu sein, ohne genaue Anamnese oder weitere Untersuchungen nicht auf die Krankheit oder den Schweregrad geschlossen werden kann. Weltweite Versuche, einen Algorithmus zu entwickeln, um vor der Notaufnahme die leicht Kranken von den schwer Kranken zu unterscheiden, waren bisher ohne signifikanten Erfolg (Zachariasse et al., 2019). Es liegt in der Natur der Dinge, dass in der Regel erst nach der Anamnese und Untersuchung entschieden werden kann, ob es sich um eine leichte Erkrankung handelt, deren Behandlung Zeit hat und z. B. am nächsten Tag zu normalen Arbeitszeiten von der HausärztIn erfolgen kann. Letztendlich haben sich Notaufnahmen zwangsläufig als Anlaufstelle für PatientInnen mit der gesamten Bandbreite – von sehr leichten Beschwerden über Frakturen bis hin zu kritisch kranken PatientInnen – entwickelt. Ziel für das medizinische Personal in Notaufnahmen sollte es deshalb sein, einen professionellen Umgang mit allen PatientInnen zu entwickeln. Essentiell ist die Etablierung von Abläufen und Prozessen, welche unter ökonomischen Gesichtspunkten und den zunehmenden PatientInnenzahlen die Behandlungsqualität trotzdem erhöhen.

Große Notaufnahmen versorgen jährlich zwischen 30.000 bis 60.000 PatientInnen. Das entspricht PatientInnenzahlen von 100–250 Menschen pro Tag. Hierunter sind Größenordnungen von 2.000 schwerstverletzten oder kritisch erkrankten PatientInnen üblich (3–7 % der PatientInnen). Wie oben erwähnt, ist leider im Vorhinein nicht klar, wer in diese PatientInnengruppe gehört.

Um solche PatientInnenzahlen gut zu bewältigen, bedarf es eines hohen Maßes an Organisationsstruktur. Dies bezieht sich insbesondere auch auf zeitkritische PatientInnen. Ein Großteil dieser zeitkritischen PatientInnen wird über den Rettungsdienst vorgestellt. Dementsprechend spielt die Schnittstelle Notaufnahme zum Rettungsdienst für die logistische Planung eine entscheidende Rolle.

15.2.1 Medizinische Rolle der Notaufnahme

Die Notaufnahme ist die Eingangspforte für alle NotfallpatientInnen und stellt die Weichen für die weitere Behandlung. Die medizinische Hauptaufgabe einer Notaufnahme ist es, von einem Symptom zu einer (Verdachts-)Diagnose zu kommen. Weiterhin gilt es, gesundheitlichen Schaden von PatientInnen abzuwenden, indem schwerwiegende Diagnosen ausgeschlossen werden. Daraus ergeben sich weitere Behandlungskonzepte, welche von der Nicht-Weiterbehandlung über die ambulante Weiterbehandlung, von der stationären bis zur intensivmedizinischen Behandlung und von der Akutbehandlung bis zur Notfalloperation reichen.

Die Notambulanz legt das Konzept der Weiterbehandlung fest. Das Konzept sollte sich dabei auf die Weiterbehandlung der akut vorliegenden Notfallerkrankung der PatientIn konzentrieren. Hierbei ist eine ganzheitliche Betrachtung der PatientIn mit Berücksichtigung aller Vorerkrankungen und der Anamnese dennoch wichtig. Die erste große Herausforderung ist dabei, das wahre und akute Problem bzw. Symptom der PatientIn zu identifizieren. Hierbei ist z. B. ein Fixierungsfehler nach CRM (Crew bzw. Crisis Resource Management) (Rall et al., 2009) häufig ein Hemmnis, welches dazu führt, nicht alle Signale/Informationen der PatientIn wahrzunehmen. Ein Beispiel eines Fixierungsfehlers wäre, wenn man bei einer PatientIn mit andauernder Hyperventilation eine diabetische Ketoazidose aufgrund eines entgleisten Diabetes Typ 1 übersehen würde.

Beim Konzept der Weiterbehandlung ist es wichtig, sich auf die zwei wesentlichen Fragen der Notfallbehandlung in der Notaufnahme zu konzentrieren:

1. Ist eine Akutbehandlung zum Schutz von Leib und Leben der PatientIn notwendig oder ist eine spätere Behandlung ausreichend?
2. Muss eine stationäre oder intensivmedizinische Behandlung erfolgen oder ist eine weitere ambulante Behandlung ausreichend?

Sobald diese beiden Fragen beantwortet werden können, ist die medizinische Aufgabe der Notaufnahme am Behandlungsprozess erfüllt. Es ist z. B. nicht Aufgabe einer Notaufnahme, eine Verdachtsdiagnose in eine endgültige Diagnose zu überführen, sofern dies nicht zur Beantwortung der zwei wesentlichen Fragen notwendig ist. Untersuchungen, die nicht zur Beantwortung der zwei wesentlichen Fragen (1. Gefährdung der PatientIn? und 2. stationäre Aufnahme?) notwendig sind, müssen letztendlich zur Ressourcenschonung und zur Vermeidung eines Overcrowding, also der Überlastung der Notaufnahmen durch ein Missverhältnis von vorhandenen Ressourcen gegenüber den von PatientInnen benötigten Ressourcen, unterlassen werden. Die Kunst bei einer qualitativ guten Notfallbehandlung ist es letztendlich, die zwei Fragen unter einer ganzheitlichen Sicht, unter Berücksichtigung aller Informationen und ohne Fixierungsfehler zu beantworten. Dazu müssen alle relevanten Informationen, die die PatientIn betreffen, zusammengeführt und dokumentiert werden.

15.2.2 Risikobereich Notaufnahme

Hohe Kontaktfrequenz, nicht vorbekannte PatientInnen, kurze Verweildauer, hohe Arbeitsbelastung sowie alle möglichen Erkrankungen und Erkrankungsschweren (von weniger schwerwiegenden Erkrankungen bis zu vital gefährdenden Erkrankungen) machen Notaufnahmen zu medizinischen Hoch-Risiko-Bereichen. Insbesondere stellen auch Überlastungsspitzen eine Risikoerhöhung dar. Sogenanntes Emergency Department (ED) Overcrowding tritt nahezu täglich auf und wird u. a. durch nicht optimale PatientInnenflüsse, unangekündigte Notfalleinweisungen und nicht planbare Notfallvorstellung hervorgerufen. Neben dem aus dem Overcrowding resultierenden Überlastungen des medizinischen Personals stellen weiterhin Behandlungsverzögerungen durch lange Wartezeiten und Selbstentlassungen von PatientInnen Risiken dar.

Bei der Minimierung der Risiken in Notaufnahmen haben dabei professionelle Kommunikation und Übergaben einen noch höheren Einfluss auf Outcome und Mortalität als in anderen Klinikbereichen (Sujan et al., 2014; Anon, 2007; Derlet et al., 2001). Insbesondere hier sollten deshalb Prozesse etabliert werden, um gefährliche Informationsverluste zu vermeiden.

15.2.3 Gesetzliche Regelung

Als Endpunkt der präklinischen rettungsdienstlichen Versorgung steht für die meisten PatientInnen die Übergabe an die Klinik. Wie oben beschrieben, erfolgt dies für NotfallpatientInnen in zentralen Notaufnahmen. Der Gesetzgeber hat mit den Regelungen des Gemeinsamen Bundesausschusses zu einem gestuften System von Notfallstrukturen in Krankenhäusern (G-BA, 2020, § 12, Abs. 1) die entsprechenden Rahmenrichtlinien im Jahr 2020 erneuert. Der Gesetzgeber regelt hier Anforderungen, nötige Strukturen und Erlössicherung für Notaufnahmen. Je nach Leistung der jeweiligen Notaufnahme erfolgt die Einteilung in differenzierte Stufen (Basisnotfallversorgung, erweiterte Notfallversorgung, umfassende Notfallversorgung). Unter anderem ist auch ein strukturiertes System zur Behandlungspriorisierung von NotfallpatientInnen (Triage) klar gefordert. Hier gilt es, eine Zeit von zehn Minuten bis zur ersten Triage nicht zu überschreiten.

Die zunehmende Einrichtung von zentralen und interdisziplinären Notaufnahmen, einschließlich der Professionalisierung im pflegerischen und ärztlichen Bereich (Notfallpflege, Zusatzbezeichnung klinische Akut- und Notfallmedizin), eröffnet für alle Beteiligten neue Möglichkeiten und Herausforderungen. Dieser Umbruch in der klinischen Notfallmedizin bringt die Möglichkeit der Etablierung einer standardisierten PatientInnenübergabe mit sich (▶ Kap. 15.3.3).

Wesentliche Regelungen zur Versorgungspflicht von Krankenhäusern sind in den Landeskrankenhausgesetzen der Bundesländer (LKHG) geregelt. Krankenhäuser sind im Rahmen ihrer Aufgabenstellung und Leistungsfähigkeit zur Aufnahme und Versorgung verpflichtet. Auch in den LKHG ist der Fall des ED Overcrowding behandelt. Ist das Krankenhaus belegt, so hat es eine PatientIn, deren sofortige Aufnahme und Versorgung notwendig und durch ein anderes geeignetes Krankenhaus nicht gesichert ist, einstweilen aufzunehmen. Es sorgt nötigenfalls für eine Verlegung der PatientIn. Ist die Notaufnahme aufgrund des hohen PatientInnenaufkommens nicht mehr handlungsfähig, kann es in Ausnahmefällen sein, dass ein anderes Krankenhaus, auch weiter entfernt, geeigneter für die PatientInnenversorgung ist (vgl. LKHG BW § 3a Abs. 2). Es besteht somit keine uneingeschränkte Aufnahmepflicht, wenn die Geeignetheit des Krankenhauses (z. B. aus Kapazitätserschöpfung) nicht gegeben ist (subjektive/sachliche Leistungsunfähigkeit).

15.3 Arbeitsfeld Rettungsdienst

Die Entstehung des Rettungsdienstes gründet sich auf Hilfeleistung von HelferInnen und SanitäterInnen in den beiden Weltkriegen. Im Jahre 1938 wurde auf der Tagung der Deutschen Gesellschaft für Chirurgie die zivile Notfallrettung ins Leben gerufen. In den folgenden Jahren veränderte sich der Schwerpunkt von Unfällen und traumatologischen Notfällen mehr in den internistischen Bereich. Initial war das Ziel, den Erkrankten bzw. Verletzten möglichst zügig in die Klinik zu transportieren. Die Qualifikation des Personals war entsprechend schmal. Im Jahre 1977 wurde die Ausbildung zur RettungssanitäterIn im Sinne eines 520-Stunden-Kurses eingeführt. Im Jahre 1989 wurde der Beruf der RettungsassistentIn (zweijährige Berufsausbildung) etabliert. Eine Besonderheit ist der Einsatz von ÄrztInnen im Rettungsdienst, mit eigener Fachkunde Notfallmedizin.

Im Jahr 2013 wurde schließlich vom Bundestag das Gesetz über den Beruf der Notfallsanitäterin und des Notfallsanitäters (Notfallsanitätergesetz – NotSanG) beschlossen und löst die RettungsassistentIn ab. Die Ausbildung wurde an den deutlich veränderten und gestiegenen Anspruch des Berufsbildes angepasst.

Insgesamt werden die hohe Dynamik und Veränderung des Rettungsdienstes sowie die Anforderung deutlich. In den letzten Jahren wird insbesondere auch auf Seiten des Rettungsdienstes deutlich, wie sich der Anspruch von PatientInnen an die präklinische Notfallversorgung verändert hat. Das Einsatzaufkommen hat sich in den letzten Jahren vervielfacht. Lag das Einsatzaufkommen im Jahr 1994 noch bei ca. 9.500.000 Einsätzen pro Jahr liegt das Einsatzaufkommen im Jahr 2017 ca. bei 16.000.000 Einsätzen (Gesundheitsberichterstattung des Bundes, 2020)

15.3.1 Begrenzte Ressourcen in der Notfallmedizin

Auch im Rettungsdienst stehen, wie überall im Medizinsystem, nur begrenzt Ressourcen zur Verfügung. Hier zeichnen sich unterschiedliche Bilder zwischen ländlichem und städtischem Bereich. Wo in manchen Bereichen wenige Einsatzmittel zur rechtzeitigen Versorgung von PatientInnen ausreichen müssen, bedarf es in anderen Bereichen mehrerer Einsatzmittel, um eine Vielzahl von Notfällen in kurzer Folge abzuarbeiten. Die Arbeitsbelastung des Rettungsdienstpersonals ist in den letzten Jahren deutlich angestiegen.

Dem gegenüber stehen die knappen Ressourcen der Notaufnahmen. In der Praxis ist es für die präklinischen HelferInnen häufig nicht trivial, eine Notaufnahme zu finden, die PatientInnen aufnehmen kann. Es entsteht ein erhebliches Spannungsfeld zwischen den Teilbereichen präklinische und klinische Notfallversorgung.

Der präklinischen Ersteinschätzung und daraus resultierenden Einschätzungen der Versorgungserfordernisse kommt hier eine herausgestellte Bedeutung zu. Zum Beispiel benötigen SchlaganfallpatientInnen eine Versorgung auf einer Schlaganfalleinheit oder sogar eine digitale Subtraktionsangiographie (DSA) zur Thrombektomie. Dem gegenüber stehen wiederum der schonende Umgang mit den und eine gute Auswahl der benötigten Ressourcen (Allokation). Spezialdiagnostik und Therapie sind kostbare Ressourcen und sollten den PatientInnen vorbehalten sein, die sie benötigen. Auch sind die Wege zu entsprechenden Kliniken häufig weiter und das Rettungsmittel steht länger nicht zur Verfügung.

Es wird deutlich, welche Komplexität und Verantwortung modernem Rettungsdienstpersonal zukommt. Neben der medizinischen Einschätzung und Allokationsentscheidung kommt systembedingte Knappheit zum Tragen. In vielen Rettungsdienstbereichen liegt die Ressourcenverteilung auf der Ebene des medizinischen Personals im Rettungsdienst und der Notaufnahmen. Hier ist eine gerechte und transparente Ressourcenverteilung gefordert.

In einigen Bundesländern wurden Softwarelösungen zur Unterstützung bei Management der medizinischen Versorgungskapazitäten eingeführt (IVENA eHealth). Die ethisch gerechte Entscheidung bleibt aber nichtsdestotrotz beim Personal des Rettungsdiensts.

15.3.2 Schnittstelle Rettungsdienst – Notaufnahme

Die Schnittstelle beginnt bereits am Einsatzort, nicht jede PatientIn benötigt eine Versorgung in einer Notaufnahme. Eine Versorgung durch die HausärztIn oder den Kassenärztlichen Notdienst ist eine alternative Möglichkeit. Häufig ist dieser Weg in der Praxis allerdings schwierig zu realisieren. Die Entscheidung, PatientInnen ohne weitere ärztliche Konsultation vor Ort zu lassen, gestaltet sich u. a. durch die sogenannte Garantenstellung der NotfallsanitäterInnen schwierig. Der juristische Begriff beschreibt die Übernahme für das Rechtsgut Leben, Körper und Gesundheit der PatientIn durch das medizinische Fachpersonal. Diese sollen die PatientIn vor weiteren gesundheitlichen Beeinträchtigungen bewahren. Diese Garantenstellung sollte allerdings nicht bedeuten, dass jede PatientIn in die Klinik gebracht werden muss. Sicherlich ein schwieriges Spannungsfeld, für welches es noch praxistaugliche Lösungen bedarf.

Falls die Indikation für eine Abklärung in der Klinik gestellt wurde, muss die Zielklinik ausgewählt werden. Die Auswahl der Zielklinik erfolgt nach der geographischen Nähe und dem potentiellen Leistungsbedarf der PatientIn und des Leistungsspektrums der Klinik.

15.3.3 PatientInnenübergabe

Die PatientInnenübergabe hat für die Informationssammlung und -weitergabe sowohl präklinisch als auch klinisch eine entscheidende Bedeutung. Die erste Schnittstelle besteht bereits präklinisch. Die am Einsatzort bzw. Unfallort eingetroffenen Rettungskräfte erlangen Informationen über die PatientIn, die Angehörigen, die Wohnverhältnisse, den Unfallmechanismus und das primäre medizinische Problem. Kommt im Verlauf eine NotärztIn hinzu, werden bereits hier das erste Mal Informationen weitergegeben. Auch bei einer telefonischen Voranmeldung im Klinikum gilt es, kurz und präzise die relevanten Informationen mitzuteilen, damit die Zielklinik vorbereitet ist. Hierfür ist eine gemeinsame Sprache zwischen Präklinik und Klinik essentiell.

Voranmeldung (preAlert)

Je nach Struktur des Versorgungsbereiches ist eine telefonische Voranmeldung sinnvoll. Eindeutig ist eine telefonische Voranmeldung zur entsprechenden Vorbereitung der Zielklinik ab einem NACA-Score von III sinnvoll und von den Fachgesellschaften gefordert. Insbesondere bei kritisch kranken PatientInnen (z. B. ST-Hebungsinfarkt, Polytrauma, akutes neurologisches Defizit, Reanimation, Sepsis, akutes respiratorisches Defizit) oder auch bei isolationspflichtigen PatientInnen (z. B. multiresistente Erreger, Covid-19, Durchfallerkrankungen) muss aus Sicht der Klinik zwingend eine Voranmeldung erfolgen, sodass entsprechende räumliche, strukturelle und personelle Ressourcen hierfür freigehalten oder entsprechende Abteilungen (z. B. Herzkatheter- oder Schockraumteam) hinzugezogen werden können. Insbesondere im Status des Overcrowding kann eine Notaufnahme auch nicht die nächste geeignete Klinik darstellen, da hier ein signifikant höheres Risiko für die PatientIn vorliegt.

Regionsabhängig erfolgt die Anmeldung über die zuständige Rettungsleitstelle oder direkt durch das Rettungspersonal vor Ort. Teilweise ist auch eine elektronische Voranmeldung etabliert (z. B. IVENA, Rescue Track). Letztendlich muss auch diese schwierige Einschätzung von den NotfallsanitäterInnen getroffen werden.

Bei kritisch Kranken mit entsprechenden Tracer-Diagnosen (Diagnosen mit festem Behandlungs-, Personal- und Zeitalgorithmus) wird der Anteil der Voranmeldungen in Baden-Württemberg nach Auswertung der Rettungsdienstprotokolle oder der Leitstellendokumentation für 2019 mit 92,2 % angegeben (SQR-BW, 2020).

Rettungsdienst-Übergabe

Der Vor-Ort-PatientInnenübergabe kommt ein bedeutender Stellenwert in der PatientInnenversorgung zu. Sie kann in der Regel nur einmal durchgeführt werden und beeinflusst das Outcome und die Mortalität (Nether, 2012; Theobald et al., 2017). Die WHO hat das Ziel, einen einheitlichen, standardisierten und klaren Übergabeprozess zwischen den Gesundheitseinrichtungen zu etablieren (WHO, 2021, S. 38). Aktuell gewinnt der Übergabeprozess in Deutschland zunehmend an Bedeutung, was sich in einigen Publikationen zu diesem Thema in den letzten Jahren zeigt. Gräff et al. (2021) zeigen in ihrer online durchgeführten Umfrage eindrücklich, dass das Ziel der WHO im deutschsprachigen Raum noch in weiter Ferne liegt. So existiert in den zentralen Notaufnahmen lediglich zu 32,9 % (»trifft zu/trifft eher zu«) ein Bewusstsein für die Wichtigkeit der Übergabe. Die Qualität wurde von lediglich 27 % als ausreichend gut beschrieben, fast die Hälfte (43,75 %) bewerteten diese als mittelmäßig (Gräff et al., 2021).

Letztendlich haben sowohl Rettungsdienst als auch Notaufnahme ein gemeinsames Ziel, die PatientIn bestmöglich zu versorgen. Es zeigt sich in der Praxis als vorteilhaft, die Übergabe immer an das vollständige Behandlungsteam durchzuführen. Im Alltag ist dies regelhaft die betreuende Notaufnahmepflegekraft sowie die NotaufnahmeärztIn. Im Falle eines Schockraumes oder spezieller Krankheitsbilder (z. B. Stroke im Zeitfenster) erfolgt die Übergabe an ein erweitertes Team. Dies sollte mit einer gemeinsamen Sprache, also auch einem gemeinsamen Übergabeschema, erfolgen. Insbesondere bei zeitkritischen Erkrankungen kann hier ein Zeitvorteil gesehen und Missverständnisse vermieden werden. Zur professionellen Übergabe gehört auch eine wertschätzende Umgebung, welche sich zeigt, durch:

- Vollständiges Behandlungsteam anwesend
- Direkte AnsprechpartnerInnen sind ersichtlich (z. B. Schockraumleitung)
- Ruhe
- Aktives Zuhören
- Keine Manipulation an PatientIn
- Übergabe durch eine Person
- Zeiteffektive, prägnante, kurze Übergaben (Ziel < 2 Min.)
- Wiederholung der Informationen am Ende
- Möglichkeit für Rückfragen

(Gräff et al., 2022; Gräff et al., 2021; Rossi, 2020)

Den Abschluss der mündlichen PatientInnenübergabe bildet die Übergabe des Rettungsdienstprotokolls an das Behandlungsteam, sodass bei Bedarf Details oder nicht Gesagtes nachgelesen werden kann. Es erweisen sich bspw. Telefonnummern von Angehörigen oder bereits schriftlich erfasste Allergien als sehr wertvoll auf den Protokollen.

Schockraum

Insbesondere bei kritisch kranken PatientInnen mit erheblichem präklinischem Versorgungsaufwand ist eine geordnete und prägnant kurze Übergabe eine Herausforderung. Auch erfahrene NotärztInnen haben Schwierigkeiten, dies aus dem Stehgreif leisten zu können. Übergabeschemata wie z. B. SAMPLERS können eine effektive Hilfestellung sein.

Übergabeschemata

Aktuell gibt es noch kein bundesweites Übergabeschema, welches ein langfristiges Ziel darstellt. Aktuell wird durch eine Kommission eine neu entwickelte Merkhilfe erarbeitet, die bundesweit gelten soll (Gräff et al., 2022). Die Veröffentlichung der S2K-Leitlinie ist für Ende 2022 geplant.

Meist wird kein Übergabeschema (39,1 %) oder ein eigenes genutzt (19,7 %). Fast 40 % kennen keines der nachfolgend aufgeführten Schemata. Sieben verschiedene Übergabeschemata werden in der oben zitierten Umfrage von Gräff et al. (2021) aufgeführt, wobei darüber hinaus noch weitere existieren. Die bekanntesten sind derzeit SBAR, MIST, ISBAR und BAUM (Gräff et al., 2021). Letztlich zielen die Übergabeschemata alle darauf ab, dass eine gemeinsame Sprache gesprochen und somit der Informationsverlust verringert wird. Im Optimalfall wird jeweils das gleiche Übergabeschema genutzt.

Im Vergleich von elf unterschiedlichen Übergabeschemata beinhalten alle im erweiterten Sinne folgende Informationen:

1. Identifikation der PatientIn
2. Situation
3. Assessment/Untersuchungsergebnisse (cABCDE)
4. Anamnese (z. B. SAMPLERS)

cABCDE

Das cABCDE-Schema wird als absolute Minimalanforderung einer jeden Übergabe erachtet. Selbst wenn die PatientIn nur »leicht krank« ist, dauert es nur wenige Sekunden zu erwähnen, dass sie »kein cABCDE-Problem« hat. So wird signalisiert, dass sich an dieses Schema gehalten und offensichtliche Bedrohungen nicht übersehen wurden.

Tab. 15.1: cABCDE-Schema (eigene Zusammenstellung)

Original	Übersetzung
c ritical bleeding	Kritische Blutungen kontrollieren
A irway	Atemwege beurteilen und freimachen, HWS immobilisieren
B reathing	Belüftung beurteilen und sicherstellen
C irculation	Kreislauf beurteilen und sicherstellen, Blutungen kontrollieren
D isability	Neurologische Defizite beurteilen (Pupillen, BZ, GCS)
E xposure/Environment	Umgebungsfaktoren/Einflüsse/Erkunden: Entkleiden, Wärmeerhalt

Das »c« im Advanced Trauma Life Support (ATLS®) wurde im Prehospital Trauma Life Support (PHTLS®) durch ein »x« für exsanguination (verbluten) ersetzt, um Buchstabendoppelungen zu vermeiden. Die HWS-Immobilisation nach entsprechenden Kriterien (NEXUS/Canadian C-Spine Rule) wird teilweise bereits unter »c« (c-spine) abgearbeitet.

Als sinnvolle Ergänzung zum reinen cABCDE eignet sich weiterhin noch das SAMPLERS-Schema.

- **S**ymptome
- **A**llergien
- **M**edikamente
- **P**atientInnenvorgeschichte
- **L**etzte Mahlzeit/Stuhlgang/Miktion
- **E**reignisse vor dem Notfall
- **R**isikofaktoren
- **S**chwangerschaft

Alle Übergabeschemata unterscheiden sich in der Reihenfolge der Aufzählung und im Detail. Daher werden einige nachfolgend genauer vorgestellt.

SBAR

Tab. 15.2: SBAR-Schema (vgl. Aldrich et al., 2009; Haig et al., 2006)

Original	Übersetzung	Inhalte
S ituation	Situation	Ereignis, Leitsymptom, Verdachtsdiagnose
B ackground	Hintergrund	SAMPLERS, Angehörige
A ssessment	Untersuchung, Anamnese	cABCDE, Maßnahmen
R ecommendation	Empfehlungen	

SBAR ist das derzeitige von der WHO und DGAI empfohlene innerklinische Übergabeschema (von Dossow & Zwissler, 2016; WHO, 2007). Es kann noch zum ISBAR um die Introduction, also die Vorstellung der PatientIn und ggf. der Behandlungsteams, erweitert werden.

ISOBAR

Tab. 15.3: ISOBAR-Schema (vgl. Porteous et al., 2009; Mark, 2020; Heiligers & Feltus, 2020)

Original	Übersetzung	Inhalte
Introduction	Vorstellung der PatientIn	Name, Alter
Situation	Situation	Ereignis, Leitsymptom, Verdachtsdiagnose
Observation	Untersuchung	cABCDE, BE-FAST, Maßnahmen
Background	Hintergrundinformationen	SAMPLERS, Angehörige
Agreed Plan	Aufgaben	• Telefonische Anmeldung: Zeitpunkt des Eintreffens • Übergabe: Anstehende Maßnahmen/Aktionen
Read back	Rückfragen, Wiederholen	

ISOBAR ist eine Weiterentwicklung des SBAR-Konzeptes und wird in Westaustralien als SOP für alle Übergabeprozesse genutzt. In aktueller Literatur wird dieses Übergabekonzept als sehr praxistauglich beschrieben, da es für alle PatientInnengruppen einsetzbar ist und entsprechende Akronyme (cABCDE, BE-FAST, …) einfach und strukturiert eingebaut werden können. Für ISOBAR ist ein Zeitbedarf von < 30 Sekunden für die StandardpatientIn und < 120 Sekunden für komplexe PatientInnen angegeben (Rossi, 2020; Friedberg, 2018).

ATMIST

Tab. 15.4: ATMIST-Schema (vgl. Mercer et al., 2014; Fandler, 2018)

Original	Übersetzung	Inhalte
Age	Alter	
Time	Zeitpunkt	des Unfalles/des Ereignisses
Mechanism	Mechanismus	Unfallmechanismus, Schockraumindikation
Injury/Illness	Verletzungen/Krankheit	Untersuchungsbefunde von Kopf bis Fuß
Symptoms/Signs	Symptome/Zeichen	cABCDE
Treatment	Behandlung und Ergebnisse	

ATMIST eignet sich vor allem für TraumapatientInnen im traumatischen Schockraum. Bei nicht traumatologischen PatientInnen hat der Unfallmechanismus keinen relevanten Einfluss, weshalb dieser hier nicht erwähnt werden muss. Ergänzt werden muss das Schema um die Anamnese, z. B. mittels SAMPLERS. Abgewandelt zu ATMIST ist das reine MIST oder auch IMIST bekannt. IMIST beinhaltet die Identifikation der PatientIn und verzichtet auf den Zeitpunkt.

BAUM

Tab. 15.5: BAUM-Schema (vgl. Waßmer, 2009, S. 34–35)

Original	Inhalte
B estand	• Patient (Name, Alter) • Leitsymptom(e)/Schmerzen
A namnese	Vorgeschichte/Unfallhergang (Vorerkrankungen, Voroperationen, Medikamente, Nikotin- und Alkoholabusus)
U ntersuchung	Bewusstsein, Atmung, Kreislaufwerte, Blutzucker, Sauerstoffsättigung, EKG, Body-Check, DMS
M aßnahmen	Zugang, Medikamente, Sauerstoffgabe, Lagerung, Immobilisation

Die Autoren erachten ISOBAR als derzeit bestes und flexibelstes Übergabeschema, welches entsprechend den Anforderungen in deutschen Notaufnahmen und Rettungsdiensten noch evaluiert werden sollte. Es sollte im Prozess der NotfallpatientInnen überall dasselbe Übergabeschema genutzt werden und beispielsweise beim traumatischen Schockraum nicht auf ein anderes geändert werden. Wir sehen in ISOBAR das Übergabeschema für alle Bereiche (präklinisch, Notaufnahme traumatischer Schockraum und atraumatischer Schockraum) als funktional.

15.4 Zusammenfassung

Die medizinhistorisch noch neuen Disziplinen präklinische und klinische Notfallmedizin unterliegen auch aktuell erheblichen Wandlungen. Sowohl das Berufsbild der NotfallsanitäterIn als auch das Berufsbild der klinischen Akut- und NotfallmedizinerIn wurden neu geschaffen und müssen sich aktuell noch vollständig etablieren. Hinzu kommt ein gesellschaftlicher Wandel mit verändertem Sicherheitsbedürfnis der Bevölkerung, weiterhin der daraus resultierende ökonomische Druck. Politik und Gesetzgeber beschäftigen sich ebenfalls zunehmend mit dem Bereich der Notfallmedizin. In den letzten Jahren kam es zu wesentlichen gesetzlichen Neuregelungen und Umstrukturierungen – ein Prozess, der auch die nächsten Jahre noch Veränderungen erwarten lässt.

Neben der externen Einflussnahme obliegt es jedoch den aktiv Beteiligten zu gestalten. Sowohl NotfallsanitäterInnen, NotärztInnen als auch klinische Akut- und NotfallmedizinerInnen und NotfallpflegerInnen müssen die geschaffenen Berufsbilder noch ausfüllen lernen. Es gilt ein gesundes Selbstbewusstsein für den eigenen Beruf zu entwickeln und für eigene Kompetenzen mit Fachwissen einzutreten. Es gilt für die PatientIn eine kompetente AnsprechpartnerIn und damit Vertrauensperson zu sein und gleichzeitig die begrenzten Ressourcen klug im Blick zu haben.

Diese Aufgaben müssen präklinisches und klinisches Notfallpersonal gemeinsam angehen und sich gegenseitig stärken. Es ist wichtig, einen Blick für die Bedürfnisse und Strukturen des anderen zu haben und sich aufeinander abzustimmen.

Am Beispiel von strukturierten Übergaben wird dies deutlich. Mit präzisen und prägnanten Übergaben können die relevanten Informationen in kurzer Zeit mitgeteilt werden. Hierfür müssen sich Sender (Rettungsdienst-Team) und Empfänger (Klinik-Team) auf eine gemeinsame Struktur einigen. Welches Übergabeschema genutzt wird, ist dabei letztendlich nachrangig. Eine gemeinsame Übergabe an das Notaufnahme-Team (ÄrztIn und Pflegekraft) ist genauso eine Frage des Respekts wie aktives Zuhören und konstruktive Rückmeldungen und Feedback.

Zum aktuellen Zeitpunkt besteht auf beiden Seiten noch Handlungsbedarf und jeder Einzelne ist aufgefordert mitzuwirken. Es bedarf nicht nur Gremien und ChefärztInnen, sondern das tägliche Aufeinanderzugehen, die aktive Mitgestaltung jedes Einzelnen.

Literatur

Aldrich, R., Duggan, A., Lane, K. et al. (2009). *ISBAR revisited: identifying and solving barriers to effective clinical handover in inter-hospital transfer – public report on pilot study*. Newcastle: Hunter New England Health. Zugriff am 07.02.2021 unter: https://www.safetyandquality.gov.au/sites/default/files/migrated/ISBAR-PSPR.pdf

Anon (2007). *Hospital-Based Emergency Care: At the Breaking Point*. Washington, DC: The National Academies Press.

Derlet, R.W., Richards, J.R., Kravitz, R.L. (2001). *Frequent Overcrowding in U.S. Emergency Departments*. Acad Emerg Med, 8, 151–155. doi: 10.1111/j.1553-2712.2001.tb01280.x

Fandler, M. (2018) *Übergabe bei Trauma – ATMIST*. Zugriff am 18.05.2021 unter: https://nerdfallmedizin.blog/2018/08/04/uebergabe-bei-trauma-atmist/

Gemeinsamer Bundesausschuss (G-BA) (Hrsg.) (2020). *Regelungen des Gemeinsamen Bundesausschusses zu einem gestuften System von Notfallstrukturen in Krankenhäusern gemäß § 136c Absatz 4 des Fünften Buches Sozialgesetzbuch (SGB V)*. Zuletzt geändert am 20. November 2020, veröffentlicht im Bundesanzeiger (BAnz AT 24.12.2020 B2), in Kraft getreten am 1. November 2020.

Gesundheitsberichterstattung des Bundes (2020). *Einsatzfahrtaufkommen im öffentlichen Rettungsdienst in Deutschland nach Einsatzart in den Jahren 1994 bis 2017* [Graph]. In: Statista. Zugriff am 04.01.2023 unter: https://de.statista.com/statistik/daten/studie/482380/umfrage/einsatzfahrtaufkommen-im-oeffentlichen-rettungsdienst-nach-einsatzart/

Gräff, I., Ehlers, P., Seidel, M. et al. (2021). *Der Übergabeprozess in der zentralen Notaufnahme. Eine bundesweite Onlineumfrage*. Notfall und Rettungsmedizin, 24, 211–222.

Gräff, I., Pin, M., Ehlers, P. et al. (2022). *Empfehlungen zum strukturierten Übergabeprozess in der zentralen Notaufnahme. Konsensuspapier von DGINA, DIVI, BAND, BV-AELRD, VDF, AGBF, DBRD, DRK, MHD, JUH, ASB, FALCK, APS, ABNP, DRF, ADAC*. Notfall und Rettungsmedizin, 25, 10–18.

Haig, K.M., Sutton, S., Whittington, J. (2006) *SBAR: A Shared Mental Model for Improving Communication Between Clinicians*. Jt Comm J Qual Patient Saf, 32(3), 167–175. doi: 10.1016/s1553-7250(06)32022-3

Heiligers, S. & Feltus, T. (2020). *Wichtiges nicht aus den Augen verlieren – Schnittstelle: Rettungsdienst / Notaufnahme, die Übergabe mit Struktur*. Zugriff am 18.05.2021 unter: https://dierettungsaffen.com/2020/09/07/wichtiges-nicht-aus-den-augen-verlieren-schnittstelle-rettungsdienst-notaufnahme-die-uebergabe-mit-struktur/

Mark, M. (2020). *Strukturierte Patientenübergaben– fakultativ oder obligater Standard?* Zugriff am 18.05.2021 unter: http://news-papers.eu/?p=11296

Mercer, S., Arul, G.S., Pugh, H.E.J. (2014). *Performance improvement through best practice team management: human factors in complex trauma*. BMJ Military Health, 160, 105–108.. Zugriff am 18.05.2021 unter: http://dx.doi.org/10.1136/jramc-2013-000205

Nether, K. (2012). *Joint Commission Center for Transforming Healthcare Releases Targeted Solutions Tool for Hand-Off Communications*. Joint Commission Perspectives®, 32(8), 1–3.

Porteous, J.M., Stewart-Wynne, E.G., Connolly, M., Crommelin, P.F. (2009). *iSoBAR – a concept and handover checklist: the National Clinical Handover Initiative*. Med J Aust, 190(11), 152–156. doi: 10.5694/j.1326-5377.2009.tb02625.x

Rall, M., Gaba, D.M., Howard, S.K., Dieckmann, P. (2009). *Human Performance and Patient Safety*.

In: Miller, R.D., Eriksson, L.I., Fleisher, L.A. et al. (Hrsg.) *Miller's Anaesthesia* (S. 93–150). 7. Aufl. Philadelphia: Elsevier Churchill Livingstone.

Rossi, R. (2020). *Konzepte für eine strukturierte Patientenübergabe.* Notfall Rettungsmed, 23, 93–98. https://doi.org/10.1007/s10049-019-0599-8

Stelle zur trägerübergreifenden Qualitätssicherung im Rettungsdienst Baden-Württemberg (SQR-BW) (Hrsg.) (2020). *Qualitätsbericht Berichtsjahr 2019,* S. 101. Zugriff am 10.02.2021 unter: (https://www.sqrbw.de/fileadmin/SQRBW/Downloads/Qualitaetsberichte/SQRBW_Qualitaetsbericht_2019.pdf

Sujan, M., Spurgeon, P., Inada-Kim, M. et al. (2014). *Clinical handover within the emergency care pathway and the potential risks of clinical handover failure (ECHO): primary research.* Health Serv Deliv Res, 2(5), doi: 10.3310/hsdr02050

Theobald, C.N., Choma, N.N., Ehrenfeld, J.M. et al. (2017). *Effect of a Handover Tool on Efficiency of Care and Mortality for Interhospital Transfers.* J. Hosp. Med., 12(1), 23–28.

von Dossow, V. und Zwissler, B. (2016). *Empfehlung der Deutschen Gesellschaft für Anästhesiologie und Intensivmedizin zur strukturierten Patientenübergabe in der perioperativen Phase. SBAR-Konzept.* Der Anaesthesist, 65, 148–150.

Waßmer, R.P. (2009). *Kommunikations- und Patientenübergabemanagement in der Notfallmedizin.* Dissertation zur Erlangung des Doktorgrades der Medizin des Fachbereichs Medizin der Johann Wolfgang Goethe-Universität Frankfurt am Main. Zugriff am 05.01.2023 unter: https://core.ac.uk/download/pdf/14507228.pdf

WHO (Hrsg.) (2007). *Communication During Patient Hand-Overs.* Patient Safety Solutions volume 1, solution 3. Zugriff am 05.01.2023 unter: https://cdn.who.int/media/docs/default-source/patient-safety/patient-safety-solutions/ps-solution3-communication-during-patient-handovers.pdf?sfvrsn=7a54c664_8

WHO (Hrsg.) (2021). *Draft global patient safety action plan 2021–2030. Towards eliminating avoidable harm in health care.* Zugriff am 18.05.2021 unter: https://cdn.who.int/media/docs/default-source/patient-safety/gpsap/final-draft-global-patient-safety-action-plan-2021-2030.pdf?sfvrsn=fc8252c5_5

Zachariasse, J.M., van der Hagen, V., Seiger, N. et al. (2019). *Performance of Triage Systems in Emergency Care: A Systematic Review and Meta-Analysis.* BMJ Open, 9, e026471, doi: 10.1136/bmjopen-2018-026471

V Management und Führung

16 Führung und Management: Entwicklungsschwerpunkte für das Rettungsdienstpersonal

Michael Göschel

16.1 Hinführung: Ziele und Struktur des Beitrages

Dieser Beitrag fasst Bedeutungen, Ziele und mögliche Aufgabenbereiche von Führung und Management im Kontext der Rettungswissenschaft zusammen. Die Kernidee des Schwerpunktes leitet sich aus dem Career Framework des britischen College of Paramedics ab, in welchem dieser Bereich als »Leadership and Management« bezeichnet wird (College of Paramedics, 2018). Dieses Rahmenwerk bildet Entwicklungsschwerpunkte ab, welche für das dortige Rettungsdienstpersonal nach der Grundqualifizierung möglich sind. Der Titel dieses Beitrags beruht nicht auf der finalen Begriffsklärung für den Kontext der deutschen Rettungswissenschaft, sondern auf der unmittelbaren Übersetzung der britischen Bezeichnung. Es wird daher im Beitrag der Frage nachgegangen, wie ein Verständnis von Führung und Management unter der Berücksichtigung der unterschiedlichen Stakeholder im Rettungsdienst formuliert werden kann. Anschließend daran wird herausgearbeitet, welche konkreten Aufgaben sich hinsichtlich des Managements von Rettungsdienstorganisationen und der Führung im Rahmen von Einsatzleitung in besonderen Lagen identifizieren lassen. Der Beitrag soll nicht als vollständige Abhandlung von Lösungsansätzen für Führung und Management im rettungswissenschaftlichen Kontext verstanden werden. Er betrachtet den Themenbereich auf der Metaebene, soll Perspektiven darstellen und zu Diskurs sowie weiterer Forschung anregen.

Zu Beginn wird als Grundlage ein Versuch der Definition der Begriffe *Führung, Leadership, Leitung und Management* aus der Perspektive der Rettungswissenschaft vorgenommen. Dieser soll die Einordnung der Terminologie in den folgenden Abschnitten vereinfachen.

Der zweite Abschnitt stellt die aktuell bestehende Heterogenität des rettungswissenschaftlichen Feldes in Deutschland dar. Diese grundsätzlichen Feststellungen dienen im weiteren Verlauf häufig als Ansatzpunkte für Entwicklungen, welche durch Rettungswissenschaft initiiert und/oder begleitet werden können.

Schwerpunkt des dritten Abschnittes ist die unternehmerische Führung von Rettungsdienstbetrieben. Dieses Kapitel beschreibt Handlungsfelder rettungswissenschaftlichen Arbeitens für den »Regelbetrieb« rettungsdienstlicher Organisationen.

Abschnitt vier widmet sich – aufbauend auf den vorangehenden Darstellungen – der Einsatzleitung in besonderen Einsatzlagen. Auch für dieses Tätigkeitsfeld werden rettungswissenschaftliche Möglichkeiten dargestellt.

16.2 Begriffsklärung: Führung oder Management zwischen rettungsdienstlichem Alltag und besonderen Lagen

In der Literatur sind keine einheitlichen Definitionen von Führung oder Management zu finden (Macharzina & Wolf, 2015, S. 36f.). Im alltäglichen Sprachgebrauch werden vier verschiedene Begrifflichkeiten genutzt: Leitung, Führung, Management und Leadership. Letzteres ist bei Funktions- oder Tätigkeitsbezeichnungen selten anzutreffen, dafür aber in der Literatur im Kontext der anderen Begriffe. Häufig werden diese synonym im Sprachgebrauch verwendet (► Tab. 16.1).

Tab. 16.1: Beispiele für die Begriffsverwendungen (eigene Zusammenstellung)

Führung	Leitung	Management
• Unternehmensführung • Geschäftsführung • Zugführer • Führungskreislauf	• Rettungsdienstleitung • Geschäftsleitung • Einsatzleitung • Wachleitung • Ärztliche Leitung Rettungsdienst • Einsatzabschnittsleitung • Leitstelle	• PatientInnenmanagement • Einsatzstellenmanagement • Fahrzeugmanagement • Personalmanagement • Rettungsdienstmanagement

Merke

Führung, Management, Leadership und Leitung werden im alltäglichen Umgang häufig synonym verwendet.

Dieser erste Abschnitt stellt verschiedene Definitionen der Begriffe *Leitung, Führung, Management und Leadership* dar.
Ein erster Abgrenzungsversuch im Kontext des Rettungsdienstes ist in verschiedenen Ausbildungsunterlagen des Deutschen Roten Kreuzes e.V. (DRK) zu finden. *Leitung* bezieht sich dabei vor allem auf koordinierende, strategische Tätigkeiten außerhalb des Einsatzes. *Führung* wiederum wird als situative Gestaltung sozialen Handelns, also als eine taktische Aufgabe im aktiven Einsatz verstanden (Heiny, 2012, S. 1ff.). Hier ist vor allem im Bereich der DRK-Bereitschaften auch eine Umsetzung dieser Differenzierung in den Funktionsbezeichnungen »Führer« (Gruppenführer, Zugführer, Verbandsführer) und »Leiter« (Bereitschaftsleiter, Kreisbereitschaftsleiter) zu beobachten.
Der folgende Abschnitt strebt eine erste pragmatische Zusammenführung der Definitionen für die Anwendung im Kontext der Rettungswissenschaft an.

16.2.1 Führung und Leadership

Der Begriff *Führung* ist historisch bedingt in der Bundesrepublik Deutschland eher negativ belegt. Daher ist häufig der Versuch zu beobachten, auf das im englischen Sprachraum übliche *Leadership* auszuweichen (Lohmann, 2013; Müller & Wrobel, 2021, S. 31). *Führung* (oder *Leadership*) findet zwischen Menschen statt und zielt darauf ab, deren Verhalten in Richtung einer bestimmten Zielerreichung zu beeinflussen (Macharzina & Wolf, 2015, S. 35f.; Yukl, 1989).

Unternehmens*führung* (General *Management*) umfasst alle Handlungen der Mitglieder der obersten Führungsebene. Sie strebt das Erreichen der Unternehmensziele an (Macharzina & Wolf, 2015; Vahs, 2009). Schon diese Definition macht die Vermengung und synonyme Verwendung der Begrifflichkeiten deutlich, wenn internationale Literatur herangezogen wird. Auch das Gesetz betreffend die Gesellschaften mit beschränkter Haftung (GmbHG) nennt an verschiedenen Stellen die Geschäfts*führung* als oberste Instanz des Unternehmens. Auch rettungsdienstliche Gesetzestexte kennen beispielsweise die *Führung* des Unternehmens (§ 21 der Ausführungsverordnung zum Bayerischen Rettungsdienstgesetz (AV BayRDG)).

*Führungs*handeln im Sinne der Dienstvorschrift 100 wiederum veranlasst Menschen dazu, zur Erreichung gesetzter Ziele beizutragen (Ständige Konferenz für Katastrophenvorsorge und Katastrophenschutz, 2000). Diese zentrale Dienstvorschrift der Ausbildung von Einsatz*leitungen* aller Fachdienste in Deutschland unterscheidet dabei zwischen der Einsatz*leitung* (siehe unten) und dem *Führungs*verhalten von EinsatzleiterInnen.

16.2.2 Management

Schreyögg & Koch definieren *Management* als »[…] Komplex von Steuerungsaufgaben, die bei der Leistungserstellung und -sicherung in arbeitsteiligen Organisationen erbracht werden müssen« (Schreyögg & Koch, 2020, S. 6). Das *Management* in diesem Sinne koordiniert Einzelaufgaben hin zur Erreichung der Unternehmensziele. *Management* dient als Querschnittsfunktion zu klassischen betrieblichen Sachaufgaben wie Einkauf, Produktion und Verwaltung (Schreyögg & Koch, 2020, S. 6).

Macharzina & Wolf haben in ihrem Grundlagenwerk verschiedene Definitionen des Begriffs *Management* aus der Historie zusammengefasst (Macharzina & Wolf, 2015, S. 36):

- Organ einer Gesellschaft, welches Ressourcen produktiv werden lässt
- Die Kunst, mit Menschen zu arbeiten
- Komplexe Aufgabe mit Analyse, Entscheidungen, Bewertungen und Kontrollen
- Gestaltung organisatorischer Rahmenbedingungen

Betriebliche *Verwaltung* oder *Administration* stellt durch Hintergrundaktivitäten die Kernfunktionen des Unternehmens sicher. Sie sorgt für einen reibungslosen Ablauf des Betriebs (Krumme, 2018) und kann damit als Teilaufgabe des *Managements* verstanden werden.

Management kann zusammenfassend als betriebliche Querschnittsaufgabe verstanden werden, welche im Kern die Erreichung gesetzter Ziele ermöglicht.

16.2.3 Leitung

Im betriebswirtschaftlichen Produktionsfaktorenmodell Gutenbergs wird *Leitung* neben Überwachung, Organisation und Planung zu den dispositiven Produktionsfaktoren zugeordnet. Sie schließt Arbeitgeberbefugnisse und die *Führungs*aufgaben ein (Gutenberg, 1951).

In juristischen Dokumenten mit rettungsdienstlichem Bezug wird *Leitung* häufig im Kontext komplexer oder großer Schadenslagen verwendet. In der Dienstvorschrift 100 (DV 100) ist *Leitung im Einsatz* »[…] das gesamtverantwortliche Handeln für eine Einsatzstelle und für die dort eingesetzten Einsatzkräfte« definiert (Ständige Konferenz für Katastrophenvorsorge und Katastrophenschutz, 2000, S. 6). Auch verschiedene Rettungsdienstgesetze der deutschen Bundesländer benennen die Verantwortung für besondere Schadenslagen bei der *Einsatzleitung*:

- § 13 der AVBAyRDG oder
- § 16 der Verordnung zur Durchführung des Hessischen Rettungsdienstgesetzes.

Eine Übersetzung von *Leitung* in die englische Sprache bringt wieder das Dilemma der synonymen Verwendung zu Tage: Mögliche Übersetzungen sind – abhängig vom Kontext – »Management«, »Direction« oder auch »Leadership«.

16.2.4 Fazit: Führung und Management in der rettungsdienstlichen Realität

Die genannten Begriffe *Management, Führung, Leadership und Leitung* sind von verschiedenen Definitionen und teils synonymer Verwendung in Alltag, wissenschaftlicher Literatur und juristischen Dokumenten geprägt. Es bedarf einer grundsätzlichen Definition dieser Begriffe für den Kontext der Rettungswissenschaft. Dieses Begriffsverständnis kann in Folge einheitliche Verwendung sowohl im Alltag als auch in normativen Grundlagendokumenten finden.

Um eine erste Abgrenzung in diesem Kapitel zu ermöglichen, wurde eine pragmatische Herangehensweise ausgewählt. Die hier gewählten Definitionen basieren im Wesentlichen auf aktuell verwendeten institutionellen Begrifflichkeiten und Strukturen der rettungsdienstlichen Realität, verbunden mit dem Verständnis von *Management* als betrieblicher Meta-Funktion/Institution. Die Definitionen und Erläuterungen dieses Kapitels sind weder als normativ noch als abschließend zu betrachten.

In der rettungsdienstlichen Realität sind zwei unterschiedliche Aufgabenschwerpunkte wahrzunehmen, welche teils mit verschiedenen rechtlichen Grundlagen, unterschiedlichen Handelnden und auch differierenden Verantwortungsbereichen verknüpft sind:

1. Das *Management* von Rettungsdienstunternehmen durch die Geschäfts*führung* (oder Rettungsdienst*leitung*)

2. Die *Führung* von komplexeren oder besonderen Einsatzlagen durch Einsatz*leitungen*

Insbesondere der Begriff der »Einsatzleitung« tritt nicht nur im Kontext des Rettungsdienstes, sondern auch in den gesetzlichen Grundlagenwerken anderer Organisationen mit Sicherheitsaufgaben (z. B. Feuerwehr oder Polizei) in Erscheinung.

Zusammenfassend dient in diesem Verständnis *Management* der Sicherstellung des Regelbetriebes eines Rettungsdienstunternehmens. Die Einsatz*leitung* hingegen übernimmt die Führungsaufgabe und -rolle für eine Einsatzstelle oder ein außergewöhnliches Szenario. *Führung* von Menschen als soziale Handlung ist Teil beider Aufgabenbereiche.

Kasten 16.1: Definitionen für dieses Kapitel

- *Management* ist die Führungsaufgabe/-institution rettungsdienstlicher Leistungsanbieter im Alltag.
- Einsatz*leitung* ist die Führungsaufgabe/-institution rettungsdienstlicher Leistungsanbieter in besonderen Einsatzlagen.
- *Führung* bzw. *Leadership* ist das Handeln der Personen im Kontext von Management oder Einsatzleitung.

Handelnde Personen in Management und Einsatzleitung können identisch sein. Aufgrund der aktuellen juristischen Strukturen und Qualifizierungsvorgaben ist dies jedoch im Rettungsdienst weder zwingend erforderlich noch automatisch möglich. Durchaus üblich ist diese Kombination beispielsweise dort, wo Berufsfeuerwehren im Rettungsdienst eingebunden sind.

Führung, Management, Leadership und Leitung haben gemein, dass sie in einer *funktionalen* oder *institutionellen* Beschreibung verwendet werden können: funktional im Sinne der Beschreibung konkreter Aufgabenbereiche, institutionell im Sinne des Personenkreises, welcher diese Aufgabenbereiche innerhalb einer Organisation wahrnimmt (Schreyögg & Koch, 2020). Im Idealzustand sind Institution und Funktionsausübung identisch, die Einsatzleitung leitet dementsprechend den Einsatz.

16.3 Fragmentierung im Rettungswesen: Stakeholder und divergierende Anspruchshaltungen

Rettungsdienst ist ein Teil des Gesundheitswesens und der staatlichen Daseinsvorsorge (Hennes & Reinhardt, 2012, S. 5). Als solcher steht der Rettungsdienst unter der Einflussnahme verschiedener Stakeholder:

- Legislative als Aufgabenstellende
- PatientInnen und deren Angehörige als Hilfesuchende
- Mitarbeitende der Durchführenden als UmsetzerInnen des Rettungsdienstes bei PatientInnen und Betreiber von Leitstellen
- Hilfsorganisationen, privatwirtschaftliche Unternehmen, Feuerwehren und kommunale Organisationen als Durchführende
- Staatliche Organe
- Staat, Krankenkassen und Versicherungsträger als Kostenträger

Aus dieser Auflistung ist bereits zu erahnen, dass innerhalb der Stakeholder verschiedenste Anspruchshaltungen und Interessen vorherrschen. Diese werden im folgenden Abschnitt konkretisiert, um im weiteren Verlauf Ansatzpunkte des Managements entwickeln zu können.

16.3.1 Legislative als Aufgabenstellende

Die dargestellte Fragmentierung ist bedingt durch die Verankerung der Sicherstellung des Rettungsdienstes als ein Aufgabenbereich der (Bundes-)Länder (Sachverständigenrat zur Begutachtung der Entwicklung im Gesundheitswesen, 2018, S. 1 f.). Es existiert keine bundeseinheitliche Rechtsgrundlage für die Zielsetzung und Durchführung rettungsdienstlicher Aufgaben. Dies resultiert in 16 verschiedenen Landes-Rettungsdienstgesetzen mit teils unterschiedlicher regionaler oder kommunaler Ausgestaltung (Hennes & Reinhardt, 2021, S. 3). Hieraus leiten sich verschiedene Modelle der Organisation, der Finanzierung und auch der Zielsetzung ab. Exemplarisch kann dies am Modell der Hilfsfrist in Tabelle 16.2 aufgezeigt werden (▶ Tab. 16.2). Die Hilfsfrist ist in der DIN 13050 »Begriffe im Rettungswesen« als »[…] die Zeitspanne aller Notfalleinsätze eines Rettungsdienstbereiches zwischen dem Eingang des Notrufes in der Leitstelle und dem Eintreffen des Rettungsdienstes« definiert (Deutsches Institut für Normung e. V., 2021, Kap. 3). Die Auslegung in der Gesetzgebung der Bundesländer ist jedoch nicht immer an diese Definition angepasst.

Andere gesetzliche Grundlagen sind hingegen auf Basis bundeseinheitlicher Gesetzgebung geregelt, beispielsweise die Führung der Berufsbezeichnung NotfallsanitäterIn, der Leistungsanspruch aus der Sozialgesetzgebung oder Rahmenbedingungen zur Ausübung von Heilkunde, zum Datenschutz oder zu Pflichten im Rahmen der Behandlung.

Die aktuelle Praxis zeigt, dass diese Verantwortungs- und Zuständigkeitsfragmentierung Konfliktpotenzial birgt. Sie führt weiterhin dazu, dass nicht *das* Rettungsdienstsystem in Deutschland existiert, sondern eine Vielzahl von individuellen Lösungen zur Gestaltung gegebener Rahmenbedingungen.

Tab. 16.2: Exemplarische Darstellung der Hilfsfristen (eigene Zusammenstellung)

Bundesland und Rechtsquelle	Definition der Hilfsrist	Zeitvorgabe
Freistaat Bayern § 2 AV BayRDG	Fahrtzeit: Erreichen des Notfalls ab dem Ausrücken durch RTW, NEF, NAW, ITW	Im Regelfall 12 Minuten
Berlin § 2 Abs. 1 des Gesetzes über den Rettungsdienst für das Land Berlin	Keine Angaben	Bedarfsgerecht
Sachsen-Anhalt §§ 2 Abs. 17 und 7 Abs. 4 des Rettungsdienstgesetzes des Landes Sachsen-Anhalt	Eingang Notfallmeldung bis Ankunft an der zum Notfallort nächstgelegenen Stelle einer öffentlichen Straße	95 % in 12 Minuten
Baden-Württemberg § 3 Abs. 2 des Gesetzes über den Rettungsdienst, konkretisiert durch Kap. III.2/VIII.1.2 des Rettungsdienstplans 2014	Eingang Notfallmeldung bis Eintreffen am Notfallort an Straßen	95 % in 10 Minuten, höchstens 15 Minuten

16.3.2 PatientInnen

PatientInnen sind die direkten EmpfängerInnen von Dienstleistungen des Rettungswesens. Abhängig vom Anlass des Kontaktes zum Rettungswesen sind sie LeistungsempfängerInnen im Sinne der Sozialgesetzbücher und haben z. B. Leistungsansprüche gemäß § 11 des SGB V. Ein direkter Anspruch auf die Leistung des Rettungsdienstes kann aus den Oberbegriffen »Daseinsvorsorge« und »Gefahrenabwehr« der inneren Sicherheit als Staatspflicht abgeleitet werden (Hennes & Reinhardt, 2012, S. 5).

Durch verschiedene gesetzliche Regelungen sind die Ansprüche von PatientInnen definiert. Eine unmittelbare Beteiligung an der Gestaltung der Rahmenbedingungen steht PatientInnen jedoch nur zu, wenn eine Beteiligung in den entsprechenden öffentlichen Gremien oder Institutionen erfolgt.

Inhaltlich können zur Gruppe der PatientInnen auch deren Angehörige gezählt werden. Diese nehmen zwar im Moment der PatientInnenversorgung keine rettungsdienstliche Leistung in Anspruch, sie haben dennoch ein Interesse an Information und Kooperation und können somit auch zu Stakeholdern des Systems Rettungsdienst gezählt werden.

16.3.3 Mitarbeitende der Durchführenden

Mitarbeitende der Rettungsdienstorganisationen sind die direkten Kontaktpersonen und die Erbringenden rettungsdienstlicher Leistungen an der PatientIn. Sie bilden die »Brücke« zwischen dem System Rettungsdienst und der PatientIn im Einsatzgeschehen. Die Rahmenqualifikationen sind bundesweit annähernd gleich:

- RettungssanitäterInnen
- RettungsassistentInnen

- NotfallsanitäterInnen
- NotärztInnen

Die konkrete Ausgestaltung des Aufgabenbereichs, beispielsweise in Form der Fahrzeugbesetzung, oder auch des Aufgabenumfangs ist nicht bundeseinheitlich gestaltet und differiert zum Teil innerhalb eines Bundeslandes auf kommunaler Ebene.

Zu den Mitarbeitenden werden neben dem Rettungsdienst(einsatz)personal auch Mitarbeitende der jeweiligen Verwaltungen, Führungskräfte des Managements und der Einsatzleitungen wie auch Leitstellenmitarbeitende gerechnet.

Die Gestaltung von Arbeitsverhältnissen ist heterogen. Neben Vollzeit-Beschäftigung sind auch Teilzeit-Arbeitsmodelle, Freiwilliges Soziales Jahr, Bundesfreiwilligendienst oder ehrenamtliche Tätigkeit existierende Variationen und auf nahezu allen Qualifikationsstufen des Rettungsdienstpersonals anzutreffen.

Der Rettungsdienst erbringt im Wesentlichen personenbezogene Dienstleistungen, in deren Mittelpunkt die PatientIn steht. Neben dem Leistungserbringer »Rettungsdienstdurchführender« trägt auch die PatientIn zum Ergebnis und zum Prozess der Dienstleistung bei. Sie ist integraler Bestandteil der Dienstleistungserbringung in dieser besonderen Situation (Bruhn & Hadwich, 2015). Mitarbeitende stellen somit nicht nur einen hohen Anteil der Dienstleistungskosten, deren Fähigkeiten zur Interaktion mit der DienstleistungsempfängerIn – der PatientIn – beeinflussen auch das letztliche »Produkt«, welches der Rettungsdienst für die Bevölkerung erbringt.

16.3.4 Durchführende Organisationen

Für die Betreiber von Organisationen des Rettungswesens wurde der Begriff der »Durchführenden« gewählt. Durchführende sind Unternehmen, welche Leistungen des Rettungsdienstes erbringen (s. beispielsweise Art. 2 Nr. 15 des Bayerischen Rettungsdienstgesetzes (BayRDG)). Als Aufgabe der durchführenden Organisationen im Sinne dieser Abhandlung werden auch die Betreiber von Leitstellen eingeschlossen.

Die Heterogenität bezüglich Trägerschaft, Rechtsform und auch Unternehmensgröße innerhalb der Durchführenden in der Bundesrepublik Deutschland ist enorm. Typische Leistungserbringer im Rettungswesen sind:

- Kommunale Unternehmen/Eigenbetriebe/Zweckverbände
- Privatunternehmen
- Hilfsorganisationen
- Feuerwehren
- Luftrettungsorganisationen
- Kliniken oder ärztliche Verbände für den Notarztdienst

Neben der örtlichen Ebene der direkten Leistungserbringung sind bei Durchführenden auch teils übergeordnete Strukturen im Sinne von Regional-, Landes- oder Bundesverbänden organisiert. Die intraorganisationale Struktur ist dabei ebenfalls uneinheitlich.

Auch mit Blick auf den Notarztdienst ist eine heterogene Struktur erkennbar. Notarztsysteme und das darin tätige Personal werden von den genannten Rettungsdienstdurchführenden, von Kliniken, der Bundeswehr oder auch in Form von freiberuflichen Engagements gestellt.

Die Strukturen, Aufgabenbereiche, Betreiberschaft und das Versorgungsgebiet von Leitstellen sind ebenfalls nicht einheitlich gestaltet. Die Ausgestaltung von Aufgaben, Zuständigkeitsbereichen und auch Trägerschaften differiert innerhalb der Bundesrepublik deutlich.

Ergänzt werden die Durchführenden durch Berufs- oder Interessensverbände, welche organisationsübergreifende Interessen auf politischer und gesellschaftlicher Ebene wahrnehmen.

Die Aufgabenbereiche der Durchführenden im Rettungswesen sind ebenfalls heterogen und teils abhängig von der Landesgesetzgebung. Zu den exemplarischen Aktivitäten des Rettungswesens gehören beispielsweise Krankentransport, Notfallrettung, Notarztdienst, Luftrettung, Intensivtransport, Berg- und Höhlenrettung oder auch Wasserrettung.

16.3.5 Kostenträger

Kostenträger sind alle Personen oder Institutionen, welche für die im Rettungswesen entstandenen Kosten aufkommen. Bedingt durch die Sozialversicherungsstruktur der Bundesrepublik sind dies private oder gesetzliche Krankenversicherungen, staatliche Institutionen, gesetzliche Unfall- oder Rentenversicherungen sowie Privatpersonen oder Unternehmen. Kostenträger erwarten eine adäquate Erfüllung des gesetzlichen Auftrags bei gleichzeitig möglichst niedrigen entstehenden Kosten.

Die Entwicklung von Vergütungsgrundsätzen für rettungsdienstliche Leistungen ist dabei nicht einheitlich gestaltet. Entgeltverhandlungen finden in einigen Bundesländern auf Landesebene statt, in anderen auf regionaler oder gar kommunaler Ebene. Teils werden auch Einzelverhandlungen mit unterschiedlichen Durchführenden für ein identisches Versorgungsgebiet geführt.

16.3.6 Staatliche Organe

Beteiligte staatliche Organe treten auf verschiedenen Ebenen und in verschiedenen Funktionen in Erscheinung. Mit Bezug zur politischen Hierarchie sind Bund, Länder, ggf. Bezirke/Regionen und Kommunen an der Gestaltung des Rettungswesens beteiligt.

Staatliche Organe treten dabei zum einen als Gestaltende der Rahmenbedingungen auf. Dies kann zum einen durch den Erlass von Regelwerken, zum anderen auch durch die Beteiligung an der Bedarfsplanung erfolgen.

In der Rolle des Aufgabenträgers (z. B. nach Art. 4 BayRDG) sind staatliche Organe wie Kommunen oder Landkreise dafür verantwortlich, rettungsdienstliche Leistungen innerhalb des gegebenen Rahmens für ihren Zuständigkeitsbereich sicherzustellen.

Staatliche Organe treten aber auch als Durchführende des Rettungsdienstes auf. Beispielsweise ist dies bei der Übertragung von rettungsdienstlichen Aufgaben an Feuerwehren oder der Gründung kommunaler Unternehmen zur Durchführung des Rettungsdienstes der Fall.

Aus den vorangehenden Darstellungen ist erkennbar, dass auch die Gesetzgebung mit rettungsdienstlichem Bezug aufgrund der föderalistischen Struktur Deutschlands sehr heterogen gestaltet ist. Zentrales Gremium zu Fragestellungen des Rettungswesens ist der Ausschuss »Rettungswesen«, in welchem die (bundes-)länderübergreifende Zusammenarbeit diesbezüglich stattfindet. Für besondere Aufgaben können Projektgruppen gegründet werden, welche die Ergebnisse in die jeweiligen Ausschusssitzungen einbringen (Ausschuss »Rettungswesen«, 2012, S. 1 f.). So wurden durch dieses Gremium beispielsweise Empfehlungen zum Qualitätsmanagement, zur Definition von »Fehleinsätzen« oder zur Ausbildung von RettungssanitäterInnen ausgesprochen.

16.3.7 Fazit: Fragmentierung im Rettungswesen

Das System des Rettungswesens in der Bundesrepublik Deutschland ist von einer ausgeprägten Heterogenität und Fragmentierung gekennzeichnet. Diese ist durch die grundlegenden Strukturen der verfassungsmäßigen Zuständigkeit bedingt, welche ihre Wurzeln in der Historie der Bundesrepublik findet. Tabelle 16.3 verdeutlicht dies exemplarisch am Beispiel der bayerischen Struktur (▶ Tab. 16.3). Betrachtet wurde dabei nur der Kernaufgabenbereich von bodengebundenem Rettungsdienst und Luftrettung. Wird dieser Aufgabenbereich noch um Wasser-, Berg- und Höhlenrettung erweitert, so treten weitere Akteure auf.

Rettungswissenschaft kann einen Beitrag zur wissenschaftlichen Aufarbeitung des Status quo und zur Entwicklung von Zukunftsmodellen leisten. Sie bietet dabei den Ansatz, strukturelle Veränderungen auf Basis klar definierter Fragestellungen sowie transparenter und anerkannter Methoden zu bewerten und diese auf der Grundlage belastbarer Erkenntnisse umzusetzen. Sie könnte so der Motor für eine Vereinheitlichung der Systeme werden.

Rettungsdienstmanagement hat die Aufgabe, die Entwicklung der eigenen Organisation innerhalb dieser Strukturen zu gestalten und Impulse für die (Neu-)Gestaltung der Rahmenbedingungen zu geben. Die folgenden Ausführungen stellen in kompakter, stark vereinfachter Weise dar, welche Effekte durch eine Professionalisierung rettungsdienstlichen Managements auf allen Ebenen erreicht werden können.

Tab. 16.3: Beteiligte am Rettungsdienst am Beispiel des Freistaates Bayern (eigene Zusammenstellung)

Ebene	PatientInnen	Mitarbeitende	Durchführende	Kostenträger	Gesetzliche Aufgabenträger
Kommune	Indirekt durch politische Aktivität	Indirekt durch politische Aktivität	• Kommunale Unternehmen • Hilfsorganisationen • Feuerwehren • NotärztInnen • Kliniken • Luftrettungsbetreiber	Indirekt durch politische Aktivität	Untere Rettungsdienstbehörde: Städte, Landkreise
Region			• Regionalverbände • ILS-Betreiber	Indirekt durch politische Aktivität	Zweckverbände
Bezirk			Bezirksverbände	Indirekt durch politische Aktivität	Höhere Rettungsdienstbehörde: Bezirksregierung
Land		• Berufsverbände auf Landesebene • Gewerkschaften	Landesverbände	Landesverbände (Entgeltverhandlungen[1])	Oberste Landesbehörde: Innenministerium
Bund		• Berufsverbände auf Bundesebene • Gewerkschaften	Bundesverbände als politische Vertretung	Bundesverbände als politische Vertretung	Bundesgesetzgeber (HeilPrG, NotSanG, SGB, BtMG...)

---

[1] In einigen Bundesländern finden Entgeltverhandlungen auf kommunaler oder regionaler Ebene statt.

16.4 Management von Rettungsdienstunternehmen

16.4.1 Rahmenbedingungen rettungsdienstlichen Managements

Daten des Bundesministeriums für Gesundheit zeigen, dass zwischen 2000 und 2016 die Zahl der Rettungsfahrten pro 1.000 Versicherte um mehr als 200 % angestiegen ist. Gleichzeitig sind die Gesamtkosten für diese Fahrten um etwa 300 % gestiegen (Sachverständigenrat zur Begutachtung der Entwicklung im Gesundheitswesen, 2018, S. 6f.). »Nur« 1,42 % (5,8 Mrd. EUR) der Gesundheitsausgaben in Deutschland entfielen 2019 auf Rettungsfahrten (Bundesministerium für Gesundheit, 2021, S. 127). Dennoch machen diese Entwicklungen deutlich, dass auch die Anforderungen an das wirtschaftliche Management von Rettungsdienstunternehmen steigen (werden).

Leistungen des Rettungsdienstes sind in wesentlichen Anteilen Leistungen im Sinne des fünften Sozialgesetzbuches (SGB V). Sie unterliegen damit dem Wirtschaftlichkeitsgebot des § 12 SGB V:

Kasten 16.2: § 12 SGB V Wirtschaftlichkeitsgebot

»(1) Die Leistungen müssen ausreichend, zweckmäßig und wirtschaftlich sein; sie dürfen das Maß des Notwendigen nicht überschreiten. Leistungen, die nicht notwendig oder unwirtschaftlich sind, können Versicherte nicht beanspruchen, dürfen die Leistungserbringer nicht bewirken und die Krankenkassen nicht bewilligen.«

Genutzte Behandlungsmethoden müssen zudem aktuellen medizinischen Standards entsprechen und wirksam sein (§ 2 SGB V).

Rettungsdienstliche Unternehmen sind angehalten, die ihnen zur Verfügung stehenden Ressourcen zielorientiert einzusetzen. Sie müssen den Kostenträgern Belege für die Notwendigkeit von Kosten für Leistungen im Sinne des SGB V vorweisen. Dieses Spannungsfeld ist regelhaft Gegenstand von Entgeltverhandlungen für den Rettungsdienst und juristischen Verfahren zwischen Leistungserbringern und Kostenträgern.

Neben diesen grundlegenden, bundeseinheitlichen Vorgaben existieren noch zahlreiche Qualitätskriterien, Abrechnungsrichtlinien oder spezifizierte Zielvorgaben (z. B. Hilfsfrist) auf Ebene der Bundesländer, der Regionen oder teilweise sogar auf kommunaler Ebene.

Verantwortliche für das Management rettungsdienstlicher Organisationen sind mit der Herausforderung konfrontiert, Standards moderner High-Tech-Notfallmedizin, gesetzliche Mindestanforderungen verschiedener Bereiche, Ökonomie und ethische Interessen abzuwägen und Entscheidungen für die (vermeintlich) optimale Handlungsalternative zu treffen und umzusetzen. Sie agieren im Spannungsfeld aus verschiedensten Anspruchshaltungen der Stakeholder des Rettungsdienstes, welche im vorangehenden Abschnitt bereits skizziert wurden.

Über viele Jahrzehnte stellte die Leitung eines deutschen Rettungsdienstunternehmens eine Tätigkeit mit einem (überwiegend) verwaltenden Aufgabenschwerpunkt dar. Durch die nur punktuellen Limitationen von materiellen, finanziellen und personellen Ressourcen war es mit organisatorischem Geschick möglich, einen leistungsfähigen Rettungsdienst innerhalb der gegebenen Rahmenbedingungen zu betreiben.

Bedingt durch gesellschafts- und berufspolitische sowie juristische und wirtschaftliche Veränderungen rückt aktuell die eigentliche Managementtätigkeit in den Vordergrund. Das Management von Rettungsdienstorganisationen entwickelt sich zu einem Spezialgebiet, in welchem international bereits spezielle Qualifizierungswege vorgesehen sind. So definiert beispielsweise das britische College of Paramedics »Leadership and Management« als eine von vier Entwicklungssäulen des Berufsbildes im Rettungswesen (College of Paramedics, 2017, S. 12 f.). In diesem (Weiter-)Entwicklungsmodell stehen dem Paramedic nach Abschluss der Basisqualifizierung vier mögliche Entwicklungsrichtungen offen:

- Leadership and Management: Entwicklung von Führungs- und Leitungskräften
- Research and Development: Entwicklung im Bereich der Versorgungs- und Entwicklungsforschung
- Education: Entwicklung von Lehrkräften
- Clinical Practice: Entwicklung im Bereich der PatientInnenversorgung

Im Sektor »Leadership and Management« sind dabei aufbauende Qualifizierungen vom Teamleiter über den Manager, Senior Manager bis hin zum Director möglich (College of Paramedics, 2017, S. 12 f.). Mit der höheren Qualifizierung geht auch eine Definition des notwendigen akademischen Grades einher (College of Paramedics, 2017, S. 10).

16.4.2 Aufgaben des Rettungsdienstmanagements

Koontz und O´Donnell beschrieben bereits in den 1950ern ein Set von Managementfunktionen, welches in der Betriebswirtschaftslehre auch noch heute als Standard verstanden wird (Koontz & O´Donnell, 1955).

Kasten 16.3: Managementaufgaben

Merke

Managementaufgaben sind:

1. Vorschau und Planung: Zielsetzung und Entwicklung von Handlungsoptionen
2. Organisation: Realisierung geplanter Maßnahmen
3. Personaleinsatz: Sicherstellung und Erhalt von Human Resources
4. Führung: Zielorientierte Steuerung der handelnden Personen
5. Kontrolle: Soll-Ist-Vergleich und Analyse (auch Controlling)

Die fünf Elemente des betrieblichen Managements können in eine chronologische Reihenfolge eines zirkadianen Prozesses geordnet werden. In der Realität bestehen jedoch enge Wechselwirkungen und Beziehungen zwischen den einzelnen Funktionen/Phasen (Schreyögg & Koch, 2020, S. 9).

Die Zahl möglicher Einflussbereiche rettungswissenschaftlicher Forschung in diesen Managementfunktionen ist mannigfaltig. Neben der Vielzahl von rettungswissenschaftlichen Handlungsfeldern sind aufgrund der politischen Strukturen auch verschiedene Ebenen der Einflussnahme notwendig. Fragestellungen des rettungsdienstlichen Managements sind sowohl bei allen Stakeholdern als auch auf allen politischen Ebenen (Bund → Land → Kommune) vorhanden. Eine erste Orientierung möglicher Ansatzpunkte liefert Tabelle 16.4 (▶ Tab. 16.4). Diese werden in den folgenden Abschnitten detaillierter ausgeführt.

Tab. 16.4: Rettungswissenschaftliche Themengebiete im Management auf verschiedenen Ebenen (eigene Zusammenstellung)

Dimension	Kommune/Durchführender Bezirk/Region	Land	Bund
Vorschau und Planung	• Vorhaltung Rettungsmittel • Finanzplanung • Personalplanung	• Schutzziele/Versorgungsziele • Finanzierungsgrundsätze • Gesetzgebungsbedarf Land	• Zentrale Schutzziele, Aufgabenbeschreibung • Gesetzgebungsbedarf Bund
Organisation	• Aufbauorganisation (Fragmentierung vs. Zentralisation) • Prozessdefinition • Leistungsvergabe (Ausschreibung)	Aufbauorganisation	Leistungsvergabe
Personaleinsatz	• Personalbedarf • Personalbeschaffung • Dienstplan	Ausbildungsbedarf	• Fachkräftesituation • Arbeitszeitregelung • Arbeitsschutz
Führung	• Personalführung • Risiko- und Qualitätsmanagement • Allgemeine operative und strategische Führung • Supervision und Coaching	Qualifikation von Führungskräften	Berufspolitische Entwicklung
Kontrolle	• Leistungsindikatoren • Qualitätsindikatoren • Kosten-Leistungs-Rechnung	• Benchmarking landesweit • Kosten-Nutzen-Bewertung	Benchmarking bundesweit

16.4.3 Vorschau und Planung

Planung beinhaltet zwei Kernfragen:

1. Was soll erreicht werden?
2. Wie kann es am besten erreicht werden? (Schreyögg & Koch, 2020, S. 9)

In der Bundesrepublik Deutschland fehlen einheitliche Schutzziele oder Qualitätsmaßstäbe für den Rettungsdienst. Hier bietet sich ein erster Ansatzpunkt für die Rettungswissenschaft, um den Optimierungsbedarf der Gesetzgebung sowie geeignete gemeinsame Zielsetzungen für die rettungsdienstliche Versorgung der Bevölkerung zu definieren. Hierzu zählt auch eine klare Aufgabenbeschreibung des Rettungsdienstes. Auf bundesgesetzlicher Ebene wird der Rettungsdienst im SGB V nur beiläufig adressiert (§§ 75, 133 SGB V). Valide, flächendeckende Leistungsdaten können politische Bestrebungen unterstützen, den Rettungsdienst als eigenständigen Leistungsbereich in das SGB V aufzunehmen. Auch müssen gesetzliche Regelungen, beispielsweise zur Versorgung von PatientInnen, eine möglichst hohe Zahl von Anwendungsfällen abdecken, um juristische Sicherheit für das tätige Personal zu gewährleisten.

Basierend auf zentralen Zielen können Handlungsalternativen entwickelt werden, wie diese Ziele erreicht werden könnten.

Exemplarisch kann dies am Ziel »Hilfsfrist« dargestellt werden. Eine einheitliche Definition einer Hilfsfrist führt zur Frage, mit welchen Strategien diese innerhalb der definierten Rahmenbedingungen erreicht werden kann. Wissenschaftlich fundierte und evaluierte Planungs- uns Simulationsmodelle können dabei unterstützen, Standortentscheidungen zu treffen oder auch Einsatztaktiken neu zu bewerten.

Identische Planungsgrundlagen können in finaler Konsequenz zur Vereinheitlichung von Finanzierungs- und Verhandlungssystemen beitragen. Überregionale Benchmarks werden durch vereinheitlichte Strukturen vereinfacht.

Moderne Planungsmodelle erlauben es, Strukturplanungen auf Basis von zukünftigen Entwicklungen wie Demografie, Infrastruktur oder auch gesellschaftlichen Veränderungen (Stichwort: Leistungsanspruch) vorzunehmen (Rupprecht, 2014; Scheffler, 2014). In einzelnen Regionen Deutschlands werden derartige Planungssysteme bereits eingesetzt, sie sind jedoch kein flächendeckender Standard.

Veränderte Planungsgrundlagen – insbesondere die Erhöhung der Zahl von Rettungsmitteln – beeinflusst auch die strategische Personalplanung eines Rettungsdienstunternehmens. Validierte Kennzahlensysteme können das Management unterstützen, adäquate Entscheidungen im personellen Sektor zu treffen. Sie können als Frühwarnsystem Geschäftsführungen und Personalverantwortliche unterstützen, um bei drohenden Personal- oder Fachkräfteengpässen auf organisationaler, kommunaler oder gar Bundesebene »vor die Lage« zu kommen.

16.4.4 Organisation

Organisation beinhaltet im Sinne von Koontz & O´Donnell (1955) die Umsetzung der Planung in der betrieblichen Realität. Für die Umsetzung der definierten Ziele rettungsdienstlichen Handelns sind entsprechende Aufbau- und Ablauforganisationen (Strukturen und Prozesse) notwendig.

Auf struktureller Ebene ist die Frage von zentraler Bedeutung, in welchem Organisationsmodell Rettungsdienst betrieben wird. Wie in den einführenden Abschnitten dargestellt, existieren in der Bundesrepublik verschiedenste Modelle unterschiedlicher Organisationen. Zugleich ist die Vergabe (neuer) Leistungen nicht einheitlich. Rettungswissenschaft kann hier einen Beitrag leisten, indem Organisationsmodelle bewertet und anhand fundierter Kriterien miteinander verglichen werden können. Im Sinne von § 12 SGB V können so möglicherweise Aussagen getroffen werden, welche Organisationsformen wirtschaftlicher als andere sind.

Rettungswissenschaft kann auch auf Prozessebene zur Standardisierung der Leistungserbringung beitragen. Ergebnis könnte beispielsweise ein standardisiertes Prozessmodell für rettungsdienstliche Leistungserbringer sein. Derartige Modelle können auch Basis für eine weiterführende Planung sein, um adäquate Ressourcen (vor allem Personal und Finanzen) gegenüber den Kostenträgern geltend zu machen.

16.4.5 Personaleinsatz

»Personaleinsatz ist einer der zentralen Aspekte des Rettungsdienst-Managements« (Lang, 2010, S. 236). Die Tätigkeit im Rettungsdienst ist von einer Vielzahl von Rahmenbedingungen gekennzeichnet, welche direkten Einfluss auf die Verweildauer eines Mitarbeitenden in diesem Berufsfeld haben. Arbeitszeit- und Schichtmodelle, physische Belastungen, psychisch-emotionale Beanspruchungen und individuelle Entwicklungsperspektiven sind nur einige Faktoren, welche limitierende Auswirkungen auf die Tätigkeitsdauer im Rettungsdienst haben können.

Analyse von Arbeitsbedingungen, Optimierung von Personaleinsatzmodellen und

Berufszufriedenheits- oder Berufstreueforschungen durch die Rettungswissenschaft ermöglichen sowohl Standort- als auch Perspektivbestimmungen. Sie erlauben auch die frühzeitige Identifikation von Fachkräfteengpasssituationen und die Analyse der zugrundeliegenden Bedingungen. Sie erlauben, spezifische Lösungsansätze zu entwickeln und eine enge Verzahnung verschiedenster Themen- und Fachbereiche zur Umsetzung zu erreichen.

Fehlende Mitarbeitende sind nur über einen längeren Zeitraum nachzuqualifizieren. Der Zeitraum von der Feststellung eines Personalbedarfs bis zur Besetzung einer Stelle mit einer neu auszubildenden NotfallsanitäterIn dürfte beispielsweise mehr als vier Jahre betragen. Diese Zeit setzt sich aus der dreijährigen Berufsausbildung sowie den Vorlaufzeiten für Ausschreibung, Auswahl und Einstellung zusammen. Dieser Umstand ist insbesondere dann von Bedeutung, wenn Stellen nicht ausschließlich durch bereits qualifizierte NotfallsanitäterInnen besetzt werden können, z. B. im Falle eines Fachkräfteengpasses.

Zum Aufgabenbereich »Personaleinsatz« ist auch die Personalentwicklung einzuordnen. Personalentwicklung ist die gezielte und geplante Sicherstellung einer ausreichenden Qualifizierung aller Mitarbeitenden für die zugedachten Aufgaben und Anforderungen (Nerdinger et al., 2019, S. 326). Rettungswissenschaft kann durch Forschungsleistungen und Projektarbeiten dazu beitragen, Entwicklungsperspektiven für das tätige Personal (vgl. Modell Großbritannien oder Australien) zu generieren.

Als Themenbereich der Personalentwicklung ist auch die Frage nach Perspektiven für ältere Mitarbeitende anzusiedeln. Verschiedene Faktoren beeinträchtigen die Einsatzfähigkeit von Mitarbeitenden mit zunehmendem Alter (Evers, 2016, S. 1). Lösungsansätze sind bereits in anderen Branchen zu finden, können jedoch aufgrund der besonderen Gegebenheiten des rettungsdienstlichen Settings nicht oder nur eingeschränkt übertragen werden

(Evers, 2016, S. 1). Die Rettungswissenschaft kann Modellprojekte zentral begleiten und evaluieren. Die daraus gewonnenen Erkenntnisse können so einer Vielzahl von Unternehmen zugänglich gemacht werden und zugleich Einfluss auf die Entwicklung zukünftiger Planungen und Konzepte nehmen.

16.4.6 Führung (im Management)

Führung auf allen Ebenen des Rettungsdienstunternehmens verfolgt das Ziel, die gesetzten Ziele auf bestmöglichem Weg zu erreichen. Dabei existiert eine kurzfristige, operative Perspektive, welche beispielsweise den Alltag einer Wach- oder Rettungsdienstleitung prägt, aber auch eine langfristige, strategische Perspektive, auf welcher das Hauptaugenmerk von Geschäfts- oder Verbandsführungen (im Sinne einer Hilfsorganisation) liegen sollte. Meta-Aufgaben wie Qualitäts- und Risikomanagement beispielsweise sind der obersten Leitung eines Unternehmens zugeordnet (Deutsches Institut für Normung e. V., 2015).

Führung schließt dabei alle vorangehend genannten Themenbereiche ein, da sie eine »Gesamtbetrachtung« des Ziels, der dahin führenden Wege und der zur Verfügung stehenden Mittel notwendig macht. Dieses Verständnis von Führung im Kontext des Managements rettungsdienstlicher Organisationen macht deutlich, dass es sich um eine komplexe, dynamische und herausfordernde Aufgabe handelt. Das dafür notwendige Kompetenzprofil ist umfassend.

Aktuell existiert kein (einheitlich) definiertes Anforderungsprofil für Mitarbeitende des Managements im Rettungsdienst. Es existiert eine Vielzahl von akademischen und nichtakademischen Qualifikationswegen, welche sich zwischen den Durchführenden des Rettungsdienstes und den landesrechtlichen Vorgaben teils deutlich unterscheiden. Professionsbezogene Forschung kann hier unterstützen, um Qualifikationsprofile und Qualifizierungswege zur Erreichung dieser Profile zu entwickeln. In diesem Zusammenhang kann auch die gegenseitige Anerkennung erbrachter Leistungen vereinfacht und die Durchlässigkeit zwischen den einzelnen Elementen des Rettungswesens verbessert werden.

Unklar ist auch, welchen (zeitlichen) Umfang Aufgaben der betrieblichen Führung in einem Rettungsdienstunternehmen einnehmen. Hier kann Forschung im Berufsfeld – basierend auf den genannten Rahmenbedingungen – Erkenntnisse liefern, um die Ausgestaltung von Personal(rahmen)plänen an die Anforderungen des Feldes anzupassen.

16.4.7 Kontrolle und Steuerung

Kontrolle ist der Vergleich zwischen den definierten Sollwerten (Zielen) und dem erreichten Ist-Zustand. Alleinstehende Kontrolle hat rein deskriptiven, beurteilenden Charakter (Macharzina & Wolf, 2015, S. 430 f.). Auch zum weiterführenden Begriff des Controllings gibt es verschiedene Verständnisansätze. Diese sind häufig stark vom Ursprung, dem Rechnungswesen, finanzmathematisch geprägt. Neuere Definitionen des Controllings schließen die Führungsaufgaben Planung, Steuerung und Kontrolle ein (Müller & Wrobel, 2021, S. 81).

Trotz des unterschiedlichen Begriffsverständnisses erscheint es auch im Kontext rettungsdienstlicher Organisationen grundlegend notwendig, dass

- Ergebnisse transparent dargestellt werden,
- Ziele mit messbaren Kriterien versehen werden,
- ein kontinuierlicher Vergleich von Soll- und Ist-Zustand erfolgt und
- eine Bewertung der Ergebnisse aus ganzheitlicher Perspektive erfolgt.

An verschiedenen Stellen wurden bereits mögliche Kennzahlen oder Planungsgrößen rettungsdienstlicher Leistungen dargestellt, beispielsweise Schutzziele oder auch Hilfsfristen. Ein ganzheitliches Controlling-System geht darüber hinaus und bringt Messkriterien und Indikatoren verschiedener Stakeholder und Perspektiven zusammen. Das Ergebnis kann beispielsweise im Stil einer Balanced Scorecard oder ähnlichen Systemen aufbereitet werden.

Für Benchmarks, welche einen Vergleich verschiedener Rettungsdienstorganisationen ermöglichen, sind einheitliche Rahmenbedingungen und einheitliche Bewertungsmaßstäbe notwendig. Diese Grundlagen können durch rettungswissenschaftliche Arbeit geschaffen werden.

16.4.8 Fazit: Management und Rettungswissenschaft

Forschung im Bereich des rettungsdienstlichen Managements bietet eine aktuell unüberschaubare Zahl möglicher Ansatzpunkte zur systemischen Verbesserung des Rettungsdienstes. Forschungsarbeit zu den genannten Themenfeldern wird bereits heute geleistet. Allerdings ist diese in verschiedenen wissenschaftlichen Disziplinen verortet:

- Medizin
- Rechtswissenschaften
- Wirtschaftswissenschaften
- Sozial- und Geisteswissenschaften
- Bildungswissenschaften
- Ingenieurswissenschaften
- Mathematik

Die Aufzählung ist aufgrund der Heterogenität des Feldes sicherlich nicht abschließend. Konsequenz aus dieser Zergliederung des Forschungsfeldes ist, dass wertvolle Erkenntnisse für das Feld nicht oder nur einem eingeschränkten Personenkreis verfügbar sind. Wissenschaftliche Arbeit unter dem gemeinsamen Dach der Rettungswissenschaft kann diese Ergebnisse zusammenführen und im Kontext der Profession weiterentwickeln. Existierende Theorien und Konzepte, z. B. aus dem Feld der Wirtschaftswissenschaften, können auf ihre Anwendbarkeit innerhalb der Rahmenbedingungen des Rettungsdienstes hin untersucht werden.

Die Komplexität des Aufgabenfeldes hat in der jüngsten Vergangenheit deutlich zugenommen und wird wohl auch in Zukunft weiter zunehmen. Eine Professionalisierung dieses Handlungsfeldes erscheint unerlässlich und ist integraler Bestandteil der Professionalisierung des gesamten Rettungsdienstes.

Die Rettungswissenschaft betrachtet als Querschnittsdisziplin alle diese Bereiche aus wissenschaftlicher, ganzheitlicher Perspektive und überwindet gleichzeitig politische Landesgrenzen. Sie leistet einen Beitrag zur einheitlichen Definition und Entwicklung von Qualität im Rettungsdienst. Gewonnene Erkenntnisse des Sektors erlauben eine Bewertung und Optimierung von Strukturen, Prozessen und Ergebnissen der rettungsdienstlichen Versorgung.

16.5 Einsatzleitung in besonderen Lagen

Strukturen und Funktionen der taktisch-operativen Einsatzleitung im Rettungsdienst sind in Deutschland meist historisch und/oder berufspolitisch begründet. In vielen Regionen wird die Institution der Einsatzleitung in besonderen Lagen von ehrenamtlichen oder nebenberuflichen Kräften besetzt.

Besondere Einsatzlagen im Sinne dieser Abhandlung sind Einsätze, welche das übliche Maß rettungsdienstlicher Tätigkeit überschreiten und daher einer besonderen Koordination bedürfen. Dieser Koordinierungsbedarf kann sich aus der PatientInnenzahl, der Zahl der eingesetzten Kräfte oder den beteiligten Fachdiensten ergeben. Tabelle 16.5 zeigt einige Beispiele dafür auf (▶ Tab. 16.5). Darüber hinaus kann eine Einsatzleitung für den Rettungsdienst immer dann hinzugezogen werden, wenn dies andere (Fach-)Einsatzleitungen oder auch die eingesetzten Rettungsmittel bzw. die Leitstelle für notwendig erachten.

Tab. 16.5: Beispiele besonderer Einsatzlagen (eigene Zusammenstellung)

PatientInnenzahl	Eingesetzte Kräfte	Beteiligte Fachdienste
• Mehrere schwer verletzte PatientInnen • Massenanfall von Verletzten oder Erkrankten (MAN)	• Personensuche • Wasser- oder Bergrettungseinsatz	• Absicherung anderer Fachdienste, z. B. Feuerwehreinsatz mit möglicher Eigengefährdung oder polizeiliche Zugriffsmaßnahmen • Betreuungseinsatz • Lebensbedrohliche Einsatzlage • Katastrophenfall, z. B. Pandemielage

16.5.1 Sanitätseinsatzleitung als zentrale Institution

Typisches institutionelles Organ des Rettungsdienstes in besonderen Einsatzlagen ist die Sanitätseinsatzleitung (SanEL), bestehend aus Organisatorischem Leiter (OrgL) und Leitendem Notarzt (LNA) (Deutsches Institut für Normung e. V., 2021). In einzelnen Bundesländern/Regionen wird darüber hinaus ein Einsatzleiter Rettungsdienst (ELRD) oder Gruppenführer Rettungsdienst (GF RD) planmäßig unterhalb der Schwelle der SanEL eingesetzt. Auch in diesen Konstellationen sind Begrifflichkeiten nicht einheitlich definiert und werden unterschiedlich genutzt. Während *der* Einsatzleiter Rettungsdienst in Bayern als Einzelperson unterhalb der Sanitätseinsatzleitung Einsätze führt (§ 13 Abs. 3 AV BayRDG), setzt sich *die* Einsatzleitung Rettungsdienst in Schleswig-Holstein aus OrgL und LNA zusammen (§ 20 des Schleswig-Holsteinischen Rettungsdienstgesetzes (SHRDG)) – entspricht also der Sanitätseinsatzleitung.

Auch im Bereich der Einsatzleitung setzt sich die in den vorangehenden Abschnitten beschriebene Heterogenität fort. Die Institution der Sanitätseinsatzleitung existiert in allen Bundesländern. Zugangsvoraussetzungen, Ausbildung, Finanzierung und auch Stellung innerhalb eines Einsatzes mit anderen Fachdiensten (z. B. Feuerwehr oder Polizei) divergiert zwischen den Bundesländern deutlich. Auch die gesetzliche Verankerung dieser Institution ist nicht in allen Bundesländern gegeben (Pitz, 2020).

Kasten 16.4: Sanitätseinsatzleitung

> **Merke**
>
> Gemeinsames Element in allen Bundesländern ist die Sanitätseinsatzleitung. Heterogen sind dabei jedoch Ausbildung, Finanzierung, gesetzliche Stellung und personelle Ausgestaltung.

Neben der planmäßig institutionalisierten Einsatzleitung besteht auch die Notwendigkeit, eine vorübergehende Einsatzleitung zu definieren, welche die Zeit bis zur Übernahme durch die regelhafte Instanz überbrückt. Hier existieren verschiedene lokale, regionale oder auch landesweite Konzepte, wie diese überrückende Einsatzleitung ausgestaltet ist und wer diese mit welchen Aufgaben übernehmen sollte (z. B. Bayerisches Staatsministerium des Innern, für Bau und Verkehr, 2016).

16.5.2 Abgrenzung Rettungsdienst/ Katastrophenschutz

Bei der Frage, was Einsatzleitung ist und was besondere Einsatzlagen sind, muss auch umgehend die Frage aufgeworfen werden, an welchen Punkten die Abgrenzung zwischen Rettungsdienst und Katastrophenschutz erfolgen kann. Aufgrund der teils sehr unterschiedlich ausgestalteten Zuständigkeiten und Verantwortlichkeiten erscheint es im ersten Schritt notwendig zu definieren, welche Einsatzlagen das Aufgabenspektrum des Rettungsdienstes betreffen und in welchen Einsatzlagen die Verantwortung bei den Institutionen des Katastrophenschutzes liegt.

In der Einsatzpraxis ist diese Abgrenzung eher theoretischer Natur. Vor allem in Einsatzlagen mit einer Vielzahl von PatientInnen arbeiten Einheiten des regulären oder erweiterten Rettungsdienstes zusammen mit Komponenten des Katastrophenschutzes. Zugleich werden diese Einsatzmittel häufig von den gleichen Organisationen vorgehalten und betrieben.

Auf der politisch-administrativen Ebene erscheint diese Fragestellung jedoch von zunehmender Bedeutung. Sie beinhaltet neben der Zuständigkeits- und damit auch der Verantwortungsfrage auch Aspekte der Finanzierung. Die Gesetzgebungskompetenz liegt bei den Bundesländern, was in der Bundesrepublik Deutschland zu 16 Lösungsansätzen in Form von Landes-Katastrophenschutzgesetzen führt (Pitz, 2020). Letztlich trägt eine eindeutige Grenzdefinition dazu bei, Ziele der Qualifizierung rettungsdienstlicher Einsatzleitungen präzise zu formulieren.

16.5.3 Ziele von Einsatzleitung

Entgegen der unmittelbaren PatientInnenversorgung ist der Bereich der besonderen Einsatzlagen im deutschen Rettungswesen kaum wissenschaftlich ergründet.

Klar definierte Zielsetzungen, welche in derartigen Einsatzlagen erreicht werden sollen, sind nicht in allen Bundesländern definiert (Schiller et al., 2014, S. 40). Schutzziele sind Mittelpunkt politischer Diskussion und Grundlage weiterer Planungen. Konkretisierte Schutzziele beantworten vier zentrale Fragen (Fekete, 2012):

1. Wovor soll geschützt werden?
2. Was soll geschützt werden?
3. Bis zu welchem Grad soll geschützt werden?
4. Wie soll dieses Ziel erreicht werden?

Dieses Schutzzielverständnis ist vorrangig aus den Perspektiven der Unternehmenssicherheit und des Katastrophenschutzes abgeleitet, kann jedoch als Grundlage einer rettungswissenschaftlichen Definition und Konkretisierung von Schutzzielen für außergewöhnliche Einsatzlagen dienen.

Aktuell definierte Schutzziele basieren meist auf Konsenspapieren, welche dann in landesweiten oder teils auch nur regionalen Konzepten umgesetzt werden. Sie basieren auf einer Analyse möglicher Gefahrensituationen und bilden die Grundlagen für die Planung vorbeugender Maßnahmen. Exemplarisch können hier die Versorgungsstufen und abgeleiteten Schutzziele der »Neuen Strategie zum Schutz der Bevölkerung« der Innenministerkonferenz 2002 herangezogen werden. Versorgungsstufe 1 beschreibt dabei den alltäglichen Schutz, welcher die individuelle Notfallversorgung durch den Rettungsdienst beinhaltet. Versorgungsstufe 2 geht darüber hinaus und schließt die Einbeziehung erweiterter lokaler Ressourcen mit ein, z. B. (Teil-)Einheiten des Sanitäts- oder Betreuungsdienstes. Die Versorgungsstufen 3 und 4 gehen über die örtlich vorhandenen Ressourcen hinaus und schließen die Heranziehung überörtlicher Hilfe und/oder Spezialkräfte ein (Hessisches Ministerium für Soziales und Integration, 2014, S. 3 f.).

Tab. 16.6: Versorgungsstufen und Schutzziele (vgl. Hessisches Ministerium für Soziales und Integration, 2014, S. 3)

Versorgungsstufe	Schutzziele
1: Normaler, alltäglicher Schutz	Hilfeleistung für individuelle Notfälle
2: Standardisierter, flächendeckender Grundschutz	Hilfeleistung für eine definierte PatientInnenzahl
3: Erhöhter Schutz für gefährdete Regionen und Einrichtungen	Hilfeleistung für Schadenereignisse, welche über Stufe 2 hinausgehen
4: Sonderschutz mit Hilfe von Spezialkräften	Hilfeleistung für Schadenereignisse, welche Stufe 3 überschreiten

Die Kategorisierung besonderer Einsatzlagen im vorangehenden Abschnitt bietet die Möglichkeit, eine erste Definition von (generellen) Einsatzzielen für die Einsatzleitung vorzunehmen.

Ziele bei großer PatientInnenzahl:

- Sicherstellung von Erstversorgung und Transport aller PatientInnen
- Schnellstmögliche Rückkehr zur individualmedizinischen Versorgung (Heller, 2020, S. 335)

Ziele bei hoher Zahl eingesetzter Kräfte:

- Zielgerichteter und ressourcenschonender Einsatz der Einheiten
- Angemessene Versorgung und Personalplanung

Ziele bei hoher Zahl beteiligter Fachdienste:

- Zielgerichtete Koordination mit anderen Fachdiensten
- Optimaler Einsatz vorhandener Kompetenzen für die Auftragserfüllung

16.5.4 Aufgaben von Einsatzleitungen

Basierend auf den Überlegungen, was Einsatzleitung im Rettungsdienst ist und welche Ziele mit dieser Institution verfolgt werden, können konkretisierte Aufgaben der Einsatzleitung beschrieben werden.

Im Sinne der DV 100 trägt die Einsatzleitung die Gesamtverantwortung für den Einsatz und das eingesetzte Personal an der Einsatzstelle (Ständige Konferenz für Katastrophenvorsorge und Katastrophenschutz, 2000). Einsatzleitungen koordinieren die beteiligten Einsatzkräfte so, dass die Ziele des Einsatzes (oder des aktuellen Einsatzschwerpunktes) bestmöglich erreicht werden können. Sie ist auch dafür verantwortlich, das Vorgehen mit anderen am Einsatz beteiligten Fachdiensten oder Institutionen abzustimmen. Je nach Einsatzsituation befindet sich die rettungsdienstliche Einsatzleitung in einem Unterstellungsverhältnis, z. B. gegenüber einer Technischen/Örtlichen Einsatzleitung im Sinne des jeweiligen Landesrechts.

Einsatzleitungen sind auch für die Dokumentation der getroffenen Entscheidungen und der jeweiligen Einsatzlage verantwortlich. Szenarien wie die Massenpanik bei der Loveparade 2010 oder dem Ahrtal-Hochwasser 2021 und die folgende juristische Aufarbeitung zeigen, dass auch das Handeln von Einsatzleitungen einer juristischen Überprüfung im Nachgang unterzogen werden kann.

Neben diesen lagespezifischen Aufgaben sind Einsatzleitungen gleichzeitig verantwortlich für die eingesetzten Kräfte. Gerade bei länger dauernden Einsatzlagen entstehen hier auch arbeitsorganisatorische Aufgaben (Schichtplanungen, Personalwechsel, Verpflegung) oder auch Aufgaben aus dem Bereich der Menschenführung oder psychosozialen Notfallversorgung von Einsatzkräften.

Im Rahmen einer Fehlermöglichkeiten- und Einflussanalyse zu kritischen Prozessen bei einer MANV-Lage konnten Drews et al. in einer ersten Untersuchung zeigen, dass ExpertInnen den Aspekten der Führungsstruktur eine ähnlich hohe Kritikalität wie der Vorsichtung beimaßen (Drews et al., 2022). Klassische Aufgaben der Einsatzleitung wie Lageerkundung, Lagebeurteilung und Transportorganisation wiesen dabei noch höhere Kritikalität auf.

Einsatzleitungen decken zahlreiche Aufgaben aus den Handlungsfeldern betrieblichen Managements ab. Hauptunterschied zu den Management-Aufgaben der Führungskräfte eines Rettungsdienstunternehmens ist, dass diese Aufgaben nur temporär für ein spezielles Szenario ausgeübt werden.

16.5.5 Fazit: Einsatzleitung in besonderen Einsatzlagen

Analog dem Management von rettungsdienstlichen Organisationen ist die Rettungswissenschaft in der Lage, den Status quo darzustellen, organisatorische und/oder politische Zieldefinitionen zu unterstützen und im Sinne eines Qualitätszyklus die Zielerreichung zu überwachen und Grundlagen für Anpassungen bereitzustellen. Konkret kann eine spezialisierte Rettungswissenschaft Antworten u. a. auf folgende Fragen liefern:

- Was sind Schutz- oder Qualitätsziele für außergewöhnliche Einsatzsituationen?
- Welche Indikatoren erlauben die Bewertung dieser definierten Ziele?
- Was ist Einsatzleitung im Rettungsdienst?
- Wo und wann wird diese ergänzende Einsatzleitung benötigt?
- In welcher Frequenz wird diese eingesetzt (werden)?
- Welche Qualifizierung/Kompetenzen/ Training sind für diese Einheiten notwendig?
- Welche (personelle) Ausstattung einer Einsatzleitung ist für die Auftragserfüllung nötig?

Die Rettungswissenschaft ist in der Lage, Indikatoren und Modelle zur Bewältigung von Lagen mit einem Massenanfall von PatientInnen oder besonderen Herausforderungen zu entwickeln. Sie kann dabei existierende Konzepte, gelebte Praxis, theoretische Konzepte und abstrahierte Einsatzsituationen vereinen, um eine Weiterentwicklung des Systems »Einsatzleitung« auf wissenschaftlicher Basis mit anerkannten Methoden zu erreichen.

16.6 Fazit: Management und Einsatzleitung – EIN Aufgabenbereich?

Management und Führung ist eine rettungswissenschaftliche Forschungsdisziplin (▶ Kap. 1.4). Mögliche Beiträge, welche die Rettungswissenschaft zur Professionalisierung im Aufgabenfeld »Führung und Management« leisten können, wurden in den vorangehenden Ausführungen umfassend dargestellt.

Werden Aufgaben und dafür notwendige Kompetenzen aus den Bereichen des (Alltags-)Managements eines Rettungsdienstunternehmens und einer Einsatzleitung zusammenfassend betrachtet, so liegt der Schluss nahe, dass ähnliche (Führungs-)Kompetenzen bei den beteiligten Akteuren notwendig sind. Führungsaufgaben erfordern Leadership-Kompetenzen wie z. B. Entscheidungsfreude, Fachkompetenzen, Kompetenzen der Personalführung, Stressresistenz, Flexibilität im Denken oder Delegationsbereitschaft. Diese sind sowohl im Alltag eines Rettungsdienstunternehmens, einer Rettungsdienstbehörde oder einer besonderen Einsatzlage erforderlich. In beiden Settings müssen verschiedene Menschen mit unterschiedlichen Hintergründen zu einem gemeinsamen Ziel begleitet werden. Auch organisatorisches Geschick und Fähigkeiten im Bereich der strukturierten Planung sind in beiden Anwendungsgebieten von Nutzen. Aufgaben und Prozesse ähneln sich, auch wenn die Rahmenbedingungen teils sehr unterschiedlich sind.

Auch im eingangs erwähnten britischen Qualifizierungsmodell umfasst der Bereich »Leadership und Management« die Anforderungen der alltäglichen und nicht alltäglichen Aufgaben. Ähnliche Modelle existieren auch in Deutschland, beispielsweise bei Feuerwehren, der Polizei oder dem Militär. In all diesen Bereichen übernehmen Führungskräfte aus dem Management auch Funktionen der Einsatzleitung. Rettungswissenschaft kann durch Forschungsaktivitäten Erkenntnisse generieren, welche die Entwicklung der beiden beschriebenen Aufgabenbereiche leiten können – möglicherweise in Richtung eines gemeinsamen Qualifizierungswegs.

Literatur

Ausschuss »Rettungswesen« (2012). *Geschäftsordnung des Ausschusses »Rettungswesen« (GOAR)*. In: Mendel, K. & Hennes, P. (Hrsg.) *Handbuch des Rettungswesens. Erste Hilfe, Notfallrettung und Krankentransport* (Ordner 2, Kap. A2.1 10, S. 1–4). Witten: Mendel.

Bayerisches Staatsministerium des Innern, für Bau und Verkehr (Hrsg.) (2016). *Richtlinie zur Bewältigung von Ereignissen mit einem Massenanfall von Notfallpatienten und Betroffenen (MAN-RL)*. Zugriff am 16.06.2022 unter: https://kaufbeuren.dlrg.de/fileadmin/groups/2090050/Mitmachen/UG-SanEL/Aufgaben/MANV-Richtlinie_2016_-_Richtlinie_Anlage.pdf

Bruhn, M. & Hadwich, K. (Hrsg.) (2015). *Interaktive Wertschöpfung durch Dienstleistungen. Strategische Ausrichtung von Kundeninteraktionen, Geschäftsmodellen und sozialen Netzwerken*. Forum Dienstleistungsmanagement. Wiesbaden: Springer Gabler.

Bundesministerium für Gesundheit (Hrsg.) (2021). *Daten des Gesundheitswesens*. Zugriff am 19.12.2022 unter: https://www.bundesgesundheitsministerium.de/fileadmin/Dateien/5_Publikationen/Gesundheit/Broschueren/220125_BMG_DdGW_2021_bf.pdf

College of Paramedics (Hrsg.) (2017). *Paramedic Post-Graduate Curriculum Guidance*. Zugriff am 14.01.2022 unter: https://www.collegeofparamedics.co.uk/downloads/para_post_grad_curric_guide_2017_(FINAL).pdf

College of Paramedics (Hrsg.) (2018). *Post Registration – Paramedic Career Framework*. 4. Aufl. Zugriff am 20.12.2022 unter: https://collegeofparamedics.co.uk/COP/ProfessionalDevelopment/post_reg_career_framework.aspx

Deutsches Institut für Normung e. V. (Hrsg.) (2015). *DIN EN ISO 9000:2015-11. Qualitätsmanagementsysteme – Grundlagen und Begriffe (ISO 9000:2015)*. Berlin: Beuth-Verlag.

Deutsches Institut für Normung e. V. (Hrsg.) (2021). *DIN EN 13050:2021-10, Begriffe im Rettungswesen*. Berlin: Beuth-Verlag.

Drews, P., Berger, M., Sautter, J., Rohde, A. (2022). Lernen und üben wir das Richtige? Kritische Erfolgsfaktoren der Bewältigung des Massenanfalls von Verletzten: Ergebnisse einer FMEA und einer Analyse von MANV-bezogenen Curricula. Notfall und Rettungsmedizin, 25(1), 19–29. https://doi.org/10.1007/s10049-020-00824-2

Evers, A. (2016). *AmiR – Alter(n)smanagement im Rettungsdienst – den Herausforderungen des demografischen Wandels wirkungsvoll begegnen*. In: Mendel, K. & Hennes, P. (Hrsg.) *Handbuch des Rettungswesens. Erste Hilfe, Notfallrettung und Krankentransport* (Ordner 7, Kap. C 90, S. 1–10). Witten: Mendel.

Fekete, A. (2012). *Ziele im Umgang mit »kritischen« Infrastrukturen im staatlichen Bevölkerungsschutz*. In: Stober, R., Olschok, H., Gundel, S., Buhl, M. (Hrsg.) *Managementhandbuch Sicherheitswirtschaft und Unternehmenssicherheit* (S. 1103–1123). Stuttgart: Richard Boorberg.

Gutenberg, E. (1951). Grundlagen der Betriebswirtschaftslehre. Band 1: Die Produktion. Berlin, Heidelberg: Springer-

Heiny, R. (2012). Leiten oder Führen. Zugriff am 16.08.2022 unter: https://www.drk-lano.de/fileadmin/user_upload/Dokumente/HelFuehLeit/Download_Leiten_und_Fuehren_von_Gruppen/Artikel_Leiten_oder_Fuehren.pdf

Heller, A.R. (2020). *Sichtung*. In: Knickmann, A., Oberkinkhaus, J., Piepho, T. (Hrsg.) *Handbuch für Organisatorische Leiter und Leitenden Notarzt. Planung. Führung. Taktik* (S. 335–347). 4. Aufl. Edewecht: Verlagsgesellschaft Stumpf + Kossendey mbH.

Hennes, P. & Reinhardt, K. (2012). *Das Rettungswesen: Entwicklungen und Anforderungen im Wandel der Zeit – ein Geleitwort zum »Handbuch des Rettungswesens.«* In: Mendel, K. & Hennes, P. (Hrsg.) *Handbuch des Rettungswesens. Erste Hilfe, Notfallrettung und Krankentransport* (Ordner 1, Kap. A0 05, S. 1–24). Witten: Mendel.

Hennes, P. & Reinhardt, K. (2021). *Rettungsdienst und Kostendämpfung im Gesundheitswesen. Gedanken zu einem Primat für Qualität und Qualitätssicherung*. In: Mendel, K. & Hennes, P. (Hrsg.) *Handbuch des Rettungswesens. Erste Hilfe, Notfallrettung und Krankentransport* (Ordner 2, Kap. A3 11, S. 1–24). Witten: Mendel.

Hessisches Ministerium für Soziales und Integration (Hrsg.) (2014). *MANV Rahmenkonzept Hessen. Einsatzplanungen für die überörtliche Rettungsdienstunterstützung bei einem Massenanfall von Verletzten oder Erkrankten unterhalb der Katastrophenschwelle*. Zugriff am 16.08.2022 unter: https://soziales.hessen.de/sites/soziales.hessen.de/files/2021-12/manv-rahmenkonzept.pdf

Koontz, H. & O'Donnell, C. (1955). *Principles of management: An analysis of managerial functions*. New York: Mcgraw-Hill Book Company.

Krumme, J.-H. (2018). *Verwaltung. Definition: »Was ist Verwaltung?«* In: Gabler Wirtschaftslexikon. Zugriff am 15.06.2022 unter: https://wirtschaftslexikon.gabler.de/definition/verwaltung-47011

Lang, J. (2010). *Personaleinsatz, Schicht- und Dienstplanung. Personaleinsatz als zentrale Managementaufgabe*. In: Bens, D. (Hrsg.) *Rettungsdienst-Management* (S. 236–238). Edewecht: Verlagsgesellschaft Stumpf + Kossendey mbH.

Lohmann, A. (2013). *Effektive Schulführung*. Neuwied: Luchterhand.

Macharzina, K. & Wolf, J. (2015). *Unternehmensführung. Das internationale Managementwissen. Konzepte – Methoden – Praxis*. 9. Aufl. Wiesbaden: Springer Gabler.

Müller, H.-E. & Wrobel, M. (2021). *Unternehmensführung. Strategie – Management – Praxis*. 4. Aufl. Berlin, Boston: De Gruyter Oldenbourg.

Nerdinger, F.W., Blickle, G., Schaper, N. (2019). *Arbeits- und Organisationspsychologie*. 4. Aufl. Berlin, Heidelberg: Springer. https://doi.org/10.1007/978-3-662-56666-4

Pitz, A. (2020). *Gesetzliche Vorgaben*. In: Knickmann, A., Oberkinkhaus, J., Piepho, T. (Hrsg.) *Handbuch für Organisatorische Leiter und Leitenden Notarzt. Planung. Führung. Taktik* (S. 40–42). Edewecht: Verlagsgesellschaft Stumpf + Kossendey mbH.

Rupprecht, M. (2014). *Masterarbeit Stadtplanung*. Zugriff am 22.06.2022 unter: https://repos.hcu-hamburg.de/bitstream/hcu/68/1/Rupprecht_Marc.pdf

Sachverständigenrat zur Begutachtung der Entwicklung im Gesundheitswesen (2018). *Gutachten 2018; Bedarfsgerechte Steuerung der Gesundheitsversorgung*. In: Mendel, K. & Hennes, P. (Hrsg.) *Handbuch des Rettungswesens. Erste Hilfe, Notfallrettung und Krankentransport* (Ordner 2, Kap. A2.3 10, S. 1–24). Witten: Mendel.

Scheffler, M. (2014). *Der Rettungsdienst in Schleswig-Holstein im Jahr 2025. Die Herausforderungen des demografischen und strukturellen Wandels mit den Auswirkungen auf Kosten, Leistungen und Personal anhand einer Modellrechnung der RKiSH gGmbH*. Heide: Rettungsdienst-Kooperation in Schleswig-Holstein (RKiSH) gGmbH.

Schiller, J.H., Voss, M., Gerhold, L. et al. (2014). *Organisationsstudie »Steuerungsmöglichkeiten für einen zukunfts- und leistungsfähigen Katastrophenschutzdienst in Schleswig-Holstein unter den Gesichtspunkten der Ehrenamtlichkeit sowie veränderter gesellschaftlicher und wirtschaftlicher Rahmenbedingungen«*. Berlin: Freie Universität Berlin. Zugriff am 30.07.2022 unter: https://www.polsoz.fu-berlin.de/ethnologie/forschung/arbeitsstellen/katastrophenforschung/aktuelles/news/2_news_dokumente/Organisationsstudie_Katastrophenschutzs_SH-Bericht_final.pdf

Schreyögg, G. & Koch, J. (2020). *Management: Grundlagen der Unternehmensführung. Konzepte – Funktionen – Fallstudien*. 8. Aufl. Wiesbaden: Springer Gabler. https://doi.org/https://doi.org/10.1007/978-3-658-26514-4

Ständige Konferenz für Katastrophenvorsorge und Katastrophenschutz (Hrsg.) (2000). *Führung und Leitung im Einsatz. Führungssystem. Vorschlag einer Dienstvorschrift DV 100*. Köln. Zugriff am 20.12.2022 unter: http://orgl-hof.de/uploads/media/Fuehrung-und-Leitung-im-Einsatz-DV-100.pdf

Vahs, D. (2009). *Organisation. Ein Lehr- und Managementbuch*. 7. Aufl. Stuttgart: Schäffer-Poeschel.

Yukl, G. (1989). *Managerial Leadership: A Review of Theory and Research*. Journal of Management, 15, 251–289.

17 Rettungsdienstlogistik: Planung für und mit dem Rettungsdienst

Melanie Reuter-Oppermann

17.1 Zusammenfassung

Verfahren des Operations Research (OR) für die Rettungsdienstlogistik werden bereits seit den 1960er Jahren entwickelt. Dazu gehören neben Verfahren für die Standortplanung von Rettungswagen und -wachen auch Ansätze für die Krankentransportplanung oder verschiedene Dispositionsstrategien. In der deutschen Praxis werden trotzdem oft nur einfache, manuelle Ansätze verwendet und ein Wissen um die Methoden und Möglichkeiten der Forschung fehlen meist. In diesem Kapitel soll neben einer kurzen Übersicht über existierende Verfahren eine mögliche Integration in die Praxis diskutiert und notwendige Schritte aufgezeigt werden. Dafür werden relevante Fragestellungen in einer Forschungsagenda zusammengefasst. Für eine erfolgreiche Etablierung der mathematischen Modelle und Methoden in der Praxis werden eine interdisziplinäre Zusammenarbeit verschiedener Forschungsbereiche sowie eine Einbindung von ExpertInnen aus der Praxis notwendig sein. Die Rettungswissenschaft kann hier ein notwendiges Dach bieten, um eine solche interdisziplinäre Forschung zu ermöglichen.

17.2 Einleitung

Prozesse im Rettungsdienst sind komplex, aufwändig und häufig informationslastig, z. B. in den Leitstellen, in der Notfallrettung oder auch im Krankentransport. Entscheidungen müssen nicht selten in nur wenigen Sekunden getroffen werden, und in den Leitstellen erfordern parallele Einsätze die gesamte Aufmerksamkeit der DisponentInnen. Hinzu kommt die Tatsache, dass an den Prozessen und Dienstleistungen viele verschiedene Parteien beteiligt sind, die für einen reibungslosen Ablauf in ständigem Austausch zueinanderstehen müssen, neben der bestmöglichen Versorgung der PatientInnen aber durchaus konfliktäre Ziele haben können. Entscheidungen für logistische Fragestellungen, wie die Positionierung von Rettungswagen, die MitarbeiterInnen- und Dienstplanung oder die Zuordnung von Krankentransporten, haben große Auswirkungen auf die Versorgung der PatientInnen, aber auch auf die Arbeitsbedingungen der Rettungsdienstmitarbeitenden. Während sich die Forschung in dem Bereich vor allem durch Ansätze des OR in den letzten Jahren immer weiterentwickelt hat, werden in der Praxis oft nur einfache, manuelle Ansätze verwendet und ein Wissen um die Methoden und Möglichkeiten der Forschung fehlen meist. Hier geht derzeit ein großes Potential verloren.

Mit Hilfe des OR lassen sich u. a. logistische Fragestellung wie die Standortplanung von Wachen und Rettungswagen (RTW) sowie Krankentransportwagen (KTW) oder die Planung von Krankentransporten beantworten (Reuter-Oppermann, 2017; Reuter-Oppermann et al., 2017). In der Regel wird bei diesem Ansatz zuerst ein mathematisches Modell aufgestellt, das mit Hilfe von Software-Tools, sogenannten mathematischen Solvern, implementiert und gelöst werden kann. Ein Modell besteht dabei aus einer oder mehreren Zielfunktionen, die abbilden, mit welchem Ziel die Optimierung gelöst werden soll. Ziele können z. B. die Minimierung der Anzahl von oder der Kosten für Wachenstandorte oder die Maximierung der innerhalb der Hilfsfrist erreichbaren Einsatzorte sein. Kann eine Lösung für ein Modell bestimmt werden, so ist dies die optimale, jeweils bestmögliche Lösung für das dem Modell zugrundeliegende Problem. Bei der Modellierung von Praxisproblemen kommt es allerdings häufig vor, dass die Modelle zu komplex sind, um optimal gelöst werden zu können. Dann werden Näherungsverfahren, sogenannte Heuristiken, verwendet, um in kurzer Zeit möglichst gute Lösungen zu bestimmen.

Die Rettungsdienstplanung unterliegt vielen Unsicherheiten. Auch wenn z. B. Verfahren des Maschinellen Lernens eine Vorhersage von Notfällen ermöglichen, um die strategische Planung oder operative Entscheidungen zu unterstützen, so sind dies immer nur Abschätzungen, eine exakte Vorhersage aller Notrufaufkommen ist nicht möglich. Daher müssen in den Planungsverfahren Annahmen zum Aufkommen in Bezug auf Zeit, Ort und Dauer gemacht werden. Um die Auswirkungen der Annahmen zu untersuchen und verschiedene mögliche Ausprägungen und Szenarien für die Zukunft zu analysieren, können mathematische Simulationen verwendet werden. Sie erlauben beispielsweise auch den Vergleich verschiedener alternativer Lösungen, z. B. für die strategische Standortplanung von Rettungswachen und -wagen. Aktuelle Forschung beschäftigt sich u. a. auch mit der Erstellung integrierter Simulations- und Optimierungsverfahren, die z. B. eine iterative Bestimmung von bestmöglichen Lösungen für das zugrunde liegende Planungsproblem ermöglichen.

OR-Verfahren für die Rettungsdienstlogistik, beginnend mit Ansätzen der Standortplanung für Rettungswagen und -wachen, werden bereits seit den 1960er Jahren entwickelt. Auf der anderen Seite ist eine Einbindung der (deutschen) Rettungsdienstpraxis in die Forschung und die Entwicklung von Methoden und Verfahren für die Rettungsdienstlogistik essentiell. Neben monetären und versorgungsrelevanten Zielen müssen auch die Zufriedenheit der MitarbeiterInnen und Aspekte der Fairness miteinbezogen werden. Dies kann in sogenannten multikriteriellen Optimierungsproblemen abgebildet werden, die die verschiedenen Ziele miteinbeziehen. Um die bestmögliche Lösung zu bestimmen, ist es allerdings notwendig, die Ziele zu gewichten – eine Aufgabe, die für die Praxis meist sehr schwierig ist. Alternativ können alle Lösungen, die nicht von einer anderen dominiert werden, bestimmt und den EntscheiderInnen zur Auswahl ausgegeben werden. Auch hier kann die Forschung wiederum dabei unterstützen, indem z. B. nur eine relevante Teilmenge angezeigt oder die wichtigsten Unterschiede zwischen den Lösungen deutlich aufgezeigt werden. Es zeigt sich also, dass für eine erfolgreiche Verbesserung der Rettungsdienstlogistik Praxis und Forschung zusammenarbeiten und voneinander wissen müssen. Daher verfolgt das Kapitel folgende drei Ziele:

1. Es wird eine Übersicht über die wichtigsten Planungsprobleme in der Rettungsdienstlogistik gegeben, die mit Hilfe von Methoden und Verfahren des Operations Research gelöst werden können. Dazu gehören die Standortplanung von Ret-

tungswagen und -wachen, die Umpositionierung von Einsatzmitteln, die Disposition von Einsatzmitteln, die MitarbeiterInnen- und Dienstplanung sowie die Planung von Krankentransporten.
2. Verschiedene Zielfunktionen für die unterschiedlichen Planungsprobleme und ihre Relevanz für die Rettungsdienstlogistik werden diskutiert.
3. Resultierende Forschungsfragen werden formuliert und die jeweilige notwendige Einbindung der Praxis aufgezeigt sowie der Mehrwert der Rettungswissenschaften diskutiert.

17.3 Übersicht Rettungsdienstlogistik

Rettungsdienstlogistik betrachtet eine Vielzahl verschiedener Planungsprobleme innerhalb des Rettungsdienstkontextes auf den drei Planungsebenen strategisch, taktisch und operativ. Eine Übersicht über die Planungsprobleme ist in Tabelle 17.1 zu finden (▶ Tab. 17.1). Für eine ausführlichere Darstellung wird z. B. auf den Übersichtsartikel von Reuter-Oppermann et al. (2017) verwiesen. Eine Auswahl der Planungsprobleme wird im weiteren Verlauf dieses Abschnitts dargestellt.

Tab. 17.1: Rettungsdienstlogistik auf den drei Planungsebenen (vgl. Reuter-Oppermann et al., 2017)

Planungsebene	Zeithorizont	Planungsprobleme
strategisch	jährlich oder länger	• Standortplanung von Rettungswachen • Anzahl an RTWs und KTWs • Einstellung von MitarbeiterInnen • Langzeitvorhersagen für Einsätze • Strategische Simulation zur Analyse von Szenarien
taktisch	monatlich oder wöchentlich	• Standortplanung der RTWs • Dienstplanung (DisponentInnen, NotärztInnen, NotfallsanitäterInnen, RettungsassistentInnen etc.)
operativ	täglich oder in Echtzeit	• Umpositionierung von RTWs • Disposition von RTWs zu Einsätzen • PatientInnentransport-Planung • Umplanung bei Ausfall von Personal und Fahrzeugen • tägliche/stündliche Vorhersagen • Echtzeitsimulation als digitaler Zwilling des Rettungsdienstes

17.3.1 Standortplanung von Rettungswagen und -wachen

Das wahrscheinlich wichtigste Planungsproblem betrifft die Standortplanung von Rettungswagen und -wachen. In der Praxis wird dabei häufig von der Rettungsdienstbedarfsplanung gesprochen. Die Standortplanung der Wachen führt in der Regel zu strategischen Entscheidungen, die Positionierung von RTWs kann eher als eine taktische Entscheidung angesehen werden. Während in der Praxis die beiden Planungsprobleme häufig auch einzeln oder nacheinander gelöst werden, zeigen van Essen et al. (2013) den Mehrwert, die beiden Planungsprobleme zusammen zu lösen.

Auch die ersten Optimierungsmodelle haben sich ausschließlich mit der Positionierung von Wachen beschäftigt. Bereits 1971 führten Toregas et al. das »Location Set Covering Model« ein, um die minimal erforderliche Anzahl von Rettungswachen zu bestimmen, um eine gesamte Region innerhalb einer festgelegten Zeit abzudecken. Church und ReVelle haben 1974 das »Maximum Coverage Location Problem« (MCLP) entwickelt, um eine begrenzte Anzahl an Rettungswachen so zu positionieren, dass damit die Abdeckung des betrachteten Gebiets maximiert wird. Viele weiterführende Modelle wurden basierend auf dem MCLP so formuliert, dass die Abdeckung mit einer festen Anzahl an Ressourcen maximiert wird. Mit geringfügigen Modifikationen können die meisten Modelle jedoch auch verwendet werden, um die erforderliche Anzahl zu bestimmen, um eine minimale Leistungsanforderung, z. B. die in vielen Bundesländern gesetzlich vorgegebene Hilfsfrist, zu erfüllen. Die überwiegende Mehrheit der Modelle verwendet abdeckungsbasierte Leistungskennzahlen. Diese Modelle maximieren den Anteil der Einsätze, der innerhalb einer bestimmten Zeit erreicht werden kann. Dies liegt vor allem daran, dass in fast allen Ländern Rettungsdienstanbieter hauptsächlich an der Hilfsfristeinhaltung gemessen werden. Dennoch gibt es auch Modelle, die andere Ziele verfolgen. Dzator and Dzator (2013) minimieren beispielsweise die durchschnittliche Reaktionszeit für die Rettungsdienstbedarfsplanung.

Während die ersten mathematischen Modelle deterministisch waren, hat Daskin 1983 das »Maximum Expected Coverage Location Problem« (MEXCLP) beschrieben. Es maximiert die erwartete Abdeckung einer Region bei Positionierung einer vorgegebenen Anzahl an Rettungswachen und RTW unter der Annahme, dass Einsätze parallel auftreten und RTW damit bereits im Einsatz und nicht verfügbar sein können, wenn ein Notruf eintrifft. Dafür wird eine explizite Nichtverfügbarkeit der RTW als Parameter im Modell verwendet. Es wurden daraufhin viele Modelle vorgeschlagen, die das MEXCLP von Daskin erweiterten, z. B. indem sie eine zeitabhängige Nachfrage (Repede & Bernardo, 1994; van den Berg & Aardal, 2015), mehrere Fahrzeugtypen (Chong et al., 2015), stochastische Reaktions- bzw. Fahrzeiten (Ingolfsson et al., 2008; van den Berg et al., 2015) oder Überlebenswahrscheinlichkeiten (Erkut et al., 2008) betrachten. Auf Basis des MEXCLP werden noch heute viele Publikationen veröffentlicht und Rettungsdienstbedarfsplanungen weltweit durchgeführt. Alternativ verwenden Beraldi et al. (2004), Beraldi & Bruni (2009) und Nickel et al. (2015) stochastische Programmiertechniken, um Unsicherheiten zu modellieren.

Ein weiterer interessanter Ansatz wurde 1997 von Gendreau et al. publiziert. Im sogenannten »Double Standard Model« (DSM) werden zwei unterschiedliche Hilfsfristradien betrachtet. Während das gesamte Gebiet innerhalb des größeren Radius abgedeckt werden muss, wird der Anteil der erwarteten Einsätze maximiert, der innerhalb des kleineren Radius erreicht werden kann.

Da das Rettungsdienstsystem typischerweise stark vereinfacht werden muss, um handhabbare Lösungen zu erhalten, empfiehlt es sich, die Optimierung mit einer Simulation zu kombinieren, um praxistaugliche Lösungen zu gewährleisten. Ansätze, bei denen eine Wechselwirkung zwischen Simulation und Optimierung besteht, werden Simulations-Optimierungs-Ansätze genannt. Lee et al. (2012) z. B. schlagen die iterative Verwendung einer Simulation vor, um die erwartete Auslastung der positionierten Rettungswagen zu bestimmen. Mit Hilfe der Simulation wird für eine ermittelte Lösung die erwartete Nichtverfügbarkeit der RTW bestimmt. Dieser

Wert wird wiederum im mathematischen Modell eingesetzt und es wird eine neue Lösung bestimmt, die dann wiederum simuliert wird. Dies geschieht so lange, bis sich keine Änderung mehr ergibt. Mason (2013) präsentiert auch einen kombinierten Simulations-Optimierungs-Ansatz zur Bestimmung verbesserter Wachenstandorte. McCormack & Coates (2015) integrieren eine Simulation in einen genetischen Algorithmus, um die Qualität der aktuellen Lösung zu ermitteln.

17.3.2 Umpositionierung von Rettungswagen

Werden RTWs zu Notfällen disponiert, so ändert sich die Abdeckung des Gebietes und bestimmte Bereiche sind möglicherweise nicht mehr innerhalb der Hilfsfrist von einem RTW erreichbar. Eine Möglichkeit, um auf solche Situationen zu reagieren, ist das Umpositionieren (engl. Relocating) von Rettungswagen. In der deutschen Praxis wird dies auch häufig als »Gebietsabsicherung«, »Wachverlegung« oder »Mobile-Wachen-Strategie« bezeichnet. Dabei gibt es in der OR-Literatur verschiedene Ansätze. So können z. B. bestimmte Szenarien im Voraus bestimmt und dafür Lösungen ermittelt werden. Tritt in der Praxis dann eines dieser Szenarien auf, wird die im Voraus ermittelte Lösung umgesetzt. Dies kann beispielsweise auch eine Liste sein, in der für jede mögliche Anzahl an verfügbaren RTWs eine Zuordnung zu den Wachen aufgeführt ist. Sind nur fünf von 10 RTWs einsatzbereit, so kann in der Liste nachgesehen werden, an welchen Wachen diese fünf RTWs stehen sollen. Dies wird dann mit dem aktuellen Zustand verglichen und wenn nötig werden Umpositionierungen angeordnet. Bei sehr großen Regionen kann die Anzahl an Szenarien eine Herausforderung darstellen. Alternative Verfahren geben die Möglichkeit, zumindest für unterschiedliche Tage und Tageszeiten verschiedene Standortlösungen für alle RTWs zu bestimmen. Während des Tages wird die DisponentIn dann dabei unterstützt, zu welcher Wache ein RTW nach einem Einsatz fährt oder ob Umpositionierungen notwendig sind, um den zu dem Zeitpunkt aktuellen Plan zu realisieren. Andere Ansätze sind noch flexibler und versprechen eine bessere Performance, sind aber auch komplexer und aufwändiger. Solche Ansätze bestimmen zu jedem möglichen Zeitpunkt, welche Fahrzeugbewegungen notwendig sind, um die Abdeckung zu maximieren. Dies kann jede Minute, alle fünf Minuten oder zu jedem Zeitpunkt sein, an dem Veränderungen stattfinden, z. B. nach der Disposition eines RTW oder sobald ein RTW wieder frei wird. Einige Ansätze wägen dabei den Aufwand der notwendigen Fahrten gegen die erwartete Verbesserung der Abdeckung ab und versuchen die Anzahl an notwendigen Umpositionierungen zu minimieren (van Barneveld et al., 2016). Andere Verfahren versuchen die Zeit zu minimieren, die benötigt wird, um den gewünschten Systemzustand zu erhalten. Dazu wird in Kauf genommen, dass mehrere, aber dafür kürzere Fahrten von RTWs notwendig sind. Die Idee dahinter ist, dass sich die Versorgung der Region während der Fahrten in einem unerwünschten, möglicherweise sogar schlechteren Zustand befindet und schnellstmöglich der gewünschte Zustand erreicht werden soll. Ein RTW bleibt während der Umpositionierung zwar disponibel, aber er kann während der Fahrt möglicherweise weder das ursprüngliche Einsatzgebiet noch das Zielgebiet innerhalb der Hilfsfrist erreichen. Bei den Entscheidungen muss neben der erwarteten Verbesserung der Abdeckung auch die bisherige und zukünftige Arbeitsleistung der RTW-Besatzungen miteinbezogen werden. Außerdem sollten Vorhersagen der Einsätze für die Bestimmung der Abdeckung sowie zum Freiwerden sich derzeit im Einsatz befindlicher Fahrzeuge mit einbezogen werden.

17.3.3 Disposition von Rettungsmitteln

In Deutschland wird in der Regel der nächste freie RTW zu einem Notfall entsendet. Allerdings haben Carter et al. bereits 1972 gezeigt, dass diese Strategie aus Systemsicht nicht immer optimal ist. Zudem setzt sie eine vollständige Kenntnis der Standorte aller RTWs sowie gute Vorhersagen über die notwendigen Fahrzeiten in Echtzeit voraus, was in der Praxis nicht immer der Fall ist (Dean, 2008). Auch Schmid (2012) hat festgestellt, dass das Abweichen von der Nächste-Fahrzeug-Strategie für nicht lebensbedrohliche Notfälle die Gesamtleistung des Systems verbessern kann. In mehreren Publikationen hat Lee (2011, 2012a, 2012b, 2013, 2014) die Disposition von RTWs im US-amerikanischen Rettungsdienst untersucht, wobei nur ein Teil der PatientInnen tatsächlich transportiert wurde und Rettungswagen daher häufig von einem Einsatzort zum nächsten gefahren sind. Bei der Disposition eines RTW zu einem Notfall wird u. a. die Bereitschaft für zukünftige Einsätze berücksichtigt (Lee, 2011). Zudem wird das Konzept der »Zentralität« vorgeschlagen (Lee, 2012a, 2012b, 2013). Die Zentralität wird für jeden Bedarfsort basierend auf den Entfernungen und der Verteilung der aktuellen Notrufe bestimmt. Werden auch gerade freiegewordene oder zeitnah freiwerdende RTWs an Krankenhäusern oder Einsatzorten oder sich auf dem Rückweg befindende RTWs einbezogen, können die Fahrzeiten zusätzlich verbessert werden (Lee, 2014). Bandara et al. (2014) schlagen eine Heuristik für die Disposition vor, bei der sie die Schwere der Notfälle in die Dispositionsentscheidung mit einbeziehen, um die Überlebenswahrscheinlichkeit der PatientInnen zu erhöhen. Ziel des Ansatzes von Sudtachat et al. (2014) ist es, die erwartete Gesamtüberlebenswahrscheinlichkeit von PatientInnen mit einem »lebensbedrohlichen« Notfall zu maximieren. Verschiedene Simulationstools analysieren und vergleichen Dispositionsstrategien, wie z. B. das von van Buuren et al. (2012) für den Rettungsdienst in den Niederlanden. Ein Markov-Entscheidungsprozess wird von McLay & Mayorga (2013b) vorgeschlagen, um erwartete HochrisikopatientInnen möglichst schnell zu erreichen. Die Autoren zeigen auch, dass es aus Systemsicht nicht immer am besten ist, den nächstgelegenen RTW zu einer PatientIn zu schicken. In einem erweiterten Modell betrachten die Autoren Auswirkungen von vier Maßen zur Bestimmung der Fairness, wobei sich zwei auf die PatientInnensicht und zwei auf die Sicht der Mitarbeitenden beziehen (McLay & Mayorga, 2013a).

17.3.4 MitarbeiterInnen- und Dienstplanung

Die MitarbeiterInnen- und Dienstplanung ist sowohl für die Leitstellen als auch den Rettungsdienst relevant. Während die MitarbeiterInnenplanung die Frage beantwortet, wie viele MitarbeiterInnen in welchen Schichtmodellen notwendig sind, um die geplanten Vorhaltestunden in den Leitstellen sowie in RTWs und KTWs zu erfüllen, bestimmt die Dienstplanung die konkreten Schichten, also an welchen Tagen und zu welchen Zeiten die MitarbeiterInnen Dienst haben. Für beide Planungsprobleme existieren eine Vielzahl von mathematischen Modellen und Verfahren, wenn auch nicht alle spezifisch für den Rettungsdienst. Im Gesundheitsbereich finden sich viele Ansätze für die Dienstplanung von ÄrztInnen und Pflegepersonal im Krankenhaus. Vor allem aufgrund des Personalmangels im Rettungsdienst ist eine effiziente Dienstplanung notwendig. Zudem sollten potentielle Wünsche der MitarbeiterInnen für Dienste oder freie Tage soweit möglich berücksichtigt und Entscheidungen so fair wie möglich getroffen werden.

Aus Planungssicht haben Leitstellen große Ähnlichkeiten mit Callcentern. Während sich die OR-Literatur intensiv mit Letzteren beschäftigt hat (vgl. Koole & Mandelbaum, 2002), existieren nur wenige Veröffentlichungen, die sich spezifisch mit der Besetzung und der Dienstplanung in Leitstellen auseinandersetzen. Kozan und Mesken (2005) haben ein Simulationstool entwickelt, das Was-wärewenn-Szenarien analysieren kann, um die Personalvorhaltung in Leitstellen zu verbessern. Dwars (2013) stellte ein Simulationstool vor, das bei der MitarbeiterInnenplanung unterstützen soll. Dafür werden die drei Rollen »Calltaker«, »Dispatcher« und »Generalist« betrachtet, wobei die GeneralistInnen die Aufgaben von Calltaker und Dispatcher übernehmen können. Die Hauptanwendung der Simulation besteht darin, den Effekt bei der Zusammenführung von Leitstellen zu untersuchen. Dwars (2013) zeigt in der Studie, dass durch die Zusammenlegung von Leitstellen erhebliche Effizienzgewinne erzielt werden können.

17.3.5 Krankentransportplanung

Die Planung und Zuordnung von Krankentransporten entspricht einem klassischen Optimierungsproblem der Logistik und ist damit eines der vielversprechendsten Planungsprobleme der Rettungsdienstlogistik, um mit dem Einsatz von mathematischer Optimierung die Arbeit der DisponentInnen in den Leitstellen zu erleichtern. Natürlich muss bedacht werden, dass es beim Transport um PatientInnen und nicht um Güter geht, trotzdem kann man bei der Modellierung von den langjährigen Erfahrungen der Tourenplanungen für die Industrie oder auch der Forschung zu Mobilitätsdienstleistungen profitieren.

Die Krankentransportplanung lässt sich mathematisch als sogenanntes »Dial-a-Ride-Problem« (DARP) modellieren, bei dem eine Menge von Aufträgen von einer Anzahl an Fahrzeugen bearbeitet werden muss (Cordeau & Laporte, 2007). Jeder Auftrag ist dabei durch einen Abhol- und einen Zielort sowie eine Abhol- oder Zielzeit definiert. Aus Abhol- und Zielort kann mit Hilfe einer Routingsoftware die benötigte Transportzeit bestimmt werden. Da jeweils nur eine PatientIn in einem Krankentransportwagen transportiert werden kann, lässt sich aus der Abholoder Zielzeit die jeweils andere bestimmen.

Bei der Krankentransportplanung handelt es sich um ein operatives Planungsproblem und für viele Leitstellen wird ein relevanter Anteil an Aufträgen erst kurzfristig angemeldet, auf den entsprechend reagiert werden muss. Für die Einplanung aller Aufträge sind zwei grundsätzliche Ansätze möglich. Diese unterscheiden sich vor allem darin, ob die bereits am Vortag bekannten Aufträge zum Beginn des jeweiligen Tages verplant oder ob alle Aufträge erst über die Zeit Fahrzeugen zugeordnet werden. Werden Aufträge nicht vorab geplant, sondern erst zur Ausführung den KTWs zugeteilt, spricht man von sogenannter Online-Optimierung. Im einfachsten Fall ordnet man einem freien bzw. frei gewordenen KTW den nächsten Auftrag aus der Liste der nach den Abholzeiten sortierten Aufträge zu. Da aber in der Regel bereits weitere Aufträge bekannt sind, empfiehlt es sich, diese sowie die anderen Fahrzeuge in die Entscheidung miteinzubeziehen. Werden bereits vor Beginn des Tages bekannte Aufträge in Touren geplant, so gibt es drei grundsätzliche Möglichkeiten mit kurzfristigen Aufträgen umzugehen: Im ersten Fall wird ein Teil der KTWs nur für diese Aufträge reserviert und Aufträge werden über die Zeit diesen Fahrzeugen zugeordnet. Dies ist allerdings oft nachteilig in der Praxis, da für eine gute Performance die im Vorhinein geplanten Touren vollständig ausgelastet sein und die kurzfristig auftretenden Fahrten gleichmäßig über den Tag verteilt sein müssen, um unnötig hohe Wartezeiten zu vermeiden. Daher empfiehlt es sich häufig, kurzfristige Aufträge potentiell in alle Touren einplanen zu können. Entweder können sie an den bestmöglichen Positionen eingefügt werden oder es werden zusätzliche Änderungen der Touren zugelassen, z. B., indem ein bereits eingeplanter Auftrag in eine andere Tour verschoben wird. Eine Übersicht über Veröffentlichungen zu mathematischen Methoden für die Krankentransportplanung findet sich beispielsweise in Reuter-Oppermann et al. (2017) und Reuter-Oppermann (2017).

Die Ziele, die bei der Planung verfolgt werden können, sind aufgrund der verschiedenen involvierten Parteien vielfältig. Auch wenn es bei den Krankentransporten in den meisten Bundesländern noch keine offiziellen, mit der Hilfsfrist vergleichbaren maximalen Zeitfenster gibt, so werden von einigen Organisationen maximale Wartezeiten von 30 bis 40 Minuten gefordert und auch für die PatientInnen sind möglichst kurze Abweichungen vom Bestellzeitpunkt wünschenswert. Davon profitiert auch das System insgesamt, da ansonsten das Risiko besteht, dass ein RTW für die Fahrt eingesetzt werden muss. Aus Kostensicht sind möglichst kurze oder möglichst wenige Touren der KTWs die wichtigsten Ziele. Die Besatzungen wünschen sich oft faire Touren mit gleichen Dauern, Aufträgen und vergleichbarer körperlicher Belastung. Es ist leicht ersichtlich, dass diese Ziele zueinander im Konflikt stehen. Alle zuvor beschriebenen Verfahren können auch mit zwei oder mehr Zielen angewendet werden. Eine Abwägung der Ziele gegeneinander ist notwendig.

Auch wenn sich eine Leitstelle für einen Online-Optimierungs-Ansatz entscheidet, empfiehlt es sich trotzdem, eine grobe Vorabplanung laufen zu lassen, wenn Fahrten angefragt werden. So kann die Auslastung abgeschätzt und auf mögliche Engpässe bereits vorab reagiert werden. Auch sollte es in Zukunft das Ziel sein, bei einer Bestellung eines Auftrags gut abschätzen zu können, ob der gewünschte Zeitpunkt unter Nutzung eines KTWs eingehalten werden kann. Falls nicht, kann möglicherweise mit dem Besteller eine abweichende Uhrzeit vereinbart, diese dafür aber garantiert werden.

17.4 Zielfunktionen für Notfallrettung und Krankentransportplanung

Zielfunktionen spielen eine entscheidende Rolle in mathematischen Modellen. Sie werden zur Bewertung der Lösungen und zur Ermittlung der bestmöglichen Lösung bezüglich der jeweiligen Zielfunktion(en) benötigt. In der Literatur existieren eine Vielzahl von Zielfunktionen für die verschiedenen Planungsprobleme der Rettungsdienstlogistik. Deren tatsächliche und ggf. situations- oder organisationsabhängige Relevanz in der deutschen Praxis wurde bisher allerdings kaum untersucht. Eine klare Definition des Qualitätsbegriffes fehlt für den Rettungsdienst. Das gilt auch für die Leitstelle. Auch die Definition der verschiedenen Hilfsfristen basiert nicht auf medizinischen oder empirischen Belegen. In der Entwicklung fundierter, an PatientInnenkategorien und Diagnosegruppen orientierter Hilfsfristen zusammen mit einer Analyse der Auswirkungen auf die Rettungsdienstbedarfsplanung könnte ein wichtiger Forschungsansatz der Rettungswissenschaft liegen. Eine ausschließliche Berücksichtigung ökonomischer Aspekte ist als kritisch anzusehen. Oftmals sind in der Praxis auch zwei oder mehr Zielfunktionen gleichzeitig relevant, wobei eine Gewichtung bzw. zumindest Reihenfolge der Ziele nicht ganz klar ist.

Für die Rettungsdienstbedarfsplanung z. B. wurden in der Literatur eine ganze Reihe an Zielfunktionen vorgeschlagen. Dazu gehören die Minimierung der Anzahl an benötigten Wachen (Toregas et al., 1971), RTWs und Vorhaltestunden oder sogar die Minimierung der zugehörigen Kosten für Wachen, RTWs und Vorhaltestunden (Nickel et al.,2015; Nojan, 2010), die allerdings seltener betrachtet werden. Für die Rettungsdienstbedarfsplanung stellt die Hilfsfristeinhaltung ein wichtiges Kriterium dar. Ist die Anzahl an verfügbaren Ressourcen fix, so kann die erwartete prozentuale Hilfsfristeinhaltung maximiert, die durchschnittliche Fahrzeit minimiert (Dzator & Dzator, 2013) oder auch die maximale Fahrzeit zu einem Einsatzort minimiert werden. Klar ist, dass sich die Ziele der Minimierung der Standorte/Vorhaltung und die Maximierung der Hilfsfristeinhaltung widersprechen: Je mehr Standorte bzw. RTWs bestmöglich positioniert werden, desto schneller können alle Einsatzorte erreicht werden. Für die Praxis müssen daher Kompromisslösungen gefunden werden. Neuere Modelle schauen nicht auf die lineare Fahrzeit oder die binäre Hilfsfristeinhaltung, sondern betrachten die PatientInnen und versuchen die Überlebenswahrscheinlichkeiten zu maximieren (Erkut et al., 2008; Knight et al., 2012; Zaffar et al., 2016), wobei natürlich ein Zusammenhang zwischen den Fahrzeiten und den Überlebenswahrscheinlichkeiten existiert, da eine kürzere Fahrzeit auch zu einem schnelleren Behandlungsbeginn und damit einer höheren Überlebenswahrscheinlichkeit führt. Die mathematischen Funktionen, die die Überlebenswahrscheinlichkeiten in Abhängigkeit von der Zeit modellieren, sind allerdings in der Regel nichtlinear und stellen daher eine besondere Herausforderung dar. Neueste Ansätze in der Literatur binden sogenannte Fairnessmaße in Bezug auf die Distanz zu verschiedenen potentiellen Einsatzorten als Zielfunktion ein (Jagtenberg & Mason, 2020), anstatt ausschließlich die reine Effizienz der Ressourcennutzung zu betrachten. Liegen in einem Rettungsdienstgebiet z. B. städtische und ländliche Bereiche, so positionieren die meisten Bedarfsplanungsansätze die Wachenstandorte und RTWs in den städtischen Gebieten mit höherer Einwohnerdichte, kleinere Orte in ländlichen Bereichen sind möglicherweise nicht innerhalb der Hilfsfrist erreichbar. Auch wenn Hilfsfristvorgaben eingehalten werden und Lösungen aus wirtschaftlichen Gesichtspunkten sinnvoll sind, so erscheinen sie nicht immer fair für alle PatientInnen (Jagtenberg & Mason, 2020). Während das OR entsprechende Ansätze und Modelle vorschlagen und nur aus logistischer Sicht analysieren kann, so kann die Rettungswissenschaft die notwendige, ganzheitliche Diskussion führen.

Eigentlich sollte die Qualität im Krankentransport leichter zu definieren und auch zu messen sein als in der Notfallrettung, da beispielsweise medizinische Outcomes keine direkte Rolle spielen. Trotzdem gibt es in Deutschland keine offiziellen Qualitätskriterien. Viele Ansätze in der Literatur minimieren die gesamte Dauer der Touren, wie es bei Tourenplanungsproblemen üblich ist (z. B. Dörner & Hartl, 2008; Parragh et al., 2009). Aus PatientInnensicht ist die Pünktlichkeit am wichtigsten, d. h. entsprechende Zielfunktionen minimieren die Summe der Verspätungen bei Abholung oder dem Erreichen des Zielorts bzw. die maximale Verspätung (z. B. Schilde et al., 2011). Melachrinoudis et al. (2007) minimieren auch die Leerlauf- bzw. Wartezeit für das Personal, wenn sie zu früh beim Abhol- oder am Zielort ankommen und warten müssen, bis eine PatientIn fertig ist oder übergeben werden kann. Bei der strategischen Bedarfsplanung werden häufig die notwenige Anzahl an KTWs bzw. deren Vorhaltesunden minimiert. Aspekte wie die Balancierung von Aufträgen zwischen Touren oder die Vermeidung von RTW-Einsätzen für die Durchführung von Krankentransporten werden bisher in der Literatur kaum betrachtet.

17.5 Forschungsagenda

Im Folgenden werden Forschungsfragen aus drei Themenbereichen aufgezeigt, die sich zwar aus dem Operations Research hinaus motivieren und auch teilweise bearbeitet werden können, die aber für eine zufriedenstellende Bearbeitung einen interdisziplinären Ansatz im Rahmen der Rettungswissenschaft benötigen.

17.5.1 Schichtlängen und Bereitschaft

Schichtlängen spielen z. B. für die MitarbeiterInnenplanung und die Rettungsdienstbedarfsplanung eine große Rolle. In beiden Planungen werden sie als Input mit einbezogen. Oftmals stellt sich in der Praxis die Frage, welchen Einfluss verschiedene Schichtlängen auf die Planung haben und, sollte die Möglichkeit existieren, welche Schichtzeitmodelle gewählt werden sollten. Dann ist es möglich, die Planungen mit verschiedenen Schichtzeiten zu erstellen und die Ergebnisse entsprechend zu vergleichen. Allerdings ist dies dann eine reine quantitative, logistische Betrachtung der Fragestellung und wird der eigentlichen Komplexität nicht gerecht. Während es aus logistischer Sicht leicht ist, den Effekt von 24-Stunden-Schichten mit 8-Stunden-Schichten auf die Vorhaltung oder die Dienstpläne zu vergleichen, ist es nicht so einfach zu modellieren, welchen Einfluss die Systeme z. B. auf die Zufriedenheit oder auch auf die Leistungsfähigkeit der Mitarbeitenden haben. Um dies zu erforschen sind Befragungen, Beobachtungen und Experimente zur Zufriedenheit, zur Aufmerksamkeit und Arbeitsbelastung sowie zu vielen anderen Aspekten denkbar und wichtig, um ein umfassendes Bild zu erhalten und um die insgesamt beste Lösung für alle Beteiligten zu finden. Mobile-Wachen-Strategien oder regelmäßige Umpositionierungen funktionieren nicht bzw. nicht gut mit 24-Stunden-Diensten, die davon ausgehen, dass Mitarbeitende einen Großteil der Zeit nicht aktiv, aber in Bereitschaft sind. Selbst wenn der Mehrwert solcher Strategien aus logistischer Sicht gezeigt werden kann, so müssen diese auch von den Mitarbeitenden akzeptiert und mitgetragen werden. Die Personalnot im Gesundheitswesen bedeutet zwar auf der einen Seite, dass die verfügbaren Arbeitskräfte möglichst effizient eingesetzt werden müssen. Es bedeutet aber auch, dass die Zufriedenheit der Mitarbeitenden essentiell ist, um sie zu halten. Interdisziplinäre Forschungsarbeiten als Teil der Rettungswissenschaft wären zur Beantwortung dieser Forschungsfragen geeignet und wünschenswert.

17.5.2 Rettungskette, Versorgungsformen und Dienstleistungsnetzwerk

Der Rettungsdienst ist Teil eines Netzwerks der Notfallversorgung von PatientInnen. Diese haben im Falle eines medizinischen Notfalls die Wahl zwischen dem KV-Notdienst, den Notaufnahmen und dem Rettungsdienst. Zu den jeweiligen Öffnungszeiten an Wochentagen ist auch eine Kontaktaufnahme mit Haus- oder niedergelassenen ÄrztInnen möglich, wenn es sich nicht um einen lebensbedrohlichen Notfall handelt. Dies ist aber für PatientInnen nicht immer leicht einzuschätzen, auch sind nicht immer alle Optionen bekannt. Vor allem junge PatientInnen haben heutzutage keine festen HausärztInnen mehr, an die sie sich wenden können. Deswegen ist eine Kommunikation zwischen den beteiligten Versorgern sowie eine übergreifende Betrachtung des Notfallsystems wichtig. Mathematische Modelle und Verfahren sowie kombinierte ereignisdiskrete und agentenbasierte Simulationen aus dem Bereich des Operations

Research können das System modellieren sowie verschiedene Dienstleistungen und Alternativen untersuchen. Aber für die Auswahl der Alternativen, die Bewertung von Lösungen und der Systemoptimierung bedarf es einer Disziplin wie der Rettungswissenschaft, die das Praxiswissen mitbringt und eine echte Systemsicht hat. Hierbei wäre es auch wichtig, Maßnahmen im Rettungsdienst aus medizinischer Sicht bewerten zu können. Dafür sind PatientInnendaten aus Krankenhaus und Rettungsdienst notwendig. Die Verbindung der beiden Datenquellen Rettungsdienst und Krankenhaus ist in Deutschland derzeit noch sehr schwierig und nur in ganz wenigen Regionen möglich. Eine Disziplin der Rettungswissenschaft könnte hier aufgrund des Praxisfokus und der Systemsicht den dringenden Bedarf und Nutzen aufzeigen und bei dem Aufbau einer gemeinsamen Datenbasis helfen.

Auch innerhalb des Rettungsdienstes gibt es heute erste Projekte, die unterschiedliche Versorgungsformen untersuchen. Ein Beispiel ist die GemeindenotfallsanitäterIn in Oldenburg (Seeger et al., 2021). Ein anderes ist die Einbindung von TelenotärztInnen, wie sie z. B. in Nordrhein-Westfalen vorangetrieben wird (Brokmann et al., 2021). Neben der jeweiligen Dimensionierung muss auch der Einfluss auf die Rettungsdienstbedarfsplanung untersucht werden. Dauern Einsätze mit TelenotärztIn in der Zukunft genauso lange wie Einsätze heute oder sind RTWs möglicherweise kürzer gebunden? Wie verändert sich die Anzahl an erwarteten RTW-Einsätzen bei Einführung der GemeindenotfallsanitäterIn über die Zeit? Bei der Diskussion müssen aber Aspekte wie Versorgungsqualität der PatientInnen oder die Auslastung der Mitarbeitenden untersucht werden. Auch dies führt zu Fragestellungen für die Rettungswissenschaft.

Die Kommunikation und Zusammenarbeit zwischen den Beteiligten ist auch ein elementarer Punkt mit Blick auf die Rettungskette. Diese ist entgegen der klassischen Darstellungen nicht vollständig linear. Eine detaillierte Analyse der Schnittstellen, der Parallelitäten und der Unterstützung durch digitale Tools und Systeme wäre ein weiteres interdisziplinäres Thema für die Rettungswissenschaften. Beispielhafte Fragen könnten sein: Wie kommt die Information ausreichend, einfach und schnell in die Leitstelle, wie kommt sie davon ausgehend in den RTW? Wie kann der Austausch zwischen Rettungsdienst und Krankenhaus möglichst effizient gestaltet werden? (Reuter-Oppermann & Wolff, 2020) Wie können ErsthelferInnen möglichst effizient in das System integriert werden und welchen Mehrwert können sie bieten? In Abbildung 17.1 ist exemplarisch der Anfang einer möglichen Modellierung der Rettungskette dargestellt (▶ Abb. 17.1). Es sind die Beteiligten »PatientIn/Einsatzort«, »Leitstelle«, »RTW«, »NotärztIn« und »Krankenhaus« aufgeführt. Weitere Beteiligte könnten z. B. ErsthelferInnen sein, die in die Darstellung und Modellierung mit eingebunden werden könnten.

17.5.3 Leitstellenprozesse

In Deutschland existieren derzeit 232 Leistellen (Trautmann et al., 2022). Sie spielen innerhalb der Notfallversorgung als einer der Haupansprechpartner für PatientInnen und Hilfesuchende eine entscheidende Rolle. Trotzdem existieren bisher nur wenige deutschsprachige oder auf Deutschland bezogene wissenschaftliche Arbeiten, die sich mit den Prozessen und Planungsaufgaben in BOS-Leitstellen auseinandersetzen. Aufgaben wie z. B. die Dienstplanung, die Disposition von Rettungsmitteln und die Umsetzung von Mobile-Wachen-Strategien können wie bereits diskutiert gut von OR-Verfahren unterstützt werden.

Auch Fuchs (2010) hat die Anwendbarkeit und Vorteile von mathematischen Modellen und Algorithmen für die Disposition von Rettungsmitteln in Deutschland aufgezeigt. Eine Übersicht über relevante Ansätze des OR

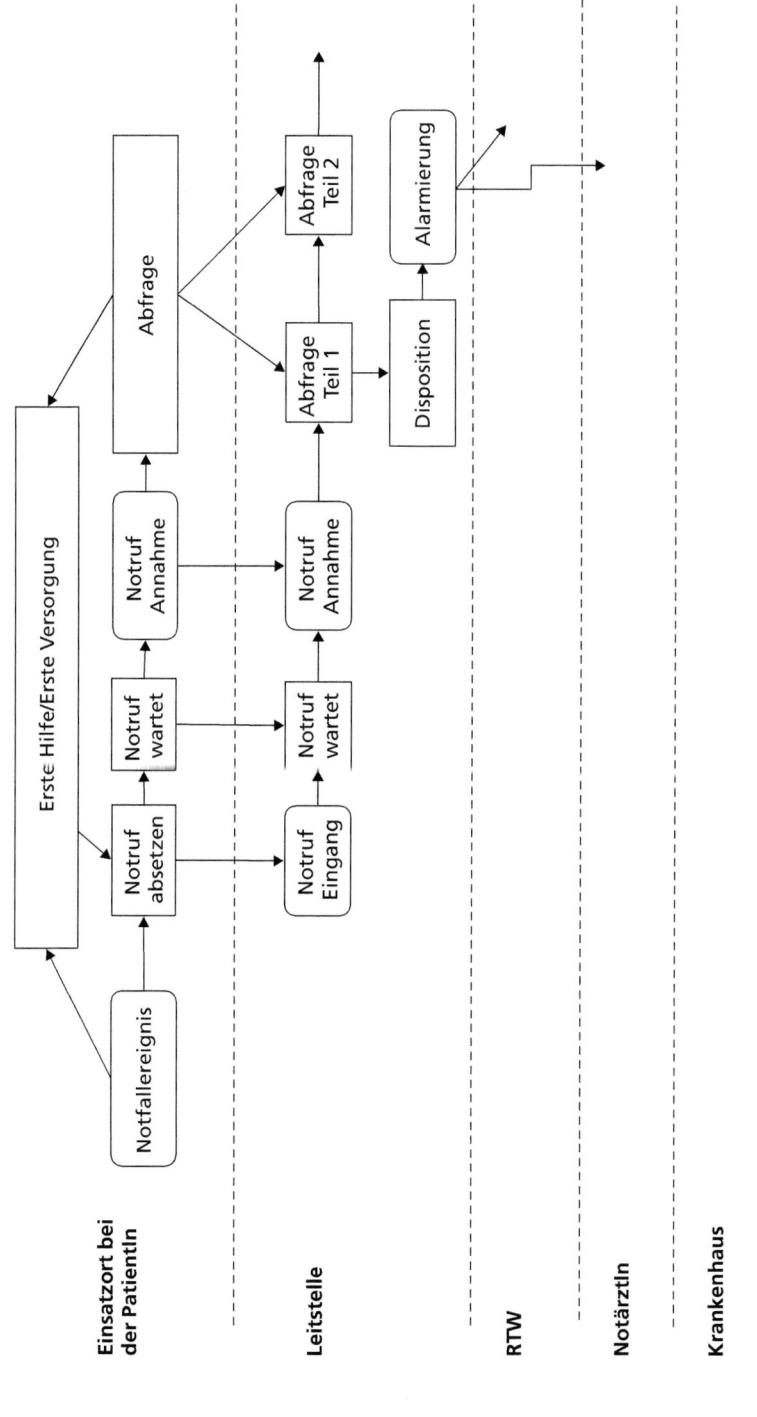

Abb. 17.1: Modellierung der Rettungskette (eigene Darstellung)

und des Maschinellen Lernens für den Einsatz in nicht polizeilichen Leitstellen ist im Positionspapier des Fachverbands Leitstelle zu finden (Reuter-Oppermann et al., 2020). Reuter-Oppermann et al. (2021) haben Interviews mit sechs LeitstellenleiterInnen bzw. LeitstellenexpertInnen aus Deutschland geführt und untersucht, welche organisatorischen und logistischen Fragestellungen in Leitstellen mit Hilfe von OR-Methoden und Methoden des Maschinellen Lernens unterstützt werden könnten und warum diese in der Praxis derzeit noch keine Anwendung finden. Mit der Analyse der Leitstellenprozesse in den Niederlanden haben sich z. B. van Buuren et al. (2017) beschäftigt. In einer simulationsbasierten Studie untersuchen die Autoren die Aufgabentrennung der Anrufannahme und der Disposition und kommen zu dem Schluss, dass dies von verschiedenen Faktoren wie z. B. der Ankunftsrate der Notrufe abhängt und keine allgemeingültigen Aussagen getroffen werden können.

Solche Untersuchungen sind auch für deutsche Leitstellen notwendig. Ziel ist, eine Entscheidungsunterstützung für Leitstellen anbieten zu können, ob auf Grundlage der aktuellen Personalstärke und der Notrufeingänge eine Trennung der Anrufannahme und -bearbeitung (Calltaking) und der Disposition (Dispatching) mit Blick auf die Effizienz, die zeitliche Auslastung der Mitarbeitenden und die erwartete (durchschnittliche) Dauer bis zur Anrufannahme sinnvoll ist. Eine rein logistische und quantitative Betrachtung der Fragestellung ist allerdings nicht ausreichend.

In die Entscheidung müssen auch qualitative Aspekte mit einbezogen werden, wie z. B. der kognitive Aufwand oder die Zufriedenheit, wenn Anrufbearbeitung und Disposition gleichzeitig gemacht werden müssten. Genauso müssen die Effekte auf Arbeitsbelastung und Zufriedenheit untersucht werden, wenn Notrufe über verschiedene Wege eingehen, wie z. B. Telefon, Notruf-App, eCall etc. In diesem Zusammenhang spielen möglicherweise auch die Zuordnungsstrategien der Notrufe zu den Mitarbeitenden eine wichtige Rolle. Macht es beispielsweise einen Unterschied für die Belastung bzw. Leistungsfähigkeit, wenn Mitarbeitende zwischen Telefonaten und anderen Notrufeingängen hin und her wechseln müssen? In dem Zusammenhang sollten auch die Effekte verschiedener Unterstützungssysteme für die Notrufannahme, die Disposition und andere Aufgaben untersucht werden. Hierzu haben Reuter-Oppermann et al. (2017b) einen Designvorschlag für ein Entscheidungsunterstützungssystem entwickelt, das mit Hilfe von mathematischen Verfahren Vorschläge für die Disposition von Rettungsmitteln macht. Zukünftige Forschung ist notwendig, um die Anforderungen an das Design und die mögliche Akzeptanz von solchen Entscheidungsunterstützungssystemen zu untersuchen, z. B. in Bezug auf die grafische Darstellung, die möglichen Interaktionen und Auswahloptionen sowie die Transparenz. Die Rettungswissenschaft bietet hierfür vielversprechende Möglichkeiten für interdisziplinäre Forschungsprojekte.

17.6 Fazit

In diesem Kapitel wurde eine kurze Übersicht über Verfahren des Operations Research für die Rettungsdienstlogistik gegeben und eine mögliche Integration in die Praxis diskutiert. Zudem wurden relevante Fragestellungen in einer Forschungsagenda zusammengefasst. Wie in diesem Kapitel aufgezeigt, können OR-Verfahren in interdisziplinären Ansätzen dabei helfen, viele relevante Fragen aus Praxis und Forschung zu beantworten. Die Rettungswissenschaft kann hier ein notwendiges Dach bieten, um eine solche interdisziplinäre Forschung zu ermöglichen.

Für eine erfolgreiche Einbindung und Umsetzung der mathematischen Verfahren für die Rettungsdienstlogistik ist eine hohe Akzeptanz vor allem in der Praxis entscheidend. Um dies zu erreichen, empfiehlt es sich, bereits in der Ausbildung die wesentlichen Konzepte und Ansätze zu übermitteln. Dies gilt für die Rettungsdienstlogistik und -planung mit Verfahren des Operations Research genauso wie für Verfahren des Maschinellen Lernens und anderer Bereiche der Künstlichen Intelligenz. Nur wenn ein grundlegendes Verständnis für die Funktionsweise und die Vorteile der Verfahren vorliegt, können auch eine hohe Akzeptanz und Nutzung in der Praxis erreicht werden. Dies würde dann auch wiederum die Forschung, vor allem aus der Praxis heraus, stärken.

Literatur

Bandara, D., Mayorga, M.E., McLay, L.A. (2014). *Priority dispatching strategies for EMS systems.* Journal of the Operational Research Society, 65(4), 572–587.

Behrendt, H. & Schmiedel, R. (2002). *Ermittlung der bedarfsgerechten Fahrzeugvorhaltung im Rettungsdienst.* Notfall & Rettungsmedizin, 5(3), 190–203.

Brokmann, J.C., Brücken, D., Hübel, C., Beckers, S. (2021). *Telemedizinische Unterstützung.* Der Notarzt, 37(06), 346–350.

Brotcorne, L., Laporte, G., Semet, F. (2003). *Ambulance location and relocation models.* European journal of operational research, 147(3), 451–463.

Carter, G.M., Chaiken, J.M., Ignall, E. (1972). *Response areas for two emergency units.* Operations Research, 20(3), 571–594.

Church, R. & ReVelle, C. (1974). *The maximal covering location problem.* Papers of the Regional Science Association, 32, 101–118.

Cordeau, J.F. & Laporte, G. (2007). *The dial-a-ride problem: models and algorithms.* Annals of operations research, 153(1), 29–46.

Daskin, M.S. (1983). *A maximum expected covering location model: formulation, properties and heuristic solution.* Transportation science, 17(1), 48–70.

Dean, S.F. (2008). *Why the closest ambulance cannot be dispatched in an urban emergency medical services system.* Prehospital and disaster medicine, 23(2), 161–165.

Dick, W.F. (2003). *Anglo-American vs. Franco-German emergency medical services system.* Prehospital and disaster medicine, 18(1), 29–37.

Doerner, K.F. & Hartl, R.F. (2008). *Health care logistics, emergency preparedness, and disaster relief: new challenges for routing problems with a focus on the Austrian situation.* In: Golden, B., Raghavan, S., Wasil, E. (Hrsg.) *The vehicle routing problem: latest advances and new challenges* (S. 527–550). Operations Research/Computer Science Interfaces, vol 43. Boston, MA: Springer.

Dzator, M. & Dzator, J. (2013). *An effective heuristic for the P-median problem with application to ambulance location.* Opsearch, 50(1), 60–74.

Erkut, E., Ingolfsson, A., Erdoğan, G. (2008). *Ambulance location for maximum survival.* Naval Research Logistics (NRL), 55(1), 42–58.

Erkut, E., Ingolfsson, A., Sim, T., Erdoğan, G. (2009). *Computational comparison of five maximal covering models for locating ambulances.* Geographical Analysis, 41(1), 43–65.

Fuchs, F. (2010). *Optimale Disposition in Rettungsleitstellen.* Notfall+ Rettungsmedizin, 13(3), 238–245.

Jagtenberg, C. & Mason, A. (2020). *Fairness in the ambulance location problem: maximizing the Bernoulli-Nash social welfare.* Available at SSRN: https://ssrn.com/abstract=3536707 or http://dx.doi.org/10.2139/ssrn.3536707

Kergosien, Y., Gendreau, M., Ruiz, A., Soriano, P. (2014). *Managing a fleet of ambulances to respond to emergency and transfer patient transportation demands.* In: Matta, A., Li, J., Sahin, E., Lanzarone, E., Fowler, J. (Hrsg.) *Proceedings of the international conference on health care systems engineering* (S. 303–315). Springer Proceedings in Mathematics & Statistics, vol 61. Cham: Springer.

Kergosien, Y., Bélanger, V., Soriano, P., Gendreau, M., Ruiz, A. (2015). *A generic and flexible simulation-based analysis tool for EMS management.* International Journal of Production Research, 53(24), 7299–7316.

Knight, V.A., Harper, P.R., Smith, L. (2012). *Ambulance allocation for maximal survival with heterogeneous outcome measures.* Omega, 40(6), 918–926.

Lee, S. (2011). *The role of preparedness in ambulance dispatching.* Journal of the Operational Research Society, 62(10), 1888–1897.

Lee, S. (2012a). *Ambulance-initiated dispatching by centrality principle in emergency medical service*. In: Lim, G. & Herrmann, J.W. (Hrsg.) *Proceedings of the 2012 Industrial and Systems Engineering Research Conference. IIE Annual Conference. Proceedings* (S. 1–10). Institute of Industrial Engineers.

Lee, S. (2012b). *The role of centrality in ambulance dispatching*. Decision Support Systems, 54(1), 282–291.

Lee, S. (2013). *Centrality-based ambulance dispatching for demanding emergency situations*. Journal of the Operational Research Society, 64(4), 611–618.

Lee, S. (2014). *Role of parallelism in ambulance dispatching*. IEEE Transactions on Systems, Man, and Cybernetics: Systems, 44(8), 1113–1122.

Li, X., Zhao, Z., Zhu, X., Wyatt, T. (2011). *Covering models and optimization techniques for emergency response facility location and planning: a review*. Mathematical Methods of Operations Research, 74(3), 281–310.

Mason, A.J. (2013). *Simulation and real-time optimised relocation for improving ambulance operations*. In: Denton, B. (Hrsg.) *Handbook of Healthcare Operations Management* (S. 289–317). International Series in Operations Research & Management Science, vol 184. New York, NY: Springer.

Melachrinoudis, E., Ilhan, A.B., Min, H. (2007). *A dial-a-ride problem for client transportation in a health-care organization*. Computers & Operations Research, 34(3), 742–759.

Nickel, S., Reuter-Oppermann, M., Saldanha-da-Gama, F. (2016). *Ambulance location under stochastic demand: A sampling approach*. Operations Research for Health Care, 8, 24–32.

Parragh, S.N., Doerner, K.F., Hartl, R.F., Gandibleux, X. (2009). *A heuristic two-phase solution approach for the multi-objective dial-a-ride problem*. Networks: An International Journal, 54(4), 227–242.

Reuter-Oppermann, M., Kunze von Bischhoffshausen, J., Hottum, P. (2015). *Towards an it-based coordination platform for the german emergency medical service system*. In: Nóvoa, H. & Drăgoicea, M. (Hrsg.) *Exploring Services Science. IESS 2015*. (S. 253–263). Lecture Notes in Business Information Processing, vol. 201. Cham: Springer.

Reuter-Oppermann, M., Morana, S., Hottum, P. (2017). *Towards Designing an Assistant for Semi-Automatic EMS Dispatching*. Proceedings of the 50th Hawaii International Conference on System Sciences. 3556–3565. URI: http://hdl.handle.net/10125/41588

Reuter-Oppermann, M., van den Berg, P.L., Vile, J.L. (2017). *Logistics for emergency medical service systems*. Health Systems, 6(3), 187–208.

Reuter-Oppermann, M. & Wolff, C. (2020). *Enabling Customer-Centric Emergency Logistics Through Systems Thinking*. ECIS 2020 Research-in-Progress Papers, 87, https://aisel.aisnet.org/ecis2020_rip/87

Reuter-Oppermann, M., Wolff, C., Pumplun, L. (2021). *Next Frontiers in Emergency Medical Services in Germany: Identifying Gaps between Academia and Practice*. Proceedings of the 54th Hawaii International Conference on System Sciences. 3743– 3752. URI: http://hdl.handle.net/10125/71070

Reuter-Oppermann, M., Liebner, F., Lang, V. (2020). *Positionspapier »Maschinelles Lernen und Künstliche Intelligenz in BOS-Leitstellen«*. Fachbeirat AG »Künstliche Intelligenz in BOS-Leitstellen«, Version 1.0. Glücksburg: Fachverband Leitstellen e. V. Zugriff am 18.01. 2023 unter: https://www.fvlst.de/wp-content/uploads/2021/02/FVLS_Positionspapier_KI_In_Leitstellen_ML_V1-01-1.pdf

Ritzinger, U., Puchinger, J., Rudloff, C., Hartl, R.F. (2012, May). *Real-world patient transportation*. ODYSSEUS 2012 – 5th International Workshop on Freight Transportation and Logistics. Mykonos, Greece, 21.05.2012 – 25.05.2012. In: 5th International Workshop on Freight Transportation and Logistics, Extended Abstracts, (2012), 4 Seiten.

Schilde, M., Doerner, K.F., Hartl, R.F. (2011). *Metaheuristics for the dynamic stochastic dial-a-ride problem with expected return transports*. Computers & operations research, 38(12), 1719–1730.

Schmid, V. (2012). *Solving the dynamic ambulance relocation and dispatching problem using approximate dynamic programming*. European journal of operational research, 219(3), 611–621.

Seeger, I., Klausen, A., Thate, S. et al. (2021). *Community emergency paramedics as an innovative resource in emergency care-first results of an observational study*. Notfall und Rettungsmedizin, 24 (3), 194–202.

Toregas, C., Swain, R., ReVelle, C., Bergman, L. (1971). *The location of emergency service facilities*. Operations Research, 19(6), 1363–1373.

Trautmann, R., Reuter-Oppermann, M., Christiansen, J. (2022). *PSAP-G-ONE. Eine explorativ-deskriptive Studie über Leitstellen der nichtpolizeilichen Gefahrenabwehr in der Bundesrepublik Deutschland*. Deutsche Gesellschaft für Rettungswissenschaften, Aachen.

Van Barneveld, T.C., Bhulai, S., van der Mei, R.D. (2016). *The effect of ambulance relocations on the performance of ambulance service providers*. European Journal of Operational Research, 252(1), 257-269.

Van Den Berg, P.L., Van Essen, J.T., Harderwijk, E.J. (2016). *Comparison of static ambulance location models.* 2016 3rd International conference on logistics operations management (GOL) (S. 1–10). IEEE. doi: 10.1109/GOL.2016.7731672

van Buuren, M., Kommer, G.J., van der Mei, R., Bhulai, S. (2017). *EMS call center models with and without function differentiation: A comparison.* Operations Research for Health Care, 12, 16–28.

Van Essen, J.T., Hurink, J.L., Nickel, S., Reuter, M. (2013). *Models for ambulance planning on the strategic and the tactical level.* (Beta working paper; No. WP-434). TU Eindhoven, Research School for Operations Management and Logistics, Netherlands (BETA).

VI Bildung

18 Von der theoretischen Aus- und Weiterbildung in die rettungsdienstliche Praxis – evidenzbasierte Notfallmedizin im Rettungsdienst

Sebastian Koch und Phillip Junkersdorf

18.1 Hinführung zur evidenzbasierten Notfallmedizin (EBNM)

Die evidenzbasierte Notfallmedizin (EBNM) ist Grundlage für eine professionelle PatientInnenversorgung im Rettungsdienst. Ihr Anspruch und ihre Notwendigkeit ergibt sich aus ethischer und moralischer Verpflichtung sowie aus gesetzlichen Vorgaben, u. a. nach dem Notfallsanitätergesetz (NotSanG) sowie dem Sozialgesetzbuch (SGB) V. EBNM ist demnach mehr als eine Methode innerhalb der Rettungswissenschaft. Sie steht für einen Ethos und professionellen Anspruch bei der rettungsdienstlichen Versorgung in Verantwortung für ihre eigenen Wirkungen (Verantwortungsethik). Aktuelle Studien zeigen jedoch, dass Barrieren beim Transfer der neuesten Erkenntnisse aus der systematischen Forschung in die rettungsdienstliche Praxis bestehen (Koch & Wuttke, 2022). Dieses Kapitel beschreibt mögliche Probleme im Rahmen der Umsetzung und Anwendung der Erkenntnisse der Rettungswissenschaft und erörtert mögliche Lösungswege. Im Fokus stehen Konzepte für die theoretische und praktische Aus- und Weiterbildung sowie die Sensibilisierung für die Bedeutung der Rettungswissenschaft.

18.2 Zur PatientInnenversorgung auf Grundlage aktueller Erkenntnisse aus der Rettungswissenschaft

Die rettungsdienstliche Versorgung von NotfallpatientInnen folgt nicht nur moralischen und ethischen Ansprüchen, sondern auch gesetzlichen Vorgaben. Das SGB V fordert in § 12 Abs. 1, dass die Versorgung der PatientIn nach dem allgemein anerkannten Stand der medizinischen Erkenntnisse und unter Berücksichtigung des medizinischen Fortschritts zu erfolgen hat. Nach § 4 Abs. 1 NotSanG ist diese Forderung zugleich auch Ziel der Ausbildung zur NotfallsanitäterIn:

§ 4 Abs. 1 NotSanG Ausbildungsziel:

»Die Ausbildung zur Notfallsanitäterin oder zum Notfallsanitäter soll entsprechend dem allgemein anerkannten Stand rettungsdienstlicher, medizinischer und weiterer bezugswissenschaftlicher Erkenntnisse fachliche, personale, soziale und methodische Kompetenzen zur eigenverantwortlichen Durchführung und teamorientierten Mitwirkung insbesondere bei der notfallmedizinischen Versorgung und dem Transport von Patientinnen und Patienten vermitteln.«

Auch im § 2 Abs. 1 der Ausbildungs- und Prüfungsverordnung für Notfallsanitäterinnen und Notfallsanitäter (NotSan-APrV) findet sich dieser Anspruch in Bezug auf die theoretische und praktische Ausbildung wieder:

§ 2 Abs. 1 NotSan-APrV theoretischer und praktischer Unterricht, praktische Ausbildung:

> »Durch den Unterricht nach § 1 Absatz 1 Nummer 1 werden die Schülerinnen und Schüler befähigt, auf der Grundlage fachlichen Wissens und Könnens sowie auf der Grundlage des allgemein anerkannten Standes rettungsdienstlicher, medizinischer und weiterer bezugswissenschaftlicher Erkenntnisse die anfallenden Aufgaben zielorientiert, sachgerecht, methodengeleitet und selbständig zu lösen sowie das Ergebnis zu beurteilen. Während des Unterrichts ist die Entwicklung der zur Ausübung des Berufs erforderlichen Personal-, Sozial- und Selbstkompetenz zu fördern. Daneben muss den Schülerinnen und Schülern ausreichend Möglichkeit gegeben werden, die zur Erreichung des Ausbildungsziels nach § 4 des Notfallsanitätergesetzes erforderlichen Fertigkeiten zu entwickeln und einzuüben.«

Der Anspruch professionellen Handelns im Rettungsdienst auf Grundlage aktueller wissenschaftlicher Erkenntnisse stellt sich schlussfolgernd sowohl an die Ausbildung der NotfallsanitäterInnen als auch an deren beruflichem Handeln selbst. Diesem Anspruch gerecht zu werden, ist Aufgabe und Grundlage einer Rettungswissenschaft sowie deren Bezugswissenschaften. Systematische Erkenntnisse aus der Forschung werden im Rahmen der EBNM in die Aus- und Weiterbildung sowie notfallmedizinische Praxis transferiert (Koch & Wuttke, 2022). Die evidenzbasierte Notfallversorgung (EBNM) ist damit die Grundlage dafür, die durch wissenschaftliche Methoden gewonnenen Erkenntnisse in die berufliche Praxis zu integrieren (Dick, 2008b). Die Ergebnisse stetiger medizinischer und weiterer wissenschaftlicher Forschungen führen dazu, dass der Blick auf Krankheitsbilder sowie medizinische und heilkundliche Maßnahmen immer wieder überprüft und den aktuellen Erkenntnissen angepasst werden muss. Maßnahmen und Eingriffe, welche vor Jahren als Goldstandard galten, werden heute adaptiert durchgeführt oder gelten sogar gänzlich als obsolet. Schriftstücke aus dem Jahr 1740 zur Wiederbelebung von Ertrunkenen empfahlen damals, die PatientIn über ein Holzfass zu rollen, um das Wasser wieder aus dem Körper zu befördern (Brandt, 2020). Die heutigen wissenschaftlichen Erkenntnisse zur Wiederbeldung von Erwachsenen und Kindern (Deutscher Rat für Wiederbelebung – German Resuscitation Council e. V. (GRC), 2021) haben mit dieser altertümlichen Ansicht nichts mehr gemeinsam. Heutzutage sind Leit- und Richtlinien wichtiger Bestandteil der Notfallmedizin (Dick, 2008a).

Kasten 18.1: Definition medizinische Leitlinien

> Medizinische Leitlinien sind (EBM-Netzwerk, 2011) »[…] systematisch entwickelte, wissenschaftlich begründete und praxisorientierte Entscheidungshilfen für die angemessene ärztliche Vorgehensweise bei speziellen gesundheitlichen Problemen.«

Die systematische Forschung sorgt dafür, dass die rettungsdienstliche Versorgung und Therapie von medizinischen Notfällen stetig verbessert wird, die Überlebensraten von PatientInnen erhöht und Folgeschäden minimiert werden (Kreimeier et al., 2008). Damit diese aktuellen Anpassungen auch in der rettungsdienstlichen Praxis angewendet werden können, müssen die Erkenntnisse der systematischen Forschung in der Aus- und Weiterbildung vermittelt und anschließend in die rettungsdienstliche Praxis übertragen werden.

18.3 Bedeutung der Aus- und Weiterbildung für die Rettungswissenschaft

Zur Vermittlung rettungswissenschaftlicher Erkenntnisse und Kompetenzen kommt allen Akteuren in der Aus- und Weiterbildung von NotfallsanitäterInnen eine besondere Rolle zu. In diesem Zusammenhang muss sichergestellt und überprüft werden, dass auch die Lehrkräfte der Berufsschulen sowie PraxisanleiterInnen der Rettungswachen selbst die dafür notwendigen wissenschaftlichen Kompetenzen besitzen, um aktuelle rettungswissenschaftliche Erkenntnisse in der Aus- und Weitebildung zu vermitteln. Erfahrungen aus der Reform der Ausbildung der Gesundheits- und Krankenpflege haben bereits aufgezeigt, dass auch die Lehrkräfte und PraxisanleiterInnen sich an die stetig wachsenden Anforderungen anpassen und ihre Kompetenzen, auch im Sinne der EBNM, weiterentwickeln müssen (Frieß et al., 2020). Um diese Voraussetzungen zu erfüllen, sollten die Lehrkräfte und PraxisanleiterInnen zunächst wissenschaftlich qualifiziert und anschließend regelmäßig fort- und weitergebildet werden (Frieß et al., 2020). Grundlage hierfür ist ein kritisches Verständnis von Wissenschaft und Forschung im Bezug zur Rettungswissenschaft. Doch auch im Ausbildungsbetrieb muss dieser Anspruch eines evidenzbasierten Arbeitens etabliert und fortwährend umgesetzt werden. Somit sind nicht nur die PraxisanleiterInnen, sondern auch die im Rettungsdienst tätigen MitarbeiterInnen aufgefordert, ihr Wissen stetig zu aktualisieren, um evidenzbasiert die Versorgung von PatientInnen gewährleisten zu können.

Die weiterhin fortschreitende Differenzierung beruflicher Tätigkeitsfelder zukünftiger NotfallsanitäterInnen sowie die Möglichkeit der Etablierung akademischer Ausbildungen an Hochschulen soll in diesem Zusammenhang die pädagogische Bedeutung lebenslangen Lernens und die Durchlässigkeit aller Qualifizierungsstufen verdeutlichen. Noch einmal soll darauf hingewiesen werden, dass die Rettungswissenschaft die Attraktivität des Berufsbildes fördern und damit das Interesse des zukünftigen Nachwuchses an einer berufsfeldspezifischen Tätigkeit steigern kann.

18.4 Zum Flickenteppich in der aktuellen Versorgung von NotfallpatientInnen

Eine Empfehlung für Kompetenzen und Fertigkeiten, welche die NotfallsanitäterIn im Rahmen der Ausbildung erlangen soll, wurde im Rahmen des NotSanG festgeschrieben. Darin heißt es u. a., dass NotfallsanitäterInnen zur eigenständigen Durchführung heilkundlicher Maßnahmen befähigt werden sollen, »die vom Ärztlichen Leiter Rettungsdienst […] bei bestimmten notfallmedizinischen Zustandsbildern und -situationen standardmäßig vorgegeben, überprüft und verantwortet werden.« (§ 4 Abs. 2 Nr. 2c NotSanG).

Dieser Passus besagt, dass die Ärztlichen Leiter Rettungsdienst (ÄLRD) in Deutschland Handlungsempfehlungen im Rahmen von Standard Operating Procedures (SOP) für NotfallsanitäterInnen erstellen müssen. Um einen Flickenteppich bezüglich der eigenständigen Maßnahmen in Deutschland zu vermeiden, wurde durch den Bundesverband der

ÄLRD der Pyramidenprozess initiiert, welcher Empfehlungen für die von der NotfallsanitäterIn zu erlernenden Maßnahmen und Kompetenzen formuliert (Koch & Wuttke, 2022).

Kasten 18.2: Definition Standard Operating Procedure

> Standard Operating Procedure (SOP) (d.velop Life Sciences GmbH, 2023): »Darunter ist eine Standardvorgehensweise bzw. ein standardisiertes Vorgehen zu verstehen, bei dem Abläufe von Vorgängen hinsichtlich der Prüfung der Ergebnisse und deren Dokumentation insbesondere in kritischen Segmenten mit potenziellen Einflüssen auf die Umwelt, Gesundheit und Sicherheit beschrieben werden.«

Eine bundesweit einheitliche Umsetzung zur Erstellung und Freigabe von Standard Operating Procedures (SOP) wurde jedoch nicht erreicht!

Jeder ÄLRD kann prinzipiell für seinen zu verantwortenden Rettungsdienstbereich eigene SOPs erstellen. Dies geschieht unter Bezugnahme auf den Pyramidenprozess, weiteren Fachempfehlungen und »eminenten« Entscheidungen. Daraus resultieren unterschiedliche SOPs in unterschiedlichen rettungsdienstlichen Versorgungsanlässen und somit ein Flickenteppich in der bundesweiten Versorgungssituation (Koch et al., 2022b). Aus der aufgezeigten Notwendigkeit der evidenzbasierten Notfallmedizin, den geschilderten gesetzlichen Vorgaben und den nicht einheitlich geregelten SOPs für Notfallsanitäterinnen und Notfallsanitäter ergeben sich einige Problemstellungen, welche im Folgenden erörtert werden.

18.4.1 Problem 1: Eminenz, Evidenz und Flickenteppich in der Versorgung von NotfallpatientInnen

Fallbeispiel (Problem 1)

Eine Schülerin befindet sich im 2. Lehrjahr der Ausbildung zur Notfallsanitäterin. Im Themenbereich 7 der NotSan-APrV behandelt die Klasse, gemeinsam mit der zuständigen Lehrkraft, das Thema »kardiologische Notfälle«. Der Dozent erklärt, dass Sauerstoff gemäß aktueller Leitlinien bei Verdacht auf einen ST-Streckenhebungs-Myokardinfarkt (STEMI) nicht routinemäßig verabreicht werden soll, sofern die PatientIn nicht über Luftnot klagt und/oder der SpO_2-Wert 90 % nicht unterschreitet.

Zwei Wochen später befindet sich die Schülerin im Rettungswachenpraktikum. Gemeinsam mit ihrem Praxisanleiter behandelt sie bei einem Einsatz einen Patienten mit Thoraxschmerz und ST-Hebungen im 12-Kanal-EKG. Der SpO_2-Wert liegt bei 97 %. Als der Praxisanleiter dem Patienten Sauerstoff verabreichen möchte, fragt die Auszubildende: »Bist du dir sicher, dass der Patient aktuell Sauerstoff erhalten sollte?«

Nach dem Einsatz findet im Team ein Auswertungsgespräch statt. Der Praxisanleiter thematisiert die Sauerstoffgabe und erklärt, dass solch ein kritischer Patient natürlich Sauerstoff erhalten soll und kein Schaden zu erwarten ist. Der Rettungssanitäter bestätigt, dass »wir bei einem Patienten mit Thoraxschmerz und ST-Hebungen schon immer Sauerstoff gegeben haben«.

Das Fallbeispiel zeigt mehrere Probleme auf: Zum einen wird der Patient nicht gemäß der durch SGB V formulierten Forderung behandelt. Die Therapie erfolgt nicht nach aktuellen wissenschaftlichen Erkenntnissen, welche durch entsprechende Leitlinien zur Verfügung stehen. Aus der Situation resultiert aber nicht nur eine »erfahrungsbasierte« Patientenversorgung, sondern auch Frustration bei allen Beteiligten, nachdem im Nachgespräch ein Widerspruch in den Ansichten der bestmöglichen Behandlung ersichtlich wurde. Obwohl die Auszubildende im Sinne der EBNM ausgebildet wurde, kann sie das Wissen nicht in der Praxis umsetzen. Möglicherweise könnten die Argumente des Praxisanleiters dazu führen, dass sie ihr Verhalten ändert und die Aussagen der Lehrkraft in Frage stellt. Das gleiche Szenario ist auch umgekehrt denkbar und soll eine mögliche Problemstellung in der Umsetzung der EBNM darlegen.

Kasten 18.3: Definition evidenzbasierte Notfallmedizin (EBNM)

Die evidenzbasierte Notfallmedizin (EBNM) definieren Koch et al. (2022b, S. 28) als »[...] die Anwendung der auf Grundlage hochwertiger Forschungsarbeiten derzeit besten wissenschaftlich belegten Erkenntnisse (externe Evidenz), die bei der Versorgung und Behandlung individueller Patienten (interne Evidenz) in die klinische Entscheidungsfindung professioneller Mitarbeiter in der Notfall- und Rettungsmedizin einfließen.«

Das geschilderte Fallbeispiel zeigt noch ein weiteres Problem auf. Koch et al. untersuchten im Jahr 2019 achtzehn Handlungsempfehlungen für NotfallsanitäterInnen für die Therapie des akuten Koronarsyndroms. Die Untersuchungen zeigten auf, dass die Handlungsempfehlungen sich teilweise deutlich unterscheiden und der Flickenteppich für die Notfallversorgung des ACS bestätigt werden muss (Koch et al., 2022b). Im Jahr 2020 untersuchten Koch et al. weiterhin fünfzehn verschiedene Handlungsempfehlungen zur Therapie des hypertensiven Notfalls. Auch hier unterschieden sich die SOPs, sodass der Flickenteppich auch in der Notfallversorgung des hypertensiven Notfalls bestätigt werden kann (Koch et al., 2022a). Dieser Flickenteppich ist mit den zuvor geschilderten Grundsätzen des SGB V § 12 nicht vereinbar (Koch et al., 2022b) und bildet die Grundlage des im Fallbeispiel beschriebenen Problems.

Der Auszubildenden wurden in der Schule »andere« Handlungsempfehlungen bezüglich der PatientInnenversorgung vermittelt als sie im Rettungswachenbereich Anwendung finden. Nur wenn alle Akteure ihre Empfehlungen auf Grundlage einheitlicher und höchster Evidenz formulieren, kann dieser Flickenteppich aufgelöst und die Versorgung der NotfallpatientInnen im Sinne des SGB V und der NotSan-APrV erfolgen. Dieser Umstand soll in der Fortsetzung des Fallbeispiels weiter beleuchtet werden.

18.4.2 Problem 2: Wissenschaftliches Arbeiten erfordert Kompetenzen

Fallbeispiel – Fortsetzung (Problem 2)

Auf der Rettungswache zieht sich die Auszubildende in den Ausbildungsraum zurück. Nachdem sie das Problem in der notfallmedizinischen Praxis erkannt hat, stellt sie sich die Frage: »Welche Empfehlungen gelten für die Sauerstoffversorgung von PatientInnen mit Thoraxschmerzen und ST-Hebungen im EKG?«

Aus dem Schrank nimmt sie ein Lehrbuch aus dem Jahr 2010. Sie liest im Beitrag zum »Akuten Koronarsyndrom« nach und ist verwundert. Tatsächlich steht hier, dass PatientInnen mit Akuten Koronarsyndrom hochdosiert Sauerstoff erhalten sollen. Nach kritischer Prüfung kontaktiert sie ihre Lehrkraft, um ihn über das »Problem« zu informieren und eine kritische Beurteilung zu erhalten.

Sie erhält eine zügige Antwort. Die Lehrkraft sendet ihr einen Link zur Plattform der deutschen Gesellschaft für Kardiologie mit Verweis auf die Leitlinie »Therapie des akuten Herzinfarktes bei Patienten mit ST-Streckenhebungen« (2017).

Des Weiteren informiert die Lehrkraft noch einmal ausführlich über die Bedeutung systematischer Forschung und über die damit verbundenen regelmäßigen Anpassungen in der rettungsdienstlichen Versorgung sowie die Bedeutung lebenslangen Lernens. Anschließend sucht die Auszubildende ihren Praxisanleiter auf, um mit ihm über die aktuelle Sauerstoffversorgung zu diskutieren.

Um evidenzbasiert zu arbeiten und im Sinne der EBNM handeln zu können, ist es nicht ausreichend, alleinig evidenzbasierte Inhalte zu vermitteln. Das reine Erlangen von Wissen, z. B. im Rahmen des klassischen Frontalunterrichts oder eines Fachvortrages, ist hierfür noch nicht ausreichend. Die Akteure in der EBNM müssen befähigt werden, Evidenz zu recherchieren, kritisch zu reflektieren und implementieren zu können. Hierzu zählt nicht nur die Kenntnis über aktuelle Leitlinien, sondern auch die Fähigkeit, Leitlinien und wissenschaftliche Artikel zu lesen, in Datenbanken systematisch nach ihnen zu suchen und deren Relevanz kritisch einordnen zu können (Koch, 2021). Im geschilderten Fallbeispiel wurden in der Ausbildung zwar die aktuellen Erkenntnisse zur Therapie des STEMI vermittelt, jedoch ist dieses Wissen ohne die erforderlichen Methoden- sowie Handlungskompetenzen im Bereich der EBNM nicht nachhaltig und kann möglicherweise, wie im Fall geschildert, nicht angewendet werden, da methodische sowie weitere Kompetenzen in Bezug auf die EBNM fehlen. Der Bildungsauftrag im Sinne der NotSan-APrV wurde also nur kurzfristig und nicht nachhaltig erfüllt.

Kasten 18.4: Definition Kompetenzen

> Weinert (2014, S. 27 f.) definiert Kompetenzen als »die bei Individuen verfügbaren oder durch sie erlernten kognitiven Fähigkeiten und Fertigkeiten, um bestimmte Probleme zu lösen, sowie die damit verbundenen motivationalen, volitionalen und sozialen Bereitschaften und Fähigkeiten, um die Problemlösungen in vielen variablen Situationen erfolgreich und verantwortungsvoll nutzen zu können.«

Im Fallbeispiel vermittelte die Ausbildung zwar die aktuellen wissenschaftlichen Erkenntnisse, hier in Form der Leitlinienempfehlungen, jedoch scheint die Auszubildende kein Bewusstsein für Empirie, wissenschaftliches Arbeiten und die Bedeutung und Charakteristik der evidenzbasierten Medizin bzw. Notfallmedizin zu besitzen. Evidenzbasiertes Handeln erfordert nicht nur Wissen, sondern auch Handlungskompetenzen, um langfristig umgesetzt zu werden. Hierfür ist eine kritisch-konstruktive Grundhaltung und wissenschaftliche Skepsis gegenüber den eigenen Handlungen erforderlich, welche erst gebildet werden muss (Ertl-Schmuck et al., 2015, S. 14–16).

Lehrkräfte und PraxisanleiterInnen sind angehalten, die Auszubildenden hierfür zu sensibilisieren. Dafür ist es notwendig, dass auch Lehrkräfte und PraxisanleiterInnen befähigt sind, wissenschaftlich zu arbeiten (Aeppli et al., 2016, S. 31). Dieser Anspruch bildet sich bereits seit einigen Jahren, entstanden aus der zunehmenden Qualifizierung und Wandlung der Gesundheitsfachberufe (Frieß et al. 2019). Letztlich gehört auch die Vermittlung wissenschaftlicher Kompetenzen zum Auftrag jeder Lehrkraft und jeder PraxisanleiterIn (Aeppli et al., 2016, S. 22).

Im geschilderten Fallbeispiel konnte auch der Ausbildungsbetrieb den Anspruch der EBNM nicht aufrechterhalten. Ein hier möglicherweise zugrunde liegendes Problem ist die in der Berufsausbildung zur NotfallsanitäterIn teilweise noch immer vorherrschende Inhaltsorientierung. Damit die Auszubildenden die bereits beschriebenen Kompetenzen erlangen und anwenden können, ist eine didaktische und pädagogische Anpassung der Ausbildung zur NotfallsanitäterIn notwendig. Weg von der Inhaltsorientierung – hin zur individuellen Kompetenzorientierung (Robert Bosch Stiftung, 2013, 190 ff.). Dies betrifft sowohl den Bereich der schulischen Berufsbildung als auch die Ausbildung im Betrieb (also auf der Lehrrettungswache).

18.4.3 Problem 3: Leitlinien und SOP verstehen und anwenden

Fallbeispiel – Fortsetzung (Problem 3)

Die Auszubildende zeigt ihrem Praxisanleiter den Abschnitt der Leitlinie, welche die aktuelle Aussage bezüglich der Sauerstoffgabe bei Patienten mit STEMI unterstreicht. Ihr Praxisanleiter ist interessiert an den aktuellen Erkenntnissen. Beide diskutieren die aktuelle Leitlinie und besprechen, diese zukünftig in die Behandlung zu implementieren und das eigene Handeln zu adaptieren. Gleichzeitig ermutigt der Praxisanleiter die Auszubildende, auch weiterhin kritisch das Handeln zu reflektieren und auch ihn als »Kollegen auf Augenhöhe« jederzeit mit einzubeziehen.

Der dritte Teil des Fallbeispiels widerlegt ein häufig beobachtetes Missverständnis. Evidenzbasiert zu handeln erfordert weder einen akademischen Abschluss, Unmengen an zeitlichen Ressourcen noch finanzielle Mittel, um Zugang zu neustem Wissen zu erhalten. Von keiner MitarbeiterIn im Rettungsdienst wird erwartet, dass sie sich detailliert mit der Planung, Steuerung, Auswertung und Veröffentlichung von Studien beschäftigt. Diese systematische Forschungsarbeit ist Gegenstand der Rettungswissenschaft sowie der medizinischen Forschung, deren Erkenntnisse dann in Fachartikeln und vor allem in Form von Leitlinien veröffentlicht werden.

Voraussetzung der EBNM ist u. a. die Bereitschaft zum lebenslangen Lernen sowie die Bereitschaft, aktuelles Wissen kritisch zu reflektieren und in der beruflichen Praxis umzusetzen. Die EBNM bildet in Form der Leitlinien heutzutage den grundlegenden Maßstab für Entscheidungen der PatientInnenversorgung (Kreimeier et al., 2008). Die MitarbeiterInnen des Rettungsdienstes sind auf Grundlage der beschriebenen Forderungen, welche aus dem SGB V, § 4 Abs. 1 des NotSanG und § 2 Abs. 1 der NotSan-APrV resultieren, angehalten, sich stetig über neuste wissenschaftliche Erkenntnisse zu informieren. Wie beschrieben, wird dieses Wissen vor allem durch Leitlinien verkörpert. NotfallsanitäterInnen, welche ganzheitlich zum Handeln im Sinne der EBNM befähigt wurden, werden sich vermutlich auch fernab der SOPs der ÄLRD kritisch mit medizinischer Forschung und deren Erkenntnissen auseinandersetzen. Hieraus resultiert möglicherweise eine steigende Bereitschaft, sich am wissenschaftlichen Diskurs sowie den Rettungswissenschaften zu beteiligen und den Flickenteppich zunehmend zu schließen.

18.5 Die Rettungswissenschaft als Lösungskonzept

Im vorherigen Abschnitt wurde die Notwendigkeit der EBNM geschildert und mögliche Problemstellungen beschrieben, welche bei deren Umsetzung auftreten können. Da die beschriebenen Probleme auf unterschiedlichen Ebenen ansetzen, werden auch die Lösungsansätze auf der Makro-, Meso- und Mikroebene strukturiert erläutert.

18.5.1 Lösungsansätze auf Makroebene

Wie bereits dargelegt, erfordert die evidenzbasierte Notfallmedizin und das wissenschaftliche Arbeiten Kompetenzen, um deren Anforderungen umzusetzen. Bereits in der Berufsausbildung zur NotfallsanitäterIn müssen wissenschaftliche Kompetenzen gefördert und kritisch reflektiert werden. Die Notwendigkeit hierfür ist auf Makroebene bereits im SGB V sowie in der NotSan-APrV gesetzlich verankert. Allerdings fehlt ein wichtiger Aspekt. Das wissenschaftliche Arbeiten als Themenfeld bzw. als Lernfeld wurde in der NotSan-APrV nicht aufgenommen. Die Ausbildungs- und Prüfungsverordnung der Pflege (PflAPrV) sieht die Pflegewissenschaften hingegen als Ausbildungs- und Prüfungsschwerpunkt vor (PflAPrV, § 27 Abs. 2). Hier muss nachgesteuert werden, um das wissenschaftliche Arbeiten als Grundlage der EBNM und der Rettungswissenschaft und deren Bezugswissenschaften bereits in der NotSan-APrV zu integrieren. Dies ist eine wesentliche Voraussetzung, um die EBNM weiter in die Meso- und Mikroebene zu tragen und die Rettungswissenschaften weiter in der präklinischen Notfallmedizin zu etablieren.

18.5.2 Lösungsansätze auf Mesoebene

Auf der Mesoebene sollen die Lernorte Rettungswache und Berufsschule näher betrachtet und deren Möglichkeiten zur Problemlösung beleuchtet werden. Um die EBNM von der Makro- auf die Mesoebene und in die Berufsausbildung zu projizieren, ist deren Verankerung in den Lehrplänen der Länder sowie die Umsetzung in den schulinternen Curricula notwendig und muss gesetzlich festgeschrieben werden.

Um die evidenzbasierte Notfallmedizin im deutschen Rettungswesen zu etablieren und deren Prinzipien nachhaltig umzusetzen, muss diese sowohl am Lernort Schule als auch am Lernort Rettungswache fest integriert werden. Da jeder Lernort durch spezifische Bedingungen und Ansprüche charakterisiert ist, muss auch der Ansatz der Vermittlung der EBNM angepasst werden. In der Berufsbildung müssen nicht nur die Auszubildenden zum evidenzbasierten Handeln befähigt werden, sondern auch die Lehrkräfte die Prinzipien der EBNM vorleben und praktizieren. Dieser Anspruch macht in der Berufsbildung eine eigene Lernsequenz notwendig, welche die Grundkenntnisse des evidenzbasierten und wissenschaftlichen Arbeitens vermittelt und zu einer kritischen, reflektierten und wissenschaftsorientierten Grundhaltung aller Akteure in der Berufsfachschule führt. Das Lehr- und Lernkonzept muss, unter Beachtung der Vorgaben eines vorhandenen Rahmenlehrplanes, im schulinternen Curriculum verankert sein und ausreichend Zeit im Lernprozess erhalten. Die Lern- und Kompetenzziele sollten stets auf Aktualität kontrolliert werden. Das schulinterne Curriculum stellt damit den Übergang der Meso- zur Mikroebene dar. Um den Auszubildenden auf Seite der Berufsschule die notwendigen Kompetenzen zu vermitteln, sollte sich eine Lernsequenz konkret dem Gegenstand des wissenschaftlichen Arbeitens bzw. der EBNM widmen. Nicht nur die Inhalte des Curriculums, sondern auch dessen Entwicklung selbst sollte auf Grundlage aktueller Erkenntnisse und unter Wissenschaftsbezug erfolgen (Sloane, 2003). Im Folgenden wird ein beispielhaftes Curriculum zu eben solcher Lernsequenz dargestellt (▶ Tab. 18.1).

Die Lernsequenz sieht für die Vermittlung der wichtigsten Inhalte 16 Unterrichtseinheiten vor. Im Rahmen des Problemorientierten Lernens oder einzelner Arbeits- bzw. Lernaufträge können erste Kompetenzen des wissenschaftlichen Arbeitens entwickelt werden. Dies kann z. B. durch Rechercheaufträge, Gruppendiskussionen und Stellungnamen geschehen. Der eigentliche Kompetenzerwerb kann u. a. im Rahmen der Erstellung einer wissenschaftlichen Facharbeit erfolgen. Diese soll den Umfang des Kompetenzerwerbs für die Lehrkraft und die Auszubildenden sichtbar machen.

Der Ansatz der weiteren Etablierung der EBNM auf der Lehrrettungswache richtet sich vor allem an die PraxisanleiterInnen. Bereits während der Weiterbildung zur PraxisanleiterIn sollten die Grundlagen des wissenschaftlichen Arbeitens im Rahmen der Moduleinheiten vermittelt werden. Auch hier besteht der Anspruch an einen Lehr- und Lernprozess, der sowohl die evidenzbasierte Medizin konkret thematisiert als auch eine gelebte wissenschaftliche Grundhaltung der Lehrenden in der Weiterbildung zur PraxisanleiterIn. Im Sinne einer kompetenzorientierten Ausbildung, wie sie bereits am Lernort Berufsschule geschildert wurde, muss auch in der Weiterbildung zur PraxisanleiterIn die evidenzbasierte und wissenschaftliche Kompetenz nicht nur beschrieben, sondern vor allem auch gelebt werden. Erst wenn die anleitenden Akteure auf der Rettungswache auch im Sinne der evidenzbasierten Notfallmedizin handeln, erleben die Auszubildenden deren Grundsätze auch auf der Lehrrettungswache und können ihre in der Berufsschule erworbenen Kompetenzen langfristig anwenden und nachhaltig festigen.

Es ist Aufgabe der Rettungswissenschaft, systematische Forschung durchzuführen und aktuelle wissenschaftliche Erkenntnisse zu veröffentlichen. Ihre wissenschaftlichen Erkenntnisse werden im Rahmen der evidenzbasierten Notfallmedizin in die Praxis transferiert. Für diese Umsetzung benötigt es mehr Akteure, welche unter dem Dach der Rettungswissenschaft handeln und sich am wissenschaftlichen Diskurs beteiligen. Die Sensibilisierung und Befähigung der Auszubildenden ist hierbei eine wesentliche Voraussetzung.

18.5.3 Lösungsansätze auf Mikroebene

Die in der Ausbildung zur NotfallsanitäterIn thematisierte Diskrepanz zwischen Theorie und Praxis kann durch die Anwendung der Prinzipien der evidenzbasierten Notfallmedizin vermindert werden. Wenn alle Akteure ein stetig kritisches Bewusstsein für Wissenschaftlichkeit und evidenzbasierte Handlungsweisen in der Notfallmedizin an den Tag legen, sich stetig fortbilden und im Sinne der evidenzbasierten Notfallmedizin handeln, werden Diskrepanzen in Behandlungsalgorithmen seltener. Situationen, wie im vorhergehenden Fallbeispiel geschildert, sollten bereits vor ihrer Entstehung entkräftet werden, da alle Beteiligten ihr Handeln an aktuellen Leitlinien und den einheitlichen Handlungsempfehlungen ausrichten. Um dem Anspruch der EBNM gerecht zu werden, ist es also notwendig, dass alle etablierten Arbeitsabläufe in Anlehnung an die aktuellen Leitlinien optimiert werden (Schiechtl et al., 2008).

Jeder Akteur im Gesundheitswesen bzw. im Anwendungsbereich der Rettungswissenschaften sollte Probleme stets im Sinne der EBNM lösen und eine wissenschaftliche Herangehensweise wählen. Die 6-Schritt-Methode der EBNM gibt hierfür eine wichtige Hilfestellung (▶ Abb. 4.3).

Tab. 18.1: Lernfeld 3.2: 16 UE – evidenzbasiertes und wissenschaftliches Arbeiten (eigene Zusammenstellung)

Lernsequenz (Groblernziele und Hinweise zur didaktischen Planung sowie Unterrichtsstruktur)	Hinweise zur Methodik

Ziel dieser Lernsequenz ist es, dass die Schülerinnen und Schüler (SuS) den Aufbau der Evidenzpyramide und deren einzelne Komponenten erklären und relevante Aspekte anwenden können. Die SuS sollen die Bedeutung der EBNM für ihr berufliches Handeln erklären können.
 	
Groblernziele
 	
Die SuS:
 	
- Erläutern die Funktion, Struktur und Entwicklung verschiedener Evidenzen, insbesondere:
  – Leitlinien (Unterscheidung S1, S2k, S2e, S3), z. B. anhand Polytrauma Leitlinie
  – SOP/SAA/BPR (SOP Dresden Dr. Kipke, SAA Sachsen)
  – DBRD-Musteralgorithmen
  – RKI-Richtlinie Infektionsschutz
- Erläutern die Bedeutung evidenzbasierter Praxis und evidenzbasierten Handelns anhand eines selbstgewählten Beispiels (z. B. Untersuchungsmethoden Beckentrauma, Entwicklung der Wiederbelebungsmaßnahmen)
- Beschreiben die Bedeutung sowie die Struktur des Pyramidenprozesses
- Nennen die Aspekte der schulinternen Richtlinie zum wissenschaftlichen Arbeiten
- Wenden im Rahmen einer selbstverfassten Facharbeit die Richtlinien zum wissenschaftlichen Arbeiten an, welche schulintern vorgegeben werden
- Reflektieren ihr eigenes Handeln vor dem Hintergrund wissenschaftlicher Erkenntnisse und relevanter Leitlinien sowie Handlungsalgorithmen
- Erläutern den Aufbau wissenschaftlicher Arbeiten und setzen den Grundaufbau selbst im Rahmen einer Facharbeit um
- Verfassen eine Facharbeit zu einem selbstgewählten Thema, welche thematisch mit dem Themenkomplex »evidenzbasiertes Arbeiten« zusammenhängt.
- Bewerten Evidenz hinsichtlich gängiger Gütekriterien und im Hinblick auf deren Relevanz für das eigene berufliche Handlungsfeld
- Wenden eine wissenschaftliche Literaturrecherche unter Zuhilfenahme gängiger Datenbanken und Literatur an, insbesondere:
  – PubMed
  – eRef
	Mögliche Methodik: Problemorientiertes Lernen
	
	- Fallkonstruktion durch Dozentinnen: Fall soll die SuS zum Reflektieren der Notwendigkeit eines evidenzbasierten Arbeitens bewegen.
	- Anhand der Problemstellung sollen sich die SuS die Zielstellung der anschließenden Arbeitsphase selbst stellen.
	- Die Dozentin moderiert und unterstützt die POL-Sitzung (z. B. 7-Schritt-Methode)
	- Alternativ Frontalunterricht und Gruppenarbeit im Wechsel. Wichtig: auf Anwendungsbezug achten!

Tab. 18.1: Lernfeld 3.2: 16 UE – evidenzbasiertes und wissenschaftliches Arbeiten (eigene Zusammenstellung) – Fortsetzung

Lernsequenz (Groblernziele und Hinweise zur didaktischen Planung sowie Unterrichtsstruktur)	Hinweise zur Methodik
– awmf.org – Fachmagazine wie »Retten« etc. – gängige Fachliteratur wie »Notfallsanitäter heute« etc. – Recherche in Bibliotheken und auf Seiten von Fachverlagen – Bedeutung der DOI • Erläutern wichtige Begriffe der EBNM und der Epidemiologie, insbesondere: – Mortalität – Letalität – Kausalität und Korrelation – Signifikanz – Sensivität und Spezifität	
Anforderungen der Facharbeit	**Hinweise Leistungskontrolle Facharbeit**
Aufgabe: Verfassen Sie eine Facharbeit zu einer selbstgewählten Forschungsfrage, welche sich im weiteren Sinne mit evidenzbasierter Medizin und evidenzbasiertem Arbeiten beschäftigt. Die Bearbeitungszeit soll mindestens vier Wochen betragen. Formale Kriterien: • Seitenumfang maximal zehn Seiten • Aufbau wissenschaftlicher Arbeiten muss eingehalten werden • Verwendung wissenschaftlicher Literatur • Durchführung einer Recherche, welche jedoch nicht an formalen wissenschaftlichen Prinzipien orientiert sein muss • Thema der Facharbeit muss durch Fachdozentin bestätigt werden	Die Facharbeit wird in Einzelarbeit erstellt. Die Schüler können den fortlaufenden Unterricht sowie die Pausen für Rückfragen nutzen.

Wichtiger Kernbestandteil der 6-Schritt-Methode der evidenzbasierten Notfallmedizin ist die kritische und wissenschaftsorientierte Herangehensweise an eine Problemstellung. Mittels Literaturrecherche wird anschließend aktuelle Evidenz herangezogen, um das Problem wissenschaftlich zu erörtern.

Die bisherigen Herangehensweisen werden auf Grundlage der neu erworbenen Kenntnisse und Fertigkeiten adaptiert und deren Erfolg abschließend evaluiert. Anhand dieser Methode kann es jeder MitarbeiterIn des Rettungsdienstes gelingen, Problemstellungen im Sinne der EBNM zu lösen.

18.6 Fazit und Schlussfolgerung

Es sollte der Anspruch jeder in der Notfallmedizin tätigen Person sein, im Sinne der evidenzbasierten Notfallmedizin und auf Grundlage der Erkenntnisse der Rettungswissenschaft zu handeln. Dieser Anspruch ergibt sich nicht nur moralisch, sondern auch gesetzlich. Um die evidenzbasierte Notfallmedizin fest in der Notfallversorgung zu integrieren, ist der Erwerb entsprechender Kompetenzen sowohl bei NotfallsanitäterInnen, PraxisanleiterInnen und Lehrkräften notwendig. Eine wichtige Grundlage hierfür ist, dass bereits der Unterricht der NotfallsanitäterInnen diesem Anspruch der evidenzbasierten Notfallmedizin folgt. Es wird zukünftig mehr Akteure im Rahmen der Rettungswissenschaften benötigen, um diese anspruchsvollen Aufgaben zu bewerkstelligen.

Literatur

Aeppli, J., Gasser, L., Gutzwiller, E., Tettenborn, A. (2016). *Empirisches wissenschaftliches Arbeiten. Ein Studienbuch für die Bildungswissenschaften.* 4., durchgesehene Aufl. Bad Heilbrunn: Verlag Julius Klinkhardt (UTB Pädagogik, 4201).

Brandt, L. (2020). *Eine kurze Geschichte der Wiederbelebung.* Hrsg. von Springer Medizin Verlag GmbH. In: springermedizin.de. Zugriff am 02.03.2022 unter: https://www.springermedizin.de/eine-kurze-geschichte-der-wiederbelebung/18448620

Deutscher Rat für Wiederbelebung – German Resuscitation Council e. V. (GRC) (Hrsg.) (2021). *Reanimation 2021 – Leitlinien kompakt.* Überarbeitete Version 2022. Ulm. Zugriff am 02.03.2022 unter: https://www.grc-org.de/downloads/Leitlinien%20kompakt_26.04.2022.pdf

Dick, W.F. (2008a). *Evidenzbasierte Medizin in der Notfallmedizin.* Notfall Rettungsmed, 11(1), 5. doi: 10.1007/s10049-007-1006-4

Dick, W.F. (2008b). *Evidenzbasierte Medizin in der Notfallmedizin.* Notfall Rettungsmed, 11(1), 6–11. doi: 10.1007/s10049-007-1000-x

d.velop Life Sciences GmbH (Hrsg.) (2023). *Standard Operating Procedure (SOP).* Zugriff am 13.12.2022 unter: https://www.dvelop-ls.de/glossar/standard-operating-procedure-sop/

Ertl-Schmuck, R., Unger, A., Mibs, M., Lang, C. (2015). *Wissenschaftliches Arbeiten in Gesundheit und Pflege.* München, Konstanz: UVK Verlagsgesellschaft mbH (utb-studi-e-book, 4108).

Frieß, C., Wobst, S., Koch, S. (2019). *Zum aktuellen Stand der Lehrerbildung im Hinblick auf die Anforderungen im Pflegereformgesetz.* PADUA, 14(1), 49–54. doi: 10.1024/1861-6186/a000473

Frieß, C., Wobst, S., Zacharias, P., Koch, S. (2020). *Zum aktuellen Stand der Qualifikation von Lehrkräften im Hinblick auf das Pflegeberufereformgesetz (PflBRefG).* PADUA, 15(2), 113–118. doi: 10.1024/1861-6186/a000546

Koch, S. (2021). *Evidenzbasierte Notfallmedizin (EBNM) im Rettungsdienst.* retten, 10(2), 146–150, doi: 10.1055/a-0985-0497.

Koch, S., Seeger, S., Liebel, M. (2022a). *Handlungsempfehlungen bei hypertensivem Notfall. Von der Leitlinie in die rettungsdienstliche Praxis.* retten!, 11, 26–35.

Koch, S., Straubel, J., Wuttke, M., Brand, A. (2022b). *Evidenzbasierte Versorgung des akuten Koronarsyndroms (ACS). Von der Leitlinie in die rettungsdienstliche Praxis.* retten!, 11, 36–45.

Koch, S. & Wuttke, M. (2022). *Leitlinien, Algorithmen und Co. – Grundlagen evidenzbasierter Rettungsmedizin.* retten!, 11, 6–9.

Kreimeier, U., Dirks, B., Wenzel, V. (2008). *Evidenzbasierte Notfallmedizin: Perspektiven*. Notfall Rettungsmed 11(1), S. 18–24. doi: 10.1007/s10049-007-1005-5

Robert Bosch Stiftung (Hrsg.) (2013). *Gesundheitsberufe neu denken, Gesundheitsberufe neu regeln. Grundsätze und Perspektiven – eine Denkschrift der Robert Bosch Stiftung*. Stuttgart: Robert Bosch Stiftung.

Schiechtl, B., Böttiger, B.W., Spöhr, F. (2008). *Evidenzbasierte Notfallmedizin – Status quo*. Notfall Rettungsmed, 11(1), S. 12–17. doi: 10.1007/s10049-007-0993-5

Sloane, P.F.E. (2003). *Schulnahe Curriculumentwicklung*. bwp@ Berufs- und Wirtschaftspädagogik, 4. Zugriff am 03.03.2022 unter: http://www.bwpat.de/ausgabe4/sloane_bwpat4.pdf

Weinert, F.E. (2014). *Leistungsmessungen in Schulen*. 3., aktualisierte Aufl. Weinheim, Basel: Beltz.

19 Pädagogik als Bezugswissenschaft im Rettungsdienst: Wie das Neue ins System kommt am Beispiel der NotSanAusb

Thomas Prescher, Heiko König und Christian Wiesner

19.1 Einleitung

Die Diskussion um eine Veränderung der Lehr-Lernkulturen mit einer stärkeren Ausrichtung auf ein kompetenzorientiertes Unterrichten im Rahmen von Selbsterschließungs- und Selbstaneignungsstrukturen ist in der Pädagogik keine neue Diskussion. Und doch erscheint sie nötig, weil offensichtlich die Schulwelt als Lernfeld den Anforderungen einer reichhaltigen Praxis in einem Handlungs- und Berufsfeld gegenüberzustehen scheint und diesen Anforderungen nicht gerecht wird.

Auf dem 16. Stuttgarter Intensivkongress wurde am 07.02.2020 das Thema »Paradigmenwechsel in der Notfallsanitäterausbildung« in einem eigenen Forum mit WissenschaftlerInnen, Schulleitungen, Studierenden des Lehramts für Berufspädagogik, LehrerInnen und SchülerInnen intensiv diskutiert. Sichtbar wurde, dass die Idee des Lernparadigmas klar ist und der Bedarf für eine Umsetzung für eine patientInnenorientierte Notfallversorgung erkannt wird, jedoch der Weg dahin noch blockiert zu sein scheint. Aus diesem Grund wird im Folgenden den Fragen nachgegangen:

1. Welchen Anforderungskonflikten stehen die Schulen und LehrerInnen in der Gestaltung und Umsetzung ihres Unterrichts gegenüber, die eine Veränderung der Lehr-Lernkultur zu mehr Kompetenzorientierung mit einer veränderten LehrerInnen- und SchülerInnenrolle erschweren oder gar verhindern?
2. Wie kann das »Neue« ins System kommen und eine Schulentwicklung gestaltet werden, die Schulen als lernende Organisationen begreift und ein transformatives Lernen der Schulleitungen, KollegInnen und SchülerInnen als Lernkulturwandel ermöglicht, damit sie mit den besonderen Anforderungen einer Notfallsituation umgehen können?

Im Sinne des Begründungszusammenhangs der Gegenstandstheorien der Rettungswissenschaft (▶ Abb. 1.2) geht es im vorliegenden Beitrag um eine Theoriebildung, wie handlungsrelevantes Wissen und Können im Rahmen einer kompetenzorientierten beruflichen Bildung zur Anwendung kommt bzw. sichtbar werden kann.

19.2 Die Idee: Das Paradigma kompetenzorientiertes Lehren und Lernen in der NotSanAusb

Erpenbeck & Sauer (2000, S. 297) fordern: »Eine innovationsfördernde Lernkultur muss kompetenzbasiert, eine kompetenzbasierte Lernkultur muss innovationsfördernd sein.« Hintergrund dieser Forderung ist u. a. eine Veränderung der gesellschaftlichen Arbeits- und Berufsstrukturen (vgl. Hendrich, 2009, S. 229), welcher bereits Dieter Mertens (1974, S. 39) mit der Propagierung einer erhöhten Anpassungsfähigkeit des Subjekts begegnete.

Aus didaktischer Perspektive schließt das die Forderung nach flexiblen LernerInnen ebenso ein wie die Forderung nach beweglichen Lehrenden. Diese geforderte Flexibilität der Lernenden und Lehrenden fügt sich in die Grundannahme ein, dass die Entwicklung einer beruflichen Handlungskompetenz die zentrale Rolle spielt, die die Auszubildenden zu einem eigenständigen, problemlösenden und im Sinne der PatientInnensicherheit verantwortungsvollen Handeln befähigen soll. Die Ausbildung von NotfallsanitäterInnen (NotSan) erfolgt dabei insbesondere im Kontext der Schule und formellen Lernprozessen (vgl. Weiß, 2007, S. 3), die im Sinne der Lernortkooperation um ein praxisbezogenes Lernen ergänzt werden. Das Lernfeld Schule verschränkt sich dabei mit dem Handlungsfeld Praxis und rettungswissenschaftlichen Erkenntnissen. Neben Fachwissen zur Durchführung notfallmedizinischer Maßnahmen braucht es nach Karutz (2008, S. 30 ff.) Fähigkeiten und Fertigkeiten aus unterschiedlichen *Kompetenzdimensionen*. Ein Einsatz ist nämlich immer in ein Szenario eingebettet, das vielen unvorhersehbaren situativen und individuellen patientInnenabhängigen Einflussfaktoren unterliegt.

Die praktische Maßnahme einer Blutstillung mit offenem Bruch braucht innerhalb der *Fachkompetenz* neben fachlichen Kenntnissen der Anatomie, Pharmakologie, Rettungstechnik oder Einsatztaktik konkretes Know-how handwerklicher Tätigkeit, z. B. bei der Umlagerung und Fixierung zur Transportsicherung. Die Zusammenarbeit erfolgt in einem Team und es bestehen unterschiedliche Kontakte zu anderen Rettungsteams, NotärztIn, der PatientIn mit Angehörigen, der Leitstelle und Klinikpersonal u. a. Die Geschwindigkeit der Kommunikation, der Umgang mit Konflikten und eine empathisch-patientInnenorientierte Haltung und Auftreten sind Aspekte der *sozialen Kompetenz*.

Einsatz- und Lagebilder unterscheiden sich dabei sehr. Notfallbilder werden immer häufiger auch durch psychosoziale Störungen bei den PatientInnen begleitet. Einsätze variieren von einem scheinbar einfachen häuslichen Umfeld über einem Massenanfall von Verwundeten (MANV) bis hin zu Katastrophenlagen. NotSan benötigen dafür *methodische Kompetenzen*, um herausfordernde Situationen jenseits eines Standardeinsatzes problemlösend bewältigen zu können. Sie benötigen aber auch *Lernkompetenzen*, um sich methodisch selbstgesteuert mit den Entwicklungen im notfallmedizinischen Umfeld »up to date« zu halten. NotSan benötigen diesbezüglich eine Denk- und Reflexionsfähigkeit, Entscheidungs- sowie Transferfähigkeit, um Wissen, Fertigkeiten und Fähigkeiten auf unterschiedliche Einsatzsituationen mit zum Teil widrigen Bedingungen übertragen und patientInnensicher anwenden zu können.

Eine NotfallsanitäterInnenausbildung, so die naheliegende und im Notfallsanitätergesetz verankerte Schlussfolgerung, sollte dementsprechend kompetenzorientiert gestaltet sein. Äußerungen seitens ärztlicher KollegInnen, wie z. B. von Schoolmann (2017, S. 264), dass es in der Ausbildung nur darum gehen könne, Grundlagen zu vermitteln und die

Umsetzung von Algorithmen auszubilden ist, erscheinen in rettungswissenschaftlicher Perspektive als sehr fragwürdig. Es kann nicht nur darum gehen, Algorithmen kennenzulernen und im blinden Leitliniengehorsam umzusetzen. Vielmehr braucht es einen Ansatz, der Lehr-Lernprozesse dahingehend ausrichtet, dass kompetenzgenerierende Lösungsmuster entwickelt werden, die Basis einer Sach- und »Algorithmenkompetenz« sind und nicht umgekehrt. Eine bewusste und mit gesundem Menschenverstand sowie fachlichem Know-how begründbare Abweichung im Algorithmus würde darin als verwirklichte Kompetenz in einem performanten Handeln sichtbar werden.

Die Ausbildung der NotSan sollte in diesem Sinne dem Paradigma einer Rettungswissenschaft folgen, die Handlungs- und Reflexionswissenschaft ist und das dafür nötige Wissen etabliert sowie die SchülerInnen Fertigkeiten und Fähigkeiten entwickeln lässt, um gemäß dieser Leitvorstellung professionell agieren zu können. Eine Kompetenzentwicklung kann daher nicht einseitig auf fachlichen Output ausgerichtet sein, wie dies von der NotfallsanitäterInnenausbildung aktuell immer wieder berichtet wird und beobachtbar ist. Kritisiert wird dabei die immer noch vorhandene Bezugnahme zur Vorgehensweise in der früheren Ausbildung zum Rettungsassistenten sowie der Einsatz von unzähligen Honorarkräften ohne akademische und vertiefte pädagogische Qualifikation zur Bewältigung der Lehrverpflichtung an den personell stark unterbesetzten Berufsfachschulen des Rettungsdienstes, bei denen dann eher mit Frontalunterricht agiert wird. Hier lässt sich ein Strukturbruch im pädagogischen Denken und Handeln beobachten, bei dem insbesondere in qualifikationsorientierten Lernszenarien eine einseitig an Fachlichkeit ausgerichtete didaktische Reduktion stattfindet. Kompetenzorientierung als Teil einer Selbstbildung oder eines selbstgesteuerten und selbstbestimmten Lernens schrumpft aufgrund eines bildungstechnologischen Erwartungsdrucks zu einer Restgröße. Formale Vorgaben einer dominierenden Fächerorientierung, wie bspw. in Bayern mit der Berufsfachschulordnung (BFSO, 2019), begünstigen dies zudem. Im Zentrum steht dann eine Wissensvermittlung mit traditionell überlieferten Lehr-Lernformen, die durch Böttcher & Lindart (2009, S. 7) für den schulischen Kontext kritisiert werden.

Mit dieser Situationsbeschreibung kann verdeutlicht werden, dass es hier insgesamt um keinen Paradigmenwechsel aus pädagogisch-konzeptioneller Sicht geht, sondern darum, dass ein kompetenzorientiertes pädagogisches Denken und Handeln in der Lehr-Lernpraxis der NotfallsanitäterInnenausbildung ankommt. Der Paradigmenwechsel kann dazu als ein internes Phänomen des Rettungsdienstes gefasst werden. Für eine konsequente und nicht nur propagierte Kompetenzorientierung bedarf es dazu eines Ansatzes, der die verschiedenen Aspekte in den sozialen und situativ-fachlichen Akteurskonstellationen der Auszubildenden in möglichen Notfallszenarien aufgreift und dann einer rettungswissenschaftlichen Bewertung zuführt.

19.3 Das Problem: Anforderungskonflikte der Lernorte als Lernbarriere eines kompetenzorientierten Unterrichts in Berufsfachschulen

Die Feststellung einer scheinbaren Symbolpolitik kompetenzlyrischer Provenienz kann als eine Seite der Medaille betrachtet werden. Jenseits der kritischen Betrachtung, wie innerhalb des Rettungsdienstes mit der strukturellen Situation umgegangen wird, braucht es eine Betrachtung der anderen Seite der Medaille. Dies ist der Blick in das Tätigkeitssystem Rettungsdienst innerhalb des Gesundheitssystems mit seinen unterschiedlichen Lernorten, wovon die Berufsfachschule lediglich einer ist. Innerhalb des Systems wirken Prozesse der Sozialisation, Enkulturation und Individuation im Kontext von Beruf und Beruflichkeit als NotfallsanitäterIn.

Die Bildung mentaler Modelle findet über eine Generalisierung bisheriger Erfahrungen in Übertragung auf zukünftiges Handeln statt, das nach den Regeln und Routinen der Organisation und zum Erhalt der »Mitgliedschaftsbedingung« (Luhmann, 1994, S. 210) erfolgversprechend ist. Im Rettungsdienst sind das immer wieder die Werte, Regeln und Normen, die sich auf den Rettungswachen im täglichen Einsatz etabliert haben. Dies führt an den Schulen zu einem permanenten Vergleich – was brauche ich, was braucht die SchülerIn und was erfordert die zukünftige Situation. Widersprüche in den Lehraussaussagen gehören hier immer wieder zum Alltag (vgl. Karutz, 2011, S. 255).

In dieser Situation wird eine Paradoxie aus Differenzierung und Integration sichtbar, die mit Schimanks (1985, S. 421 f.) strukturfunktionalistischer bzw. systemtheoretischer und handlungstheoretischer Perspektive aufgedeckt werden kann. Dabei geht es darum, zwei Argumente miteinander zu verbinden: auf der einen Seite das Argument, dass gesellschaftliche Differenzierung der Maxime von Effizienz-/Effektivitätsgewinnen folge, auf der anderen Seite das Argument, dass sie das Ergebnis von Interessen- und Einflusskonstellationen der Akteure sei. Dies führt in die Unterscheidung von handlungsprägenden und handlungsfähigen Systemen (▶ Abb. 19.1).

Mit dieser Unterscheidung kommt das Gesundheitssystem als Funktionssystem mit seiner Sinnorientierung in den Blick. Das Gesundheitssystem kann dazu als ein *handlungsprägendes* System verstanden werden, das über symbolisch generalisierte Kommunikationsmedien die Anschlussfähigkeit von Kommunikation sicherstellt. Der Rettungsdienst kann als eine Ausprägung innerhalb des Funktionssystems Gesundheit angesehen werden, wobei Fuchs (2006, S. 9) systemtheoretisch begründet darstellt, dass Diagnosen bzw. Befunde das zentrale Medium sind, die zu einer Inklusion der Menschen als PatientInnen ins System führen. Der positive Befund führt zu Konditionierungen von Anschlüssen innerhalb des Systems. Innerhalb des Rettungsdienstes und der Notruflogik wird dabei insbesondere auf die Geschwindigkeit der Kommunikation, was die Diagnosestellung angeht, wert gelegt, was sich beispielsweise insbesondere an den sich normalisierten Verfahren des »Ten for Ten« oder der »Treat first what kills first«-Ideologie des xABCDE-Schemas als Standardarbeitsweise verdeutlichen lässt.

Andere Systeme, wie z. B. Individuen, Gruppen oder Organisationen, d. h. Rettungswachen, Kliniken und die Berufsfachschulen, werden demgegenüber als *handlungsfähige* Systeme gefasst. Damit werden die Akteure ins Zentrum der Aufmerksamkeit gestellt, wobei Widersprüche zwischen beiden und innerhalb beider Systemlogiken eine Vermittlung durch lernende Anpassung zu erfordern scheinen. Lernen selbst »vermittelt« dabei nicht im wörtlichen Sinne, sondern kann als pertubierendes Reflexionslernen und tiefenwirksames Veränderungslernen der Akteure in der Auseinandersetzung mit sich und ihrer Umwelt verstanden werden (vgl. Arnold, 2009, S. 6).

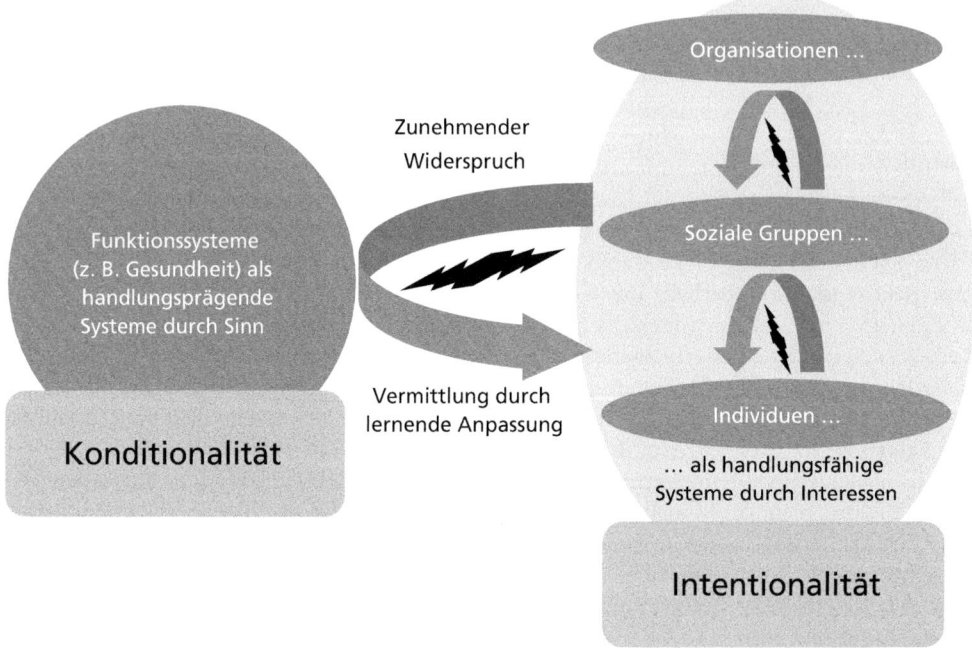

Abb. 19.1: Unterscheidung handlungsprägende und handlungsfähige Systeme (nach Schimank, 1985, S. 421 ff.)

Als entscheidendes Argument wird in Bezug auf die handlungstheoretische Position angeführt, dass Handeln nicht nur ein Ergebnis einer funktional-strukturellen Festlegung sei, sondern immer auch Ausdruck der Produktion und Reproduktion von existierenden Strukturen und Prozessen. Hohe Standardorientierung, eine ausgeprägte Leitlinien- und formalisierte Algorithmuskultur prägen den Rettungsdienst und sind Ausdruck dafür, den Human Factor als mögliche Fehlerquelle bei Individuen, in Teams und damit in der Rettungsdienstorganisation zu minimieren (vgl. Badke-Schaub et al., 2012, S. 4). Damit ergeben sich unterschiedliche Fälle gesellschaftlicher Differenzierung. Beabsichtigte, ein bestimmtes Ziel anstrebende Veränderungsbemühungen, z. B. durch kompetenzorientierte Lehr-Lernkonzepte in Berufsfachschulen, kommen in dieser Systemlogik aus systemtheoretischer Sicht dann eher selten vor. Unbeabsichtigte Differenzierungseffekte lassen sich dennoch beobachten, sofern sie sich in die Logik des handlungsprägenden Systems einfügen und sich als anschlussfähig erweisen. Handlungstheoretisch wird damit der Blick von Einzelhandlungen und Entscheidungen abgewendet und auf Handlungs- und Entscheidungsketten fokussiert:

»Handeln konstituiert sich nämlich aus der Intentionalität handlungsfähiger Sozialsysteme im Rahmen der Konditionalität handlungsprägender Sozialsysteme.« (Schimank, 1985, S. 428).

Mit diesem Bezug kann einerseits verdeutlicht werden, warum sich der Rettungsdienst in der Gestaltung und Umsetzung eines kompetenz- und schülerorientierten Unterrichts so schwertut. Andererseits werden auch Lernbedarfe auf organisationaler Ebene der Rettungsdienstschulen sichtbar, sich diesen Widersprüchen lernend zu stellen.

19.4 Eine Lösung: Wie kommt ein neues Paradigma ins System?

Die Differenzierung in handlungsprägende und handlungsfähige Systeme soll zum Ausdruck bringen, dass die Systemzugehörigkeit Folgen für die Art und Weise sowie Wirksamkeit der Systementwicklung hat. Die Freiheit pädagogischer Entscheidungen hat darin offenbar seine Grenzen, da ein nichtpädagogisches Sinn- und Wertegefüge das Handeln bestimmt. Jaspers (1984, S. 119) bringt das auf den Punkt: »Was ich bin, das werde ich durch meine Entscheidungen.« Dadurch eröffnet sich eine Lösungsperspektive, die es möglich macht, für das Rettungswesen »neue« Paradigmen eines kompetenzorientierten Lehrens und Lernens in das System Berufsfachschule zu integrieren. Dafür ist ein feldtheoretischer Zugang hilfreich, wie er mit Wiesner (2019, S. 433 ff.) beschrieben werden kann, weil er die im System befindlichen Strukturen und Dynamiken aufzudecken und zu verstehen hilft.

Der Ausgangspunkt hierfür ist die pädagogische Führung und das Management einer Berufsfachschule, die aufgrund der aus Rettungsdienstpersonal rekrutierten Lehrkräfte innerhalb der Logik großer Träger und Hilfsorganisationen, wie beispielsweise dem ASB, vor großen Herausforderungen stehen. Während die Prägung des Rettungsdienstes innerhalb des Gesundheitssystems als handlungsprägendes System nämlich als ein »mechanistisches System« beschrieben werden kann, erfordert die Umsetzung eins kompetenzorientierten Lehrens und Lernens ein offenes handlungsfähiges System (vgl. Lane & Down, 2010, S. 521). Der Rettungsdienst, so die Annahme in Anlehnung an die Autoren, kann eher als ein *mechanistisches* oder technisches System verstanden werden. Dies entspricht salopp formuliert einer Trivialmaschine, weil im weitesten Sinne sowohl die Probleme und aufgrund der Leitlinien auch die Lösungen bekannt sind. Es gibt erprobte Antworten. Dies führt dazu, dass EntscheiderInnen und Organisationsmitglieder auf Herausforderungen entsprechend »algorithmisch« reagieren. Diese technischen Herausforderungen sind unterschiedlich und können auch sehr kompliziert sein, z. B. wie ein Apoplex bei einer 93-jährigen dehydrierten Patientin zu behandeln ist, wobei das Wissen darüber, wie das Ergebnis auszusehen hat, bereits vorhanden ist.

Die Herausforderung, kompetenzorientierte Lehr-Lernarrangements in der beruflichen Ausbildung über drei Jahre konsequent durchzuorchestrieren, stellt sich dem gegenüber als eine *adaptive* und *komplexe* Herausforderung dar. Dies hängt insbesondere auch damit zusammen, dass die Vorgaben für die Leistungsmessungen, um das Thema konsequent vom Ziel und Ergebnis her zu betrachten, sehr eng formuliert sind. In Ländern wie Bayern wird zudem nach wie vor in der Fächersystematik unterrichtet und geprüft. Zeitgleich ist festzustellen, dass insgesamt das Vertrauen in selbstregulierte oder selbstbestimmte Lernprozesse fehlt. Im Stundenplan stehen für Selbstlernphasen dann Begriffe wie SOL-Unterricht und meint faktisch doch nur ein Lernen der »SchülerInnen ohne Lehrer-

Innen«, weil die zuständigen LehrerInnen in Besprechungen sitzen und sonstige schulische Aufgaben erfüllen.

Auch in den anderen Bundesländern ist zu beobachten, dass das Vertrauen seitens der SchülerInnen und LehrerInnen in ein wirklich selbstreguliertes Lernen fehlt. Ist die Idee im Diskurs auch geläufig und breit rezipiert, so stellt sie sich in der Praxis doch mehr als Herausforderung und nicht als Selbstverständlichkeit dar. Es bedarf daher einer Strategie, die Selbstregulierung der Lernenden Schritt für Schritt zu entwickeln, indem die Anforderungen stufenweise in ihrer Komplexität zunehmen und sich die Rolle des Lehrenden mehr und mehr auf die Unterstützungsfunktion und individuelle Beratung wie auch auf personale Begleitung konzentriert (vgl. Euler et al., 2008, S. 36). Dafür ist ein Lehrverständnis erforderlich, das einen Unterricht nicht von einer leeren Präsentation her konzipiert, in die ganz viel Text als inhaltliche Basis hineinkopiert wird, sondern Lernaufgaben, die Lerneraktivitäten und Lernprodukte ins Zentrum des didaktischen Handelns stellen (vgl. Müller et al., 2020).

Dies ist erreichbar, wenn es gelingt, den sozialen Charakter des Feldes, den eine Rettungsdienstschule ausmacht und innerhalb dessen sich eine Schule als Organisation bewegt, zum Vorschein kommen zu lassen. Es wird dazu nicht zielführend sein, die LehrerInnen einfach dazu aufzufordern, ihren Unterricht zu ändern, Ideen einfach im eigenen Unterricht umzusetzen, aber die Kreativität der LehrerInnen gleichzeitig einzuschränken, indem die didaktische Jahresplanung und die Stoffverteilung auf sehr traditionelle, an Inhalten orientierte Art und Weise erfolgt und damit die Arbeit strukturiert. Für eine kreative Umsetzung eines kompetenzorientierten Lehrens und Lernens ist zu viel traditionelle Struktur und Kontrolle ebenso abträglich wie fehlende Führung und Abstimmung, die eine Umsetzung eher chaotisch erscheinen lässt.

Schulentwicklung kann in diesem Sinne nur initiiert und unterstützt werden, wenn sie in eine entsprechende lern- und entwicklungsorientierte Lernkultur eingebettet ist, d. h. weder rein intuitiv-chaotisch noch rein formalistisch-linear aufgestellt ist. Stacey (1996, S. 47) bietet mit seinem Matrix-Modell einen Ansatz (▶ Abb. 19.2), um für die damit zusammenhängenden Dynamiken zu sensibilisieren und notwendige Veränderungen zu gestalten. Die Matrix von Stacey (1996, S. 47) kann als *Gewissheits-Zustimmungsmatrix* bezeichnet werden, in Verbindung mit der Strukturdynamik von Wiesner (2020) können in der Matrix zwei Perspektiven unterschieden werden. Einerseits kann die Zukunft als im Wesentlich vorhersehbar betrachtet werden. Die Gestaltung der eigenen Wirklichkeit folgt dann eher einem hierarchischen Vorgehen, bei dem Änderungen eher dem linearen Modus folgen, was ein Mehr an Routinen und Regeln bedeutet. Diese Vorgehensweise bietet sich für simple und auch noch komplizierte Probleme an und kann auch als Kontrollmodus verstanden werden.

Demgegenüber kann die Zukunft auch als unvorhersehbar angenommen werden. Von einer reinen Sach- und Stabilitätsorientierung ist dann eine Perspektive auf eine Dialog- und Beziehungsorientierung wichtig, da für die Bewältigung komplexer Herausforderungen die Zustimmung der beteiligten Akteure gewonnen werden und es vermieden werden muss, dass System ins Chaos bzw. die Anarchie zu stürzen.

Damit Schulen den aktuellen Herausforderungen der Gesellschaft und der Lernenden im Sinne einer kompetenzorientierten Lehr-Lernkultur gerecht werden können, benötigen deren Akteure zunächst einen »growth mindset« (Dweck, 2006, S. 6 ff.). Diese Denkhaltung steht für eine Mentalität des Handelns, die es ermöglicht durch Zeiten des Wandelns hindurchzugehen:

»This growth mindset is based on the belief that your basis qualities are things you can cultivate through your efforts.« (Dweck, 2006, S. 6)

Für eine kompetenzorientierte Feldtransformation braucht es dazu ein Verständnis der Schulen als lernende Organisationen, bei dem das soziale und situative Gefüge der beteiligten Akteure berücksichtigt wird. Mit Wiesner et al. (2018, S. 4) kann daher in das Modell von Stacey (1996) eine zusätzliche X-Achse als Kontinuum zwischen einer Sach- und Beziehungsorientierung sowie eine Y-Achse als Kontinuum zwischen einer Entwicklungs- und Stabilitätsorientierung eingeführt werden (▶ Abb. 19.2). Damit spannt sich ein Raum der lernenden Organisation auf, der mit dem Phasenmodell des Lernens nach Kolb (1984, zitiert nach Möller, 2006, S. 89) und dem Entwicklungsmodell einer transformationsorientierten Schul- und Unterrichtsentwicklung nach Schratz et al. (2019, S. 419 ff.) kombiniert werden kann, um komplexe Herausforderungen anzugehen und sich aus den scheinbaren Gewissheiten des gegenwärtigen Status quo zu lösen:

- *Erkennen:* Am Anfang steht im Sinne der *praktischen bzw. konkreten Erfahrung* das *Erkennen.* Als Initial- und Rezeptionsphase werden dabei Phänomene, Probleme, Herausforderungen usw. zunächst wahrgenommen. Hier vergewissert sich das System Schule des eigenen Status quo und möglicher Brüche, die einen Veränderungs- und Entscheidungsbedarf markieren.
- *Analysieren:* Die *reflektierte Beobachtung* erfordert dazu ein Analysieren als *Reflexions- und Proflexionsphase.* Die Beteiligten müssen beginnen, sich mit den Veränderungsthemen auseinanderzusetzen, Erklärungen für wahrgenommene Probleme finden, Beziehungen zwischen Informationen und ihren Wirkungen herstellen oder Widersprüche zwischen Sachgegenständen analytisch auflösen usw., um entscheidungs- und handlungsrelevante Aspekte in ihrer Problemhaltigkeit aushandelnd zu erfassen und diese durch Proflexives mit dem Verstehen zu verbinden.
- *Verstehen:* Das Verstehen der Situation führt zu einer *abstrakten Begriffsbildung,* um nötige Änderungen von der Zukunft her prägnant, fokussiert und präsent zu machen. Die Akteure müssen sich gegenseitig durch die Führung oder externe Begleitung unterstützen, um den Sinn und die Bedeutung des Geschehens und der Veränderungen kollektiv nachzuvollziehen und anzuerkennen. Im Verständnis einer *Integrationsphase* geht es um die Entwicklung einer stimmigen Entscheidungsfindung.
- *Gestalten:* In der *Aktionsphase* geht es darum, abgestimmte Ideen für mögliche Entwicklungen, Prozesse und Maßnahmen wertorientiert zu erarbeiten und dabei zu beachten, wie diese in das bestehende System integriert und durch Engagement erfolgsversprechend wie auch wertschätzend umgesetzt werden können.

19.5 Nur noch umsetzen: Schulen als Organisationen und Räume des Lernens

Für die Frage, wie ein soziales System unter den Aspekten einer *komplexen Problemstellung* im Raum der Ungewissheit und fehlender Zustimmung durch die Dominanz des handlungsprägenden Systems Rettungsdienst gegenüber dem handlungs(un)fähigen System der Rettungsdienstschule lernen kann, lassen sich mit Pautzke (1989, S. 103 ff.) vier Dimensionen des Lernens bestimmen (▶ Abb. 19.2). Diese beschreiben den Modus und relevante

Inhalte des Lernens und der Auseinandersetzung innerhalb des Rahmenmodells der Feldtransformation für einen Paradigmenwechsel in der NotfallsanitäterInnenausbildung. Der dahinterstehende Lernbegriff sozialer Muster (vgl. Durkheim, 1999, S. 109 ff.) kombiniert dabei ein personales Lernen mit Prozessen des Organisationslernens mit Blick auf das Spannungsverhältnis aus handlungsprägendem und handlungsfähigem System.

Ein auf Kompetenzorientierung ausgerichteter Paradigmenwechsel in einer Berufsfachschule benötigt in dieser Perspektive, so Arnold (2010, S. 135b), »[...] die Anbahnung und Stärkung einer selbstreflexiven Kompetenz im Umgang mit Systemiken – den eigenen (inneren) sowie denen im Außen«, da menschliches Verhalten nur in Beziehung zu seiner handlungsrelevanten Umwelt erklärt und verändert werden kann. Umwelt hat dabei einen »Aufforderungscharakter« (Ittelson et al., 1977, S. 123), der individuelles und soziales Verhalten strukturiert und aufgrund der symbolischen Qualitäten Verhaltensmuster erzeugt. Mit Blick auf die Themenstellung resultiert daraus die Annahme, dass eine Verhaltensänderung als etwas »Neues« nur dann möglich erscheint, wenn das institutionelle Umfeld und die organisatorischen Strukturen im Zusammenspiel mit der Selbstveränderung sich wandeln können. Es lassen sich in diesem Sinne folgende Dimensionen einer wirksamen System- und Selbstveränderung unterscheiden:

1. *Dominanz der Macht zur Entwicklung einer organisationalen Kernkompetenz als gemeinsam getragene Lernkultur, bei der es um ein Lernen der LegitimationsexpertInnen und Eliten durch Diskurs geht:* Die Schulleitung nimmt dabei eine Schlüsselrolle ein, da sie auf normativer (Als wer oder was, d. h. mit welcher Lern- und Arbeitskultur wollen wir im Sinne einer Positionierung am Markt nach außen wahrgenommen werden?) und auf strategischer Ebene (Was sind die richtigen Dinge, die in den nächsten fünf Jahren zu tun und zu verändern sind, um die Positionierung im Sinne der normativen Entscheidung umzusetzen?) festlegt, was die organisationale Kernkompetenz ausmachen soll und durch welche konkreten Maßnahmen im Kollegium sie sichtbar und verwirklicht werden soll. Kompetenzorientierte Lehr-Lernarrangements als eine organisationale Kernkompetenz bezeichnen dabei den Ansatz, dass die verschiedenen verfügbaren Ressourcen zur Realisierung dieser einen Kernkompetenz verknüpft werden (vgl. Schreyögg & Kliesch, 2005, S. 10), um den »dysfunctional flip« (Schreyögg & Kliesch, 2005, S. 18) – d. h. das Verharren auf einem bestehenden Kompetenzniveau einer etablierten Lernkultur – zu überwinden. Ein unterrichtsbezogenes didaktisches Handeln benötigt dementsprechend eine organisationale Entsprechung in Führung und Organisation. Dabei ist der organisationstheoretischen Differenzierung nach Institutionen als kulturelles und damit legitimatorisch sinnstiftendes Merkmal (vgl. Durkheim, 1999, S. 109 ff.) sowie nach Strukturen, Prozessen und Programmen (vgl. Prescher, 2009, S. 6) zu folgen.
2. Es braucht eine managementpraktische Unterfütterung als organisationale Rahmung, da die Entwicklung einer Lernkultur nicht allein vernunftbasiert erfolgen kann. Die PädagogInnen können hier nicht allein als Lehrende vor Ort in die Pflicht genommen werden. Die Herausforderung besteht vielmehr darin, verschiedene Gestaltungsebenen gleichzeitig in den Fokus der Aufmerksamkeit zu rücken und verschiedene beteiligte Akteure einzubeziehen (vgl. Euler, 2005, S. 12).
3. *Dominanz der Lernkultur, unter der ein Lernen als Veränderung der organisatorischen Wissensbasis zur Ermöglichung von Selbstschließungskontexten verstanden wird:* Die Professionals brauchen als Lehrkräfte eine tiefgreifende pädagogische Qualifizierung, um sich mit dem State of the Art pädago-

gischer Interaktion und Intervention auseinanderzusetzen. Die angestrebte Akademisierung im Rettungsdienst bietet eine gute Basis für die Ausbildung der LehrerInnen als Reflective Practitioner und eine angemessene Auseinandersetzung mit Konzepten, Modellen und Paradigmen eines kompetenzorientierten Lehrens und Lernens. Im Zentrum möglicher Schulentwicklungsbemühungen sollten für einen ersten Zugang projektorientierte Unterstützungsangebote für das Kollegium stehen, für die eine Steuergruppe auf Ebene der Schule oder der Ebene des Trägers verantwortlich ist. Für eine Veränderung der Lernkultur braucht es dafür ein Zusammenspiel aus Methodenschulung für LehrerInnen und SchülerInnen (1) als ein Aspekt pädagogischer Professionalisierung, eine Lernkulturentwicklung im Rahmen eines Verständnisses zum selbstbestimmten Lernen in Aneignungs- und Selbsterschließungskontexten, z. B. der Ansatz eines Lernens mit patientInnenprozessorientierten Lernaufgaben und Lernprodukten (2) und der damit einhergehenden Veränderung der LehrerInnenrolle zum Lernbegleiter (3), und einer wie unten beschriebenen darauf abgestimmten Curriculumsentwicklung (4).

4. *Dominanz der Institution, bei der ein Lernen als Veränderung der pädagogischen Haltung und eine Veränderung der gemeinsam geteilten Selbstverständlichkeiten angestrebt wird:* Da nicht alle Lehrkräfte gleichmäßen und zur gleichen Zeit die Gelegenheit, die Möglichkeit und auch die berufliche Absicht einer akademischen Qualifizierung zur BerufspädagogIn für Gesundheitsberufe anstreben oder wahrnehmen können, sind schulinterne Fortbildungen und pädagogische Tage ein möglicher Ansatzpunkt. An solchen Tagen können sich die Lehrkräfte im Diskurs mit den Anforderungen und der konkreten Umsetzung, bspw. eines selbstorganisierten Lernens oder eines Lernens mit patientInnenprozessorientierten Lernaufgaben (vgl. Müller et al., 2020), auseinandersetzen und die Umsetzung im eigenen Unterricht vorbereiten und ggf. erproben. Es braucht für eine Kompetenzorientierung der Lehrkräfte die Entwicklung einer didaktischen Kompetenz (vgl. Arnold, 2012a, S. 167). Diese bezieht sich dabei im Wesentlichen auf didaktisch-methodische Fähigkeiten zur aktivierenden Gestaltung nachhaltiger und lebendiger Lernprozesse und auf die Entwicklung einer die Kompetenzorientierung und Selbstorganisation unterstützenden pädagogischen Haltung. Dazu wird von Arnold (2012a, S. 141 f.) auf mindestens folgende vier Schlüsselelemente verwiesen, die einerseits durch die Lehrkräfte im Rahmen ihres Unterrichts und andererseits durch die Schaffung struktureller und programmatischer Voraussetzungen den kompetenzorientieren Lehr-Lernprozess unterstützen:

a) Vielfältige Zugänge zum Lerngegenstand vorbereiten und gestalten (z. B. gemeinsamer Zielvereinbarungsprozess und individualisierte Lernprozessbegleitung)

b) Aneignungsprozess lebendig und nachhaltig inszenieren (z. B. durch Berücksichtigung der Interessen und Fähigkeiten der SchülerInnen und ein praxisnahes Lernen durch konkrete Arbeitsaufträge mit berufsnahen Lern- und Arbeitsprodukten)

c) Selbstlernkompetenzen stärken und Selbstwirksamkeitserleben ermöglichen (z. B. erst Selbstsicherheit und Zuversicht, dann fachliche Qualifizierung)

d) Der Lernende kann »zeigen«, was er kann (z. B. Herstellung von Produkten und Dienstleistungen im Rahmen von Skill-Lab- oder Simulationstrainings).

5. *Dominanz der Programme als eine organisationale Veränderung durch die Anpassung formaler Strukturen, Prozesse und Programme für eine Lernkulturkompetenz:* Traditionelle

Lernkulturen zeichnen sich oftmals durch eine Orientierung an offenkundigen Inhalten aus und deren Prozessgestaltung wirkt als eine Art »geführtes Lernen« (Arnold & Pachner, 2011, S. 305). Diese Form des Lernens betont die oberflächliche Ebene des Unterrichts, wie Lernziele, bestimmte Methoden oder Sozialformen, und vernachlässigt bisweilen die eigene Such- und Aneignungsbewegung der Lernenden (vgl. Arnold, 2012b, S. 482). Mit einer kompetenzermöglichenden Lernkulturkompetenz kann demgegenüber eine Erschließungsstrukturierung verfolgt werden, bei der Handlungsproblematiken in Lernproblematiken überführt werden können.

Eine kompetenzorientierte Lernkulturkompetenz verweist auf professionalisierungstheoretische Konzepte (vgl. Combe & Helsper, 1996), die sowohl den Lehrenden als auch den Lernenden eine Autonomie des Handelns und damit des Lernens zugestehen. Zimmer (1998, S. 4) spricht in diesem Zusammenhang von einem »de-schooled learning«, bei dem die Institution Schule als originärer Ort des Lernens der Moderne mit dem »Leben« verbunden wird, indem feste Rituale der institutionalisierten Lehr-Lern-Prozessgestaltung mit einer Orientierung an Fächern und deren Stoff zugunsten einer Gestaltung von Lern- und Erfahrungsprozessen mit Hilfe von Schlüsselsituationen und Schlüsselproblemen überwunden werden. Um ein rein klassenraumorientiertes und traditionelles Lernen nach dem »Bus-Prinzip« zu vermeiden, ist es auch möglich, klassische Klassenräume als »LearnerLabs« auszustatten oder eine Berufsfachschule in ihrer Gesamtheit als »Lernraum Campus« zu begreifen und zu gestalten, um Prozesse selbstgesteuerten und selbstbestimmten Lernens zu fördern (vgl. Prill, 2019, S. 10 ff.)

Im Rahmen der Lernkulturentwicklung sind jedoch nicht nur die LehrerInnen zu professionalisieren, sondern es ist notwendig, die Curriculumsentwicklung als Programm-Merkmal selbst auf dieses Ziel eines kompetenzorientierten Lernens auszurichten und Entwicklungen im Feld der Rettungswissenschaft einfließen zu lassen. Dies umfasst zum einen die Befähigung der SchülerInnen, Lernen zu lernen, d. h. wirklich selbstbestimmt zu lernen, und zum anderen, in der curricularen Entwicklung zwei Aspekte integrativ aufeinander zu beziehen:

1. Die Befähigung der SchülerInnen zum selbstbestimmten Lernen braucht ein Curriculum, in dem sie an die Methoden selbsterschließenden Lernens und die Verantwortungsübernahme für ihr Lernen herangeführt werden und mit Blick auf die zu absolvierenden Prüfungen Selbstwirksamkeitserfahrung sammeln können.
2. Im Kerncurriculum selbst braucht es einen Ansatz, der erstens einen fächerübergreifenden Unterricht, z. B. in Form von Lernsituationen, ermöglicht, um handlungs- und erfahrungsbezogen die Handlungskompetenz der Lernenden zu entwickeln. Zweitens ist es erforderlich, das Curriculum mit dem Curriculum zum selbstbestimmten Lernen abzustimmen und die dort erlernten Lernzugänge und Methoden auch systematisch zur Anwendung zu bringen.

Die grundsätzliche Herausforderung, diese Lücke zu überwinden, besteht in der Verschränkung »mikro- und makrodidaktischer Konzepte« (Euler et al., 2008, S. 22). Dies zeigt sich in der aufwändigen Bearbeitung der didaktischen Jahresplanung innerhalb der Schulen. Um wirklich lernfeldbezogene oder fächerübergreifende Kompetenzen auf ein unterrichtliches Handeln zu übertragen, braucht es eine verbindende Bearbeitung der Inhalte

- aus dem Lernfeld,
- der zu erreichenden Kompetenzen,
- die dafür erforderlichen Handlungen und

- die Übertragung realer Handlungssituationen in Lernsituationen mit
- konkreten, auf die Entwicklung von Lernprodukten abgestimmten Lernaufgaben

in aufwendigen Bildungsgangkonferenzen oder Tandemplanungen durch Lehrkräfte. Diese Abstimmung zwischen den Lehrkräften wird als wesentliches Erfolgsmerkmal und gleichzeitig Voraussetzung für ein kompetenzorientiertes Lernen und eine Lernkulturentwicklung angesehen. Kompetenzorientierung als didaktisches Leitziel erfordert es, ein darauf abgestimmtes schulisches Curriculum zu entwickeln. Dafür »müssen« die LehrerInnen vor Ort die Verantwortung für diese Aufgabe übernehmen. Es bedarf hier eines Wandels vom »Einzelkämpfer zum Teamplayer«, wie Berben & Schmidt (2007, S. 181) feststellen.

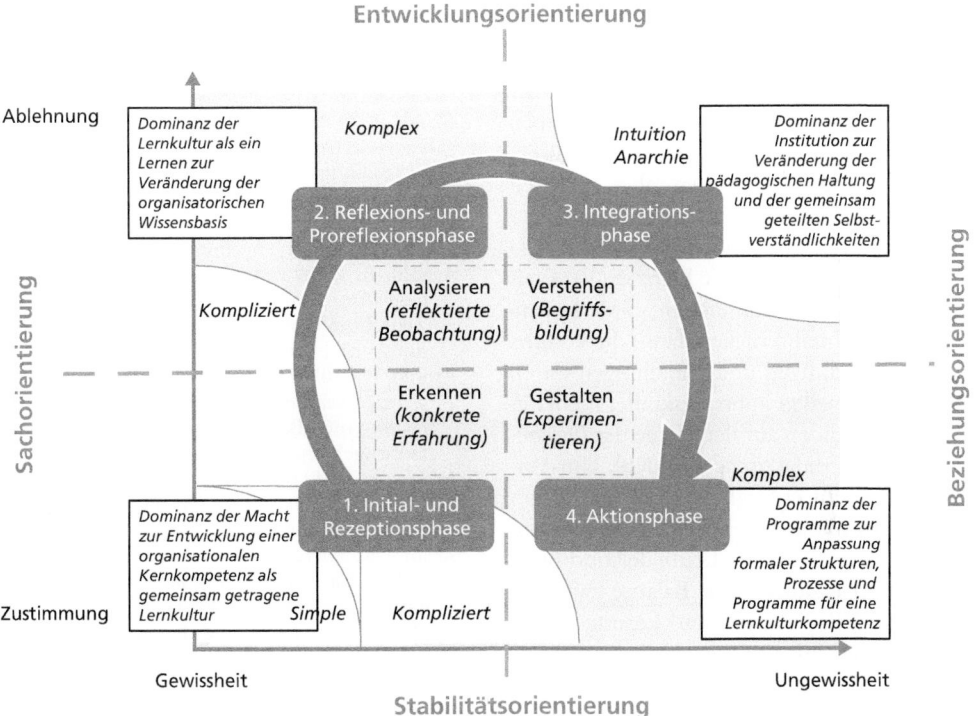

Abb. 19.2: Schulen als Organisationen und Räume des Lernens (in Anlehnung an Zimmermann, 2001, S. 5; Wiesner et al., 2018, S. 4; Kolb, 1984, zitiert nach Möller, 2006, S. 89; Schratz et al., 2019, S. 419 ff.; Pautzke, 1989, S. 103 ff.)

19.6 Fazit: Schulleitungen als Treiber eines transformativen Lernens

Eine schulische Transformation braucht nicht nur eine Informationsweitergabe über angestrebte Konzepte pädagogischen Handelns, sondern umfasst konkrete Strategien mit spezifischen Handlungsoptionen, wie sie im Konzept der Feldtransformation (▶ Kap. 19.4 und ▶ Kap. 19.5) beschrieben wurden. Das Konzept berücksichtigt dafür ein systemisches Lern- und Entwicklungsverständnis mit der wechselseitigen Bezogenheit handlungsprägender und handlungsfähiger Systeme, aber auch die der Individuen, sozialen Gruppen und der Organisation mit ihren Strukturen, Prozessen und Programmen, aber auch rettungswissenschaftliche Erkenntnisse selbst.

Über die reine personenbezogene Entwicklungspraxis hinaus, wie sie Franzke (2014) als Ausdruck eines einseitigen »Methoden-Wahns« beschreibt, rücken damit die konkreten Entscheidungen und Handlungen durch die professionellen Führungskräfte, Fachkräfte und Lehrenden auf der Ebene der Organisation in das didaktische Blickfeld. Um Veränderungen zu ermöglichen, gilt es für ein kompetenzorientiertes Lehr-Lernkonzept auf der Ebene individueller Leitbilder und organisationaler Kulturen eine Balance zwischen konventionellen (bewährten) Lösungen und Programmen mit unkonventionellen (ungewohnten) Pfaden herzustellen. Jedoch gefährden Veränderungsdruck als Dauerphänomen und der dauerhafte Personalengpass die Innovations- und Veränderungsfähigkeit von Schulen, da grundlegende Aspekte »wie Vertrauen, Reziprozität und die organisatorische Loyalitätsbindung« (Becke & Senghaas-Knobloch, 2011, S. 383) in Frage gestellt werden. Der bestehende Reorganisationsdruck erfordert daher ein methodisches, kernkompetenzbezogenes und organisationspraktisches Veränderungsbemühen, das zum sozio-emotionalen Erleben von Schulleitungen und den Kollegien passt.

Entsprechend dieser Herausforderungen werden durch die Autoren die Führungskräfte als zentrale Treiber eines transformativen Lernens und eines organisationalen Wandels angesehen. Die Führungskräfte sind als transformative Führer sozusagen die »agents of change«.

Literatur

Arnold, R. & Pachner, A. (2011). *Konstruktivistische Lernkulturen für eine kompetenzorientierte Ausbildung künftiger Generationen*. In: Eckert, T., Hippel, A. von, Pietraß, M., Schmidt-Hertha, B. (Hrsg.) *Bildung der Generationen* (S. 299–307). Heidelberg: Springer.

Arnold, R. (2009). *Emotionale Kompetenzen. Eine wesentliche Grundqualifikation für helfende Berufe*. Zeitschrift des Deutschen Verbandes für Bildungs- und Berufsberatung, 2, 5–11.

Arnold, R. (2010). *Systemische Berufsbildung: Kompetenzentwicklung neu denken – mit einem Methoden ABC*. Baltmannsweiler: Schneider-Verl. Hohengehren.

Arnold, R. (2012a). *Wie man lehrt ohne zu belehren. 29 Regeln für eine kluge Lehre. Das LENA Modell.* Heidelberg: Carl Auer.

Arnold, R. (2012b). *Beim Lernen ist es wie beim Eisberg: Das Tragende sieht man nicht. Ergebnisse einer systemisch-konstruktivistischen Lernforschung*. Diskurs Kindheits- und Jugendforschung, 4, 481–485.

Badke-Schaub, P., Hofinger, G., Lauche, K. (2012). *Human Factors*. In: Badke-Schaub, P., Hofinger, G., Lauche, K. (Hrsg.) *Human Factors. Psychologie sicheren Handelns in Risikobranchen* (S. 3–20). 2. Aufl. Berlin, Heidelberg: Springer.

Becke, G. & Senghaas-Knobloch, E. (2011). *Dialogorientierte Praxisforschung in organisatorischen Veränderungsprozessen*. In: Meyn, C., Peter, G., Dechmann, U. et al. (Hrsg.) *Arbeitssituationsanalyse. Band 2: Praxisbeispiele und Methoden* (S. 383–405). Wiesbaden: VS Verlag.

Berben, T. & Schmidt, A. (2007). *Gestaltung arbeitsprozessorientierter Lernsituationen für Anlagenmechaniker*. lernen und lehren, 22(88), 181.

BFSO (2019). *Schulordnung für die Berufsfachschulen für Pflege, Krankenpflegehilfe, Altenpflegehilfe, Hebammen und Notfallsanitäter. (Berufsfachschul-*

ordnung Pflegeberufe – BFSO Pflege). Vom 8. November 2019. Zugriff am 12.01.2020 unter: https://www.gesetze-bayern.de/Content/Document/BayBFSOPflege

Böttcher, W. & Lindart, M. (2009). *Schlüsselqualifiziert. Schüler entwickeln personale und soziale Kompetenzen.* Weinheim: Beltz.

Combe, A. & Helsper, W. (1996). *Pädagogische Professionalität. Untersuchungen zum Typus pädagogischen Handelns.* Frankfurt a. M.: Suhrkamp.

Durkheim, E. (1999). *Die Regeln der soziologischen Methode.* Frankfurt a. M.: Suhrkamp.

Dweck, C. (2006). *Mindset: The New Psychology of Success.* New York: Random House Publishing.

Erpenbeck, J. & Sauer, J. (2000). *Das Forschungs- und Entwicklungsprogramm »Lernkultur Kompetenzentwicklung«.* In: Arbeitsgemeinschaft Qualifikations-Entwicklungs-Management (Hrsg.) *Kompetenzentwicklung 2000. Lernen im Wandel – Wandel durch Lernen* (S. 289–335). Münster: Waxmann.

Euler, D., Pätzold, G., Burg, J. von der et al. (2008). *Selbstgesteuertes und kooperatives Lernen in der beruflichen Erstausbildung (SKOLA). Abschlussbericht des Programmträgers.* Zugriff am 14.06.2012 unter: http://www.pedocs.de/volltexte/2010/2008/pdf/SKOLA_Abschlussbericht_des_Programmtraegers_D_A.pdf

Euler, G. (2005). *Qualitätsentwicklung in der Berufsausbildung.* Bonn: Bund-Länder-Kommission für Bildungsplanung und Forschungsförderung. (Materialien zur Bildungsplanung und zur Forschungsförderung, Heft 127). Zugriff am 14.06.2012 unter: http://www.blk-bonn.de/papers/heft127.pdf

Franzke, R. (2014). *MethodenWahn: mit Methode(n) in die Katastrophe.* Hannover: Alpha Press, Verl. für Neuzeitliche Pädagogik und Moderne Psychotechniken.

Fuchs, P. (2006). *Das Gesundheitssystem ist niemals verschnupft.* In: Bauch, J. (Hrsg.) *Gesundheit als System. Systemtheoretische Betrachtungen des Gesundheitswesens* (S. 1–17). Konstanzer Schriften zur Sozialwissenschaft. Konstanz: Hartung-Gorre-Verlag.

Hendrich, W. (2009). *Heimliche Schlüsselkompetenzen und berufliche Flexibilität. Impulse für ein anderes Lernen in der beruflichen Weiterbildung.* In: Bolder, A. & Dobischat, R. (Hrsg.) *Eigen-Sinn und Widerstand* (S. 229–242). Wiesbaden: VS Verlag für Sozialwissenschaften.

Ittelson, W.H., Proshansky, H.M., Rivlin, L.G., Winkel, G.H. (1977). *Einführung in die Umweltpsychologie.* Stuttgart: Klett-Cotta.

Jaspers, K. (1984). *Der philosophische Glaube angesichts der Offenbarung.* München: Piper.

Karutz, H. (2008). *Förderung beruflicher Handlungskompetenz in der Ausbildung von Rettungsassistenten.* Rettungsdienst, 1, 30–37.

Karutz, H. (2011). *Notfallpädagogik: Konzepte und Ideen.* Edewecht: Stumpf + Kossendey.

Lane, D. & Down, M. (2010). The art of manageing for the future: Leadership of turbulence. Management Decision, 48(4), 512–527.

Luhmann, N. (1994). *Funktionen und Folgen formaler Organisation.* Berlin: Dünker und Humboldt Verlag.

Mertens, D. (1974). *Schlüsselqualifikationen. Thesen zur Schulung für eine moderne Gesellschaft.* Mitteilungen aus der Arbeitsmarkt- und Berufsforschung, 7, 36–73.

Möller, H. (2006). *Die Lernstilanalyse nach Kolb und ihre Konsequenzen für die Hochschul- und Schuldidaktik und die berufliche Aus- und Weiterbildung.* In: Möller, H. (Hrsg.) *Bildung schafft Zukunft. 1. Innsbrucker Bildungstage, 17.–18. November 2005* (S. 88–94). Innsbruck: Univ. Press.

Müller, H.-J., König, H., Prescher, T. (2020). Arbeitsprozessorientierung in der Berufsausbildung zum Notfallsanitäter: Planungstool zur Erstellung von Lernaufgaben als Transmissionsriemen für eine kompetenzorientierte Lernprozessgestaltung. Notfall + Rettungsmedizin, 23(1), 1–15.

Pautzke, G. (1989). *Die Evolution der organisatorischen Wissensbasis: Bausteine zu einer Theorie des organisatorischen Lernens.* Herrsching: Kirsch.

Prescher, T. (2009). *Führung als organisationsbezogener Lernprozess: Zur Rekonzeptionalisierung von Self-Monitoring in einer erziehungswissenschaftlichen Perspektive.* Saarbrücken: Südwestdeutscher Verlag für Hochschulschriften.

Prill, A. (2019). *Lernräume der Zukunft. Vier Praxisbeispiele zu Lernraumgestaltung im digitalen Wandel.* HFD AP 45. Zugriff am 13.05.2020 unter: https://hochschulforumdigitalisierung.de/sites/default/files/dateien/HFD_AP_45-Lernraeume_der_Zukunft_Praxisbeispiele_Web.pdf

Schimank, U. (1985). *Der mangelnde Akteurbezug systemtheoretischer Erklärungen gesellschaftlicher Differenzierung – ein Diskussionsvorschlag.* Zeitschrift für Soziologie, 14(6), 421–434.

Schoolmann, E. (2017). *Zum Beitrag »Notfallsanitäter: Hilflose Helfer« der Sendung Markt vom 08.05.2017.* Der Notarzt, 33, 264–266. doi: 10.1055/s-0043-120947

Schratz, M., Wiesner, C., Rößler, L. et al. (2019). *Möglichkeiten und Grenzen evidenzorientierter Schulentwicklung.* In: Breit, S., Eder, F., Krainer, K. et al. (Hrsg.) *Nationaler Bildungsbericht Österreich 2018* (S. 403–454). Band 2: Fokussierte Analysen und Zukunftsperspektiven für das Bildungswesen. Bundesministerium für Bildung, Wissenschaft und Forschung und Bundesinstitut für Bildungsforschung, Innovation & Entwicklung des österreichischen Schulwesens. Graz: Leykam.

Schreyögg, G. & Kliesch, M. (2005). *Organisationale Kompetenzen und die Möglichkeiten ihrer Dynamisierung. Eine strategische Perspektive.* QUEM-report Schriften zur beruflichen Weiterbildung, Heft 94: Individuelle und organisationale Kompetenzen im Rahmen des strategischen Managements, 3–49. Berlin: Arbeitsgemeinschaft Betriebliche Weiterbildungsforschung e. V./Projekt Qualifikations-Entwicklungs-Management. Zugriff am 12.03.2013 unter: www.abwf.de/content/main/publik/report/2005/report-94.pdf

Stacey, R.D. (1996). *Strategic Management & Organisational Dynamics.* London: Pitman.

Weiß, R. (2007). *Wie es gehen könnte – Wege zur Anerkennung informell erworbener Kompetenzen.* Berufsbildung in Wissenschaft und Praxis – Kompetenzentwicklung, 6, 3–4.

Wiesner, C. (2019). *Die Arbeit mit Gruppengestalten. Existenzanalyse, Feldtransformation und Beziehungspädagogik.* Erziehung und Unterricht, (5–6), 433–441.

Wiesner, C. (2020). *Strukturdynamische Modellierung von Mentoring: Bewegungen, Richtungen und Ausrichtungen.* In: Dammerer, J., Wiesner, C., Windl, E. (Hrsg.) *Mentoring im pädagogischen Kontext: Professionalisierung und Qualifizierung von Lehrpersonen. Wahrnehmen, wie wir bilden* (S. 85–111). Innsbruck: Studienverlag.

Wiesner, C., Paasch, D., Schratz, M. (2018). *Feldtransformation360 – Persönliche Führungsmodalitäten sichtbar machen!* LEA Newsletter, 14(1), 4–6.

Zimmer, J. (1998). *Transforming Community Schools into open Learning Communities. A Resource Paper.* Knutsford, England: International Community Education Association (ICEA). Zugriff am 12.03.2022 unter: https://mesahat.agilelearningcenters.org/wp-content/uploads/sites/461/2017/10/Transforming-Community-Schools-into-Open-LEarning-communities.pdf

Zimmermann, B. (2001). *Ralph Stacey's Agreement & Certainty Matrix.* Toronto, Canada: Schulich School of Business, York University. Zugriff am 12.03.2020 unter: https://nickherft.com/RWD/complexity_workshop/content/resources/Zimmerman2001RalphStaceyCOMPLEXITY.doc

20 Digital gestützte Simulationstrainings in der rettungsdienstlichen und notfallmedizinischen Aus-, Fort- und Weiterbildung

Christian Bauer und Tim Loose

20.1 Simulationstrainings als Forschungsgegenstand und Forschungsmethode der Rettungswissenschaft

Simulationstrainings sind seit geraumer Zeit Bestandteil rettungsdienstlicher und notfallmedizinischer Aus-, Fort- und Weiterbildungsprogramme. Sie ermöglichen erfahrungsbasiertes und fallpraktisches Lernen in kontrollierter und geschützter Umgebung und werden in der rettungsdienstlichen und notfallmedizinischen Praxis vor allem deshalb verwendet, um am Modell zu üben und es später im echten Einsatz richtig zu machen. Unzulänglichkeiten bei Entscheidungen und/oder ausführendem Handeln verursachen im Simulationstraining keinen echten Schaden. Simulationstrainings gelten daher in vielen Fällen als Goldstandard für die Vermittlung handlungsorientierter, einsatzpraktischer Kompetenzen.

Aus (rettungs-)wissenschaftlicher Sicht sind Simulationstrainings sowohl als Forschungsgegenstand als auch als Forschungsmethode und damit in zweifacher Hinsicht interessant (▶ Abb. 20.1).

Als Forschungsgegenstand können Simulationstrainings als soziotechnische Systeme (Mensch-Technik-Organisation-Systeme) verstanden werden, bei denen Lernende und Lehrende auf organisierte Weise mit Simulationstechnik interagieren, um bestimmte Kompetenzen zu erlangen bzw. zu entwickeln. Forschungsfragen, die sich aus einer solchen, systemtheoretisch fundierten Perspektive ergeben, umfassen das Verständnis, die Gestaltung und die Wirkung des soziotechnischen Systems und seiner Subsysteme (Mensch, Technik, Organisation). Forschung in diesem Bereich trägt maßgeblich zur Weiterentwicklung simulationsbasierter Trainings an sich bei. Sie ist von Anfang an interdisziplinär angelegt und verbindet Ansätze und Erkenntnisse aus der Informatik, den Bildungswissenschaften sowie der Psychologie und der Soziologie. Im Bereich Rettungswesen und Notfallmedizin kommen zur Medizin je nach Anwendung weitere fachspezifische Disziplinen hinzu, wie z. B. aus dem Bereich Management und Einsatzleitung, der Logistik oder den Natur- und Ingenieurwissenschaften.

Simulationstrainings können darüber hinaus aber auch als Methode (rettungs-)wissenschaftlicher Forschung, etwa im Rahmen simulationsbasierter Forschungsstudien (▶ Abb. 20.1), eingesetzt werden. Simulation (lat. simulare: nachbilden, nachahmen) ist eine in fast allen wissenschaftlichen Disziplinen verwendete Methode zur Analyse und Gestaltung (realer) Systeme, welche prinzipiell sowohl die Theoriebildung als auch deren Überprüfung zu unterstützen vermag. So kann in Simulationstrainings z. B. das Verhalten realer Akteure (z. B. von Rettungskräften) in einer simulierten Situation beobachtet und analysiert und als Grundlage einer Theoriebildung (z. B. zu erforderlichen Kompetenzprofilen) herangezogen werden. Umgekehrt können entwickelte Theorien z. B. zur Umsetzbarkeit und Wirkung vorgegebener Verhaltensweisen (z. B. veränderte Einsatztaktiken oder Behandlungsstrategien) im Simulationstraining vor Anwendung in der Realität überprüft werden. Sowohl bei der Nutzung von Simulation als Grundlage der Theoriebildung als auch bei der Überprüfung gilt es zu beachten, dass die Simulation immer auf einem Modell basiert, welches gerade bei natürlichen und sozialen Systemen immer nur einen vereinfachten Ausschnitt der Realität darstellt. Der der Simulation vorgelagerte und entscheidende Schritt ist damit stets die Bildung eines für den gegebenen Zweck geeigneten und validen Modells.

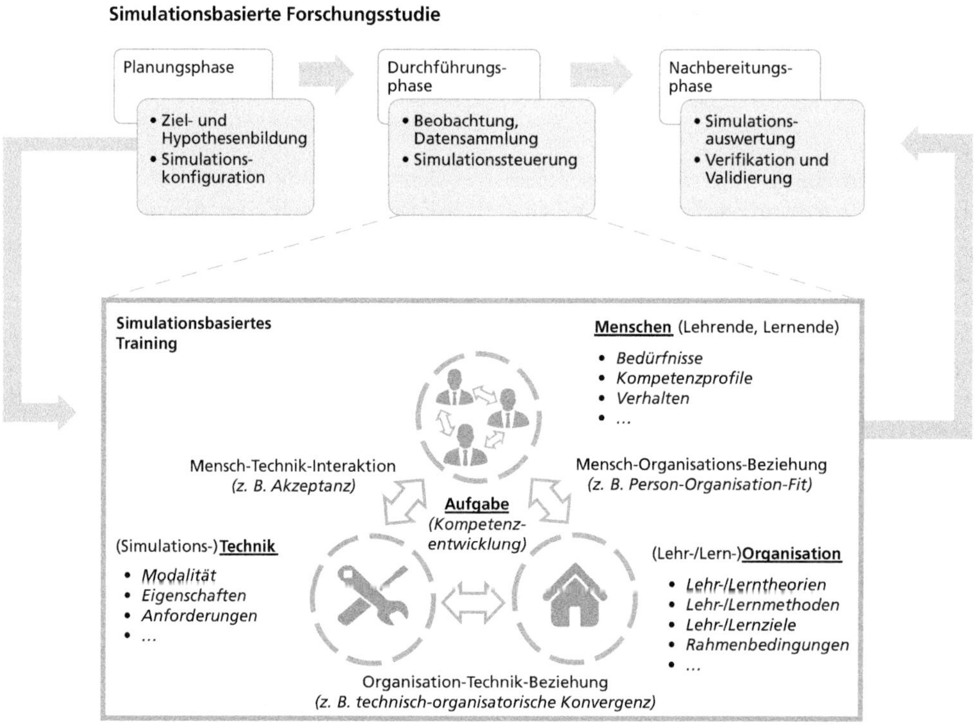

Simulationsbasierte Forschungsstudie

Planungsphase
- Ziel- und Hypothesenbildung
- Simulationskonfiguration

Durchführungsphase
- Beobachtung, Datensammlung
- Simulationssteuerung

Nachbereitungsphase
- Simulationsauswertung
- Verifikation und Validierung

Simulationsbasiertes Training

Menschen (Lehrende, Lernende)
- *Bedürfnisse*
- *Kompetenzprofile*
- *Verhalten*
- ...

Mensch-Technik-Interaktion
(z. B. Akzeptanz)

Mensch-Organisations-Beziehung
(z. B. Person-Organisation-Fit)

Aufgabe
(Kompetenzentwicklung)

(Simulations-)Technik
- *Modalität*
- *Eigenschaften*
- *Anforderungen*
- ...

(Lehr-/Lern-)Organisation
- *Lehr-/Lerntheorien*
- *Lehr-/Lernmethoden*
- *Lehr-/Lernziele*
- *Rahmenbedingungen*
- ...

Organisation-Technik-Beziehung
(z. B. technisch-organisatorische Konvergenz)

Abb. 20.1: Simulationstrainings als Forschungsgegenstand und Forschungsmethode (eigene Darstellung)

Im Verlauf der Zeit haben sich verschiedenste Formen von Simulationstrainings in Rettungswesen und Notfallmedizin entwickelt. Die Unterschiede in Zweck, Aufbau, Technik und Umfang sind erheblich. Je nach Form des Simulationstrainings und in Abhängigkeit von der verwendeten Technik erfolgt die Durchführung z. B. im vorbereiteten Gelände, in Schulungsräumen oder in speziell ausgerüsteten Simulationszentren und Skills Labs. Der Umfang eines Trainings kann dabei zeitlich zwischen weniger als einer Stunde und mehreren Tagen variieren, die Anzahl der Akteure zwischen einer Person im Einzeltraining und mehreren hundert Teilnehmerinnen und Teilnehmern bei einer Großübung schwanken.

In diesem Beitrag wird speziell auf digital gestützte Simulationstrainings fokussiert. Die Entwicklung digital gestützter Simulationstrainings war und ist, nicht zuletzt durch neue informationstechnische Möglichkeiten, besonders dynamisch und zukunftsweisend. Wo immer möglich, werden Beispiele ausgewählter Systeme sowie zugehöriger Forschungs- und Praxisprojekte eingebunden. Die Beispiele dienen der Illustration, die Auswahl impliziert aber keine Wertung und auch wird keinerlei Anspruch auf Vollständigkeit erhoben. Bisweilen können die Beispiele und Literaturverweise als Indikator für die Abschätzung des Reifegrads und der Implementierung einzelner Ausprägungen von Simulationstrainings in die rettungsdienstliche und notfallmedizinische Bildungspraxis herangezogen werden. Entsprechende Aussagen finden sich zum Teil in der zugehörigen Literatur. Die Beispiele können zudem als Impulsgeber für weitere (rettungs-)wissenschaftliche Forschungsvorhaben in diesem Bereich dienen. Eine Zusammenstellung wichtiger Forschungs- und Entwicklungsbedarfe aus Sicht der Autoren findet sich am Ende dieses Beitrags.

20.2 Historische Entwicklung digital gestützter Simulationstrainings

Simulation zum Zweck der Ausbildung hat sowohl präklinisch als auch klinisch eine lange Historie, die zumindest im klinischen Bereich weit vor die Entwicklung digitaler Technologien zurückreicht. Einige AutorInnen sehen die Wurzeln der Simulation in der Medizin gar in der Antike, in der erste PatientInnenmodelle aus Stein und Ton geformt wurden, um typische klinische Bilder bestimmter Erkrankungen in verschieden Stadien zu demonstrieren und zu erörtern (vgl. Meller, 1997; Jones et al., 2015; Baily, 2019). Das Erlernen praxisrelevanter psychomotorischer und kognitiver Fertigkeiten und Fähigkeiten mithilfe von PatientInnensimulatoren wird oft als die ursprüngliche Zielsetzung simulationsbasierter Trainings gesehen (vgl. z. B. Wheeler & Dippenaar, 2020; Friedrich et al., 2018).

Die computergesteuerte PatientInnensimulation, wie sie heute in der (notfall-)medizinischen Ausbildung vielfach verwendet wird, hat ihre Ursprünge in der zweiten Hälfte des 20. Jahrhunderts. Als zwei wichtige Meilensteine aus dieser Anfangszeit gelten allgemein die beiden Simulatoren »SimOne« und »Harvey« (Jones et al., 2015, S. 57). Beide Systeme entstanden nur wenige Jahre nachdem Laerdal 1960 mit »Resuscitation Anne« (»Resusci-Anne«) die bekannteste und weltweit verbreitetste Trainingspuppe (Mannequin) auf den Markt brachte. Während »Resusci-Anne« noch vollständig ohne Computerunterstützung arbeitete, wurde der von Abrahamson und Denson Mitte der 1960er Jahre an der University of Southern California entwickelte »SimOne« bereits von einem analog-digitalen Hybridcomputer gesteuert. »SimOne« gilt somit als weltweit erster computergestützter PatientInnensimulator.

Der Simulator war mannequin-basiert und diente in der Anästhesie dem Üben von Narkoseeinleitung und Endotrachealintubation (Cooper & Taqueti, 2004; St.Pierre, 2018). Und auch »Harvey«, entwickelt an der University of Miami und erstmals 1968 im Rahmen der American Heart Association Scientific Sessions demonstriert, war mannequin-basiert und computergesteuert. »Harvey« gilt als eines der frühesten Beispiele für die Umsetzung des Konzepts des sog. Part-Task- oder Skill-Trainers mithilfe eines computergestützten PatientInnensimulators im Bereich der Kardiologie. Der Simulator war bereits in der Lage, eine Vielzahl koronarer Erkrankungen durch die Veränderung von

Puls, Blutdruck, Herzgeräuschen und Atmung abzubilden.

»SimOne« und »Harvey« waren wichtige Wegbereiter und Impulsgeber für die Entwicklung der computergestützten mannequin-basierten Simulatoren im klinischen Bereich. Dennoch blieb die weitere Entwicklungsgeschichte bis zum Ende des 20. Jahrhunderts relativ übersichtlich. »SimOne« und »Harvey« waren ihrer Zeit damals weit voraus. Proprietäre Technologie, hohe Kosten, die Neuartigkeit der Idee des computergestützten simulationsbasierten Trainings und die damit anfänglich noch dürftige Studienlage zur Vorteilhaftigkeit derartiger Trainingskonzepte gegenüber klassischen Ausbildungsmethoden standen einer raschen Verbreitung und Kommerzialisierung entgegen, sodass die Weiterentwicklung zunächst vor allem im Rahmen universitärer Projekte mit bisweilen unterschiedlichen Zielsetzungen (z. B. GAS: Gainsville Anesthesia Simulator, LAS: Leiden anaesthesia simulator, CASE: Comprehensive Anesthesia Simulation Environment, HPS: Human Patient Simulator) stattfand.

Erst Mitte der 1980er Jahre änderten sich die Rahmenbedingungen, die letztlich digital gestützten Simulationstrainings in der klinischen Ausbildung zum Durchbruch verhalfen. Zum einen sorgte die rasante Entwicklung der Computertechnologie dafür, dass immer leistungsfähigere Hard- und Software zu immer geringeren Kosten verfügbar war. Zum anderen wandelte sich die pädagogische Konzeption der klinischen Ausbildung. Das traditionelle Bild des LehrerIn-SchülerIn-Verhältnisses, in dem die SchülerIn ihre wesentlichen Fertigkeiten allein durch Beobachtung von und Anleitung durch erfahrene KollegInnen in der Behandlung an der PatientIn entwickelt, wurde zunehmend kritisch hinterfragt. Forschung zu PatientInnensicherheit und Fehlern in der Medizin rückten den Einsatz von Trainingssimulatoren zunehmend in den Mittelpunkt, mit dem Ziel, die Vermittlung notwendiger Fertigkeiten von der eigentlichen PatientInnenversorgung zu entkoppeln (vgl. St.Pierre, 2018; Rall et al., 2001).

Mit zeitlicher Verzögerung finden sich parallele Entwicklungen auch für den rettungsdienstlichen Bereich. So kommen in der Ausbildung von Fachkräften im Rettungsdienst Simulationstrainings ebenfalls seit vielen Jahren regelmäßig zur Anwendung (Wheeler & Dippenaar, 2020, S. 32). Und auch hier sind es die Fortschritte in der Computertechnologie, die das Interesse und die Einsatzmöglichkeiten digital gestützter Trainings befördern und für eine zunehmende Verbreitung und Ausdifferenzierung im Rettungswesen sorgen.

In den letzten Jahren hat das Entwicklungstempo aufgrund der enormen technischen Fortschritte noch einmal deutlich zugenommen. Mobile Computing, Wearable Devices, 3D- und Mixed-Reality-Technologien bieten neue Möglichkeiten, die in Verbindung mit der Weiterentwicklung allgemeiner und fachspezifischer didaktischer und inhaltlicher Ansätze zu neuen Formen und Ausprägungen digital gestützter Simulationstrainings führen.

20.3 Formen digital gestützter Simulationstrainings

Entsprechend der Vielfalt und der Entwicklungsdynamik von digital gestützten Simulationstrainings sind international in Forschung und Praxis verschiedenste Konzepte und Begrifflichkeiten entstanden, um digital gestützte Simulationstrainings zu beschreiben.

20.3.1 Mannequin-basierte Simulationen

Mannequin-basierte Simulationen, z. T. auch *PatientInnensimulatoren* genannt, gehören, wie bereits gezeigt wurde, zu den ältesten und ursprünglichsten Formen simulationsbasierter Trainings. Das zentrale Element dieser Simulationen ist eine Ganzkörper-Trainingspuppe (Hofmann, 2020, S. 27; Charnetski, 2019, S. 30). Die Puppe stellt in der Regel eine PatientIn dar und ist in ein entsprechendes Szenario eingebunden. Hersteller von Trainingspuppen sind u. a. Ambu, CAE Healthcare, Gaumard Scientific, Laerdal Medical, Simulab, Simulaids und SynDaver Labs. Die angebotenen Puppen variieren zum Teil erheblich in Bezug auf ihren Funktionsumfang. Low-Tech-Puppen (Low-Fidelity-Puppen) verfügen über nur sehr wenige Interventionsmöglichkeiten und keine bis wenige Feedback-Funktionen, während High-Tech-Puppen (High-Fidelity-Puppen) sehr umfangreiche Interaktionsmöglichkeiten bieten und dadurch lebensechte PatientInnenerfahrungen erzeugen können. Sie werden deshalb auch PatientInnensimulatoren (»Realistic patient simulators«) genannt (Jones et al., 2015, S. 62). Diese Simulatoren können oftmals sprechen und Bewegungen durchführen (z. B. Augen öffnen und schließen, Brustkorb heben und senken), Befunde körperlicher Untersuchungen abbilden, sie reagieren auf Interventionen und können veränderliche physiologische Parameter in Form von Vitalparametern anzeigen.

Mit der Ausnahme sehr einfacher Low-Tech-Puppen verfügen die meisten Puppen deshalb mittlerweile über digital gestützte Funktionen. High-Tech-Puppen sind oftmals umfangreich mit Hardware (Sensorik und Aktorik) und Steuerungssoftware ausgestattet. Sie verfügen zum Teil über eigenständig laufende Physiologie- und Pharmakologiemodelle und sind somit in der Lage, eine Vielzahl von Krankheitsbildern, Zustandsverläufen und Interventionen vollautomatisch zu simulieren. Manche Exemplare verfügen über Zusatzmodule zur Simulation externer Geräte, insb. der Diagnostik (z. B. PatientInnenmonitor, EKG, Ultraschall).

20.3.2 Task Trainer

Mit den Begriffen *Task Trainer, Part-Task Trainer* bzw. *Skills Trainer* werden Simulatoren bezeichnet, die lediglich einzelne Körperteile, z. B. einen Arm, einen Kopf oder einen Torso oder auch das Gerät, mit dem eine bestimmte Maßnahme auszuführen ist, z. B. ein Ultraschallgerät oder ein Endoskop, möglichst realitätsgetreu nachbilden (Hofmann, 2020, S. 27, Charnetski, 2019, S. 31). Sie dienen vor allem für das Training der psychomotorischen Fertigkeiten bestimmter medizinischer Techniken und Prozeduren und sind mittlerweile für eine Vielzahl von Anwendungen verfügbar. Viele Anwendungen kommen dabei vollständig ohne digital gestützte Funktionen aus (z. B. Trainer zur Intubation bzw. Atemwegsicherung oder für intravenöse oder intraossäre Zugänge). Gerade für komplexere Prozeduren (z. B. Laparoskopie, Herzkatheteruntersuchungen) und bei Verwendung bildgebender Geräte werden jedoch digital gestützte Funktionen in den Simulatoren benötigt. Jones et al. (2015, S. 60) verwenden in diesem Zusammenhang den Begriff Complex task trainer und bezeichnen damit »computer-based simulators used for high-fidelity training of procedures«.

20.3.3 Computer Simulation

Rein vom Computer erzeugte Simulationen, die auf einem klassischen Personal Computer, Laptop, Tablet oder auch Smartphone laufen, werden in der Literatur als *Computer Simulation* (Charnetski, 2019, S. 35), *Computer-based Simulation* (Lopreiato, 2016, S. 7), *Constructed Simulation* (Lopreiato, 2016, S. 21; Charnetski, 2019, S. 35) oder *Screen-based (Computer) Simulators* bzw. *Screen-based Simulations* (Lopreiato, 2016, S. 31; Jones et al., 2015, S. 60) bezeichnet. Diese Begrifflichkeiten haben gemeinsam, dass sie den Computer als Werkzeug der BenutzerIn in den Vordergrund stellen. Die Society for Simulation in Healthcare (Lopreiato, 2016, S. 31) definiert Screenbased Simulations bspw. als Simulationen, die auf einem Computerbildschirm unter Verwendung von Grafiken und Text präsentiert werden und bei denen die Interaktion der BenutzerIn durch Tastatur, Maus, Joystick oder andere Eingabegeräte erfolgt. Zudem wird betont, dass derartige Programme über automatische Feedbackfunktionen verfügen, indem sie die Aktivitäten der BenutzerIn verfolgen und bewerten können, wodurch die Begleitung durch eine InstruktorIn nicht zwingend nötig ist. Einsatzfelder derartiger Simulationen sind breit gestreut und umfassen sowohl allgemeinmedizinische Bereiche wie Anamnese und Diagnostik als auch spezielle medizinische Fachgebiete (z. B. Chirurgie, Kardiologie) sowie notfallmedizinische Inhalte (z. B. Basic Life Support, Advanced Life Support).

20.3.4 Serious Games

Auch *Serious Games* zählen zur Gruppe der computerbasierten Simulationen. Charnetski (2019, S. 35) sieht in Serious Games eine spezielle Form computerbasierter Simulation, die durch ein höheres Maß an Dynamik und Immersion geprägt ist. Allgemein steht der Begriff Serious Games für (digitale) Spiele, die nicht zur Unterhaltung, sondern für spezielle Zwecke, insb. des Trainings, der Bildung und der Bewusstseinsschaffung bzw. Sensibilisierung, entwickelt wurden (Akhgar et al., 2019, S. 1). Der Begriff hat seine eigene Historie (vgl. Djaouti et al., 2011, Tolks et al., 2018) und das Anwendungsfeld von Serious Games geht weit über den medizinischen und rettungsdienstlichen Bereich hinaus. Dennoch hat sich der Begriff speziell auch für Simulationen in diesem Bereich etabliert (vgl. z. B. Tolks et al., 2018, S. 275; Lopreiato, 2016, S. 32). Neben Spielen zur Ausbildung von medizinischem Fachpersonal sind unter dem Begriff »Serious Games for Health« insbesondere auch Spiele zu Therapiezwecken, Aufklärung, Sensibilisierung und Fitnesstraining umfasst (Tolks et al., 2018, S. 276).

Eine besondere Eigenschaft computerbasierter Simulationen, und von Serious Games im Speziellen, ist, dass sie nicht auf die Simulation einer PatientIn oder die Ausübung einer bestimmten Prozedur bzw. einer Fertigkeit begrenzt sein müssen, sondern dass sie umfangreichere Szenarien (z. B. Örtlichkeiten mit Umgebungsbedingungen, Einsatzgeschehen mit mehreren Verletzten, Materialverfügbarkeiten) in virtuellen Welten abbilden können. Entsprechend werden Serious Games insbesondere auch dazu eingesetzt, um Arbeitsabläufe in der Notaufnahme und in Katastropheneinsätzen bzw. Großschadenslagen zu simulieren. Ein von Graafland et al. (2012) veröffentlichter systematischer Review von Serious Games für die medizinische Ausbildung identifizierte beispielsweise 15 Serious Games in den Bereichen Notfall- und Intensivversorgung (insb. BLS- und ALS-Training), Triage und Organisation in Ereignissen mit einem Massenanfall von Verletzten bzw. Erkrankten, einschließlich CBRNE. Weitere Beispiele zu diesen Bereichen finden sich u. a. in der Studie von Ricciardi und De Paolis (2014, S. 6 f.), eine detaillierte Studie zur Triage-Simulation »60 Seconds to Survival« und den damit erzielten Lerneffekten findet sich bei Cicero et al. (2018).

20.3.5 Virtual Reality

Mit den Begriffen *Virtual Reality* und *Virtual (Reality) Simulation* (Lopreiato, 2016, S. 41 f.; Charnetski, 2019, S. 35 ff.) werden vor allem Weiterentwicklungen von computerbasierten Simulationen und Serious Games bezeichnet, die Technologien der Virtual Reality nutzen und sich durch eine besonders hohe Immersion und Realitätsnähe auszeichnen.

Virtual Reality an sich ist dabei keineswegs neu, erste Konzepte und Technologien reichen bis in die 1950er Jahre zurück, dennoch waren es vor allem die technologischen Fortschritte in den letzten zwei Jahrzehnten, die Virtual Reality zu einer leistungsfähigen und praktikabel einsetzbaren Form digitaler simulationsbasierter Trainings heranreifen ließen. Virtual Reality, wie wir es heute verstehen, ist eine Mensch-Maschine-Schnittstelle, mit der eine computergenerierte, künstliche Umwelt durch mehrere Sinne als Realität wahrgenommen werden kann (Hennig, 1997, S. 14). Zwei wesentliche Formen von Virtual-Reality-Systemen können unterschieden werden.

Mit dem Begriff Cave Automatic Virtual Environment (CAVE) werden speziell ausgestattete Räume bezeichnet, deren Wände, z. T. auch Boden und Decke, zu vollständigen Projektionsflächen ausgebaut wurden, um die dreidimensionale Darstellung der virtuellen Umgebung zu realisieren. In einer CAVE können sich mehrere BenutzerInnen gleichzeitig und frei im Raum bewegen, untereinander interagieren und dieselbe virtuelle Umgebung erfahren. Da die AnwenderInnen nicht vollständig voneinander und von der Realität abgekapselt sind, werden diese Systeme bisweilen auch als »offene« VR-Systeme bezeichnet (Bridge, 2021, S. 131). Stereoskopisches Sehen wird oftmals zusätzlich durch Verwendung von Shutter- oder Polarisationsbrillen realisiert. Die Interaktion mit der virtuellen Welt erfolgt entweder über spezielle Eingabegeräte (Controller) oder aber über Gestik (ggf. mit Datenhandschuhen) und bisweilen Spracheingabe.

Eine Alternative zu CAVE-Systemen ist die Nutzung spezieller, auf dem Kopf getragener Bildausgabegeräte, sogenannter Head-Mounted Displays (HMD). Jede NutzerIn erhält somit ihre eigene Sicht auf die virtuelle Welt, ist aber gleichzeitig mit ihrem visuellen Sinn vollständig von der Realität und damit von anderen Teilnehmenden abgekoppelt (»geschlossene« VR-Systeme, vgl. Bridge, 2021, S. 132). HMD realisieren stereoskopisches Sehen durch separate Anzeigen für jedes Auge. Darüber hinaus besitzen die Geräte oftmals auch Sensorik zur Bestimmung der Kopfposition und Blickerfassung (Eye-Tracking) der NutzerIn. Für die Interaktion mit der virtuellen Umgebung stehen im Wesentlichen dieselben Möglichkeiten wie bei CAVE-Systemen zur Verfügung.

Zusammen mit ihren komplementären Eingabetechnologien ermöglichen es sowohl CAVE- als auch HMD-Systeme, sich in der dargestellten Umwelt immersiv und interaktiv, dreidimensional und in der Ich-Perspektive zu bewegen. Immersion bezeichnet dabei das Eintauchen der NutzerIn in die virtuelle Welt. Dieser Effekt wird durch das Ansprechen mehrerer Sinne (vor allem visuell und akustisch, z. T. aber auch haptisch und olfaktorisch) erzielt, sodass die BenutzerIn die virtuelle Welt als ihre eigene Realität wahrnimmt und die technischen Aspekte weitgehend ausgeblendet werden.

Als Fortentwicklung klassischer computerbasierter Simulationen und Serious Games finden sich im rettungsdienstlichen und notfallmedizinischen Bereich VR-basierte Anwendungen zum einen für das Training von Katastrophenszenarien bzw. Großschadenslagen mit einem Massenanfall von Verletzten (MANV) und dort speziell für die Bereiche Triage und First Response. Eine umfassende Übersicht VR-basierter Trainingssysteme in den Bereichen Katastrophenvorsorge und Katastrophenschutz findet sich z. B. bei Hsu et al. (2013). Vincent et al. (2008) untersuchten die Anwendung eines HMD-basierten VR-Systems für das MANV-Triage-Training bei Medizinstudierenden. Andreatta et al. (2010) untersuchten ein VR-basiertes Triage-Trainingssystem im Vergleich zum Einsatz von Mimen im Rahmen eines analogen Trainings. Wilkerson et al. (2008) kombinierten ein CAVE-basiertes System mit einem High-Fidelity-PatientInnensimulator, um den Massenanfall von Verletzten nach einem Sprengstoffanschlag in einem Football-Stadion zu simulieren und Aufgaben wie Gefahreneinschätzung, Koordination und Erstversorgung zu trainieren. Das Training umfasste neben medizinisch-operativen Aufgaben auch Aufgaben der Kommunikation und Koordination, wie z. B. die Kommunikation von Art und Umfang des Ereignisses an die Leitstelle, die Nachforderung von Rettungsmitteln und die Ordnung des Raumes. Mossel et al. (2021) geben ebenfalls einen guten Überblick existierender Studien und Systeme und beschreiben mit VROnSite eine eigene Plattform speziell für das Training von EinsatzleiterInnen und ZugführerInnen bei Großschadensereignissen.

20.3.6 Virtual Patient Simulation

Die Begriffe *Virtual Patient Simulation* bzw. *(Computerized) Virtual Patients* sind Sammelbegriffe für eine Vielzahl unterschiedlicher Ansätze computergestützter Simulationen von PatientInnen bzw. der zugehörigen klinischen Fälle und Situationen (Hege et al., 2016, Kononowicz et al., 2019). Mithilfe solcher Simulationen können Lernende fallbasiert diagnostische und therapeutische Entscheidungsfindung üben, indem sie z. B. Anamnesebefragungen und Untersuchungen durchführen oder Laboruntersuchungen beauftragen. Kononowicz et al. (2015) folgend wurde der Begriff *Virtual Patient* im Ausbildungskontext erstmals 1991 in einem Artikel von Davis et al. über Hämodynamik-Simulationen im Rahmen der Physiologielehre verwendet. Seitdem hat die Verwendung des Begriffs in der einschlägigen Literatur stetig zugenommen und es sind neben etlichen Definitionen auch einige Taxonomien entstanden, um die verschiedenen Ausprägungen virtueller PatientInnen bzw. virtueller PatientInnensimulationen zu erfassen, u. a. durch Huwendiek et al., 2009; Cook et al., 2010; Talbot et al., 2012 und Kononowicz et al., 2015.

Kononowicz et al. (2015) haben auf Basis einer umfangreichen Literaturanalyse und aufbauend auf der von Talbot et al. (2012) entwickelten Taxonomie eine Klassifikation virtueller PatientInnensimulationen entwickelt. In dieser werden die untersuchten Ansätze und Konzepte nach zwei Dimensionen, »bestimmende Technologie« und »vorherrschendes Kompetenzfeld«, gruppiert. Insgesamt wurden 263 Literaturbeiträge zu Ansätzen und Konzepten virtueller PatientInnen analysiert und in das Klassifikationsschema eingruppiert. Im Ergebnis wurden drei dominante Arten von virtuellen PatientInnensimulationen identifiziert, auf die sich jeweils eine größere Anzahl an Literaturbeiträgen vereinigte.

Die meisten der untersuchten Beiträge (37 %) bezogen sich auf den Typ »Interaktive PatientInnenszenarien«. Sie werden dabei als interaktive und multimediale Präsentationen klinischer Fälle beschrieben, die vor allem dazu dienen, Kompetenz im Bereich der klinischen Entscheidungsfindung zu erlernen.

19 % aller untersuchten Beiträge fiel auf den Typ »High Fidelity Software Simulations«. Dieser Typ umfasst dabei Systeme, welche die menschliche Physiologie in Echtzeit simulieren und ggf. zusätzlich spezielle Hardware (z. B. haptische Technologien zur Simulation medizinischer Geräte) integrieren. Vorherrschendes Kompetenzfeld, das mit derartigen Systemen bisher trainiert wird, ist prozedurales Wissen und Fertigkeiten, wie sie z. B. im Bereich der Chirurgie benötigt werden.

Und schließlich konnten 16 % aller Beiträge dem Typ »Virtual Standardized Patients« zugeordnet werden. Ein »Virtual Standardized Patient« ist das digitale Pendant zu einem menschlichen »Standardized Patient« (Mime). Kononowicz et al. (2015) beschreiben diesen Typ als virtuelle Repräsentation eines Menschen mithilfe von Technologien der Künstlichen Intelligenz und Sprachverarbeitung, die dazu verwendet werden, Kommunikationskompetenz im Umgang mit PatientInnen zu trainieren.

Die Ausführungen zeigen, dass eine klare Abgrenzung zu anderen Begrifflichkeiten und ähnlich breit angelegten Konzepten wie Computer-based und Screen-based Simulations, Virtual (Reality) Simulation und Serious Games nicht möglich ist. Einige AutorInnen, wie z. B. McGrath et al. (2018), schlagen deshalb vor, die Begrifflichkeiten synonym zu verwenden. Und in der Tat bilden viele der bisher genannten Beispiele rettungsdienstlicher und notfallmedizinischer SBT, etwa die genannten Triage-, BLS- und ALS-Trainer, ebenfalls interaktive PatientInnenszenarien ab oder können als »High Fidelity Software Simulations« zur Echtzeitsimulation von PatientInnen bezeichnet werden, ohne dass die Begriffe (Computerized) Virtual Patient oder Patient Simulation explizit verwendet werden. Umgekehrt gibt es Beispiele rettungsdienstlicher und notfallmedizinischer SBT, die explizit den Begriff Virtual Patient bzw. Patient Simulation verwenden und diesen konzeptuell mit anderen Begriffen, wie Virtual Reality und Serious Games, verbinden. Beispiele hierfür finden sich u. a. bei Lerner et al. (2019) und Lerner et al. (2020) sowie McGrath et al. (2018).

20.3.7 Hybrid Simulations

Der Begriff *Hybrid Simulations* bezeichnet die Kombination von zwei oder mehreren Simulationsformen (Charnetzski et al., 2019, S. 43; Lopreiato, 2016, S. 16). In vielen Fällen ist damit vor allem die Kombination von Task-Trainern mit Mannequins oder Task-Trainern mit echten Mimen (Standardized Patients) gemeint. Speziell letztere Kombination wurde bisher breiter untersucht, da diese die Möglichkeit bietet, die relativ einfachen und kostengünstigen Task Trainer, wie z. B. einen IV-Arm, einen Intubations- oder Koniotomie-Trainer, mit der Flexibilität und Interaktionsfähigkeit menschlicher Akteure zu verbinden, um so anspruchsvolle Szenarien generieren zu können, in denen sowohl prozedurale und psychomotorische Fertigkeiten als auch kommunikative Fähigkeiten trainiert werden können (Brown & Tortorella, 2020).

Formen hybrider Simulation sind jedoch keineswegs auf diese Kombination beschränkt. Der Begriff ist in der Literatur nicht einheitlich definiert und umfasst die Kombination verschiedenster Formen. Brown und Tortorella (2020) subsumieren z. B. insbesondere auch Kombinationen menschlicher Mimen mit tragbarer Elektronik (wearable devices) und Technologien der erweiterten Realität (augmentative technologies) darunter. Lateef und Too (2019), aber auch z. B. Lopreiato (2016, S. 23), grenzen hybride Simulationen zudem von multimodalen Simulationen (Mixed Methods Simulation) ab. Hybride Simulationen gehen insoweit über multimodale bzw. Mixed-Methods-Simulationen hinaus, als dass die kombinierten Simulationsformen miteinander integriert und eng aufeinander abgestimmt sind, sodass sie sich wechselseitig ergänzen und letztlich zu einer leistungsfähigeren Form der Simulation verschmelzen. Dies geschieht beispielsweise, wenn menschliche Mimen mit elektronischen Komponenten oder Teilen von Task-Trainern ausgestattet werden, um pathophysiologische Symptome nachbilden oder bestimmte Interventionen durchführen zu können. Friederichs et al. (2014) berichten z. B. von einer Kombination menschlicher Mimen mit Bauteilen von Task-Trainern für die Übung kardiologischer Auskultation. Lebel et al. (2018) nutzen tragbare Bewegungs- und Beschleunigungssensoren in Verbindung mit menschlichen Mimen zur Simulation und Erfassung der Wirksamkeit von Manövern und Techniken der Halswirbelsäulenstabilisierung im Rahmen des präklinischen Transports und der Umlagerung von PatientInnen mit Verdacht auf Halswirbelsäulenverletzungen.

Auch Kombinationen von Mannequins, Task-Trainern oder menschlichen Mimen mit moderneren Formen immersiver digitaler Simulation führen letztlich zu hybriden Simulationen. In diesem Zusammenhang wird oftmals auch von *Mixed Reality* oder *Mixed-Reality-Simulationen* gesprochen (vgl. z. B. Scherfgen & Schild, 2021).

Der Begriff *Mixed Reality* steht dabei grundsätzlich für die Kombination von Elementen aus Realität und computergenerierter Virtualität (Milgram et al., 1994; Stone et al., 2016; Hancock, 2019). Eine auf Milgram et al. (1994) zurückgehende Systematik differenziert mit *Augmented Reality* und *Augmented Virtuality* zwei verschiedene Ausprägungen von Mixed Reality und ordnet diese auf einem Kontinuum zwischen Realität und Virtualität ein.

Augmented-Reality-(AR-)Umgebungen sind demnach durch einen hohen Anteil realer Elemente gekennzeichnet, die durch simulierte digitale Repräsentationen ergänzt werden. Technisch geschieht dies entweder mithilfe spezieller Head Mounted Displays mit semitransparenten Displays und Spiegelungen (sog. See-through-Geräte) oder durch klassische Displays in Verbindung mit digitalen Videokameras (Milgram et al., 1994; Hennig, 1997, S. 17). Entscheidend ist, dass der bzw. die Übende bei Anwendungen der Augmented Reality primär die reale Umgebung wahrnimmt und diese lediglich durch virtuelle Objekte und Inhalte ergänzt wird. Ein Beispiel ist die Projektion der Eigenschaften (z. B. Verletzungen, Vitalparameter) einer virtuellen PatientIn auf einen Task-Trainer oder ein Mannequin. Der bzw. die Übende steht dabei in einem echten Behandlungsraum, interagiert und kommuniziert aber mit einer digital repräsentierten PatientIn und führt gleichzeitig physische Untersuchungen oder Interventionen an dem zugehörigen Task-Trainer bzw. Mannequin durch (Charnetski, 2019, S. 38).

In Augmented-Virtuality-Umgebungen dagegen dominieren die computergenerierten, virtuellen Elemente, d. h. der bzw. die Trainierende befindet sich in einer virtuellen Umgebung, die aber wiederum im Gegensatz zu reinen Virtual-Reality-Anwendungen mit Elementen der Realität angereichert ist. Übertragen auf das oben genannte Beispiel bedeutet dies, der bzw. die Trainierende befindet sich in einem virtuellen Behandlungsraum und interagiert mit einer virtuellen PatientIn, deren digitale Repräsentation jedoch wiederum mit einem physischen Mannequin als haptischem Pendant verbunden ist, um Untersuchungen oder Interventionen physisch ausüben zu können. Je nach Ausgestaltung können die dazu benötigten Werkzeuge und Geräte entweder rein virtuell oder ebenfalls mit einer verbundenen physischen Repräsentation simuliert werden. Beispiele für Augmented-Virtuality-Simulationen finden sich u. a. bei Stone et al. (2016) und Scherfgen & Schild (2021).

20.4 Methodisch-didaktische Implementierung digital gestützter Simulationstrainings

Innovative Technologie allein bringt noch keinen Mehrwert für Lernende – erst mit dem passenden Lehr- und Lernkonzept lässt sich eine gewinnbringende Erfahrung für Teilnehmende, aber auch für InstruktorInnen und OrganisatorInnen generieren.

Um Trainings auf der Basis von digital gestützter Simulationstechnik durchzuführen, bedarf es eines methodisch-didaktischen Konzepts. Im Bereich der Lehr- und Lerntheorien gibt es verschiedene Ansätze, wie ein solches Konzept entstehen kann. Dieser Konzept-

Erstellungsprozess wird auch als Instruktionsdesign bzw. Didaktisches Design bezeichnet (engl. Instructional Design bzw. Instructional Systems Design, kurz: ISD), bei dem die Verbindung verschiedener Modelle und Technologien mit dem Ziel der optimalen Wissensvermittlung prägend ist (Richey et al., 2011). Für den Bereich des Gesundheitswesens haben sich in der Vergangenheit verschiedene Herangehensweisen entwickelt. Ein Beispiel dafür ist der an der John Hopkins University entwickelte Six-Step Approach zur Entwicklung von Curricula in der medizinischen Bildung (Kern et al., 2015). Dieser basiert auf dem bereits in den 1970er Jahren für das US-Militär entwickelten und seitdem kontinuierlich weiterentwickelten ADDIE-Modell (Branson et al., 1975). Der Six-Step Approach besteht im Wesentlichen aus den sechs Prozessschritten *Problemidentifikation, Sollbedarfsanalyse, Ziele und Aufgaben, Lehrstrategien, Implementierung sowie Evaluation/Feedback* und hat sich im Bereich der Bildung im Gesundheitswesen, v. a. im anglo-amerikanischen Raum, etabliert (vgl. z. B. Robertson et al., 2019). In den 2000er Jahren entwickelte die United States Navy auf Grundlage des ADDIE-Modells das PADDIE+M-Modell, welches zur Ausbildung von Militärpersonal im Bereich Prozesse und Verfahrensanweisungen zur Anwendung kommt (United States Navy, 2010). Den ursprünglichen ADDIE-Phasen *Analyse, Design, Entwicklung (development), Implementation und Evaluation* wurden dabei in der Weiterentwicklung die Phasen *Planung (planning) und Instandhaltung (maintenance)* hinzugefügt. Steer veröffentlichte 2019 eine Adaption des PADDIE+M-Modells für die Entwicklung von Simulationen in Verbindung mit den Best-Practice-Standards für Simulationsdesign im Gesundheitswesen (HSSOBP™) der International Nursing Association for Clinical Skills and Learning (INACSL) (Steer, 2019). Die Phasen des Modells sind dabei nicht streng unidirektional, sondern als iterativer, aufeinander aufbauender Prozess zu sehen. So werden die Best-Practice-Kriterien auch nicht streng einzelnen Phasen zugeordnet, sondern sind als übergeordnete, stets zu bedenkende Leitlinien zu verstehen, die während des ganzen Erstellungsprozesses Gültigkeit haben. Zu einzelnen Kriterien existieren darüber hinaus weitere, tiefergehende Best-Practice-Standards der INACSL, die der Organisation eine Hilfe beim Simulationsdesign sein können. Abbildung 20.2 gibt einen Überblick der im Jahr 2021 in der mittlerweile vierten überarbeiteten Version veröffentlichten Best-Practice-Standards (INACSL Standards Committee et al., 2021) und zeigt ihr Zusammenspiel mit dem PADDIE+M-Modell (▶ Abb. 20.2).

20.4.1 Planungsphase

Der erste Schritt im Vorgehensmodell ist die *Planungsphase*. Der Best-Practice-Standard rät in seinen Kriterien zunächst dazu, von Beginn an ein multidisziplinäres Team aus ExpertInnen in den weiteren Prozess einzubeziehen, die Erfahrung in möglichst vielen Aspekten der Thematik Simulation vorweisen können. Das umfasst z. B. Inhalte, Ausbildung, Methodik-Didaktik und die Praxisanwendung. Eine organisationsübergreifende Vernetzung wird empfohlen. Im zweiten Teilschritt werden Grundsatzfragen im Sinne einer Bedarfsanalyse gestellt: Warum ist es überhaupt nötig, ein Simulationstraining zu entwerfen? Wie lautet das eigentliche Ziel der Simulation? Welche Möglichkeiten und Gefahren entstehen für die Organisation? Welche TeilnehmerInnengruppen werden erwartet, wie passt die Simulation in einen vorhandenen Ausbildungsplan und warum wird gerade hierfür ein entsprechendes Training benötigt? Die Antworten können vielschichtig sein, sollten aber vor jedem weiteren Schritt im Instruktionsdesignprozess allen Beteiligten präsent und in ein gemeinsames Verständnis übertragen sein. Leitlinien können dabei u. a. sein:

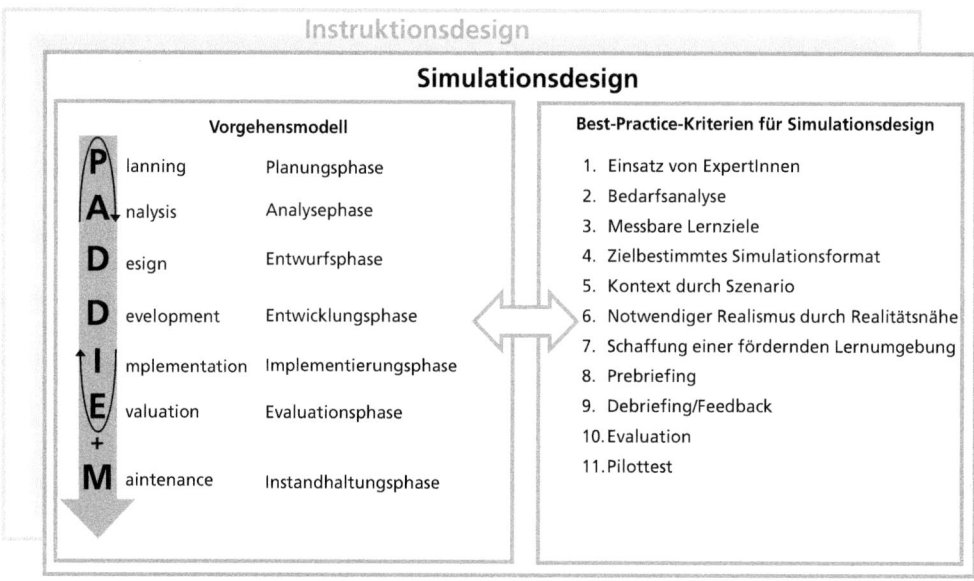

Abb. 20.2: Simulationsdesign als Form des Instruktionsdesigns nach dem PADDIE+M-Modell und den Best-Practice-Kriterien für Simulationsdesign der INACSL (eigene Darstellung, vgl. United States Navy, 2010; INACSL Standards Committee et al., 2021)

- Verbesserung oder Ergänzung des Curriculums
- Zeit- und praxisnahes Training im Arbeitsumfeld bzw. Vorbereitung auf den Praxiseinsatz
- Training standardisierter Verfahren (SOPs)
- Förderung relevanter Hard- und Soft-Skills
- Verbesserung der PatientInnenversorgung und -sicherheit

Danach wird festgelegt, welche Leistungen von den Teilnehmenden konkret erwartet werden, und damit auch, welche Kompetenzen gefordert werden. Die vorhandenen Schulungsressourcen und -möglichkeiten werden betrachtet, damit anhand dieser entschieden werden kann, welche Methode (z. B. Art der Simulation) zur Anwendung kommt. Es hilft dem gesamten Simulationsteam, sich über die vorhandenen Mittel im Klaren zu sein, da dies das weitere Trainings- oder Kursdesign maßgeblich bestimmt und mit allen Möglichkeiten (z. B. zusätzliches E-Learning) unterstützt werden kann. Ein wichtiger Teil dieser Überlegungen ist außerdem, in welcher Form die Teilnehmenden bewertet werden sollen, summativ (ergebnisorientiert) oder formativ (prozessorientiert), da dies das Training hinsichtlich der angedachten Ziele oder Ergebnisse beeinflusst. Im finalen Schritt dieser Phase wird auf Grundlage der Erkenntnisse der Vorschritte ein Entwicklungs- und Veröffentlichungszeitplan sowie eine überschlägige Kostenplanung erstellt. Zudem muss bereits an dieser Stelle der Evaluationsprozess der Veranstaltung und der durchführenden Stellen selbst bedacht werden.

20.4.2 Analysephase

Das Hauptziel der darauffolgenden *Analysephase* ist dann die Konkretisierung der Leistungserwartung an die Teilnehmenden. Die in der Planungsphase gesammelten Erkenntnisse, Dokumente und Ressourcen werden nun vollumfänglich ausgewertet. Eine Betrachtung des repräsentativen Querschnitts der Teilnehmenden hinsichtlich ihrer Profession und Professionalität, durchschnittlichen Erfahrung oder auch bisher erbrachten Leistung ist dabei ausschlaggebend für die weitere Entwicklung der Lernziele und erwarteten Resultate, die dann die Grundlage für die Simulation in der folgenden Designphase darstellen. Der Messbarkeit der Resultate ist dabei hohe Aufmerksamkeit zu schenken und sie sollten auf den grundlegenden Kenntnissen der Teilnehmenden aufbauen: Gibt es bspw. eine positive Veränderung im Verhalten der Teilnehmenden, ist ein Kenntnisgewinn oder eine (nachträgliche) Verbesserung im Arbeitsergebnis feststellbar? Man unterscheidet dabei zwischen allgemeinen Zielen, die den Zweck der Simulation als solche reflektieren, und spezifischen Zielen, die insbesondere die Leistung der Teilnehmenden bewertbar machen sollen. Gerade spezifische Lernziele sollten dabei objektiv messbar und mit konkreten Zahlen oder Fakten erfassbar sein (z. B. eine Zeitspanne oder durchgeführte Maßnahmen), während allgemeine Ziele i. d. R. eher subjektiv wahrgenommen werden können (z. B. die Art und Weise der Kommunikation oder die Bewertung der Zusammenarbeit im Team). Im Gedanken eines nichtlinearen, iterativen Prozesses ist es jederzeit möglich, bei neuen Informationen oder Diskrepanzen zur Planungsphase wieder einen Schritt zurückzugehen.

20.4.3 Designphase

In der nun folgenden *Design- oder Entwurfsphase* geht es darum, die bisher gefundenen Rahmenbedingungen, Lernziele und Ressourcen bestmöglich miteinander zu verbinden. Der gewählten Lehrmethodik wird ein theoretischer und konzeptioneller Rahmen zugeordnet, welcher für die angestrebten Ziele am besten geeignet ist. Ein Beispiel für einen solchen Rahmen ist Kolb's Experiential Learning Theory (ELT), welcher die Prozessschritte *Erfahrung machen, Erfahrung reflektieren, Schlussfolgerung ziehen bzw. Hypothesen bilden* und zuletzt *das Erlernte anwenden* beinhaltet, wobei alle vier Prozessschritte in dieser Reihenfolge stattfinden sollten (vgl. Steer, 2019). Für Simulationstrainings geeignete Elemente und Lernstrategien sind z. B. Distributed Practice, Mastery Learning, Feedback oder Klinische Variation (Cook et al., 2013). Zusätzlich förderlich für den Einsatz von Simulatoren sind eine kontrollierte Umgebung, Einbettung ins Curriculum, festgelegte Outcome-Indikatoren und die Plausibilität der Simulation (Issenberg et al., 2005). Die Form des Simulationstrainings (▶ Kap. 20.3) bzw. der Mix aus verschiedenen Möglichkeiten wird hier gewählt. Primär handelt es sich dabei um das Simulationssystem selbst, sekundär kann dieses durch allerlei Medien (z. B. Filmsequenzen, Umgebungsgeräusche, Animationen, aber auch E-Learnings etc.) unterbaut werden. Die Wahl sollte dabei theoretisch fundiert sein (Battles, 2006). Einer der wichtigsten Aspekte, der bei der Auswahl und Beurteilung einer Simulationsform stets bedacht werden muss, ist Realismus bzw. Realitätsnähe. Es können verschiedene Aspekte unterschieden werden, wie Umgebungsfaktoren bzw. physischer Realismus (z. B. Darstellung der PatientIn, Trainingsumgebung), konzeptioneller Realismus (z. B. passendes Setting, zum Verletzungsmuster passender Vitalparameterverlauf) und psychologischer Realismus (z. B. Stressoren wie Einspielen von Angehörigen der PatientIn, Zeitdruck). Diese Aspekte beeinflussen sich gegenseitig und können nicht getrennt voneinander angepasst werden. Es ist nötig, die Waage zwischen Notwendigem und Leistbarem zu halten – nicht alles, was sein kann, muss auch zwangsläufig sein. Die Erstellung eines Lastenhefts mit Inhalten, die für eine möglichst gute Immersion der Teilnehmenden erforderlich sind, hilft dabei, hier eine Entscheidung zu treffen. Neben den technischen und lerntheoretischen Ausprägungen im Simulationsdesign ist es notwendig, den Teilnehmenden einen orientierenden Rahmen zu bieten, damit diese ein Gefühl dafür bekommen, was von ihnen erwartet wird. Diesen Kontext erhält man durch das Szenario, also die »Geschichte«. Man unterscheidet bei Simulationsszenarien zwischen dem Makro-Narrativ, welches die Hintergrundgeschichte und das -setting beschreibt und durch die Lehrenden beeinflussbar ist, und dem Mikro-Narrativ, welches letztendlich die »Story im Kopf« der Teilnehmenden darstellt, also deren Interpretation des Szenarios. Dabei kann es sein, dass es für den Erfolg des Simulationstrainings notwendig ist, die Teilnehmenden über die exakten Lernziele im Unklaren zu lassen, um den Lernerfolg nicht zu beeinflussen. Ein möglichst einheitliches Verständnis bei allen Teilnehmenden ist anzustreben. Daraus entsteht dann eine Entwurfsfassung des zu erstellenden Trainings oder Kurses, die u.a. die Module (wie z.B. Simulationsdurchgänge) und deren Zeitpläne enthält.

20.4.4 Entwicklungsphase

In der *Entwicklungsphase* werden dann die zuvor geplanten und festgelegten Ressourcen und Elemente der Simulation produziert. Ein Ergebnis ist das Simulationsszenario, das die Teilnehmenden in einen relevanten Kontext setzt und den InstruktorInnen den Rahmen vorgibt. Simulationstrainings sollten einen Startpunkt (initiale Situation, PatientInnenzustand etc.), strukturierte Aktivitäten (weiterer Szenarioverlauf, Skilltraining etc.) und einen Endpunkt (Zeitlimit, Lernziele oder Szenario-Ende erreicht) enthalten. Je nach Simulationsprogramm gibt es in der Regel Vorlagen, die genutzt werden können und meist aus den Elementen

- Übersicht (z.B. Titel, Lernziele und -ergebnisse, Teilnahmevoraussetzungen, Zusammenfassung des Szenarios),
- Logistik/Ressourcen (z.B. Personalansatz, benötigtes Equipment, technischer Ablaufplan),
- Szenario/Handlung (Makro-Narrativ, z.B. PatientInnenbeschreibung und -verläufe, Schlüsselereignisse),
- TeilnehmerInnenbriefing (z.B. Informationen zu Kontext und Sicherheit, Abfrage der TeilnehmerInnenerwartungen, Verhaltensregeln, Aufzeigen von Limitationen) und
- Nachbesprechung (z.B. Übersicht über die Art der Nachbesprechung und mögliche Fragen)

bestehen. Im Anhang können außerdem Begleitlektüren, Prozessbeschreibungen – sowohl für InstruktorInnen als auch für die Teilnehmenden –, Evaluationswerkzeuge etc. enthalten sein. Besonderes Augenmerk sollte in dieser Phase auf die Erstellung des Briefings, bestehend aus dem Prebriefing vor der Simulation und dem Debriefing bzw. dem Feedback nach der Simulation, gelegt werden. Während das Prebriefing dazu dient, die Teilnehmenden auf einen gemeinsamen Informationsstand zu bringen und sie auf eine sichere Lernumgebung einzustellen, sorgt das Debriefing bzw. die Feedback-Sitzung im Anschluss an den Simulationsdurchlauf dafür, dass die Teilnehmenden das Geschehene reflektieren und einen Nutzen für sich und andere daraus ziehen können. Es können verschiedene Methoden und Ansätze verwendet werden, siehe auch Sawyer et al., 2016. Als letzter Schritt dieser Phase sollte, sofern es die Ressourcen zulassen, ein Pilottest durchgeführt werden. Dieser muss alle Teile und Prozesse der späteren, fertigen Simulation enthalten und entsprechend durchgeführt werden. Die Teilnehmenden sollten den späteren, angestrebten Querschnitt repräsentieren. Obligatorisch ist eine umfassende Aus- und Bewertung aller festgestellten Schwachstellen, die dann vor den ersten »richtigen« Simulationsdurchgängen behoben werden können.

20.4.5 Implementierungsphase

Nach erfolgreicher Durchführung der Pilotsimulation und der Beseitigung größerer Schwachstellen folgt die *Implementierungsphase*. Sie beinhaltet Arbeiten zur planmäßigen Vorbereitung, Durchführung und Nachbereitung der Simulationsdurchgänge. Das zentrale Anliegen dabei sollte stets sein, den Teilnehmenden eine optimale Lernerfahrung zu bieten. Dabei müssen Individual- und Gruppendynamiken, aber auch die Einhaltung der eigenen Standards, Richtlinien und Ansprüche im Blick behalten werden. Bevor Teilnehmende eine Simulation durchlaufen, muss sichergestellt sein, dass diese durch die Inhalte und das Design des Kurses ausreichend vorbereitet sind, insbesondere in Hinblick auf psychologische Aspekte (siehe Prebriefing). Während der Durchführung der Simulation nimmt das Simulationsteam seine ihm zugeteilten Rollen ein, wie bspw. InstruktorIn, technische Verantwortliche oder EinspielerIn. Das Simulationsteam sollte stets eine wertschätzende und unterstützende Form des Miteinanders wählen und ein professionelles Verhalten sowie Integrität zeigen. Direkt im Anschluss an die Simulation folgt das Debriefing oder das Feedback (je nach Art der Simulation und Vorgabe geführt oder auch innerhalb der Teilnehmenden) als wichtigstes Lernmittel. Dabei werden allerdings nicht nur die Teilnehmenden und ihre Aktionen reflektiert, sondern die Erkenntnisse auch zur Verbesserung der Simulation an sich genutzt.

20.4.6 Evaluationsphase

Dies führt zur *Evaluationsphase*. Die Evaluation als Element des Modells ist phasenübergreifend zu verstehen und findet in jeder einzelnen Phase des PADDIE+M-Modells statt, muss aber spätestens mit dem Pilottest und der Implementierung durchgeführt werden. Jede Person ist im Rahmen der einzelnen Phasen aufgerufen, Feedback zu geben und so zur stetigen Verbesserung der Simulationserfahrung beizutragen. Das umfasst nicht nur die technischen und inhaltlichen Begebenheiten, sondern auch die persönliche Leistung, um Verbesserungsmöglichkeiten zu identifizieren. Als Beispiel für einen möglichen Ansatz zur Evaluation nach Simulationsdurchgängen ist das Vier-Stufen-Modell nach Donald Kirkpatrick mit den Stufen *Reaktion, Lernerfolg, Verhalten und Ergebnis*, wobei die Ergebnis-Stufe messbare Effekte notwendig macht wie z. B. eine verbesserte PatientInnenversorgung durch Teilnehmende. Speziell für die TeilnehmerInnen-Evaluation bei Simulationen im Gesundheitswesen sind die Evaluationsmethoden Sweeny-Clark Simulation Performance Evaluation Tool, Clinical Simulation Evaluation Tool, Lasater Clinical Judgment Rubric und Creighton Simulation Evaluation Instrument entwickelt und validiert worden. Mit dem DASH-Tool (Debriefing Assessment for Simulation in Healthcare) kann die Leistung von Lehrkräften und InstruktorInnen zur Durchführung erfolgreicher Debriefings evaluiert werden. (Adamson et al., 2013).

20.4.7 Instandhaltungsphase

Die finale Phase des PADDIE+M-Modells ist die *Instandhaltungsphase*. Sie beinhaltet die regelmäßige Überprüfung und Überwachung des Kursformats bzw. der Simulationen, identifiziert Möglichkeiten und Notwendigkeiten zur Anpassung auf Grundlage der Evaluationsergebnisse, Änderungen in inhaltlichen (Curriculum) oder technologischen (Hard- und Software) Aspekten oder bei größeren Veränderungen in der durchführenden Organisation. Als generelle Richtschnur sollte ein Format alle zwei bis drei Jahre überprüft werden, auch wenn keine größeren Anpassungen offensichtlich scheinen. Dabei sollten alle Beteiligten involviert sein und ein gemeinsames Interesse für die Simulation und die Organisation entwickeln (Steer, 2019).

20.5 Zukünftige Forschungsbedarfe

Die Frage nach der grundsätzlichen Wirksamkeit von Simulationstrainings muss mittlerweile nicht mehr gestellt werden. Zahlreiche Einzelstudien und Metaanalysen (vgl. z. B. Cook et al., 2012; Ilgen et al., 2013; Abelsson et al., 2014; Wheeler & Dippenaar, 2020; Diamond & Bilton, 2021) geben klare Hinweise darauf, dass Simulationstrainings eine effektive Lernmethode sind, sowohl im rettungsdienstlichen als auch im klinischen Bereich.

Zukünftige Forschungsvorhaben sollten sich also weniger mit dem »Ob«, sondern vielmehr mit dem »Wie« von Simulationstrainings befassen, um zu beantworten, wie Simulationstrainings gestaltet werden sollten, damit die damit verbundenen Lernziele effektiv, kosteneffizient und nachhaltig erreicht werden können (Ilgen et al., 2013; Kolbe et al., 2018). Die Aspekte des »Wie« sollten dabei möglichst umfassend und in ihrem Zusammenhang erforscht werden. Je differenzierter und vielfältiger die technischen Möglichkeiten zur Gestaltung von Simulationstrainings werden, desto breiter wird der Raum an Inhalten, Zielsetzungen und Kompetenzfeldern, die damit abgebildet, verfolgt und adressiert werden können. Mit jeder neuen Gestaltungsoption wächst aber auch die Komplexität der Entscheidungen innerhalb des Simulationsdesignprozesses (► Kap. 20.4). Forschung im Sinne einer handlungsorientierten Wissenschaft sollte deshalb die zur Verfügung stehenden Gestaltungsoptionen und ihre Wirkungszusammenhänge systematisch untersuchen und zielgerichtete und valide Handlungsempfehlungen für die Praxis geben. Die Perspektive, Simulationstrainings dabei als soziotechnische Systeme zu betrachten (► Kap. 20.1), erscheint dabei als ein geeigneter Ansatz, um die Vielfalt der Aspekte systematisch zu strukturieren und ihre Zusammenhänge aufzuzeigen. Forschungsfragen finden sich dabei mehr oder weniger bei allen Elementen und Beziehungen, etwa zur Akzeptanz und Usability neuer Simulationstechnologien, ihre Anforderungen und Auswirkungen auf Lehrende und Lernende, den Vorgang des Lernens an sich sowie die Lehr- und Lernorganisation.

Forschungsbedarf besteht dabei insbesondere im Hinblick auf die neu entstehenden Formen digitaler und hybrider Simulationstrainings – einzeln, im Vergleich untereinander und im Vergleich zu den traditionellen, analogen Ausbildungs- und Trainingsformen. Die klassische, Mannequin-basierte Simulation gehört zu den am meisten untersuchten Simulationsformen. Größer angelegte Studien und systematische Literatur-Reviews, z. B. zu Serious Games, Virtual Patients, Virtual Reality oder Hybrid Simulations, sind dagegen noch vergleichsweise selten. Ein Grund dafür mag die deutlich kürzere Historie derartiger Trainingsformen sein. Die wachsende Verfügbarkeit und zunehmende Verbreitung in der Praxis sind jedoch Ansporn für die Forschung, die Potenziale und Limitationen, Gestaltungsmöglichkeiten und Implementierungshürden dieser, zum Teil völlig neuen, Formen von Simulationstrainings zu untersuchen. Kyaw et al. (2019) finden beispielsweise in einer Metaanalyse zum Einsatz von Virtual Reality eine mittlere Evidenz zur Vorteilhaftigkeit von Virtual-Reality-basierten Trainings gegenüber traditionellen, nichtdigitalen, und auch anderen digitalen bzw. digital-gestützten Ausbildungsformen. Untersucht wurde dabei speziell der Wissens- und Fertigkeitszuwachs der Teilnehmenden. Die Autoren weisen jedoch auch ausdrücklich auf die Limitationen der bisherigen Studienlage hin und empfehlen weitere Forschungsanstrengungen zu den Wirkungen immersiver und interaktiver Virtual-Reality-Anwendungen, etwa in Bezug auf Einstellung und Zufriedenheit der Teilnehmenden, das Kosten-Wirksamkeitsverhältnis der Trainings sowie ihren Einfluss auf die klinische Praxis (Kyawa et al., 2019).

Ähnlich verhält es sich mit der Metaanalyse von Kononowicz et al. (2019) zum Einsatz von Virtual Patient Simulations. Auch hier finden die Autoren Hinweise zur möglichen Vorteilhaftigkeit dieser Trainingsmethode gegenüber klassischen Ausbildungsformaten hinsichtlich des Kompetenzzuwachses in den Bereichen klinische Entscheidungsfindung, prozedurale Fähigkeiten und Teamfähigkeiten. Die Autoren weisen aber auch hier auf ein nur geringes bis mittleres Evidenzniveau hin und empfehlen weitere Forschung, insbesondere auch zur Untersuchung der verschiedenen Ausgestaltungsformen virtueller PatientInnensimulationen (Kononowicz et al., 2019).

Die rasante Weiterentwicklung der Simulationstechnik und insbesondere die Digitalisierung führen zu immer neuen Gestaltungsmöglichkeiten von Simulationstrainings. Computersteuerung und Vernetzung erlauben neue Formate von dezentralem, verteiltem und individualisiertem Lernen, sowohl eigen- als auch fremdgesteuert, einzeln oder gemeinsam in der Gruppe. Das Verhalten der TrainingsteilnehmerInnen, ihre Aufmerksamkeits- und Stresslevel, ihre Lernfortschritte und Kompetenzprofile, all das kann zunehmend vollständig erfasst und intelligent ausgewertet, nachbesprochen und bei der Gestaltung von Lernzielen, Lehr- und Lernplänen berücksichtigt werden. Die Zukunft simulationsbasierter Trainings steckt, getrieben von der technologischen Entwicklung, voller Potenziale. Aufgabe angewandter Forschung ist es, diese Potenziale zu untersuchen und zu bewerten, praxistaugliche Gestaltungsoptionen zu entwickeln und die Umsetzung konzeptuell zu begleiten und zu reflektieren.

Literatur

Adamson, K.A., Kardong-Edgren, S., Willhaus, J. (2013). *An updated review of published simulation evaluation instruments.* Clinical Simulation in Nursing, 9(9), 393–400.

Akhgar, B., Redhead, A., Davey, S., Saunders, J. (2019). *Introduction: Serious Games for Law Enforcement Agencies.* In: Akhgar, B. (Hrsg.) *Serious Games for Enhancing Law Enforcement Agencies. From Virtual Reality to Augmented Reality* (S. 1–11). Cham: Springer.

Andreatta, P.B., Maslowski, E., Petty, S. et al. (2010). *Virtual Reality Triage Training Provides a Viable Solution for Disaster-preparedness.* Academic Emergency Medicine, 17(8), 870–876.

Baily, L.W. (2019). *History of Simulation.* In: Crawford, S.B., Baily, L.W., Monks, S.M. (Hrsg.) *Comprehensive Healthcare Simulation: Operations, Technology, and Innovative Practice* (S. 3–11). Cham: Springer.

Battles, J.B. (2006). *Improving patient safety by instructional systems design.* BMJ Quality & Safety, 15(1), 25–29.

Branson, R.K., Rayner, G.T., Cox, J.L. et al. (1975). *Interservice procedures for instructional systems development.* Ft. Monroe, VA: U.S. Army Training and Doctrine Command.

Bridge, P. (2021). *Health Profession Education and Training Using Virtual Reality.* In: Hayre, C.M., Muller, D.J., Scherer, M.J. (Hrsg.) *Virtual Reality in Health and Rehabilitation* (S. 129–139). Boca Raton: CRC Press.

Brown, W.J. & Tortorella, R.A.W. (2020). *Hybrid medical simulation – a systematic literature review.* Smart Learning Environments, 7(16), https://doi.org/10.1186/s40561-020-00127-6

Charnetski, M.D. (2019). *Simulation Methodologies.* In: Crawford, S.B., Baily, L.W., Monks, S.M. (Hrsg.) *Comprehensive Healthcare Simulation: Operations, Technology, and Innovative Practice* (S. 27–45). Cham: Springer.

Cicero, M.X., Whitfill, T., Walsh, B. et al. (2018). *60 Seconds to Survival: A Multisite Study of a Screen-based Simulation to Improve Prehospital Providers Disaster Triage Skills.* Academic Emergency Medicine Education and Training, 2(2), 100–106.

Cook, D.A., Erwin, P.J., Triola, M.M. (2010). *Computerized Virtual Patients in Health Professions Education: A Systematic Review and Meta-Analysis.* Academic Medicine, 85(10), 1589–1602.

Cook, D.A., Brydges, R., Hamstra, S.J. et al. (2012). *Comparative Effectiveness of Technology-Enhanced Simulation Versus Other Instructional Methods.* Simulation in Healthcare, 7(5), 308–320.

Cook, D.A., Hamstra, S.J., Brydges, R. et al. (2013). *Comparative effectiveness of instructional design features in simulation-based education: systematic review and meta-analysis.* Medical Teacher, 35(1), 867–898.

Cooper, J.B. & Taqueti, V.R. (2004). *A brief history of the development of mannequin simulators for clinical education and training.* Quality and Safety in Health Care, 13(1), i11–i18.

Diamond, A. & Bilton, N. (2021). *The current state on the use of simulation in paramedic education.* Australasian Journal of Paramedicine, 18, https://doi.org/10.33151/ajp.18.903

Djaouti, D., Alvarez, J., Jessel, J.-P., Rampnoux, O. (2011). *Origins of Serious Games.* in: Ma, M., Oikonomou, A., Jain, L. (Hrsg.) *Serious Games and Edutainment Applications* (S. 25–43). London: Springer.

Friederichs, H., Weissenstein, A., Ligges, S. et al. (2014). *Combining simulated patients and simulators: pilot study of hybrid simulation in teaching cardiac auscultation.* Advances in physiology education, 38(4), 343–347.

Friedrich, T., Langner, M., Sigmund, P. (2018). *Simulation in der Rettungsdienstausbildung.* In: St. Pierre, M. & Breuer, G. (Hrsg.) *Simulation in der Medizin. Grundlegende Konzepte – Klinische Anwendung* (S. 435–443). 2. Aufl. Cham: Springer.

Graafland, M., Schraagen, J.M., Schijven, M.P. (2012). *Systematic review of serious games for medical education and surgical skills training.* British Journal of Surgery, 99(10), 1322–1330.

Hancock, P. (2019). *Augmented Reality and Mixed Reality Technologies.* In: Akhgar, B. (Hrsg.) *Serious Games for Enhancing Law Enforcement Agencies. From Virtual Reality to Augmented Reality* (S. 65–82). Cham: Springer.

Hege, I., Kononowicz, A.A., Tolks, D. et al. (2016). *A qualitative analysis of virtual patient descriptions in healthcare education based on a systematic literature review.* BMC Medical Education, 16(146), https://doi.org/10.1186/s12909-016-0655-8

Hennig, A. (1997). *Die andere Wirklichkeit. Virtual Reality – Konzepte, Standards, Lösungen.* Bonn: Addison-Wesley.

Hofmann, J. (2020). *Ein Physiologiemodell für Tactical Combat Casualty Care Training in mobilen Serious Games.* Wiesbaden: Springer Vieweg.

Hsu, E.B., Li, Y., Bayram, J.D. et al. (2013). *State of Virtual Reality Based Disaster Preparedness and Response Training.* PLoS Currents, doi: 10.1371/currents.dis.1ea2b2e71237d5337fa53982a38b2aff

Huwendiek, S., Reichert, F., Bosse, H.-M. et al. (2009). *Design principles for virtual patients: a focus group study among students.* Medical Education, 43(6), 580–588.

Ilgen, J.S., Sherbino, J., Cook, D.A. (2013). *Technology-enhanced Simulation in Emergency Medicine: A Systematic Review and Meta-Analysis.* Academic Emergency Medicine, 20(2), 117–127.

INACSL Standards Committee, Watts, P.I., McDermott, D.S. et al. (2021). *Healthcare Simulation Standards of Best Practice™ Simulation Design.* Clinical Simulation in Nursing, 58, 14–21.

Issenberg, S.B., McGaghie, W.C., Petrusa, E.R. et al. (2005). *Features and uses of high-fidelity medical simulations that lead to effective learning: a BEME systematic review.* Medical Teacher, 27(1), 10–28.

Jones, F., Passos-Neto, C.E., Braghiroli, O.F.M. (2015). *Simulation in Medical Education: Brief history and methodology.* Principles and Practice of Clinical Research, 1(2), 56–63.

Kolbe, M., Seelandt, J., Nef, A., Grande, B. (2018). *Simulation und Forschung.* In: St.Pierre, M. & Breuer, G. (Hrsg.) *Simulation in der Medizin. Grundlegende Konzepte – Klinische Anwendung* (S. 145–158). 2. Aufl. Cham: Springer.

Kononowicz, A.A., Zary, N., Edelbring, S. et al. (2015). *Virtual patients – what are we talking about? A framework to classify the meanings of the term in healthcare education.* BMC Medical Education, 15 (11), https://doi.org/10.1186/s12909-015-0296-3

Kononowicz, A.A., Woodham, L.A., Edelbring, S. et al. (2019). *Virtual Patient Simulations in Health Professions Education: Systematic Review and Meta-Analysis by the Digital Health Education Collaboration.* Journal of Medical Internet Research, 21(7), e14676, doi: 10.2196/14676

Lateef, F. & Too, X.Y. (2019). *The 2019 WACEM Expert Document on Hybrid Simulation for Transforming Health-care Simulation Through »Mixing and Matching«.* Journal of Emergencies, Trauma, and Shock, 12(4), 243–247.

Lebel, K., Chenel, V., Boulay, J., Boissy, P. (2018). *Quantitative Approach Based on Wearable Inertial Sensors to Assess and Identify Motion and Errors in Techniques Used during Training of Transfers of Simulated c-Spine-Injured Patients.* Journal of Healthcare Engineering, Vol. 2018, Article ID 5190693, https://doi.org/10.1155/2018/5190693

Lerner, D., Wichmann, D., Wegner, K. (2019). *Virtual-Reality-Simulationstraining in der Notfallsanitäterausbildung.* retten!, 8(4), 234–237.

Lerner, D., Mohr, S., Schild, J. et al. (2020) *An Immersive Multi-User Virtual Reality for Emergency Simulation Training: Usability Study.* JMIR Serious Games, 8(3), e18822, doi: 10.2196/18822

Lopreiato, J.O. (2016). *Healthcare Simulation Dictionary.* Rockville, MD: Agency for Healthcare Research and Quality. AHRQ Publication No. 16(17)-0043.

McGrath, J.L., Taekman, J.M., Dev, P. et al. (2018). *Using Virtual Reality Simulation Environments to Assess Competence for Emergency Medicine Learners.* Academic Emergency Medicine, 25(2), 186–195.

Meller, G. (1997). *A Typology of Simulators for Medical Education.* Journal of Digital Imaging, 10(1), 194–196.

Milgram, P., Takemura, H., Utsumi, A., Kishino, F. (1994). *Augmented Reality: A class of displays on the reality-virtuality continuum.* Proceedings of SPIE – The International Society for Optical

Engineering, Vol. 2351, Telemanipulator and Telepresence Technologies, 282–292.

Mossel, A., Schoenauer, C., Froeschl, M. et al. (2021). *Immersive training of first responder squad leaders in untethered virtual reality.* Virtual Reality, 25(3), 745–759.

Rall, M., Manser, T., Guggenberger, H., et al. (2001). *Patientensicherheit und Fehler in der Medizin.* AINS – Anästhesiologie, Intensivmedizin, Notfallmedizin, Schmerztherapie, 36(6), 321–330.

Ricciardi, F. & De Paolis, L.T. (2014). *A Comprehensive Review of Serious Games in Health Professions.* International Journal of Computer Games Technology, Vol. 2014, Article ID 787968, https://doi.org/10.1155/2014/787968

Richey, R.C., Klein, J.D., Tracey, M.W. (2011). *The instructional design knowledge base: Theory, research, and Practice.* New York/London: Routledge.

Robertson, A.C., Fowler, L.C., Niconchuk, J. et al. (2019). *Application of Kern's 6-Step Approach in the Development of a Novel Anesthesiology Curriculum for Perioperative Code Status and Goals of Care Discussions.* The journal of education in perioperative medicine JEPM, 21(1), E634, PMID: 31406705

Sawyer, T., Eppich, W., Brett-Fleegler, M. et al. (2016). *More Than One Way to Debrief: A Critical Review of Healthcare Simulation Debriefing Methods.* Simulation in Healthcare, 11(3), 209–217.

Scherfgen, D. & Schild, J. (2021). *Estimating the Pose of a Medical Manikin for Haptic Augmentation of a Virtual Patient in Mixed Reality Training.* ACM Proceedings of SVR'21: Symposium on Virtual and Augmented Reality, Brazil, S. 33–41, https://doi.org/10.1145/3488162.3488166

Steer, K. (2019). *The Healthcare Simulation Technology Specialist and Educational Constructs in Simulation.* In: Crawford, S.B., Baily, L.W., Monks, S.M. (Hrsg.) *Comprehensive Healthcare Simulation: Operations, Technology, and Innovative Practice* (S. 285–299). Cham: Springer.

Stone, R., Guest, R., Mahoney, P. et al. (2016). *A ›mixed reality‹ simulator concept for future Medical Emergency Response Team training.* Journal of the Royal Army Medical Corps, 163(4), 280–287.

St.Pierre, M. (2018). *Blick zurück: Die Geschichte der Patientensimulation.* In: St.Pierre, M. & Breuer, G. (Hrsg.) *Simulation in der Medizin. Grundlegende Konzepte – Klinische Anwendung* (S. 1–17). 2. Aufl. Cham: Springer.

Talbot, T.B., Sagae, K., John, B., Rizzo, A.A. (2012). *Sorting out the virtual patient: how to exploit artificial intelligence, game technology and sound educational practices to create engaging role-playing simulations.* International Journal of Gaming and Computer-Mediated Simulations, 4(3), doi: 10.4018/jgcms.2012070101

Tolks, D., Dadaczynski, K., Horstmann, D. (2018). *Einführung in die Vergangenheit, Gegenwart und Zukunft von Serious Games (for Health).* Prävention und Gesundheitsförderung, 13(4), 272–279.

United States Navy (Hrsg.) (2010). *Naval education and training command integrated learning environment course development and life-cycle maintenance.* Zugriff am 25.04.2022 unter: https://www.netc.navy.mil/Portals/46/NETC/manual/136.pdf

Vincent, D.S., Sherstyuk, A., Burgess, L., Connolly, K.K. (2008). *Teaching Mass Casualty Triage Skills Using Immersive Three-dimensional Virtual Reality.* Academic Emergency Medicine, 15(11), 1160–1165.

Wheeler, B. & Dippenaar, E. (2020). *The use of simulation as a teaching modality for paramedic education: a scoping review.* British Paramedic Journal, 5(3), 31–43.

Wilkerson, W., Avstreih, D., Gruppen, L. et al. (2008) *Using Immersive Simulation for Training First Responders for Mass Casualty Incidents.* Academic Emergency Medicine, 15(11), 1152–1159.

21 Großübungen – Vorbereitung, Durchführung und Nachbereitung in Zeiten digitaler Lehr- und Lernformate

Peter Bradl

21.1 Einleitung

21.1.1 Problemstellung

Übung macht den Meister – oder die Meisterin. Diesen Satz haben vermutlich die meisten Menschen schon gehört. Die Sinnhaftigkeit ist dabei meist unwidersprochen – Belege finden sich bspw. bei Gladwell, 2009; Lienhart, 2019; Lubbers, 2002 und Brinkmann, 2021. Wenngleich Talent und Begeisterung für eine Sache wesentliche Voraussetzungen sind, um erfolgreich zu sein, reicht dies nicht aus. Perfektion erlangen wir durch minimale Fehleranfälligkeit – und diese ist das Ergebnis von Übung.

Denn auch wenn die Sachkunde und das Wissen über theoretische Zusammenhänge in den jeweiligen Disziplinen meist unverzichtbar sind, bedarf es neben der Fachkompetenz meist einer gewissen Routine, um die Kenntnisse in Handlungsbefähigung überführen zu können. Allein das Erlernen der Schrift in den ersten Jahren der Schulausbildung kann hier als Beleg angeführt werden. Erst das repetitive »Malen« eines Buchstabens bildet beispielsweise die Synapsen und Muskeln aus, die erforderlich sind, um im weiteren Verlauf das Schreiben und damit eine Grundlage für die Kommunikation über Schrift zu erlernen. Gleiches gilt für die Nutzung der Tastatur an einem Computer, bei der die Fertigkeit dadurch zunimmt, dass eine Wiederholung einzelner Schritte vorgenommen wird. Dies wird umso einfacher, je klarer das Regelwerk und die Systemgrenzen des Übungsfeldes abgesteckt werden können. Hierunter ist beispielsweise zu verstehen, dass die Anzahl der Akteure in einem Fußballspiel, die Wechselbeziehungen der Spielenden und auch die Dauer klar abgegrenzt sind. Auch die Montage einer Tür oder das Verkabeln eines Schaltschranks folgt klaren Vorgaben und Regeln. Somit ist der eigene Beitrag zur Zielerreichung gut beschreib- und der Effekt des Übens erkennbar.

Insbesondere im Hinblick auf die Systemgrenzen ergibt sich im Kontext der Rettungswissenschaft bzw. bei der Versorgung von Menschen im Notfall ein völlig anderes Bild. Zwar ist die individualmedizinische Versorgung in eingespielten Teams (also in beübten Konstellationen) Standard und bewährt – und auch verbesserungswürdig (vgl. Häske et al., 2013, S. 486). Insbesondere ändert sich die Situation in dem Moment, in dem mehrere Menschen eine Versorgung erfordern und dies nicht in einem vorgegebenen, klar abgegrenzten räumlichen Umfeld wie bspw. einem Krankenhaus vonstattengeht. Sehr gut nachvollziehbar ist dies bei Betrachtung von Ereignissen im Zusammenhang mit Amok oder Terrorismus, wie beispielsweise dem Anschlag am Breitscheidplatz in Berlin 2016, dem Attentat in Paris 2015 oder auch dem Amoklauf eines Schülers in Winnenden im Jahre 2009, welche sich erheblich unterscheiden und mit den jeweils zur Verfügung stehenden Ressourcen und Strukturen zu bewältigen sind. (Ladehof et al. 2018)

Hier ergab sich für die eintreffenden Rettungskräfte zunächst ein diffuses Bild – die tatsächliche Anzahl an betroffenen Personen und insbesondere die Eigengefährdung der Einsatzkräfte sind anfangs nicht eindeutig und die Strukturen für die Durchführung der erforderlichen Maßnahmen der Rettungskräfte müssen der dynamischen Lage entsprechend aufgebaut und auch bedingt flexibel gehalten werden (vgl. BBK, 2018). In derartigen Situationen, bspw. einem MANV (Massenanfall von NotfallpatientInnen und Verletzten), interagieren Kräfte des Rettungsdienstes mit vielen weiteren Akteuren mit unterschiedlichen Kompetenzen, wie z. B. Polizei, Feuerwehr usw., häufig erstmals in dieser Konstellation und Umgebung (Hagemann, 2011, S. 28). Dies im Vorfeld gezielt zu üben, ist schwer möglich – gleichwohl unverzichtbar (Lechleuthner et al., 2018, S. 650). Daher ist es von großer Bedeutung, entsprechende Situationen bzw. Realereignisse im Nachgang methodisch und wissenschaftlich aufzubereiten und übergreifende Erkenntnisse zu Strukturen des Ereignisses und der beobachteten Dynamik sowie der daraufhin geschaffenen Maßnahmen und Entscheidungen zu schaffen (vgl. Schütte & Hartart, 2019, S. 522 f.). Es gilt herauszuarbeiten, was diesen Ereignissen gemein ist und welche Deskriptoren zu deren Beschreibung geeignet sind. Deren Ausprägungen und die Bewertung des Ergebnisses aus dem Realeinsatz erlauben Rückschlüsse auf die zur Bewältigung einer Lage erforderlichen Fertigkeiten und bieten die Basis für die Beschreibung von geeigneten Übungsszenarien und den darin erwarteten Handlungsweisen der Übenden.

21.1.2 Zielsetzung

Im Verlauf der vorliegenden Ausarbeitung soll daher der Komplexität des Übens im Kontext rettungsdienstlicher Fragestellungen Rechnung getragen werden. Dabei geht es um unterschiedliche Kompetenzfelder entlang der Versorgung von Menschen sowie das Zusammenwirken der verschiedenen Akteure des gesundheitlichen Bevölkerungsschutzes. Die besondere Herausforderung liegt darin, dass die handelnden Personen meist nur selten mehrere Male in der gleichen Zusammensetzung in Szenarien zum Einsatz gelangen und somit das Zusammenspiel dieser nur bedingt vorbereitet werden kann. Darüber hinaus gilt es, Fragestellungen der medizinischen Versorgung und Individualkompetenz mit organisationalen Aspekten des Zusammenspiels in Einklang zu bringen. Insbesondere durch die zunehmenden Einsatzmöglichkeiten digitaler respektive hybrider Schulungs- und Lernformate lassen sich die Übungseffekte auf verschiedenen Ebenen steigern und somit der Erfolg einer Übung erhöhen. Welche Aspekte hierbei zu berücksichtigen und welche Herausforderungen zu bewältigen sind, soll dieser Beitrag ebenso darlegen wie Grenzen und potenzielle Weiterentwicklungen.

21.2 Grundlagen

21.2.1 Gesundheitlicher Bevölkerungsschutz

Begriffsfeststellung

Nach Artikel 2 Abs. 2 des Grundgesetzes ist die Gesundheit des Menschen ein hohes Schutzgut. Der gesundheitliche Bevölkerungsschutz ist begrifflich nicht trennscharf formuliert und umfasst eine Vielzahl von Aktivitäten und Akteuren (vgl. Wendenkamm & Feißt, 2015). Im Wesentlichen geht es darum, Maßnahmen zu ergreifen, um Menschen vor gesundheitlichem Schaden im

Kontext mit besonderen Ereignissen zu bewahren. Dabei steht nicht die individualmedizinische Versorgung im Einzelfall im Fokus, sondern vornehmlich der Aspekt, wie bei Schadenslagen sichergestellt werden kann, dass die Bürgerinnen und Bürger – und deren Gesundheit – maximalen Schutz erfahren. Dabei kann dies auch bedeuten, dass das Gemeinwohl über das Interesse Einzelner gestellt wird, da die Versorgung auf höchstem grundsätzlich möglichem und erstrebenswertem Niveau infolge eines Missverhältnisses zwischen Bedarf und zur Verfügung stehendem Leistungsvermögen nicht gesichert werden kann. Um dieses Leistungsvermögen erreichen zu können, ist der Staat auf das Zusammenspiel verschiedener »Gewerke« angewiesen, welche nachfolgend kurz beschrieben werden.

Akteure im gesundheitlichen Bevölkerungsschutz

Die im Zusammenhang mit dem gesundheitlichen Bevölkerungsschutz Tätigen werden i. d. R. unter dem Begriff der sogenannten Behörden und Organisationen mit Sicherheitsaufgaben, kurz BOS, zusammengefasst. Diese übernehmen im Kontext des Bevölkerungsschutzes vereinfacht Aufgaben der sogenannten inneren Gefahrenabwehr, wie insbesondere Hilfeleistung bei Unglücken und Katastrophen. Im Kontext der nicht polizeilichen Gefahrenabwehr und weiteren Betrachtungen zählen hierzu im Wesentlichen die Feuerwehren, die Behörden Technisches Hilfswerk (THW) und Bundesamt für Bevölkerungsschutz und Katastrophenhilfe (BBK), die Vertretungen der Hilfsorganisationen und spezielle Katastrophenschutzeinheiten sowie in gewissem Rahmen die Bundeswehr. Jede dieser Behörden und Organisationen ist eigenständig organisiert und erfüllt im Kontext des Bevölkerungsschutzes eigenverantwortlich die zugewiesenen Aufgaben. Dabei folgen bzw. orientieren sich diese in Bezug auf Führungsstruktur in der Regel an der sogenannten Dienstvorschrift 100 (DV 100), auf welche hier nicht weiter eingegangen werden soll. Entscheidend für die weitere Betrachtung ist, dass die vor Ort und in den Planungsbereichen tätigen Akteure in Bezug auf Einsatzorganisation über ein im Wesentlichen vergleichbares Grundwissen und -verständnis von Aufbau- sowie Ablauforganisation verfügen.

Eine Besonderheit, welche einen nicht unwesentlichen Teil der Personen im Einsatzgeschehen kennzeichnet, ist, dass diese sich ihrer Aufgaben in den jeweiligen BOS nicht hauptamtlich und in Vollzeit widmen. Der Katastrophenschutz und damit auch große Teile des gesundheitlichen Bevölkerungsschutzes bei Schadenslagen in Deutschland baut in Bezug auf die zur Verfügung stehenden Akteure in hohem Maße auf Ehrenamtliche (Luiz et al., 2010, S. 20). Als Beispiel sind hier die Freiwilligen Feuerwehren mit etwa einer Million Ehrenamtlicher zu nennen sowie die Hilfsorganisationen im Katastrophenschutz wie bspw. das Deutsche Rote Kreuz (DRK), der Malteser Hilfsdienst (MHD), die Johanniter Unfallhilfe (JUH), der Arbeiter Samariter Bund (ASB) und die Deutsche Lebensrettungsgesellschaft (DLRG). Diese Führungs- und Einsatzkräfte gehen also in der Regel einer Erwerbstätigkeit nach und widmen sich dem Katastrophenschutz etc. in ihrer Freizeit. Dabei gilt, dass diese in der Regel für Einsatzgeschehen von ihren jeweiligen Arbeitgebern respektive Dienststellen freizustellen sind und die Gehaltszahlungen respektive Bezüge unverändert erhalten. Dies gilt – von wenigen Ausnahmen und Qualifikationen bzw. Einsatzverwendungen – nicht für Ausbildungen und stellt für Übungen und Ausbildungen weitere Herausforderungen dar.

21.2.2 Kompetenzerwerb durch Üben

Grundlagen und Zielsetzung

Üben basiert auf Gewohnheit und Habitus. Es werden Fähigkeiten und Fertigkeiten geübt, aber auch Gewohnheiten und Haltungen erworben. »In der Wiederholung werden bestehende Erfahrungen bestätigt und vertieft.« (Brinkmann, 2021, S. 36)

Prinzipiell wird durch Üben bzw. im Verlauf von Übungen teilweise erkennbar, welche Alternativen sich anbieten, um zum gleichen Erfolg zu kommen. Beispielsweise lassen sich eigene Kombinationen oder effizientere respektive harmonischere Abläufe für Aktivitäten erkennen wie im Sport oder bei handwerklichen Tätigkeiten. Insbesondere die beiden zuletzt genannten Bereiche sind durch ein in der Regel klares Regelwerk und eindeutige »Systemgrenzen« gekennzeichnet. All diesen Tätigkeiten ist gemein, dass das Üben an sich häufig ausschließlich durch unseren Willen ermöglicht oder verhindert wird. Es bedarf zunächst keiner weiteren Akteure. Das Üben der Flächenberechnung eines Dreiecks ist – sofern die Grundfertigkeit erworben und das Prinzip verstanden wurden – allein durchführbar. Es bedarf lediglich einer hinreichend großen Anzahl alternativer Aufgaben, um den Übungseffekt nicht dadurch auszuhebeln, dass die Ergebnisse im Vorhinein bereits bekannt sind und das Errechnen durch ein Erinnern substituiert wird.

Anders verhält es sich bei dem Beüben von Fertigkeiten, deren Anwendung meist nur im Zusammenspiel mit anderen erfolgen kann. Mannschaftsportarten geben hier ein nachvollziehbares Beispiel. Während der grundsätzliche Bewegungsablauf des Aufschlags in einem Volleyballspiel an sich auch ohne Mannschaften trainiert werden kann, ist das Erkennen der Effizienz desselben doch stark davon abhängig, wie gut die gegnerische Mannschaft bzw. die Person an der annehmenden Position diese parieren kann. Um alleine die Annahme zu üben, reichen zwei Spielende aus, allerdings erfordert das Üben eines »guten Aufschlags« als Teil des Mannschaftsspiels Volleyball in der Regel zwei Mannschaften und damit zwölf Akteure auch in einem Übungsszenario. Dabei ist davon auszugehen, dass das Üben hier im Rahmen der Vorbereitung auf ein terminiertes Spiel gegen eine andere Mannschaft angesehen werden kann und damit erkennbar ist, für welchen Anlass geübt wird. Auch ist der Verlauf des Spiels an sich stets »gleich« – aufgrund der Spielregeln sind Dauer und Rollen sowie Ablauf weitestgehend vorgegeben. Der Spielverlauf ist nach wie vor durch unterschiedliche Situationen geprägt, für ebendiese in ihrer jeweiligen Einzigartigkeit gilt es zu üben.

Abgrenzung: Übung oder Training

Laut Duden bezeichnet *Übung* eine »durch häufiges Wiederholen einer bestimmten Handlung erworbene Fertigkeit [...]« (Dudenredaktion, o. J.). Dies impliziert, dass das wiederholte Ausführen einer Aktivität dazu führt, dass die zugehörigen Handgriffe und Abläufe sich bei den Ausführenden verfestigen und die Ergebnisqualität profitiert. Dieser Erkenntnis ist geschuldet, dass sowohl im Bildungsbereich (Schule, Studium oder auch Musizieren) wie auch im Kontext des gestalterischen bzw. handwerklichen Tuns oder bei Freizeitaktivitäten wie Sport Übungen vorgesehen sind. Hierbei geht es stets darum, sowohl einzelne Schritte wie auch komplexe prozessuale Abläufe repetitiv, also wiederholend, auszuführen. Dies kann, je nach Disziplin, allein oder aber auch mit mehreren Personen gemeinsam erfolgen. Kern ist stets, dass das individuelle Kompetenzlevel gesteigert wird. Die große Herausforderung beim Üben besteht darin, den »idealen« Ablauf zu wiederholen. Dies bedeutet im Umkehrschluss, dass sichergestellt werden sollte, dass die Übungsabläufe »korrekt« ausgeführt werden. Ohne eine qualitätssichernde Komponente besteht das Risiko, dass sich suboptimale oder gar falsche Abläufe verfestigen, welche nur mit erheblichem Aufwand korrigiert werden können.

Über die reine Übung hinaus haben wir die Möglichkeit des sog. *Trainings*, welches nach Duden als »planmäßige Durchführung eines Programms von vielfältigen Übungen zur Ausbildung von Können, Stärkung der Kondition und Steigerung der Leistungsfähigkeit« (Dudenredaktion, o. A.) bezeichnet wird und damit eine Abfolge mehrerer Einzelschritte darstellt. So ist beispielsweise bei einem Intervalltraining vorgesehen, dass einzelne Übungen (bspw. Sprint und Ausdauersequenzen) in einer Abfolge durchlaufen werden. Somit weist das Training eine höhere Komplexität auf als die reine Übung(-ssequenz), welche nur singulär zu betrachten ist. Die Herausforderung besteht nun darin, die einzelnen Übungsschritte eines Trainings so aufeinander abzustimmen, dass sich ein über die reine Einzelkompetenz hinausgehende Fertigkeit einstellt. Dies geschieht häufig durch sog. Trainingsprogramme, in welchen einzelne Übungen und Trainingssequenzen aufeinander abgestimmt sind. Beispielhaft kann die Vorbereitung auf einen Marathonlauf dienen, wofür sich auch im Internet zahlreiche Trainingsprogramme finden lassen, welche auch Hinweise auf die Ernährung geben können, die bspw. auf dem erwarteten Energieverbrauch etc. fußen. Jedoch können Trainingsprogramme in der Regel nicht vor unsachgemäßen oder gar falschen Ausführungen einzelner Übungsschritte bewahren, sodass ein per se gutes Trainingsprogramm bei falscher Durchführung der einzelnen darin enthaltenen Übungsschritte eher kontraproduktiv sein kann oder nur einzelne Ziele erreicht werden.

Übungsformen

Einzelübung

Den »einfachsten« Fall einer Übung stellt die Einzelübung dar. Hierbei führt eine Person eine Tätigkeit ohne Mitwirkung von PartnerInnen durch. Im Tennissport könnte dies das Üben eines Aufschlags sein, im Kontext mathematischer Fragestellungen das Lösen von Übungsaufgaben. Auch kann das Erlernen des Kurvenfahrens mit dem Fahrrad auf diese Weise geübt werden. All diesen Situationen ist gemein, dass ausschließlich die eigene Kompetenz – zum Zeitpunkt der Durchführung der Übung – entscheidet, ob diese auch erfolgreich durchgeführt werden kann. Es sind keine weiteren, durch Personen und deren Entscheidungen beeinflussten Aspekte zu berücksichtigen. Die Wiederholungsrate hängt im Wesentlichen von der eigenen Konstitution ab. Dabei sind sowohl psychische als auch physische Grenzen auszumachen. Die Technik des Speerwurfs kann nur so lange geübt werden, wie die ausführende Person in der Lage ist, den Bewegungsablauf körperlich durchzuführen. Ebenso führt Müdigkeit beim Lösen mathematischer Übungsaufgaben zu Konzentrationsverlust und damit schlechteren Ergebnissen. Es ist also darauf zu achten, dass der Übungserfolg nicht durch andere – in der Person selbst liegende – Einflüsse beeinträchtigt wird. Somit liegt die Verantwortung für das rechtzeitige Übungsende bei der durchführenden oder einer begleitenden bzw. beaufsichtigenden Person.

Übung einer Fertigkeit in Gruppen

Eine besondere Form der Einzelübung ergibt sich, wenn mehrere Akteure zeitgleich vergleichbare Schritte ausführen. Beispielsweise eine Zahl von sechs Personen übt den Bewegungsablauf des Beinschlags beim Brustschwimmen. Dies kann in einem Schwimmbecken am Beckenrand geübt und idealerweise durch eine kompetente Person beobachtet und evtl. unrichtige Bewegungsabläufe somit zeitnah korrigiert werden. Alternativ besteht die Option, dass sich die Übenden gegenseitig beobachten und in ihrem Bewegungsablauf korrigieren. Vergleichbare Szenarien finden sich beim Erlernen der korrekten Sägetechnik im Handwerk durch Bearbeiten eines Übungswerkstücks oder auch bei gemeinsamen Rechenaufgaben, da die Übenden sich hier gegenseitig Fragen stellen und Hilfestellung bei den Lösungen geben können. Auch hier ist das Ergebnis jeder einzelnen Person primär von deren eigenen Kompetenz und Kondition abhängig – sowie vom eigenen Lernfortschritt. Die Aktivitäten anderer bleiben zunächst ohne Einfluss. Dies ändert sich, sobald beispielsweise mehrere Personen ihre Leistungsfähigkeit identischer Fertigkeiten zeitgleich kombinieren – beispielsweise beim Zweier-Kajak oder Ruder-Achter. Hier kommt es neben der Individualperformance auf das zeitliche und kräftemäßige Zusammenspiel an.

Übung von Akteuren in gegenseitigen Abhängigkeiten

Eine nochmals andere Situation stellt sich ein, sobald mehrere Akteure im Wechselspiel miteinander aktiv werden, wofür hier exemplarisch Mannschaftsportarten gelten können. Gleichwohl sind hier ebenfalls Unterscheidungen zu identifizieren. Die Staffel ist zwar eine Teamleistung, jedoch vollziehen alle SportlerInnen entweder meist dieselbe Tätigkeit, wie beispielsweise beim Schwimmen in der 4 x 100 m Lagen-Staffel, oder unterschiedliche SpezialistInnen treten nacheinander in einer jeweils anderen Disziplin an, wie beispielsweise die Staffel beim Triathlon, bei der die Einzelleistungen im Schwimmen, Radfahren und Laufen durch verschiedene Personen erbracht werden. Diese Akteure können ihre Einzelleistungen zwar in der Regel eigenständig üben und trainieren, trotzdem ist es hilfreich bzw. unverzichtbar, dass der Aspekt der Übergabe – wann startet die nachfolgende Person – gemeinsam geübt und trainiert wird. Das Ergebnis des Teams hängt nicht nur von der Performance eines Einzelnen ab, sondern auch von deren Zusammenspiel in zeitlicher Reihenfolge.

Übertragen auf den Bereich des gesundheitlichen Bevölkerungsschutzes können die Disziplinen der Ersten Hilfe, der rettungsdienstlichen Versorgung mit Transport in eine Klinik sowie die stationäre Behandlung betrachtet werden, bei denen die Möglichkeiten der qualifizierten Leistungserbringung der nachgelagerten Phase (auch qualitativ) von der Performance der vorgelagerten Stufe abhängt.

Übung bei Akteuren im dynamischen Wechselspiel

Bei »echten »Mannschaftssportarten« ist die Leistungsfähigkeit Einzelner bzw. deren Einfluss auf das Gesamtgeschehen stets durch das Agieren der anderen Teammitglieder beeinflusst. Sofern der Torwart beim Fußball eine zweistellige Zahl an Gegentoren »kassiert«, kann davon ausgegangen werden, dass die FeldspielerInnen die gegnerischen Angriffe nicht erfolgreich stoppen konnten. Die Ergebnisqualität der Person im Tor hängt somit stark von den Fähigkeiten des gesamten Teams – und insbesondere von der Verteidigung – ab. Die Fähigkeit, mit gegnerischen Angriffen umzugehen, kann gut geübt und trainiert werden. Dabei kann jede einzelne Person die eigenen Fertigkeiten situativ verbessern. Dabei kommt den jeweiligen Personen zugute, dass ein klares Regelwerk dahingehend besteht, wie viele Personen in einer Mannschaft spielen, dass die Mannschaftsaufstellung im Vorfeld bekannt ist und welche Regeln beim Eintreten besonderer Situationen gelten. Es gilt, sich auf das Verhalten der gegnerischen Mannschaft einzustellen und als Team die korrekten Vorgehensweisen zu üben. Dies kann und wird gemäß der Rolle Einzelner als taktische Herangehensweise verstanden, sodass jeder Akteur die eigene Kompetenz erweitert, um eine Teamkompetenz und damit das Umgehen in respektive mit einer dynamischen Situation zu schaffen.

Ziele von und Erkenntnisse aus Übungen bzw. Übungsläufen

Übungsgegenstand und Handelnde

Übungen sollen, wie oben ausgeführt, dazu dienen, eine Fertigkeit zu erlangen – durch repetitives Ausführen einzelner Handlungen. Folglich ist im Vorfeld zu bestimmen, welche Personen – oder Gruppen – welche Fertigkeiten erlangen bzw. verbessern sollen und wer demzufolge in den Übungsablauf mit einzubinden ist. Es geht somit zunächst um die Zielgruppe – Einzelperson oder Team – und deren Beitrag zum Gesamtergebnis. Somit ist im Kontext der Versorgungsqualität im gesundheitlichen Bevölkerungsschutz zu klären, welche Schritte zu veranlassen sind, damit das Üben nicht dem reinen Verbessern einer singulären Individualkompetenz dient, da diese mitunter nur einen kleinen Teil des Gesamtleistungsspektrums entlang der Rettungskette darstellt. Beispielhaft sei hier die Rolle einer Transportkoordinatorin bei einer Großschadenslage aufgeführt. Deren Aufgabe besteht im Wesentlichen darin sicherzustellen, dass die zur Verfügung stehenden Rettungsmittel sachgerecht zum Einsatz gelangen. Sie stellt also insbesondere den schnellen Abtransport der Verletzten von der Schadensstelle sicher. Im Verlauf einer Großübung kann diese Person dabei – ebenso wie im realen Einsatzgeschehen – ausschließlich über die (im Bereitstellungsraum) im Zugriff befindlichen Rettungsmittel verfügen. Sofern jedoch im Vorfeld eine unsachgemäße Einschätzung des Bedarfs erfolgte und reduzierte Alarmierung an Transportkapazität gemeldet wurde, ist die Transportkoordinatorin in ihren Handlungsmöglichkeiten eingeschränkt und kann nicht sachgemäß üben. Ebenso können die Kliniken in den vorbereiteten Schockräumen keine PatientInnen versorgen, solange diese nicht vom Schadensort zu ihnen verbracht wurden – auch hier besteht also eine direkte Abhängigkeit von der vorgelagerten Stelle entlang der Versorgungskette. Die dortigen Versäumnisse (unerheblich ob verschuldet oder unverschuldet) können nur sehr eingeschränkt oder gar nicht ausgeglichen werden. Somit wird offenkundig, dass als Ergebnis von Übungen im Kontext der Rettungswissenschaft nicht nur die Befähigung einzelner Personen im Fokus steht, sondern insbesondere das Zusammenspiel interaktiv Handelnder verbessert werden soll, da hier die Ergebnisqualität von den Entscheidungen und Maßnahmen Einzelner und zeitgleich dem Zusammenspiel der Übenden abhängt. Dies bedeutet nicht, dass die Individualfertigkeiten nicht erlernt und geübt bzw. trainiert werden müssen. Auch im Kontext der Bewältigung einer sogenannten »Lage« bzw. eines Schadensereignisses müssen alle eingesetzten Kräfte ihren individuellen Beitrag auf Basis ihrer Kompetenzen leisten. Das Beüben dieser Einzelkompetenzen erfolgt sinnhaft in einer kleinen Form – wie oben beschrieben.

Somit sind zunächst Übungsgegenstand und Zielgruppe zu benennen – und sinnhafterweise in dieser Reihenfolge, da die im Kontext des gesundheitlichen Bevölkerungsschutzes Tätigen »im Auftrag« Dritter agieren – der Bevölkerung. Somit zählt, anders als beispielsweise bei einer Mannschaftssportart, nicht die eigene Performance im Vergleich zu anderen Akteuren, sondern im Hinblick auf das sogenannte »Outcome« für andere, die zwar betroffen sind, auf die eigentliche Ergebniserreichung aber nur bedingt Einfluss haben. Somit unterscheidet sich das Szenario zur Betrachtung der Zusammenarbeit von Polizei und Rettungsdienst in Großschadensereignissen – hier steht i. W. die organisatorische Abstimmung im Vordergrund – erheblich von der Situation der Übergabe von Patientinnen und Patienten aus dem Bereich der Präklinik, also des Rettungsdienstes, in die Klinik, wo die medizinische Versorgung Einzelner in den Fokus rückt. Die Formulierung der Fragestellung weist somit bereits auf die handelnden Personen respektive Rollen in der Übung hin. Das Szenario und die darin zu Beübenden sind somit festgelegt.

Übungserfolg

Die Kernfrage einer Übung sollte – neben der nach dem Ziel bzw. Zweck – stets lauten: »Wie kann ich die Zielerreichung messen und Erkenntnisse daraus ableiten?« Getreu der Aussage: »If you cannot control it – don't measure it« gilt, dass es nur bedingt Sinn ergibt, Daten zu erfassen, die keine Erkenntnisse liefern, welche in Maßnahmen zur Beseitigung von Missständen überführbar sind. Einfache Möglichkeiten zur Ergebnisverbesserung könnten beispielsweise die Aushändigung von Taschenkarten oder Schulungsmaßnahmen zu Standardvorgehensweisen sein. Ebenso kann der Hinweis auf die an sich bei den Einsatzkräften bekannte, aber nicht umgesetzte Standardvorgehensweise ausreichen, um die Zielerreichung künftig zu verbessern. Eine Auswahl von Fragestellungen, welche im Rahmen der Übungserfolgsmessung relevant sind, wird im Folgenden aufgeführt:

- *Wurde das Übungsziel erreicht und wenn ja, in welcher Qualität?*
  Diese grundsätzliche Fragestellung zeigt, dass eine Zielformulierung im Vorfeld eine sehr hohe Priorität genießt. Insbesondere in Bezug auf die Qualität ist wichtig, dass eindeutige Deskriptoren festgelegt und deren mögliche Ausprägungen im Vorfeld benannt wurden. Zudem ist eine Mindestvorgabe erforderlich, wie beispielsweise Zeit bis zum Abtransport in die Klinik oder auch Anzahl eingesetzter Personen für die Lagebewältigung usw.

Sofern das Ziel oder Teile hiervon nicht oder gegenüber der im Vorfeld formulierten Erwartung nur in unzureichender Weise erreicht wurde – wovon erfahrungsgemäß auszugehen ist –, gilt es, strukturiert nach den Ursachen zu suchen. Eine geeignete Fragestellung, deren Beantwortung auch zur Verbesserung eines künftigen Ergebnisses beitragen kann, ist:

- *Welche Ursachen können für eine unzureichende Zielerreichung ausgemacht werden?*
  Hierbei geht es vor allen Dingen auch um die Abgrenzung individueller Defizite einzelner Personen, welche Auswirkungen auf den Erfolg des gesamten Teams hatten, gegenüber beispielsweise Kommunikationshemmnissen oder dergleichen.

Ebenso sollte das Augenmerk nicht nur auf die in der Übung eingesetzten Kräfte gerichtet werden, sondern kritisch hinterfragt werden, ob die Zielerreichung evtl. bereits durch die Rahmenbedingungen erschwert oder im Vorfeld bereits unmöglich gemacht wurde. Exemplarisch kann gefragt werden:

- *Waren die Ursachen dem Design der Übung geschuldet?*
- *Hat die Übungskünstlichkeit das Szenario unrealistisch wirken lassen und damit einen negativen Einfluss auf die Einsatzbereitschaft bzw. Leistungsbereitschaft gehabt?*
- *Sind Ursachen struktureller Art, welche damit außerhalb der Gestaltungsmöglichkeit der eingesetzten Kräfte liegen, erkennbar?*

Neben der Frage nach den Ursachen für eine »Verfehlung des Ziels« sind die relevanten Fragen jene, die perspektivisch zeigen, welche für die Zukunft ergebnisverbessernden Maßnahmen ergriffen werden können. Diese Fragen sind beispielsweise:

- *Wie kann erreicht werden, dass beobachtete Unzulänglichkeiten nicht erneut auftreten?*
- *Welche Erkenntnisse sind für die Aus-/Weiterbildung zu ziehen?*
- *Welche Erkenntnisse leiten sich für künftige Übungen ab?*

Darüber hinaus gilt es auch das Augenmerk auf Fragen zu legen, welche sich auf künftige Übungen beziehen, wie:

- *Waren bzw. sind die gemachten Beobachtungen objektiv nachvollziehbar und bewertbar?*

- *Sind Erkenntnisse für die Gestaltung und das Design künftiger Übungen zu ziehen?*

Last but not least sollten stets auch positive Aspekte aufgegriffen werden, um zu erkennen, in welchen Bereichen ein hoher Zielerreichungsgrad festgestellt wurde. Dabei sollte aber unbedingt darauf geachtet werden, dass auch bei einer wahrgenommen guten Performance und damit hoher Qualität der erbrachten Leistung kritisch zu analysieren ist, ob die Zielerreichung ggf. nur »zufällig« erfolgte, als Ergebnis günstiger Umstände. Denn wenn unsachgemäße Aktivitäten glücklicherweise ohne Folge bleiben, kann dies nicht ohne Folgen für die Aus- und Weiterbildung bleiben, da sich diese glücklichen Umstände in einer Folgeübung oder gar im Realeinsatz nicht zwingend wiederholen. Daher ist eine Kernfrage zum Abschluss:

- *Weshalb wurde das Ziel erreicht?*
  Waren die Leistung und insbesondere die getroffenen Entscheidungen sowie durchgeführten Maßnahmen stets und in jeder Hinsicht geeignet, das beabsichtigte Ergebnis bei einer Wiederholung der Übung erneut zu erreichen?

Spezifika im Kontext des gesundheitlichen Bevölkerungsschutzes

Wie bereits einleitend erwähnt, unterliegen Übungen im Kontext des gesundheitlichen Bevölkerungsschutzes einer besonderen Herausforderung. Anders als beispielsweise bei Mannschaftssportarten ist für die Akteure im Einsatz nicht vorab bekannt, auf welche Rahmenbedingungen sie treffen. Für Schadensereignisse existiert kein im Vorfeld einsehbares Regelwerk, welches erlaubt, sich auf die dann vorzufindende Situation im Einsatz gezielt vorzubereiten. Es sind stattdessen mehrere Eckpunkte, die ein Schadensereignis definieren. Dazu zählen topografische Gegebenheiten, Gefährdungspotenziale durch Rauchentwicklung oder besondere Verletzungsmuster – ebenso, wie die Kompetenzen der Einsatzkräfte, mit denen die Hilfeleistenden vor Ort die Lage abarbeiten. Zudem ist weder das Einsatzgebiet durch Vorgaben klar begrenzt noch die Anzahl an Akteuren bzw. Betroffenen limitiert oder deren Zustand festgelegt. Der Startpunkt (für die Alarmierung im Ernstfall) ist in der Regel ein Ereignis, dessen Auftreten nicht vorhersehbar ist, weswegen eine Vorbereitung auf diesen Einsatz en detail nicht umsetzbar sein kann. Folglich ist auch das Üben rein exemplarisch zwar möglich – die tatsächlichen Situationen im Einsatzgeschehen erfordern aber, das Erlernte in einem evtl. neuen Kontext bzw. unter besonderen Rahmenbedingungen anzuwenden. Daher kommt der Gestaltung von Übungen und dem Übungszweck eine große Bedeutung zu, um dem Ziel – Vorbereitung auf den Einsatz in der Praxis – gerecht werden zu können.

Übungsanlass festlegen

Landkreise haben – je nach rechtlichen Vorgaben – in regelmäßigen Abständen Katastrophenschutzübungen durchzuführen. Ja nach Länderverordnungen ist vorgegeben, welche Einheiten miteinander beübt werden – bis hin zur sogenannten Vollübung. Auch zählen Übungen in Krankenhäusern bzw. mit Krankenhäusern zu den durch länderspezifische Vorgaben erforderlichen Szenarien. Hierfür entstehen nicht nur Kosten für die Durchführung und Nachbereitung, sondern häufig auch Erlösausfälle, weswegen die Bereitschaft, diese durchzuführen, zumindest aus betriebswirtschaftlicher Sicht als eher verhalten einzustufen ist. (vgl. Schweigkofler et al., 2019)

Ein weiterer Ansatz besteht darin, den Einsatz des Gelernten und Erlernten zu erproben. Dabei geht es nicht zwingend um die Frage des individuellen Kompetenznachweises, sondern vielmehr um das Erleben einer Realsituation und die Erkenntnis, wie einzelne Helfende sich in der Einsatzsituation wiederfinden. Sofern das Übungsszenario realitätsnah abgebildet ist, kann das Empfinden einer Realsituation gut ermöglicht werden. Insbesondere die Herausforderung eines unerwarteten Verletzungsmusters oder Schadensbildes und die eigene Reaktion darauf sind gut erlebbar.

Zielgruppen und Lernziele festlegen

Im klassischen Einsatzgeschehen lassen sich zwei Rollen unterscheiden: Einsatzkraft und Leitungs- respektive Führungskraft. Dabei sind Trupp-, Gruppen-, Zug- und Verbandsführer die bei den Hilfsorganisationen zum Einsatz kommenden Rollen. Darüber hinaus sind Funktionen wie Organisatorische LeiterIn Rettungsdienst, Leitende NotärztIn oder auch Örtliche bzw. Technische Einsatzleitung Funktionen, welche übergreifend tätig sind.

Während zum Beüben der klassischen Einsatzkraft eine Einzelübung ausreicht, bedarf es beim Üben für Führungskräfte eines meist umfangreicheren Übungsszenarios mit verschiedenen Akteuren und Szenarien. Dabei ist zu berücksichtigen, dass die Anzahl der Führungskräfte, welche in einer Übung eingesetzt und »bespielt« werden können, sehr gering ist. In einem MANV-Szenario kann eine große Anzahl ärztlichen Personals mit PatientInnenversorgung betraut sein – die Aufgabe der Leitenden NotärztIn ist dabei nur einmal vorgesehen. Somit zeigt sich die Engstelle des klassischen Übungssettings darin, dass im Übungsszenario entweder mit realitätsfernen Vereinfachungen umzugehen ist oder der Aufwand zur Durchführung erheblich wird. Insbesondere sind verschiedene – zielgruppenspezifische – Lernziele zu formulieren und in ein Schadensszenario zu überführen (Häske et al., 2018, S. 659; Sautter et al., 2014, S. 968). Dabei ist das Gesamtziel i. d. R. immer das gleiche: eine maximal mögliche Anzahl an PatientInnen und dergl. bestmöglich zu versorgen. Das Individualziel der Akteure differiert und sollte im Vorfeld kommuniziert werden (vgl. Grage, 2016, S. 12).

21.3 Übungsformen im gesundheitlichen Bevölkerungsschutz

Entsprechend der Zielsetzung erfordert die Durchführung von Übungen bzw. Übungssequenzen in der Regel, dass eine reale Übungsmöglichkeit besteht. Diese kann in der tatsächlichen Umgebung liegen oder in einer, welche dieser nachempfunden wurde. Offensichtlich kann die Kompetenz des Gleichgewichthaltens beim Radfahren nicht auf einem stationären Fahrrad erlernt werden – das Üben der richtigen Haltung auf dem Fahrrad selbst – beispielsweise beim Sprint – sehr wohl. Neben dieser physischen Nachbildung der Praxis in Auszügen oder vollumfänglich hat sich durch die Entwicklungen der Technik in den vergangenen Jahr(zehnt)en die Nachbildung von Realsituationen außerhalb des eigentlichen Einsatzbereiches als wertvolle Option gezeigt. Dies reicht hin bis zur Durchführung von Übungsvorhaben in einer rein virtuellen Umgebung.

Eine gänzlich andere und ungleich komplexere Situation ergibt sich für den Übungsbedarf im Gesundheitswesen und hier insbesondere im Rettungswesen. Nicht nur, dass die Rahmenbedingungen sich schnell ändern, auch ist es nicht regelhaft, dass die Aufgaben von festen Mannschaften respektive Teams bewältigt werden. Somit ist es schwieriger, sich aufeinander einzustellen. So sind bereits die Eingangsereignisse wie bspw. Anfahrtszeiten und -wege oder Art der zu versorgenden Verletzung und der sich ergebende individuelle Versorgungsbedarf unterschiedlich. Die Folgen von Interventionen der Einsatzkraft und Reaktionen durch Patientinnen und Patienten darauf sind nicht per se absehbar. Wechselbeziehungen zwischen den getroffenen Maßnahmen zur Versorgung einer Person oder auch die Wirkverzögerungen von Interventionen dokumentieren die Komplexität des Entscheidungsspektrums für die Einsatzkraft. Ist dies schon bei einer Individualversorgung sehr anspruchsvoll, verkompliziert sich der Sachverhalt, sobald mehrere Personen in einem Ereignis betroffen sind und eine Versorgung erfordern, welche nur durch das abgestimmte Arbeiten mehrerer Rettungskräfte erfolgen kann.

Allen in den weiteren Ausführungen beschriebenen Ansätzen ist gemein, dass im Vorfeld geklärt werden muss, welches Übungsziel im Fokus steht und es sollte als gegeben akzeptiert werden, dass die Übung allein in der Regel keinen oder nur bedingt einen Mehrwert liefert (vgl. Brauner et al., 2014, S. 150). Werden im Rahmen des Übungsverlaufs Defizite erkannt – was den Regelfall darstellen dürfte –, gilt es, diese im Rahmen zielgerichteter und klar strukturierter Nachbesprechungen aufzugreifen und zu analysieren. Hier zeigt sich, ob und wie detailliert die Vorarbeiten bei Erstellung des Übungsszenarios erfolgten. Denn nur, wenn im Vorfeld Klarheit über das Lernziel bestanden hat, kann dessen Erreichung überprüft werden. Dabei ist es noch nicht zwingend erforderlich, eine Maßnahme zur Behebung eines Mangels zu kennen – gleichwohl muss erkennbar sein, ob und welche Kompetenzdefizite vorliegen. Hierbei gilt es wiederum zwischen Fähigkeiten oder Fertigkeiten zu differenzieren, welche ausschließlich eine einzelne Person betreffen – beispielsweise sachgerechte Durchführung der Vorsichtung – und solchen, in welchen mehrere Akteure interagieren und damit voneinander abhängig sind. Dies kann das klassische Teamwork bei einer durch zwei Personen durchgeführten Reanimation betreffen oder aber auch die Ordnung des Raumes, bei welcher die mit der Entscheidung konfrontierte Person auf die Meldung anderer angewiesen ist.

Nachfolgend werden verschiedene Ansätze zur Durchführung von Übungen im Kontext des gesundheitlichen Bevölkerungsschutzes – von rein real bis hin zu völlig virtuell – und deren jeweilige Nutzen, aber auch Grenzen beschrieben.

21.3.1 Realübungen

Gegenwärtig werden Übungssituationen der gemeinschaftlichen Lagebewältigung im gesundheitlichen Bevölkerungsschutz überwiegend über Realübungen abgebildet. Diese sind aus Sicht der Einsatzkräfte zunächst eine reizvolle Möglichkeit, das Erlernte in der Praxis unter Beweis zu stellen, erfordern jedoch einen sehr großen Vorbereitungsaufwand und sind aufgrund dessen und in ihrer Durchführung zudem sehr kostspielig (vgl. Gahlen & Kranaster, 2019, S. 95). Insbesondere ist jede Übungssequenz häufig nur ein einziges Mal abbildbar, also beispielsweise kann eine verletzte Person – insbesondere, wenn deren (idealerweise geschminkten) Verletzungen sachgerecht versorgt wurden – nur einer einzigen Einsatzkraft zu Übungszwecken dienen und damit steigt der Aufwand für die Möglichkeit zu üben mit jeder zu beübenden Einsatzkraft. Nachfolgend werden die für diese Übungsform relevanten Parameter, Akteure sowie grundsätzliche Vor- und Nachteile dargestellt.

Rollen und Akteure

Gemäß der Zielsetzung einer Übung sind organisationsintern mehrere Handelnde in die Planung sowie Durchführung involviert. Die Rollen Externer werden im Kontext der Durchführung betrachtet.

Planungsphase

Übungsziel und -geschehen sollten durch die *Verantwortlichen für Ausbildung sowie Einsatzgeschehen* gemeinsam festgelegt werden. Während Erstere den formalen Kenntnis- und Kompetenzstand der Personen kennen, sind Letztere in der Lage zu beurteilen, in welchen Situationen diese zum Einsatz gelangen. Hierbei wird berücksichtigt, welche Ereignisse als Szenario für den Ernstfall erwartet werden und insbesondere, welchen taktischen Wert die Kräfte im Gesamtkontext haben. Diese verantwortlichen Personen bedienen sich interner Ressourcen, stellen deren Verfügbarkeit sicher und legen fest, welche Einsatzkräfte für die Darstellung der Übungsszenarien erforderlich und wie deren Aufgaben abgestimmt sind.

Vorbereitungsphase

In dieser Phase erfolgen die unmittelbar zur Durchführung erforderlichen Aktivitäten – insbesondere am Übungstag, aber auch an den Tagen direkt davor. Dazu zählt eine Vielzahl von Handlungen wie beispielsweise die Buchung von Unterkünften, Sicherstellung der Verpflegung etc. oder auch evtl. Ertüchtigungen von Liegenschaften mit szenariospezifischen Gegenständen. Neben den o. g. Menschen sind nun auch *Menschen für deren Hintergrunddienst* hinzuzuzählen, also *Logistik und Verpflegung*, aber auch Teams, die die *Szenarien vorbereiten* und *Mimen schminken*. Bereits in dieser Phase sind die *Einsatzkräfte, Leitungskräfte und Mimen* in vollem Umfang erforderlich. Diese Zeitsequenz dauert bis zum Beginn der Durchführungsphase, welche mit dem offiziellen Start der Übung eingeleitet wird.

Durchführungsphase

Im Zusammenhang mit Übungen kommt hier zu den bereits erwähnten Handelnden eine weitere Gruppe von Akteuren mit besonderer Bedeutung hinzu – die *Beobachtenden*. Diese sind immer dann erforderlich, wenn die Qualität der Versorgung von PatientInnen oder die Durchführung der Maßnahme – Rettung einer Person – nicht anhand eines Endergebnisses (bspw. sachgerecht angelegter Wundverband), sondern im Wesentlichen durch die Analyse der Durchführung bzw. des gewählten Vorgehens und der Ausführungsqualität desselben bewertet werden kann. Dies trifft z. B. auf die Vorbereitung der Reanimation und der hierbei erfolgten Kommunikation ebenso zu, wie insbesondere auf den Führungsvorgang und die in diesem getroffenen Entscheidungen. Die Anforderung an die Beobachtenden ist hoch. Sie müssen nicht nur selbst über die Befähigung verfügen, die durch die Einsatz- und Leitungskräfte jeweils auszuführenden Tätigkeiten und Maßnahmen durchzuführen, sondern müssen darüber hinaus befähigt sein, erkennen zu können, ob diese sachgerecht erfolgten. Neben der Fachkompetenz an sich ist es somit unabdingbar, dass die Angehörigen dieser Gruppe zudem hinreichend detailliert und sachgerecht dokumentieren, um im Nachgang qualifiziert Rückmeldung geben zu können. Dies kann durch die Nutzung vorstrukturierter Beobachtungsbögen erfolgen oder durch eine lose Mitschrift. Im Bedarfsfall – bei Entscheidungen der Übenden, welche den Übungsverlauf erheblich verändern oder gar stören könnten – müssen die Beobachtenden eine Sequenz unterbrechen und die fehlerhafte Entscheidung revidieren.

Darüber hinaus ist zu bedenken, dass die Beobachtenden als Übungsteilnehmende ausfallen und bei besonders exponierten Rollen von Einsatz- und Führungskräften die Anzahl an entsprechend qualifizierten Personen im Umkreis der übenden Organisationen eher limitiert sein wird. Berücksichtigt man noch den Umstand, dass dieser Personenkreis erfahrungsgemäß über die erforderliche Sach- und Fachkenntnis von Einsatzlagen verfügt, um Übungen zu gestalten und zu organisieren, zeigt sich, dass dies eine Mangelressource sein wird.

Der Vollständigkeit halber ist hinzuzufügen, dass zur Absicherung der Einsatzkräfte auch nicht an der Übung teilnehmende *Ret-*

tungskräfte vorgehalten werden sollten. Andernfalls müssten bei einem Realereignis unter den Übungsteilnehmenden Kräfte aus dem Szenario abgezogen werden und die Versorgung der betroffenen Personen übernehmen.

Nachbereitungs- und Auswertungsphase

Im direkten Anschluss an die Übung sind die Ergebnisse zusammenzutragen und aufzubereiten. Zudem ist für das sogenannte Debriefing sicherzustellen, dass die dort vorgetragenen Rückmeldungen erfasst und dokumentiert werden. Hierfür sind vorzugsweise sachkundige Personen einzusetzen, die idealerweise die Übungsszenarien kennen und die Rückmeldungen zuordnen können. Je nach Anzahl der Nachbesprechungskreise und -runden handelt es sich um eine Personenzahl, die zahlenmäßig der Anzahl an Beobachtenden entspricht.

Diese Phase fristet erfahrungsgemäß in der Praxis ein sog. Schattendasein. Die Gründe hierfür sind mannigfaltig und exemplarisch werden die wesentlichen stichpunktartig benannt:

1. Bereits Vorbereitung und Durchführung der Übung sind sehr ressourcenfordernd und aufwändig – allerdings steht ein erkennbarer Mehrwert für die Verantwortlichen entgegen. Eine Übung, die »läuft«, ist das Ergebnis und damit ein nicht zu unterschätzender Motivationsaspekt.
2. Einsatzkräfte müssen in der Regel nicht nur die Einsatzbereitschaft in materieller Hinsicht wiederherstellen, sondern auch häufig in verschiedene Standorte zurückverlegen. Je nach Dimension der Übung sind große Fahrtstrecken und -zeiten zu berücksichtigen, sodass nach Übungsende eine rege »Aufbruchstimmung« herrscht.
3. Die Teilnehmenden sind durch die Durchführung psychisch und physisch beansprucht und nur eingeschränkt zu motivieren, eine Nachbetrachtung vor Ort vorzunehmen – insbesondere, wenn der Mehrwert für die Einzelnen nicht erkennbar kommuniziert werden sollte. Stattdessen wird ggf. eine Nachbesprechung an unterschiedlichen Standorten vorgesehen – deren Durchführung erfahrungsgemäß jedoch nur teilweise erfolgt und auch selten einheitlich strukturiert durchgeführt wird. Damit sind die Ergebnisse für die Auswertung nur eingeschränkt nutzbar und als Grundlage für die Optimierung der Gestaltung künftiger Übungen nur von reduziertem Nutzen.[1]

Summarisch zeigt sich, dass der Personalbedarf zur Durchführung einer Realübung mit der Anzahl an Szenarien stetig zunimmt und die Qualifikationen der eingesetzten Personen von hoher Relevanz sind, da alle Aktivitäten in der Übung in Echtzeit ablaufen und eine Unterbrechung oder gar ein »Zurückspulen« nur in sehr eingeschränktem Maße möglich ist.

Allgemeine Rahmenbedingungen und Ausstattungserfordernisse

Zur Durchführung einer Realübung bedarf es einer geeigneten Umgebung, die es erlaubt, sicher, also ohne Risiko für die eingesetzten Kräfte, zu üben. Eine solche Umgebung sollte jedoch auch realistisch ein mögliches reales Einsatzgeschehen abbilden können. Daher stehen die Verantwortlichen vor der Herausforderung, eine reale Umgebung nachzubilden – bspw. auf einem eigenständigen Gelände – oder in der »Realwelt« Szenarien abzubilden. Ersteres geht möglicherweise zu Lasten der »Realitätsnähe«, wobei die Durchführung der Übung in der tatsächlichen Umgebung

---

[1] Diese kurze Liste dokumentiert die Notwendigkeit, Übungen methodisch und wissenschaftlich zu strukturieren und deren Durchführung und Nachbereitung auch wissenschaftlich zu begleiten, damit Erkenntnisse in Handlungsempfehlungen überführt werden können.

einen dem gegenüber extrem erhöhten Aufwand bezüglich Vorbereitung, Durchführung und »Rückbau« bedeutet. Die Nutzung eines Fußballstadions kann zu Randzeiten relativ einfach möglich sein, die Sperrung eines Bahnhofs hingegen verursacht einen schwer vorstellbaren, logistischen, technischen sowie administrativen und juristischen Aufwand und entsprechend hohe Kosten.

Über die Örtlichkeiten hinaus sind für die Durchführung einer Realübung meist die ohnehin im Einsatzgeschehen erforderliche Ausrüstung erforderlich und übungsspezifische Infrastrukturerfordernisse zu bedienen. Hinzu kommen Verbrauchsmaterial für die Einsatzbewältigung und Verpflegung für die an der Übung Beteiligten. Last but not least ist es üblich, den eingesetzten Kräften nach Abschluss Urkunden und »Give-Aways« zukommen zu lassen.

Schaffung von Erkenntnissen und Überführung in Handlungsempfehlungen

Die Rückmeldungen der eingesetzten Kräfte, der Beobachtenden sowie der Akteure des Hintergrunddienstes und des Organisationsteams sollten von Anfang an so detailliert wie möglich erfasst und strukturiert werden. Somit sollte bereits mit Einstieg in die Planungsphase erhoben werden, welche Irrwege ggf. eingeschlagen, welche Entscheidungen getroffen – oder auch revidiert – und mit welchem Ziel die Szenarien ausgewählt wurden. Eine entsprechend im Vorfeld verfügbare Strukturierungshilfe unterstützt die Dokumentation – bedeutet aber auch einen Aufwand für die Erstellung dieser (vgl. Schütte et al., 2016). Zudem kann die Motivation der Akteure in der Vorbereitungs- und Planungsgruppe leiden, wenn der Aufwand zur Dokumentation als zu hoch eingeschätzt wird. Allerdings bietet insbesondere eine möglichst saubere Aufzeichnung die Grundlage, um für künftige Großübungen Mehrwert zu schaffen und deren Ausarbeitung effizienter zu gestalten.

Neben der Erkenntnis für die Übungserstellung und -durchführung ist es weitaus wesentlicher, einen Mehrwert für die Qualifizierung von aktuellen und zukünftigen Einsatz- und Führungskräften zu schaffen. Denn Übungen sind, wie oben ausgeführt, Mittel zum Zweck, um eigene Fertigkeiten zu erlernen und zu verbessern. Je nachdem, wie strukturiert die Aufbereitung der Performance einzelner Einsatzkräfte und deren Zusammenspiel erfolgt, lassen sich Erkenntnisse für die Aus- und Weiterbildung ableiten. Dabei wäre es hilfreich zu erkennen, ob bestimmte Fertigkeiten bei nur einer Person unsachgemäß abrufbar waren oder ob es sich um eine weit verbreitete Unsauberkeit handelt, die nicht auf Unvermögen Einzelner, sondern auf Unkenntnis Mehrerer beruht. Dies könnte ein Hinweis auf ein nicht sachgerechtes Element im Ausbildungsplan sein – welches es zu beseitigen gilt.

Vor- und Nachteile

Aus Sicht der Einsatzkräfte sind Realübungen eine wertvolle Erfahrung. Dabei kommen mehrere Aspekte zum Tragen, welche nachfolgend kurz als Vor- und Nachteile gelistet werden:

Vorteile einer Realübung

- Eine Übungssituation entspricht – sofern diese professionell vorbereitet und qualifiziert durchgeführt wird – dem Einsatzgeschehen in einer Real-Lage. Damit können sich die Einsatzkräfte in eine Situation begeben, in welcher sie im Einsatz später »funktionieren« müssen.
- Die verwendeten Einsatzmittel sind identisch zu den Mitteln im Echteinsatz, wodurch die Handhabung dieser direkt geübt werden kann.

- Umgebungseindrücke haben einen großen Einfluss auf die Leistung im Einsatz – somit können entsprechende Wahrnehmungen in einer Übung gut auf die Realsituation vorbereiten.
- Die Bearbeitung einer Schadenslage, gemeinsam mit den anderen Akteuren, bringt Abstimmungsmissstände und Ähnliches direkt zutage.
- Die Zusammenkunft mit Einsatzkräften anderer BOS und insbesondere gleicher wie auch anderer Fachdienste bereichert den eigenen Erfahrungsschatz.
- Die persönlichen Kontakte in der Übung schaffen ein Netzwerk, welches im Einsatz von unschätzbarem Vorteil sein wird. Das Credo »in Krisen Köpfe kennen« ist eine als Leitspruch zurecht oft zitierte Weisheit.

Nachteile einer Realübung

- Hoher logistischer und planerischer Aufwand, der nur eingeschränkt einem klaren Nutzen gegenübergestellt werden kann
- Falsche Entwicklungen nur bedingt antizipierbar und gleichzeitig keine oder nur geringe Möglichkeit, während eines Übungslaufs nachzusteuern
- Eingeschränkte Flexibilität innerhalb eines Übungsszenarios
- Für jede Übung respektive Übungssequenz gibt es in der Regel nur einen Durchlauf, da die Verletzten nicht »wieder eingesetzt« werden können.
- Mögliche Fehlentwicklungen im Übungsgeschehen als Ergebnis fehlerhafter Planung der Szenarios nicht ohne Weiteres vorhersehbar, da keine vollständigen »Testläufe« durchführbar
- Auswertung erfolgt auf Basis subjektiver Beobachtungen
- Keine Möglichkeit, im Übungsverlauf nachteilige Entscheidungen zu revidieren und direkte Lerneffekte durch sog. »AHA-Effekte« zu ermöglichen

Zwischenergebnis zu Realübungen

Wie bereits ausgeführt, erfordern Realübungen einen Aufwand, dessen Nutzen bzw. Mehrwert in der Regel nur für die einmalige Durchführung besteht. Die geschminkten Darstellenden und das gesamte Übungssetting werden mit der Durchführung mehr oder minder »verbraucht«. Die Durchführung der Übung an sich ist für die Teilnehmenden eine Dienstleistung, die durch die Durchführenden angeboten wird und damit dem Wesen der Dienstleitung entsprechend im Zeitpunkt der Erstellung konsumiert wird. Der – außer dem Lerneffekt – verwertbare Nutzen der Übung ergibt sich für die Planenden und Durchführenden in der Rückmeldung zur Durchführungsqualität seitens der Teilnehmenden sowie in der Erkenntnis aus der Planungsphase für künftige Übungen.

Realübungen bieten dabei einen erheblichen Mehrwert, wenn für das Üben von Situationen oder Ereignissen eine operative Fertigkeit im Mittelpunkt steht. Im Kontext medizinischer oder sanitäts- bzw. rettungsdienstlicher Fragestellungen sind exemplarisch das Legen eines Zugangs, das Verbringen in die stabile Seitenlage oder auch der Transport von Menschen zu nennen. Bei diesen Handlungen sind Haptik und Rückkopplung für die erbrachte Leistung von großer Bedeutung und für die Durchführenden als Vorbereitung auf die Realität von großer Wichtigkeit. Dabei ist zu beachten, dass diese Übungsabschnitte nicht zwingend Teil eines gesamten Großübungsszenarios sein müssen, sondern – wie bereits im Rahmen kleiner Schulungssequenzen praktiziert – einzeln durchgeführt werden können.

21.3.2 Digitale Formate

Der Stand der Technik in der Informationstechnologie, die Möglichkeiten der bildgebenden Verfahren und die Entwicklungen im Bereich der Computerspiele machen es möglich, real erscheinende Ereignisse an einem Computer nachzuempfinden. Damit ergeben sich im Kontext von Übungen in Verbindung mit Fragestellungen des gesundheitlichen Bevölkerungsschutzes neue Möglichkeiten. Nachfolgend werden die sich in diesem Zusammenhang von den Erfordernissen bei Gestaltung von Realübungen abgrenzenden relevanten Aspekte ausgeführt.

Rollen und Akteure sowie Kompetenzen

Planungsphase

Wie bei Realübungen auch erfordert die Gestaltung – oder besser Modellierung – von Übungen durch digitale Formate die Beantwortung der Frage nach dem Übungsziel und den Handelnden. Die für die Beantwortung erforderlichen Personen können und sollten die gleiche Qualifikation haben wie bei Realübungen auch. Allerdings kommt nun hinzu, dass diese Personen auch über grundlegende Kenntnisse verfügen sollten, was durch digitale Formate abbildbar ist – und was nicht. Insofern muss die Kenntnis über das Einsatzgeschehen und den Übungszweck durch Sachkunde über die Grenzen der Technologie im Kontext des Übens und Lernens ergänzt werden.

Vorbereitungsphase

Als Vorbereitungsphase soll der Zeitraum gelten, in welchem die Übungsszenarien erstellt und bis zur »Übungsreife« gebracht werden. Hierfür sind – vereinfacht formuliert – Menschen mit Programmierkenntnissen im Einsatz. Diese sorgen dafür, dass die bislang in der Realität beschriebenen Szenarien in der digitalen Lernumgebung (beispielsweise einer virtuellen Realität) abgebildet und erlebbar werden. Deren Sachkunde in der digitalen Welt muss durch Kompetenz in der Fachlichkeit des zu beübenden Feldes ergänzt werden. Daher sind in dieser Phase idealerweise neben den oben genannten Akteuren bereits Einsatzkräfte einzubinden, da diese Gruppe im Übungsszenario nicht durch unpassende Programmierungsergebnisse und Szenario-Darstellungen in ihrem Übungserfolg eingeschränkt werden sollen. Auch sorgen diese Fachkräfte dafür, dass die für die Nachbereitung erforderlichen Parameter erfasst werden können und für das Debriefing bzw. die Nachbesprechung zur Verfügung stehen können.

Durchführungsphase

Im Rahmen einer Großübung ist von einem Mehrpersonen-Szenario auszugehen, welche auch in der digitalen Lernumgebung miteinander agieren. Zudem können Übungssequenzen so ausgerichtet werden, dass die Entscheidung des Einzelnen – beispielsweise das Nachfordern von Einheiten – direkt umgesetzt wird. Dazu bedarf es sogenannter *EinspielerInnen*, die dafür sorgen, dass in der Übungsumgebung die Änderungen, die sich aufgrund einer angeordneten Maßnahme ergeben, auch umgesetzt werden. Diese Menschen benötigen keinen IT-spezifischen Hintergrund, sondern müssen lediglich in die Bedienung des Systems eingewiesen sein. Eine detaillierte Sachkunde über ein Einsatzgeschehen ist auch nicht zwingend erforderlich – die gebräuchlichen Termini sind jedoch unverzichtbar, um im Übungslauf die übende Person nicht durch vermeidbare Rückfragen aus der Situation zu holen. *SystemadministratorInnen* sind zudem auch im Zugriff zu halten, um evtl. Störungen der Übungsumgebung zeitnah in den Griff zu bekommen.

Nachbereitungsphase

Die Nachbereitungsphase erfordert bei digitalen Lern- und Übungsformaten in Bezug auf die Aufbereitung der Ergebnisse meist keine besonderen zusätzlichen personellen Ressourcen. Da die Entscheidungen der Akteure in der Übung durch Maßnahmen in der digitalen Welt abgebildet wurden, sind alle Aktionen dokumentiert und zudem mit exaktem Zeitstempel versehen. Die sich ergebenden Auswirkungen sind vorzugsweise ebenfalls aufbereitet und können direkt nach einem Übungslauf mit den Personen, welche geübt haben, nachvollzogen werden. Damit kann der Einstieg in die individuelle Nachbesprechung zeitnah und personen- oder auch gruppenbezogen erfolgen.

Allgemeine Rahmenbedingungen und Ausstattungserfordernisse

Die Anforderungen für die Vorbereitung, Durchführung sowie Nachbereitung digitaler Lehr- und Übungs- bzw. Lernformate unterscheiden sich grundlegend von denen im Zusammenhang mit Realübungen. Im Wesentlichen erfordert es ausschließlich eine »geeignete« technische Umgebung, da die Übungssequenzen im digitalen Raum abgebildet werden. Hierfür sind angemessene Rahmenbedingungen zu schaffen und Hard- sowie Software und hinreichend zielgruppenspezifische Übungsszenarien vorzuhalten. Je nachdem, wie zentral oder dezentral Übungen angeboten werden sollen, sind auch mobile Endgeräte erforderlich. Sofern ausschließlich Methoden und Standardprozeduren beübt oder Kommunikations- und Koordinationsprozesse trainiert werden sollen, kann im Rahmen der digitalen Übungssequenzen auf rettungsdienstspezifische Ausrüstungsgegenstände vollständig verzichtet werden. Im Gegenzug ist bei netzbasierten Ansätzen von hoher Wichtigkeit, dass der Zugang zum Internet nicht nur grundsätzlich verfügbar ist, sondern in Bezug auf Ausfallsicherheit und Übertragungsrate höchsten Ansprüchen genügt, um eine möglichst störungsfreie Übung durchführen zu können. Somit reichen grundsätzlich Server, Software, bedarfsweise mobile Endgeräte in ausreichender Anzahl sowie Hardware zur Darstellung von virtuellen oder augmentierten Realitäten aus, um Übungen in digitaler Form durchführen zu können.

Schaffung von Erkenntnissen und Überführung in Handlungsempfehlungen

Da die Entscheidungen und Handlungen der Übungsteilnehmenden lückenlos erfassbar sind, existieren in Bezug auf die Auswertbarkeit der Daten theoretisch keine Einschränkungen. Die grundsätzliche Herausforderung besteht, wie so oft, darin, die richtigen Fragen zu stellen. Idealerweise erfolgt die Fragestellung bei bzw. vor der Gestaltung der Übungssequenzen bereits so detailliert, dass diese zu bewältigende Aufgabe erkennen lässt, ob in welcher Qualität die Übenden diese lösen können. Dabei kann die Übungsstellung beispielsweise bereits mit einer Erwartungshaltung in Bezug auf die Ausbildung erfolgen. Damit wäre erkennbar, dass alle Übenden die gleiche korrekte – oder weniger optimale – Vorgehensweise gewählt haben. Sofern diese alle bei derselben Person ausgebildet wurden, kann dies Rückschlüsse auf die Lehrgangsverantwortlichen zulassen und hier gezieltes Nachsteuern ermöglichen. Auch Fehler bei Bewältigung der Übungsaufgabe, die häufig auftreten, werden gesammelt erfasst und als mögliches grundsätzliches Problem erkennbar, wobei Abhilfe hier z. B. durch Anpassung der Lehr- oder Lernziele oder der Art und Weise der Wissensvermittlung geschaffen werden kann.

Vor- und Nachteile

Vorteile digitaler Übungen

- Eine Übung(-ssequenz) im digitalen Raum kann beliebig oft reproduziert und auch wiederholt werden. Hierfür entstehen grundsätzlich keine zusätzlichen Kosten. Lediglich hinreichend Hardware für die Nutzung der Sequenz ist vorzuhalten.

- Ja nach Art des digitalen Übungsanteils können Übungsläufe auf handelsüblicher Hardware mit entsprechendem Betriebssystem durchgeführt werden. Insbesondere in Bezug auf die Einbindung mobiler Endgeräte kann auf die bei vielen Übenden ohnehin verfügbare Hardware zurückgegriffen werden.
- Isolierte Übungssequenzen – insbesondere solche, die das Üben von Standardprozeduren oder Wissensabfragen darstellen – können auch (einzeln oder in Gruppen) außerhalb fix vorgegebener Zeiten genutzt werden.
- Die Durchführung ist im Wesentlichen witterungsunabhängig und in der Regel ohne Gefährdungsrisiko für die Akteure.
- Bei Übungssequenzen und Wissensabfragen können adaptive Methoden eingesetzt werden, um die Teilnehmenden nicht zu überfordern und damit zu demotivieren.
- Übungsläufe können an entscheidenden Stellen gestoppt und die Akteure auf evtl. unsachgerechte Vorgehensweisen oder gar fehlerhafte Entscheidungen hingewiesen werden, was den Lernerfolg zusätzlich positiv beeinflussen kann.
- Durch das Setzen von Markern können kritische Ereignisse in einer Übungssequenz gekennzeichnet werden. Im Nachgang können die Durchführenden auf diese Stelle hingewiesen werden – mit der Aufgabe zu identifizieren, ob und wodurch ggf. nicht sachgerecht gehandelt wurde.
- Durch die Protokollierung aller Aktivitäten in der Umgebung sind Auswertungen auch grafisch im direkten Anschluss an Übungsläufe möglich.
- Bei Nutzung der Übungsumgebung durch Teilnehmende verschiedener Regionen, Organisationen und Ausbildungsstände lassen sich Vergleiche über große Zeiträume, Datenmengen und Systemgrenzen hinweg durchführen und u. a. durch den Einsatz von Mustererkennung Erkenntnisse über bspw. den Erfolg verschiedener Ausbildungskonzepte und -programme gewinnen.

Nachteile digitaler Übungen

- Die Erstellung der Übungsumgebung erfordert einen relativ hohen Rüstaufwand und Investitionen in spezielle Hardware, Software sowie Programmierung.
- Je nach Reifegrad der Benutzungsschnittstellen müssen die Einspielenden der Übungsszenarios nicht nur in Bezug auf die inhaltlichen Aspekte, sondern auch für die Bedienung der IT-Umgebung qualifiziert werden.
- Eine digitale Übungsumgebung kann derzeit nicht das reale Erleben so abbilden, dass alle in einer Versorgung von PatientInnen erforderlichen Schritte durchführbar sind.
- Die aktuell zur Verfügung stehenden Technologien an der Schnittstelle Mensch-Maschine sind für wesentliche Rückmeldungen aus dem Einsatzgeschehen, wie Gerüche und insbesondere haptisches Feedback, noch nicht so ausgereift, dass eine durchgängige Versorgung der PatientInnen vollumfänglich abbildbar ist.
- Ohne verlässlichen Internetzugang sind verschiedene Formate nicht abbildbar.
- Für Akteure, welche beim Üben in virtuellen Umgebungen unter sog. motion sickness[2] leiden, kann diese Methode nicht zum Einsatz gelangen.

Zwischenergebnis zu digitalen Formaten

Es ist erkennbar, dass digitale Elemente sehr wohl Vorteile gegenüber der klassischen Realübung bieten, gleichzeitig aber aktuell noch hinreichend große Limitationen zu beobach-

---

2 Motion sickness tritt auf, wenn das Gehirn zwei sich nicht deckende Informationen erhält – also die Reize in der virtuellen Umgebung sich nicht mit korrespondierenden Bewegungen im realen Umfeld in Einklang bringen lassen (vgl. Jarisch, 2019, S. 21).

ten sind. Dabei soll nicht in Abrede gestellt werden, dass in Bezug auf Repitivität, Protokollierung sowie Beobachtbarkeit und Auswertungsmöglichkeiten digitale Formate einen erheblichen Mehrwert bieten. Gleichzeitig sind Aspekte wie Ausführen klassischer Versorgungsleistungen aufgrund des hohen Aufwands für die Erstellung digitaler Surrogate (Hard- und korrespondierende Software) derzeit limitierende Faktoren. Im nächsten Schritt soll daher kurz exemplarisch aufgezeigt werden, wie die Kombination von bereits verfügbaren digitalen Formaten mit Realübungen einen Mehrwert erzeugen kann.

21.3.3 Hybride Ansätze

Kriterien für in realer Umgebung durchzuführende Übungen

Um den Wert der Übungsdurchführung hochzuhalten, sollten insbesondere Standardabläufe und Theoriewissen verfügbar sein. Daher bietet es sich an, *vor* der Realübung diese Abläufe und das Fachwissen zu vermitteln. Hier spielen die digitalen Formate eine große Rolle, da allen Teilnehmenden der späteren Realübungen auf ihren Bedarf und ihr Kompetenzniveau angepasste Lehr- und Lerneinheiten angeboten bekommen können. Diese können als Wissensvermittlung, Wissensauffrischung oder aber auch als Kompetenznachweis und bspw. durch Abschlusstests damit als Zugangsvoraussetzung für die Teilnahme an der Realübung angelegt sein. Wird hierbei beispielsweise ein Gamification-Ansatz verfolgt, also die Verbindung spieltypischer Elemente und Aktionen sowie Bedienung mit lernzielorientierten Inhalten, besteht die Chance, dass die Teilnehmenden dies zur Vorbereitung auf die Realübung gerne absolvieren und mit dem dann höheren Kompetenzniveau in der Übung auch ein besseres Gesamtübungsergebnis erreicht werden kann.

Kriterien für in digitaler Umgebung durchzuführende Übungen

Digitale Übungen sind – wie beschrieben – durch einen hohen initialen Erstellungsaufwand und Anfangsinvestitionsbedarf für den Ersteinsatz gekennzeichnet. Gleichzeitig bieten diese den Vorteil der nahezu unbegrenzten Reproduzier- und Skalierbarkeit. Im Hinblick auf das reale Erleben, die Haptik und das olfaktorische Erleben sind diese Formen noch nicht geeignet, um als vollwertiges Substitut für Realübungen zu fungieren. Insbesondere fehlendes Feedback (welches sich nur marginal von Effekten im Realeinsatz unterscheidet) und andere Grenzen der Immersion kommen hier zum Tragen. Mit dem Fortschreiten der Technologie haben die Entwicklungen der jüngeren Vergangenheit hier einen großen Mehrwert geschaffen. Insbesondere die Leistungsdaten mobiler Endgeräte ermöglichen es, diese Übungsform auch außerhalb abgegrenzter Räume bzw. klar umrissener Areale abzuhalten. Gleichzeitig sind Übungseinheiten mit mobilen Endgeräten nicht geeignet, Haptik zu erleben und Fingerfertigkeit zu trainieren. Somit gilt es, den geeigneten Mix zu finden zwischen Aspekten mit Übung am realen Objekt und der Verknüpfung dieser Handlung mit den Mehrwerten, die durch die Nutzung digitaler Geräte erreicht wird – beispielsweise das Einspielen von Übungsparametern über das Endgerät in ein Realszenario oder auch die Emulation der im Realeinsatz genutzten Dokumentationsgeräte, um den Umgang mit diesen zu erleben.

Augmented Reality und virtuelle Realitäten

Die Entwicklung digitaler Endgeräte – im mobilen wie im (teil-)stationären Kontext – erlaubt diese Einschränkungen zu reduzieren. Durch den Einsatz von Virtual-Reality- und Augmented-Reality-Geräten lassen sich im digitalen Raum Übungsszenarien abbilden, die ein Eintauchen in die Übungsumgebung erlauben und das Erleben – auch und besonders audiovisuell – immer näher an die Realsituation heranbringen. Damit wird die Häufigkeit für das Erfordernis, die aufwändig erstellten Realübungen abzuhalten, massiv reduziert.

21.4 Zusammenfassung und Ausblick

Übungen und Trainings sind unverzichtbar zur Sicherstellung eines hohen Kompetenzniveaus. Dabei zeigt sich besonders für den Bereich der Rettungswissenschaft eine Komplexität, da die singuläre Übungssituation hier – anders als bei Sport oder bspw. in der Mathematik – nur eingeschränkt die in der Realität sich einstellende Situation abbilden kann. Das Zusammenspiel der im Einsatzgeschehen häufig neu aufeinandertreffenden Einheiten sind für die Akteure ohne gute beplante Großübungen nur bedingt erleb- und trainierbar. Andererseits sind Großübungen aufgrund der Vielzahl von handelnden Personen und vorstellbaren Situationen immer eingeschränkt in ihrer Verallgemeinerbarkeit. Auch die Skalierbarkeit oder das Wiederholen einzelner Abschnitte sind limitiert.

Schlussendlich erfordert das Bestreben einer Auswertung der Ergebnisse, um Kenntnisse für künftige Ausbildungen zu schaffen, in der Durchführungsphase einen hohen Personalbedarf und ist hinsichtlich der Ergebnisqualität stark von der Kompetenz und dem Engagement der eingesetzten Beobachtenden abhängig. Durch den Einsatz digitaler Übungselemente in den dafür geeigneten Bereichen lassen sich diese Nachteile massiv reduzieren. Das Üben von Standardprozeduren lässt sich digital ebenso darstellen wie einzelne Aspekte von Einsatztaktik – beispielsweise das Nachfordern einer erforderlichen zusätzlichen Einheit und deren Verwendung im Szenario.

Die Kombination der Elemente von Realübungen mit Aspekten digitaler Formate kann dabei im Rahmen einer Großübung erfolgen oder aber hintereinandergeschaltet. Mit zunehmender Digitalisierung von Lehreinheiten und der Verbreitung von Hard- und Software zur Darstellung virtueller Realitäten eröffnen sich neue Möglichkeiten, die das Üben für Einsatzkräfte der BOS auf ein neues Niveau heben und damit zur weiteren Erhöhung der Sicherheit für die Bevölkerung beitragen.

Literatur

Adams, H.A., Krettek, C., Lange, C., Unger, C. (Hrsg.) (2014). *Patientenversorgung im Großschadens- und Katastrophenfall. Medizinische und organisatorische Herausforderungen jenseits der Individualmedizin*. Köln: Deutscher Ärzte-Verlag.

Bedürftig, C. (2018). *Systemisches Coaching im Leistungssport*. Wiesbaden: Springer.

Brauner, F., Stiehl, M., Lechleuthner, A., Mudimu, O.A. (2014). *Evaluation von Übungen des Massenanfalls von Verletzten (MANV): Anforderungen an eine wissenschaftliche Bewertung von MANV-Übungen*. Notfall & Rettungsmedizin, 17(2), 147–152.

Brinkmann, M. (2021). *Die Wiederkehr des Übens. Praxis und Theorie eines pädagogischen Grundphänomens*. Stuttgart: Kohlhammer.

Brüggemann, D. & Albrecht, D. (2003). *Modernes Fußballtraining. Fußball-Handbuch 1. 5. Aufl.* Schorndorf: Verlag Karl Hofmann.

Bundesamt für Bevölkerungsschutz und Katastrophenhilfe (BBK) (Hrsg.) (2018). *Handlungsempfehlung zur Eigensicherung für Einsatzkräfte der Katastrophenschutz- und Hilfsorganisationen bei einem Einsatz nach einem Anschlag (HEIKAT)*. Bonn.

Dudenredaktion (o. J.). »Übung« auf Duden online. Zugriff am 15.01.2023 unter: https://www.duden.de/node/187723/revision/1241540

Dudenredaktion (o. A.) *»Training« auf Duden online*. Zugriff am 15.01.2023 unter: https://www.duden.de/node/184392/revision/1334071

Gladwell, M. (2009). *Überflieger: Warum manche Menschen erfolgreich sind – und andere nicht*. Frankfurt: Campus.

Gahlen, M. & Kranaster, M. (2019). *Krisenmanagement. Planung und Organisation von Krisenstäben*. 3., überarbeitete Aufl. Stuttgart: Kohlhammer.

Grage, W. (2016). *Handballtraining*. 6., überarbeitete Aufl. Aachen: Meyer und Meyer.

Hagemann, V. (2011). *Trainingsentwicklung für High Responsibility Teams*. Dissertation, Universität Duisburg-Essen, Fakultät für Ingenieurwissenschaften. Lengerich: Pabst.

Häske, D., Kreinest, M., Wölfl, C.G. et al. (2013). *Bericht aus der Praxis: Strukturierte Fortbildung zur Verbesserung der Versorgungsqualität im Rettungsdienst. Einsatz-Supervision als neuer Ansatz im Bereich der Rettungsdienst-Fortbildung in Wiesbaden und im Rheingau-Taunus-Kreis?* Zeitschrift für Evidenz, Fortbildung und Qualität im Gesundheitswesen, 107(7), 484–489.

Häske, D., Gliwitzky, B., Knapp, J., Josse, F. (2018). *Ausbildung und Training des Rettungsfachpersonals und der Notärzte: Konsequenzen aus der neuen Bedrohungslage*. Notfall & Rettungsmedizin, 21(8), 654–663.

Hagedorn, D. (1981). *Training im Mannschaftsspiel – Modell und Forschungsergebnisse*. Berlin: Bartels & Wernitz.

Jarisch, R. (2019). *Seekrankheit und Übelkeit*. Österreichische Arztezeitung, 15/16, 20–23.

Ladehof, K., Redmer, D., Neitzel, C. et al. (2018). *Einsatztaktik beim Massenanfall in Bedrohungslagen*. Notfall & Rettungsmedizin, 21(8), 462–468

Lechleuthner, A., Fuchs, K., Eßer, B. (2018). *Taktische Medizin: Aspekte zur Lagebewertung, Einsatztaktik, Schulung und Übung in der Taktischen Medizin*. Notfall & Rettungsmedizin, 21(8), 645–653.

Lienhart, A. (2019). *Seminare, Trainings und Workshops lebendig gestalten*. 3. Aufl. Freiburg: Haufe-Lexware

Lubbers, B.W. (2002). *Übung macht den Meister*. In: *Das etwas andere Rhetorik-Training oder »Frösche können nicht fliegen«* (S. 139–160). Wiesbaden: Gabler.

Luiz, T., Lackner, C.K., Peter, H., Schmidt, J. (Hrsg.) (2010). *Medizinische Gefahrenabwehr. Katastrophenmedizin und Krisenmanagement im Bevölkerungsschutz*. München: Urban & Fischer.

Sautter, J., Habermann, M., Frings, S. et al. (2014). *Übungsunterstützung für Einsatztrainings des Massenanfalls von Verletzten (MANV)*. In: Plödereder, E., Grunske, L., Schneider, E., Ull, D. (Hrsg.) *Informatik 2014* (S. 965–976). Bonn: Gesellschaft für Informatik e. V.

Schmitz, D., Roth, M., Götz, S. et al. (2016). *Simulationstraining für das Team im Rettungsdienst: Beispielhaftes Konzept einer flächendeckenden Umsetzung*. Notfall & Rettungsmedizin, 19 (7), 559–565.

Schneider, F., Kippnich, U., Siebel, C. et al. (2015). *Handlungsempfehlungen für die Durchführung und Auswertung von Übungen des Massenanfalls von Verletzten (MANV) aus Sicht des DRK*. Der Notarzt, 31(2), 76–81.

Schütte, M. & Hartart, F. (2019). *Fragebogengestützte Evaluation von Übungen mit Massenanfall von Verletzten (MANV): Ein Werkzeug für lernförderliches Feedback*. Notfall & Rettungsmedizin, 22 (6), 522–527.

Schütte, M., Brüne, F., Kalff, D., Jansch, A. (2016). *Fragebogen zur einsatztaktischen Bewertung von MANV-Übungen*. Notfall & Rettungsmedizin, 19(2), 77–85.

Schweigkofler, U., Kleber, C., Auhuber, T.C. et al. (2019). *Kostenabschätzung für MANV-Übungen im Krankenhaus*. Der Unfallchirurg, 122, 381–386.

Wendenkamm, M. & Feißt, M. (2015). *Kooperation im Katastrophen- und Bevölkerungsschutz*. In: Lange, H.-J. & Gusy, C. (Hrsg.) *Kooperation im Katastrophen- und Bevölkerungsschutz* (S. 125–211). Wiesbaden: Springer.

VII Verzeichnisse

Die Herausgeber

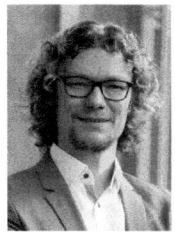

Foto: FH Münster/ Wilfried Gerharz

Prof. Dr. habil. Thomas Prescher, Professur für Didaktik in den Gesundheitsberufen an der Fachhochschule Münster; Fachbereichsleiter Pädagogik am Institut für notfallmedizinische Bildung (INOB).

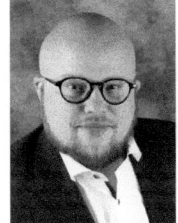

Thomas Hofmann, M. A., Notfallsanitäter, Lehrkraft für besondere Aufgaben an der HSD Döpfer Hochschule gGmbH und erster Vorsitzender der Deutschen Gesellschaft für Rettungswissenschaften e. V. (DGRe).

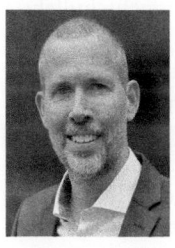

Prof. Dr. Christian Bauer, Professur für Wirtschaftsinformatik an der Technischen Hochschule Würzburg-Schweinfurt (THWS); stellv. Leitung am Institut Rettungswesen, Notfall- und Katastrophenmanagement (IREM).

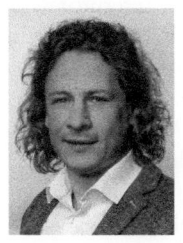

© SRH Hochschule für Gesundheit GmbH

Prof. Dr. Sebastian Koch, Notfallsanitäter, Professur für Medizinpädagogik an der SRH Hochschule für Gesundheit Gera sowie an der Martin-Luther-Universität Halle-Wittenberg am Institut für Gesundheits- und Pflegewissenschaft.

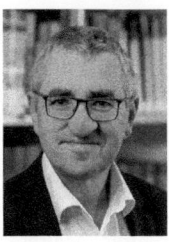

Rolf Dubb, B. Sc., M. A., Fachkrankenpfleger A+I, Intensive Care Practitioner und Fachbereichsleiter an der Akademie der Kreiskliniken Reutlingen GmbH.

Die Autorinnen, die Autoren

Prof. Dr. Christian Bauer, Professor für Wirtschaftsinformatik an der Technischen Hochschule Würzburg-Schweinfurt (THWS); stellv. Leitung am Institut Rettungswesen, Notfall- und Katastrophenmanagement (IREM).

Prof. Dr. Sascha Bechmann, M. A., MHBA, MHMM, Professor für Rettungsdienstpädagogik und Medizinische Assistenz (Schwerpunkt Kommunikation und Interprofessionalität) an der Fliedner Fachhochschule Düsseldorf.

Prof. Dr. Peter Bradl, MHMM, Institutsleitung, Technische Hochschule Würzburg-Schweinfurt (THWS); Institut Rettungswesen, Notfall- und Katastrophenmanagement (IREM); Vizepräsident der Deutschen Gesellschaft für Katastrophenmedizin DGKM; Zugführer im Katastrophenschutz sowie Einsatzleiter im Wasserrettungsdienst gem. BayRDG.

Dr. Bettina Braunschmidt, Historikerin; Notfallsanitäterin; stllv. Rettungswachenleiterin Malteser Hilfsdienst Ludwigsburg.

Dr. Philipp Dahlmann, Jahrgang 1985, Rettungsassistent seit 2006, ab 2017 Notfallsanitäter/Praxisanleiter, seit 2017 Lehrer an einer Berufsfachschule für Notfallsanitäter, seit 2019 Lehrbeauftragter an der Technischen Hochschule Deggendorf für Pflege- und Rettungspädagogik. Schwerpunkt: Patientensicherheit, alpine Notfallmedizin, Medizin-Pädagogik, Public Health/Versorgungsforschung EMS.

Friedrich Gabel, wissenschaftlicher Mitarbeiter am Internationalen Zentrum für Ethik in den Wissenschaften der Eberhard Karls Universität Tübingen.

Prof. Dr. Michael Garkisch, M. A., Dipl. Soz. Päd. (FH), Professor für Sozialmanagement an der FH Erfurt, Rettungssanitäter und 2. stellvertretender Vorstand im BRK Kreisverband Ansbach.

Michael Göschel, M. A., Berufsfachschullehrer am Medical Rescue College gem. GmbH in Wolfratshausen und Lehrbeauftragter der Technischen Hochschule Deggendorf.

Sebastian Grau, Gesundheits- und Krankenpfleger für die Notfallpflege (DKG), B. A., Department für interdisziplinäre Akut-, Notfall- und Intensivmedizin (DIANI) am Klinikum Stuttgart.

Thomas Hofmann, M. A., Notfallsanitäter, Lehrkraft für besondere Aufgaben an der HSD Döpfer Hochschule gGmbH und erster Vorsitzender der Deutschen Gesellschaft für Rettungswissenschaften e. V. (DGRe).

Phillip Junkersdorf, B. A. Medizinpädagogik, Notfallsanitäter und Praxisanleiter, Malteser Hilfsdienst Meißen, DRK Bildungswerk Dresden.

Prof. Dr. Sebastian Koch, Notfallsanitäter, Professur für Medizinpädagogik an der SRH Hochschule für Gesundheit Gera sowie an der Martin-Luther-Universität Halle-Wittenberg am Institut für Gesundheits- und Pflegewissenschaft.

Heiko König, Gesundheitspädagoge für den Rettungsdienst B. A., Notfallsanitäter und Krankenpfleger. Hauptamtliche Lehrkraft an der Landesschule des ASB Baden-Württemberg in Mannheim (Franz-Anton-Mai-Schule) und Trainer am RKH-Simulationszentrum in Vaihingen an der Enz.

Robert Konrad, MPH, Wissenschaftlicher Mitarbeiter, Technische Hochschule Würzburg-Schweinfurt (THWS); Institut Rettungswesen, Notfall- und Katastrophenmanagement (IREM).

Dr. med. Alexander Krohn, klinischer Akut- und Notfallmediziner, Geschäftsführender Oberarzt, Department für interdisziplinäre Akut-, Notfall- und Intensivmedizin (DIANI) am Klinikum Stuttgart.

Dr. Benjamin Liedy, Rechtsanwalt, Fachanwalt für Medizin- und Steuerrecht.

Tim Loose, M. Sc., Wissenschaftlicher Mitarbeiter, Technische Hochschule Würzburg-Schweinfurt (THWS); Institut Rettungswesen, Notfall- und Katastrophenmanagement (IREM).

Berthold Petri, pflegerische Stationsleitung, Department für interdisziplinäre Akut-, Notfall- und Intensivmedizin (DIANI) am Klinikum Stuttgart.

Stefanie Popp, M. Sc., Wissenschaftliche Mitarbeiterin, Technische Hochschule Würzburg-Schweinfurt (THWS); Institut Rettungswesen, Notfall- und Katastrophenmanagement (IREM).

Prof. Dr. habil. Thomas Prescher, Professur für Didaktik in den Gesundheitsberufen an der Fachhochschule Münster; Fachbereichsleiter Pädagogik am Institut für notfallmedizinische Bildung (INOB).

Dr.-Ing. Melanie Reuter-Oppermann, Postdoc am Fachgebiet Wirtschaftsinformatik der Technischen Universität Darmstadt; Sprecherin des wissenschaftlichen Beirats der DGRe.

Patrick Ristau, M. A., Pflege- und Gesundheitswissenschaftler, wissenschaftlicher Koordinator des Deutschen Reanimationsregisters, Notfallsanitäter.

Prof. Dr. med. Tobias Schilling, klinischer Akut- und Notfallmediziner, Chefarzt, Department für interdisziplinäre Akut-, Notfall- und Intensivmedizin (DIANI) am Klinikum Stuttgart.

Dominik Warnstorff, Notfallsanitäter und Praxisanleiter, B. A.-Student Pädagogik im Rettungswesen an der Technischen Hochschule Deggendorf.

Prof. Mag.phil. Mag.komm. Dr.phil. Christian Wiesner, Professor im Bereich Erziehung und Bildung an der Pädagogischen Hochschule Niederösterreich am Department Diversität.

Stichwortverzeichnis

A

Akademisierung 18, 23, 26, 62, 63, 93, 97, 103, 107, 113–115, 138, 142, 317
Alarmierung 120, 121, 169, 174, 178, 181–183, 206, 209, 210, 348, 350
Algorithmen 38, 59, 84, 127, 129, 138, 146, 187, 208, 236, 241, 245, 281, 287, 303, 310, 312
ÄLRD 135, 136, 297, 298, 301
Anamnese 121, 139, 241, 246–248, 328
Anästhesiologie 174
Angehörige 24, 47, 48, 92, 108, 113, 124, 175, 189, 199, 203, 245–248, 259, 260, 309, 335, 353
ÄrztIn 48, 76, 77, 90, 106, 107, 136, 161, 168, 180, 182, 184, 187, 204, 231, 233, 250
Ausbildung 15, 29, 30, 41, 70, 75, 83, 84, 93, 96, 97, 97, 106–108, 111, 112, 115, 120, 122–128, 130, 131, 133, 137–141, 146, 147, 150, 157, 159, 161, 162, 168, 171, 175, 181, 184, 187, 188, 212, 231, 234, 236, 243, 257, 262, 271, 290, 295–298, 300, 301, 303, 309, 310, 313, 317, 323, 325, 326, 328, 333, 346, 349, 350, 352, 355, 358
Ausrüstung 156, 157, 159–161, 163, 168, 169, 199, 355
Autonomie 104–109, 113–115, 231, 234, 237, 318
AWMF 72, 233

B

BayRDG 168, 257, 260–262, 271
BBK 91, 93, 94, 96, 97, 343, 344
BDBOS 208
Berufsbild 28, 45, 49, 64, 83, 92, 93, 97, 103, 108, 110, 112–115, 122, 138, 162, 164, 231, 237, 240, 243, 249, 265, 297
Berufsbildung 137, 231, 301, 302
Berufsethos 145, 148–150
Berufsfachschule 30, 124–126, 128, 138, 302, 310, 311, 313, 316, 318
Berufsfeld 17, 18, 21, 22, 24, 28, 30, 35, 37, 45, 57, 59, 60, 84, 92, 121, 137, 138, 140, 141, 230, 231, 267, 269, 308

Betroffene 47–50, 61, 62, 146, 181, 222, 342, 350, 354
Bevölkerungsschutz 30, 93, 96, 97, 343, 344, 347, 348, 350–352, 357
Bezugswissenschaft 21, 45, 51, 54, 124, 130, 138, 231, 296, 302, 308
Bildung 27, 28, 30, 87, 88, 107, 112, 115, 131, 140, 205, 234, 308, 311, 324, 328, 333
BOS 21, 93, 149, 208, 287, 344, 356, 361
Bundesärztekammer 163, 167–169, 184
Bundesgesetzblatt 210, 201, 202, 211
- BGBl 211, 210, 79, 201, 202
Bundeswehr 93, 94, 261, 344

D

Datenschutz 92, 204, 259
DBRD 148, 149, 164, 304
Debriefing 336, 337, 354, 357
DGRe 19, 23
DGU 224, 225
Dienstplanung 93, 260, 266, 277–279, 282, 283, 286, 287
Digitalisierung 16, 23, 91, 92, 97, 181, 184, 339, 361
Disposition 16, 27, 36, 38, 121, 169, 177, 277, 279, 281, 282, 287, 289
Dokumentation 91, 92, 121, 123, 139, 156, 182, 183, 185, 204, 205, 208, 224, 245, 273, 298, 355, 360
DQR 122, 130–134, 137

E

EbM 109, 226, 233
Einsatzaufkommen 171, 172, 176, 177, 180, 243
Einsatzgeschehen 199, 208, 260, 328, 344, 348, 350–352, 354, 355, 357, 359, 361
Einsatzkräfte 27, 96, 97, 145–147, 149–151, 169, 175, 181, 208, 210, 211, 257, 273, 343, 344, 349–357, 361
Einsatzlagen 27, 125, 178, 255, 258, 270–274, 353

Einsatzleitung 94, 210, 255–258, 261, 270–274, 323, 351
Einsatzmittel 121, 168, 244, 271, 279, 355
Einsatzsituationen 47, 49, 82, 112, 113, 147, 273, 274, 309, 350
Einsatzstelle 161, 168, 182, 209, 256–258, 273
Eklektizismus 35, 40, 42
Emanzipation 108–110, 114
Entscheidungsfindung 53, 70, 76, 82, 84, 90, 121, 146, 147, 181, 232, 237, 315, 330, 339
EQR 137
Erstversorgung 49, 79, 80, 123, 139, 140, 161, 163, 273, 330
Ethikkommission 49, 79, 80, 123, 139, 140, 161, 163, 273, 330
Evaluation 73, 84, 85, 217, 219, 225, 333, 337
Evidenz 28, 40, 54, 55, 66, 70, 72, 141, 158, 220, 225, 299, 300, 304, 306, 338
ExpertInnen-Interviews 178, 183, 186–188, 223

F

Fachdidaktik 137, 141, 231
Fachdisziplin 28, 75, 77, 79–82, 86, 87, 109, 114
Fallbeispiel 74, 78, 85, 130, 298–301, 303
Fallpauschalen 78, 79
Feuerwehr 21, 93, 96, 97, 157, 158, 169, 170, 184, 209, 258, 259, 261–263, 271, 274, 343, 344
– Berufs- 93, 119, 160, 258
Finanzierung 103, 119, 121, 170, 171, 207, 259, 266, 267, 271
Forschungsergebnisse 59–62, 64, 66, 67, 70, 86, 220
Forschungsfeld 18, 19, 22–30, 84, 96, 164, 198, 269
Forschungsgegenstand 5, 18, 19, 23, 24, 26, 27, 29, 42, 43, 217, 218, 224, 323
Fortbildung 30, 63, 70, 97, 111, 112, 140, 159, 175, 188, 317, 323

G

Gefahrenabwehr 49, 93, 94, 122, 126, 129, 158, 167, 260, 344
Gegenstandstheorien 14–17, 308
GemeindenotfallsanitäterIn 20, 24, 92, 111, 114, 121, 287
Gesetzgeber 79–82, 106, 136, 180, 224, 240, 242, 249, 263
Gesetzgebung 81–84, 89, 124, 170, 189, 259, 262, 266, 271
Gesundheitsberufe 45, 199, 317
Gesundheitspolitik 21, 95

Gesundheitssystem 26, 88, 141, 149, 219, 234, 235, 311, 313
Gesundheitsversorgung 19, 21–24, 26, 39, 40, 84, 119, 177, 198, 199, 205, 212, 217, 219, 224
Gesundheitswesen 54, 83, 84, 89, 91, 93, 109, 110, 112, 120, 167, 175, 176, 181, 184, 186, 201, 217, 219, 259, 264, 286, 303, 333, 337, 351
Großübungen 30, 97, 324, 342, 348, 355–357, 361

H

Handlungsempfehlungen 354, 15, 70, 235, 236, 297, 299, 303, 338, 355, 358
Handlungskompetenz 30, 51, 127, 129, 131, 139, 236, 300, 309, 318
Healthcare 147, 327, 328, 337
Heilpraktikergesetz 136
Hilfsfristen 82, 83, 119, 167, 168, 170, 175, 177, 186, 259, 260, 264, 267, 269, 278, 280, 281, 284, 285
Hilfsorganisation 91, 93, 96, 97, 103, 108, 119, 157, 158, 170, 209, 259, 261, 263, 268, 313, 344, 351

I

INACSL 333, 334
Infrastruktur 88, 89, 91, 95, 159, 267
Institution 22, 27, 50, 69, 89, 91, 97, 119, 120, 137, 219, 225, 226, 258–260, 262, 270, 271, 273, 316–318
Institutionalisierung 26, 29, 119, 145, 147, 149, 150
Intensivmedizin 128, 174, 237
Intervention 49–51, 69, 72, 111, 121, 122, 218, 220, 237, 317, 327, 331, 332, 351

K

Katastrophe 93, 94, 96, 97, 198, 210, 211, 344
Katastrophenfall 94, 97, 206, 209, 211, 270
Katastrophenhilfe 93, 94, 344
Katastrophenschutz 92–94, 96, 97, 108, 120, 122, 164, 169, 210, 257, 271–273, 329, 344
Kommune 82, 89, 90, 158, 171, 262, 263, 265, 266
Kompetenzorientierung 301, 308, 310, 316, 317, 319
Kostenträger 170, 186, 188, 189, 259, 262–264, 267
Krankentransportplanung 277, 283, 284

L

Landesrettungsdienstgesetze 48, 50, 160, 163, 204
Leitlinien 58, 59, 61, 72, 97, 137, 138, 233, 246, 296, 299–301, 303, 304, 312, 313, 333
Leitstelle 17, 79, 94, 112, 121, 130, 161, 167, 169–172, 177, 181, 184, 187, 203, 207–209, 219, 259, 261, 270, 277, 282–284, 287, 289, 309, 330
- ILS 167, 169, 171, 177, 178, 180, 182, 184, 185, 187, 188, 263
- Rettungs- 94, 128, 161, 206, 219, 245
- Rettungsdienst- 114
Lernkultur 21, 308, 309, 314, 316–318
Lernorte 125, 138, 302, 303, 311
Luftrettung 36, 82, 113, 119–121, 135, 158, 159, 168, 171, 172, 185, 202, 207, 261, 262

M

Massenanfall 202, 210, 270, 274, 309, 328–330, 343
- MANV 202, 210, 309, 329, 343
Medikament 92, 137, 156, 174, 183, 247, 249
Medizinmanagement 52, 180
Modellierung 26, 278, 283, 287, 288, 357

N

NEF 36, 121, 161, 168, 171, 172, 174, 180, 182, 184, 185, 260
NotärztIn 17, 48, 76, 77, 82, 92, 110, 120, 121, 123, 127, 128, 130, 135, 139, 161, 163, 168, 169, 171, 172, 174, 176, 180, 182, 186, 205, 245, 246, 249, 261, 271, 287, 309, 351
Notaufnahme 29, 80, 111, 113, 123, 128, 139, 167, 174, 175, 177, 181–185, 187, 220, 222, 224, 240–245, 249, 250, 286, 328
Notfallmedizin 15, 28, 30, 51, 52, 54, 55, 57, 66, 70, 72, 74, 75, 84, 146, 149, 164, 174, 175, 177, 180, 185, 224, 226, 230, 233, 236, 240, 243, 244, 249, 264, 295, 296, 298–300, 302, 303, 306, 323, 324
- EBNM 57, 59, 70, 72, 233, 295–297, 299–304
NotfallpatientInnen 48–50, 61, 69, 162, 167–169, 177, 181, 183, 241, 242, 249, 295, 297–299, 343
Notfallrettung 48, 50, 54, 126, 128, 139, 157, 160–162, 167, 168, 170, 171, 177, 183, 201, 205, 243, 262, 277, 284, 285
Notfallsanitätergesetz 74, 83, 92, 164, 174, 243, 295, 309
Notfallversorgung 14, 15, 18, 20, 21, 24, 26–30, 35–38, 40, 43, 80, 81, 110, 112, 120, 155, 159, 161, 167, 174, 178, 183, 185–187, 227, 240, 242–244, 272, 273, 286, 287, 296, 299, 306, 308
Notruf 121, 161, 167, 169, 178, 180, 181, 184, 187, 259, 278, 280, 282, 289, 311
NotSan-APrV 111, 124–131, 133, 135, 295, 296, 298–302
NotSanG 43, 49, 57, 83, 107, 109, 113, 124–128, 130, 131, 133, 135, 136, 164, 174, 180, 233, 243, 295, 297, 301

O

Outcome 181, 182, 185, 186, 218, 219, 242, 245, 285, 335, 348

P

Pädagogik 27, 63, 308
Pandemie 86, 91, 95, 96, 150, 167, 189, 198, 199, 211, 212, 224
Paradigmenwechsel 121, 234, 308, 310, 316
Paramedics 142, 147, 180, 255, 265
PatientInnensicherheit 24, 27, 29, 110, 114, 122, 136, 137, 141, 230, 231, 233, 234, 236, 237, 309, 326, 334
PatientInnenübergabe 79, 203, 206, 240, 243, 245, 246, 348
PatientInnenversorgung 24, 35, 37, 40, 52, 53, 57, 105, 107, 114, 115, 149, 174, 176, 185, 204, 240, 243, 245, 260, 265, 272, 295, 299, 301, 326, 334, 337, 351
Pflege 18, 91, 92, 114, 128, 149, 164, 187, 235, 302
- -wissenschaft 15, 75, 164, 302
Phänomenologie 35, 36, 39, 224
Präklinik 24, 52, 122, 240, 245, 348
Prävention 24, 89, 91, 181
PraxisanleiterIn 120, 127, 128, 297, 299, 300, 303, 306
Professionalisierung 15, 16, 18–20, 26, 29, 30, 45, 57, 97, 103–110, 112–114, 162, 234, 243, 263, 270, 274, 317
Professionen 49, 51, 55, 70, 72, 103–106, 109, 110, 114, 235, 269, 335
Prüfungsverordnung 124–128, 295, 302

Q

Qualifikation 63, 103, 122, 126, 131, 136, 138, 140, 157, 162, 168, 178, 243, 266, 310, 344, 354, 357

Qualitätsmanagement 90, 185, 224, 233, 262, 266

R

Rahmenabkommen 94, 200, 201, 203, 207, 210, 212
Rahmenbedingungen 26, 93, 127, 163, 167, 169, 217, 257, 259, 260, 262–264, 267, 269, 270, 274, 326, 335, 349–351, 354, 358
Realübungen 30, 352, 354–358, 360, 361
Reanimation 51, 60, 130, 139, 158, 178, 181, 182, 219, 245, 352, 353
Rechtswissenschaft 28, 74, 75, 77, 269
Reflexionswissenschaft 15, 24, 40, 310
Register 219, 224–226
- Reanimations- 224–226
Resilienz 96, 230, 233, 235
RettungsassistentIn 107, 108, 122, 138, 162, 168, 180, 243, 260, 310
Rettungsdienstbedarfsplanung 279, 280, 284, 286, 287
Rettungsdienstbereich 66, 84, 119, 135, 136, 178, 244, 259, 298
Rettungsdienstgeschichte 155, 164
Rettungsdienstlogistik 30, 277–279, 283, 284, 289, 290
Rettungsdienstpersonal 24, 30, 79, 84, 175, 180–182, 188, 205, 207, 244, 255, 261, 313
Rettungskette 79, 81, 107, 286–288, 348
Rettungskräfte 17, 49, 149, 159, 181, 243, 323, 342, 352, 354
Rettungsmittel 78, 82, 83, 121, 135, 160, 167, 169, 172, 175, 177, 180, 183, 185, 186, 202, 203, 206–209, 211, 244, 266, 267, 270, 282, 287, 289, 330, 348
RettungssanitäterIn 93, 120, 122, 138–141, 162, 168, 174, 243, 260, 262
Reviews 72, 220, 221, 328, 338

S

Sachverständigenrat 84, 109, 167, 175, 176, 180, 184, 186, 217, 259, 264
Schlaganfall 36, 78–81, 83, 112, 182, 186, 220, 224, 244
Schockraum 80, 81, 123, 185, 245, 246, 248, 249
Schule 125, 126, 299, 302, 309, 314, 315, 317, 318, 345
Sicherheit 58, 63, 93, 95, 180, 220, 232, 233, 260, 266, 336, 361
Simulation 58, 63, 93, 95, 180, 220, 232, 233, 260, 266, 336, 361
- PatientInnen- 325, 327, 329, 330, 339

Simulationstraining 30, 129, 231, 233, 317, 323, 324, 326, 332, 333, 335, 336, 338, 339
Skills 139, 220, 233, 324, 327, 333, 334
SOP 135, 232, 248, 297–299, 301, 304, 334
Sozialwissenschaft 38, 155, 226
Soziologie 54, 105, 323
Standardprozeduren 359, 361
Standortplanung 277–279
Studiengänge 15, 24, 61, 62, 64, 114, 226
Szenario 258, 273, 299, 309, 327, 336, 345, 348, 349, 351, 351, 353–357, 359–361

T

Technik 57, 91, 155, 178, 236, 323, 324, 327, 331, 346, 351, 356
Technologie 163, 178, 183, 189, 325, 326, 329–333, 338, 356, 357, 359, 360
Telematik 181, 182
Telemedizin 91, 183, 184, 205
Theoriebildung 16, 24, 25, 42, 308, 323, 324
Trainingsprogramme 346
Trauma 38, 97, 160, 186, 224, 247, 248
- Poly- 186, 245, 304

U

Unfall 82, 96, 158, 160, 163, 171, 198, 232, 243, 248

V

Vergütung 80, 81, 170, 172, 176, 178, 186, 188
Verletzung 48, 110, 112, 183, 248, 332, 335, 350–352
Verordnung 55, 70, 93, 109, 139, 157, 170, 204, 257
Versorgungsforschung 26, 27, 29, 35, 37, 39, 54, 112, 217, 219, 220, 222, 224–227
Versorgungskonzepte 26, 95, 189, 217, 234
Versorgungsqualität 80, 82, 92, 97, 224, 287, 348
Versorgungsstrukturen 26, 95, 97, 217–219, 240
Versorgungsstufen 272
Verwaltung 81, 82, 89, 94, 114, 120, 198, 257, 261
Vorhaltestunden 282, 285

W

Wache 181, 185, 278–281, 285–287
- Lehrrettungs- 125, 127, 128, 131, 301, 303

- Rettungs- 17, 36, 119, 120, 128, 139, 162, 171, 183, 185, 278–280, 297, 299, 302, 303, 311
Wasserrettung 108, 120, 168, 262, 263, 270
Weiterbildung 108, 120, 168, 262, 263, 270

Z

ZNA 187
Zweckverband 119, 261, 263